Wolfgang Schneider
Lexikon zur Arzneimittelgeschichte
Band V/2: Pflanzliche Drogen, D - O

Lexikon zur Arzneimittelgeschichte

Sachwörterbuch zur Geschichte der pharmazeutischen Botanik,
Chemie, Mineralogie, Pharmakologie, Zoologie

Band V/2
Pflanzliche Drogen
D - O

von

Wolfgang Schneider

Govi-Verlag GmbH - Pharmazeutischer Verlag
Frankfurt a. M.
1974

Pflanzliche Drogen

Sachwörterbuch zur Geschichte der pharmazeutischen Botanik
Teil 2, D - O

von
Prof. Dr. Wolfgang Schneider
Leiter des Pharmaziegeschichtlichen Seminars
der Technischen Universität Braunschweig

Govi-Verlag GmbH - Pharmazeutischer Verlag
Frankfurt a. M.
1974

ISBN 3-7741-9984-1

Gesamtherstellung: Limburger Vereinsdruckerei GmbH, 6250 Limburg/Lahn

Abkürzungen

Erklärungen dazu in der Einführung (Bd. V, 1) unter den angegebenen Nummern und Seitenzahlen.

Ap.	III. 3. (Seite 19)
(= Apotheke)	
Ap. Braunschweig 1666	III. 3. (Seite 19)
Ap. Lüneburg 1475	III. 3. (Seite 19)
Ap. Lüneburg 1718	III. 3. (Seite 20)
Berendes-Dioskurides	III. 1. (Seite 15); III. 3. (S. 18)
(Berendes um 1900; Dioskurides um 50 n. Chr.)	
Beßler-Gart	III. 1. (Seite 16)
(Beßler um 1960; Gart um 1450)	
Bertsch-Kulturpflanzen	III. 2. (Seite 16); III. 3. (S. 18)
(Bertsch um 1950)	
DAB 1, 1872	III. 3. (Seite 21)
DAB 2, 1882	III. 3. (Seite 21)
DAB 3, 1890	III. 3. (Seite 21)
DAB 4, 1900	III. 3. (Seite 21)
DAB 5, 1910	III. 3. (Seite 21)
DAB 6, 1926	III. 3. (Seite 22)
DAB 7, 1968	III. 3. (Seite 22)
Deines-Ägypten	III. 1. (Seite 15)
(Deines um 1960; Ägypten im Altertum)	
Dragendorff-Heilpflanzen	II. 1. (Seite 11); III. 2. (S. 16)
(Dragendorff um 1900)	
Erg.-B. 2, 1897	III. 3. (Seite 22)
Erg.-B. 4, 1916	III. 3. (Seite 22)
Erg.-B. 6, 1941	III. 3. (Seite 22)
Ernsting, um 1750	III. 3. (Seite 20)
Fischer-Mittelalter	II. 1. (Seite 11); III. 1. (S. 15)
(Fischer um 1930)	

Daemia

Dragendorff-Heilpflanzen, um 1900 (S. 549; Fam. A s c l e p i a d a c e a e), nennt 3 D.-Arten, darunter *D. extensa R. Br.* (= C y n a n c h u m extensum Ait., A s c l e p i a s echinata Roxb.); Blatt in Indien als Anthelminticum und Vomitivum, Saft Expectorans und Antiasthmaticum, äußerlich bei Rheuma. Nach Hoppe-Drogenkunde, 1958, spielt diese Art in der indischen Medizin eine Rolle, sie ist uteruswirksam.

Daemonorops

Die D r a c h e n b l u t p a l m e , **D. draco Bl.**, wird als eine Stammpflanze des ostindischen Drachenblutes erst in der 2. Hälfte des 19. Jh. genannt, so in DAB 1, 1872; vorher heißt die Pflanze C a l a m u s Draco Willd. Weitere Angaben über Resina Draconis → Calamus.
In Dragendorff-Heilpflanzen, um 1900 (S. 96; Fam. P r i n c i p e s ; nach Zander-Pflanzennamen: P a l m a e), sind 4 D.-Arten genannt, darunter „Daemonorops Draco Bl. (= Calamus Draco Willd.), R o t a n g . - Ostindien. - Liefert das als Drachenblut (in massis, globulis und baculis) bekannte Harz. Die jungen Triebe und Samen sind eßbar".
Z i t a t -Empfehlung: **Daemonorops draco (S.).**

Dahlia

Geiger, um 1830, erwähnt G e o r g i a variabilis W. (= D. pinnata Ait.); „eine in Mexiko einheimische, bei uns häufig als Zierpflanze in Gärten gezogene Pflanze"; Wurzelknollen können als Nahrungsmittel benutzt werden, sie enthalten viel I n u l i n , „welches Payen für eine eigene Substanz erklärte, die er D a h l i n e nennt". Bei Dragendorff-Heilpflanzen, um 1900 (S. 671; Fam. C o m p o s i t a e), heißt die Pflanze D. variabilis Desf. (= D. pinnuta et rosea Cass., G e o r g i n a var. W., C o r e o p s i s Georg. Cass.); Knolle und Stengel als Tonico-Excitans, Diureticum, Diaphoreticum, gegen Phthisis, Kolik, Flatulenz; ebenso benutzt man D. coccinea Cavan. (= Georgia coccinea W.) und andere Arten. Hoppe-Drogenkunde, 1958, hat ein Kap. D. variabilis; Verwendung der Knolle: „Zur Darstellung des Inulins für Diabetikerbrot. Die Knollen werden in Mexiko als Nahrungsmittel geschätzt".
Schreibweise nach Zander-Pflanzennamen: **D. pinnata Cav.** (= D. rosea Cav., D. variabilis (Willd.) Desf.) und **D. coccinea Cav.**

Da

Unter Stichwort Dahlia findet man in Hager-Handbuch, um 1930: Dahliaviolett, P r i m u l a , Rotviolett, ist ein Gemisch von niedrig und höher methylierten oder äthylierten Fuchsinen; Anwendung bei zahlreichen Hautkrankheiten.

Daniella

Nach Dragendorff-Heilpflanzen, um 1900 (S. 299; Fam. L e g u m i n o s a e), liefert D. thurifera Benn. das weihrauchähnliche B u m b o h a r z , nach Hoppe-Drogenkunde, 1958, O g e a g u m m i .

Daphne

D a p h n e siehe Bd. II, Acria; Diuretica; Emmenagoga; Vesicantia. / V, Laurus.
M e z e r e u m siehe Bd. II, Alterantia; Antiarthritica; Antisyphilitica; Diaphoretica; Sialagoga.

G r o t-Hippokrates: - D. Gnidium.
B e r e n d e s-Dioskurides: - Kap. Südlicher S e i d e l b a s t , D. Gnidium L. - - Kap. Bergseidelbast, D. oleoides L. [Schreibweise nach Zander-Pflanzennamen: **D. oleoides Schreb.**] + + + Kap. Daphnoides, D. alpina L.
S o n t h e i m e r-Araber: - D. Gnidium - - D. oleoides + + + D. alpina.
F i s c h e r-Mittelalter: - D. Gnidium L. (o l i v e l l a , d i t i n e l l a) --- D. mezereum L. u. D. laureola L. (c o c o g n i d e u m , l a u r e o l a , h e r b a a n g e l i c a , c a m e l e a , m e z e r e o n , c a t h o l i c a , t u r p i s c i semen, o r i o l a , dafnoide, z i d e l p a s t , c e l l e r h a l s , d r i p k r u t , c i t l a n t) + + + **D. alpina L.** (o l e a s t e l l o); D. tartovaira L.
H o p p e-Bock: - - - Kap. Seidelbast (L e ü ß k r a u t , Mezereon), D. mezereum L.; Kap. Kellerhalß (Z i l a n d), D. mezereum L. var. alba Ait.
G e i g e r-Handbuch: - D. Gnidium --- D. Mezereum (gemeiner Seidelbast, K e l l e r h a l s , Zeiland) und D. Laureola + + + D. alpina; D. Cneorum.
H a g e r-Handbuch: - **D. gnidium L.** - - - **D. mezereum L.** und **D. laureola L.**
Z i t a t-Empfehlung: **Daphne gnidium (S.); Daphne oleoides (S.); Daphne mezereum (S.); Daphne laureola (S.).**

Dragendorff-Heilpflanzen, S. 459 uf. (Fam. T h y m e l a e a c e a e); Tschirch-Handbuch II, S. 1355; W. Scheuermann-Freienbrink, Der Seidelbast, Nordische Welt 3 (1935), S. 335-341.

Nach Tschirch-Handbuch stehen die k n i d i s c h e n K ö r n e r , d. h. die Früchte von D. gnidium L., schon im Corpus Hippocraticum. Dioskurides beschreibt - nach Berendes - die Pflanze als T h y m e l e i a (führt Schleim, Galle und Wasser nach unten ab - die Frucht wird dabei mit Honig überzogen oder in einer Weintraube gegeben, weil sie im Schlunde brennt; zum Einsalben, um zu schwitzen; Blätter in Wein purgieren; als Zäpfchen eingelegt, wird der Embryo getötet). Außerdem beschreibt Dioskurides die C h a m e l e i a (Kap. Bergseidelbast); nach Berendes D. oleoides L. (Blätter führen Schleim und Galle nach unten ab; mit Honig zum Reinigen von schmutzigen und schorfigen Geschwüren) und als D a p h n o i d e s D. alpina L. (Blätter treiben Schleim ab, erregen Brechen, fördern Menstruation; Niesmittel; Frucht als Purgans).

Nach Beßler-Gart sind die mittelalterlichen Kapitel: Coconidion, Camelea und Laureola auf D. mezereum L. und D. laureola L. zu beziehen; beide Arten werden nicht streng unterschieden, „im Norden steht die Verwendung von D. mezereum L. im Vordergrund, im Süden waren seit der Antike noch weitere Daphne-Arten in Gebrauch". Bock, um 1550, bildet - nach Hoppe - im Kap. Mezereon D. mezereum L. ab (Indikationen lehnen sich an das Diosk.-Kap. Bergseidelbast an: Rinde oder Blüten gegen Wassersucht, Melancholie, gepulverte Blätter mit Honig als Salbe gegen Geschwüre und fleckige Gesichtshaut) und in einem anderen Kap. eine weiße Varietät, die Bock auf das Diosk.-Kap. vom Südlichen Seidelbast (D. gnidium L.; nach Emmanuel T h y m e l a e a - species) bezieht (Frucht und Blätter gegen Wassersucht; zu schweißtreibenden Einreibungen).

In Ap. Lüneburg 1475 waren ¹/₂ lb. Semen c o c o n d i i vorrätig. Die T. Worms 1582 führt: [unter Kräutern] Mezereon (A l m e z e r e o n, Chamelaea, Oleastellum. Welsch Zeiland, welsch Zeidelbast), Mezereon vulgare officinarum (Daphnoides, E u p e t a l o n, Laureola, P e l a s g u m Plinii. Z e i l e r, Z e b a s t e n, Zeidelbast, Zeiland, Seidelbast); Semen C o c c o g n i d i i (Thymeleae. klein Kellerhalßsamen), Radix Mezerei vulgaris (Daphnoides, Eupetali, Pelasgi Plinii, B e p l i i, Laureolae, P i p e r i s montani. Zeidelbast oder Seidelbast, Zeiler oder Seiler, Zebasten, Zeiland, Kellershals), Cortex Mezerei officinarum (Daphnoidis. Zeidelbastrinden). In T. Frankfurt/M. 1687 [als köstlichere Kräuter] Herba Mezereon (Chamelaea, Welsch Seydelbast) und Herba Mezereon vulgare (Laureola officinarum, Seydelbast); Semen Coccognidii (Laureolae, klein Kellerhalßsaamen). In Ap. Braunschweig 1666 waren vorrätig: Cortex mezereonis (3¹/₂ lb.), Herba m. (¹/₄ K.), Semen cocognidii (4³/₄ lb.), Pillulae m. (6 Lot).

Schröder, 1685, berichtet im Kap. Mezereum, Laureola oder Daphnoides: „Mezereum officinarum ist eine Staude, dessen Beere in Apotheken Cocognidii oder grana cnidia genannt werden ... Etliche sagen, dieses sei Chamae-Daphnes Dioscoridis, andere aber halten dafür, Dioscorides hätte es gar nicht gekannt. In Apotheken hat man die Rinden, Blätter und Beeren. Das Mezereum hat eine feurige scharfe, exulcerierende, beissende Kraft, die Fieber verursacht, des Herzens und der vornehmsten Teile Kräfte zerlöst, die Galle sehr stark austreibt ... Wegen seiner Bosheit wird es gar selten gebraucht".

In Ph. Württemberg 1741 ist aufgenommen: Semen Coccognidii (Laureolae folio deciduo, flore purpureo, Chamaeleae, Mezerei, Kellerhals, Seidelbast-Purgier-Körner, Saamen; heftiges Purgans, gegen Wassersucht von Empirikern gegeben, gewissenhafte Ärzte vermeiden den Gebrauch), Cortex Coccognidii (Mezerei, Laureolae deciduo folia, Seydelbast, Kellerhals-Rinden; Drasticum, gefährliches Purgans). Die Stammpflanze heißt bei Hagen, um 1780: „Kellerhals, P f e f f e r - b a u m , Seidelbast (Daphne Mezereum) ... Rinde und Samen sind offizinell" [Fußnote von Hagen: „Die Rinde wird von verschiedenen Gattungen dieses Pflanzengeschlechts, besonders von der Daphne Thymelaea und der Samen oft von der Daphne Laureola gesammelt. Die Erfahrung berühmter Ärzte hat bewiesen, daß beides, sowohl Rinde als Samen, von dem hier beschriebenen, bei uns einheimischen Strauche ebenso wirksam sei"].

Aufgenommen in preußische Pharmakopöen: Ausgabe 1799-1813, Cortex Mezerei, von D. Mezereum und D. Laureola; 1827-1862 nur von D. Mezereum L. So auch in DAB 1, 1872 (Cortex Mezerei dient zur Herstellung von Emplastrum Mezerei cantharidatum, Extractum Mezerei, daraus Unguentum Mezerei); dann Erg.-Bücher. In der Homöopathie ist „Mezereum - Seidelbast, Kellerhals" (Essenz aus frischer Zweigrinde; Hahnemann 1838) ein wichtiges Mittel. Als weniger wichtige Mittel dienen „Daphne Laureola" und „Daphne indica" (beide Essenzen aus frischer Rinde).

Geiger, um 1830, schrieb über Seidelbast: „Offizinell ist: Die Rinde, Seidelbast, G a r o u (cort. Mezerei, cort. Thymeleae) und die Beeren, Kellerhalskörner (sem. Cocognidii, grana G n i d i i); ehedem auch die Wurzel (rad. Mezerei). Die Rinde wird im Frühjahr vom Stamm und den dicken Zweigen, auch der Wurzel abgeschält (in Deutschland gewöhnlich von D. Mezereum, in südlicheren Ländern auch von D. Gnidium (cort. Thymeleae monspeliacae) und Laureola) und ausgebreitet auf Knäuel gewunden und so getrocknet ... Die länglichen und schwarzen Beeren von D. Laureola, so wie die ovalen roten, trocken schwarzen, glänzenden, von D. Gnidium werden bei uns nicht gesammelt, aber in Frankreich; letztere sind die eigentlichen grana Gnidia oder Cocognidium ... Die Rinde, wohl auch die Wurzel, wird innerlich, gewöhnlich mit anderen Wurzeln und Hölzern als Trank in Abkochung gegeben (Vorsicht hierbei). Häufiger wird sie in viereckige Stückchen geschnitten, in Wasser eingeweicht, und auf die Haut gelegt, wo sie Rötung veranlaßt, öfter Blasen zieht und häufig eine seröse Flüssigkeit und Eiter absondert. Auch zu Haarseilen gebraucht man sie. - Präparate hat man davon: die Seidelbastsalbe (ung. Mezerei) und den sog. Seidelbasttaft (Taffetas vogeto-epispastique), der in Frankreich (Straßburg usw.) bereitet wird ... Die Früchte wurden ehedem bei Wassersucht, Keuchhusten usw. angewendet. In neueren Zeiten macht man von diesem heftig wirkenden Mittel keinen arzneilichen Gebrauch. - Sehr strafbar ist ihre Anwendung zum Schärfen des Essigs".

Anwendung von Cortex Mezerei nach Hager, 1874: „Innerlich gibt man den Seidelbast in der Abkochung bei veralteten syphilitischen Knochen- und Hautleiden, rheumatischen und gichtischen Beschwerden der Gelenke. Äußerlich braucht man ihn als Kaumittel bei Lähmung der Zunge und als starkes Hautreizmittel, indem man die Rinde in Wasser oder Essig eingeweicht auflegt, reizenden Umschlägen zusetzt etc.". Hager-Handbuch, um 1930, gibt lediglich an: [Cortex Mezerei] Hautreizmittel in Pflastern; [Fructus Mezerei] früher als Gewürz wie Pfeffer (= Piper germanicum); [Cortex Gnidii] dient gleichen Zwecken wie Seidelbastrinde. In Hoppe-Drogenkunde, 1958, Kap. D. Mezereum, steht über Verwendung: „Blasenziehendes Mittel und zur Erzeugung langdauernder Eiterungen in Form von Pflastern. - Volksheilmittel bei Hautleiden. - In der Homöopathie gegen Gürtelrose und mit heftigem Juckreiz verbundenen Hautleiden, bei Flechten und Schleimhautentzündungen. Bei Neuralgien und Neuritiden".

Datisca

Geiger, um 1830, erwähnt **D. cannabina L.** als bitteres Kraut. Nach Dragendorff-Heilpflanzen, um 1900 (S. 455; Fam. D a t i s c a c e a e), wirkt dieser G e l b e H a n f diuretisch, purgierend, wird bei gastrischen Fiebern, Skrofeln etc. verwendet. Nach Hoppe-Drogenkunde, 1958, dient die Wurzel zum Färben von Seide, besonders in Indien.

Datura

D a t u r a siehe Bd. II, Narcotica. / V, Atropa; Strychnos.
S t r a m o n i u m (oder S t r a m m o n i u m) siehe Bd. II, Anodyna; Mydriatica. / IV, G 220, 817, 969.
Zitat-Empfehlung: *Datura metel (S.); Datura stramonium (S.); Datura arborea (S.).*
Dragendorff-Heilpflanzen, S. 598 (Fam. S o l a n a c e a e); Tschirch-Handbuch III, S. 305 uf.

Nach Hessler-Susruta wurde im alten Indien **D. metel L.** und D. fastuosa verwendet, die erstere ist auch nach Tschirch-Sontheimer in arabischen Quellen nachweisbar. Fischer-Mittelalter gibt bei D. Metel L. an: „nux metel. Arab. bei Avic.". Über D. Stramonium L. schreibt er: „kam vereinzelt [im Mittelalter] aus Mittelasien zu uns und wurde schließlich aus einer Gartenpflanze zur Ruderalpflanze". Nach Tschirch-Handbuch ist es „nicht ganz sicher, ob die Alten die Pflanze [**D. stramonium L.**] kannten. Jedenfalls unterschieden sie sie nicht sicher von anderen". Auch nach Berendes-Dioskurides ist es unsicher, ob man im Kap. S t r y c h - n o s manikos diese Pflanze erkennen soll (→ A t r o p a). Bock, um 1550, bildet - nach Hoppe - als Stechöpffel oder P a r a c o c u l i („ein frembder öpffel"): D. metel L. ab; er bezieht sich auf das soeben genannte Diosk.-Kap., empfiehlt jedoch keine Anwendung.
Schröder, 1685, berichtet in einer Notiz zum Kap. Hyoscyamus: „Hierher gehört auch die Datura, Nacazcul oder Foloatzin, die auch eine Art des Bilsen-Krauts und bei den Indianern in Goa sehr gemein ist . . . Sie hat eine schlafmachende Kraft

und verursacht unterschiedene Einbildungen. Dieses Samens bedienen sich die indianischen Weiber zum Betrug ihrer Männer, damit sie ihre Geilheit mit den fremden sicherer erfüllen und sättigen können. Die Männer leiden von genannten Samen unterschiedene Zufälle, denn sie werden entweder von einem tiefen Schlaf überfallen, werden Narren, daß sie sehend nicht sehen und mit der Vernunft nichts verstehen. Und dies dauert 24 Stunden. Inzwischen lassen die Weiber ihre Liebhaber ein und ersättigen im Beisein ihrer Männer die Geilheit; wenn sie nun genug haben, so erwecken sie ihren Mann, indem sie ihm die Füße mit kaltem Wasser waschen oder selbige stark reiben, alsdann wacht er gleich als von einem Mittagschlaf auf und weiß nicht was er gesehen. Kommt also auf diese Art der unschuldige Mann unter die Hahnreikompagnie".

Hagen, um 1780, berichtet vom „ S t e c h a p f e l (Datura Stramonium), stammt aus Amerika her, ob es gleich bei uns jetzo an ungebauten Orten und besonders an den Ufern der Flüsse wild wächst . . . Die ganze Pflanze wirkt bei den Menschen, sowohl innerlich als auch äußerlich angewandt, als eines der stärksten einschläfernden Gifte. Es ist davon das Kraut (Hb. Stramonii) und der Samen (Sem. Daturae) offizinell."

Geiger, um 1830, schreibt zu D. S t r a m o n i u m (gemeiner Stechapfel): „Diese schon lange bekannte Giftpflanze wurde seit 1762 besonders durch Störk als Arzneimittel angewendet . . . Offizinell ist: das Kraut und der Same (herba et semen Daturae seu Stramonii) . . . Man gibt das Kraut in Abkochung innerlich mit Vorsicht, und äußerlich auch das frische Kraut. - Präparate hat man davon: Das Extrakt, welches aus dem ausgepreßten Safte des frischen Krauts erhalten wird. Vom Samen ist eine Tinktur (tinctura seminum Stramonii) offizinell". Über D. Metel (Metel-Stechapfel) berichtet Geiger: „Die Samen (semen Stramonii nucis M e t e l l a e) gebrauchten die Alten als Arzneimittel. Hat gleiche Eigenschaften wie D. Stramonium". Jourdan, zur gleichen Zeit, beschreibt im Kap. Datura außer D. Metel L. - „diese Pflanze ist wenig im Gebrauch, man könnte sie aber statt des Stechapfels gebrauchen" - vor allem D. Stramonium L.: „Reizend, krampfstillend und narkotisch, bei Convulsionen, Neuralgien und Rheumatismus gerühmt".

Aufgenommen in Ph. Württemberg 1785: Herba Stramonii (S o l a n i Maniaci Diosc., Stechapfel; gegen Raserei, Epilepsie). In mehreren Länderpharmakopöen des 19. Jh., so in preußischen (1813-1829) Herba und Semen Stramonii (von D. Stramonium L.), (1846) Folia und Semen S., (1862) Folia Stramonii. In DAB 1, 1872: Folia und Semen S. (aus diesen wird Tinctura Stramonii bereitet); aus frischen Blättern wird Extractum S. hergestellt. In DAB 6, 1926, waren noch enthalten: Folia Stramonii; in Erg.-B. 6, 1941: Herba Stramonii recens, daraus herzustellen Extractum S., ferner Semen Stramonii, daraus Tinctura S. Seminis.

In der Homöopathie sind „Stramonium - Stechapfel" (Essenz aus frischem Kraut; Hahnemann 1817) und „Stramonium e seminibus - Stechapfel" (Tinktur aus reifen Samen; Millspaugh 1887), ferner „Datura arborea" (Essenz aus frischen Blüten von **D. arborea L.**; Hale 1873) wichtige, „Datura Metel" (Tinktur aus reifen Samen) weniger wichtige Mittel.

Hager, 1874, schreibt über Wirkung von Semen Stramonii: „analog derjenigen der Belladonna. Man gebraucht die Samen bei Hustenreiz, Asthma, Neuralgien, Nierenkolik etc."; bei Folia Stramonii: „sie werden wenig gebraucht, mehr das Extrakt aus dem frischen Kraut". In Hager-Handbuch, um 1930, heißt es: [Folia Stramonii] „Selten innerlich wie Belladonnablätter. Als Räuchermittel gegen Asthma, meist mit K a l i u m n i t r a t getränkt, auch in Form von Zigarren und Zigaretten"; [Semen S.] „wie Belladonnablätter, als Tinktur oder Extrakt". Hoppe-Drogenkunde, 1958, gibt u. a. an: [Folia Stramonii] „Spasmolyticum bei Asthma, Krampfhusten, Pertussis . . . In der Homöopathie auch bei Geisteskrankheiten. - Zur Herstellung von Asthma-Zigaretten und -Zigarren, Räuchermitteln" [Semen S.] „hauptsächlich zur Darstellung der Alkaloide [A t r o p i n , S c o p o l a m i n] . . . In der Homöopathie bei manischen Erregungszuständen und bei Trigeminusneuralgie".

Daucus

D a u c u s siehe Bd. II, Aphrodisiaca; Attenuantia; Calefacientia; Cephalica; Diuretica; Emmenagoga; Expectorantia; Ophthalmica; Quatuor Seminar. / V, Aethusa; Ammi; Anthriscus; Athamanta; Calvatia; Caucalis; Commiphora; Pastinaca.

D a u c o s siehe Bd. V, Athamanta; Peucedanum.

G i n g i d i u m siehe Bd. II, Adstringentia; Exsiccantia. / V, Gingidion; Lepidium.

K a r o t t e n siehe Bd. II, Diuretica. / IV, C 34; G 1398.

M ö h r e siehe Bd. V, Athamanta; Cichorium.

Zitat-Empfehlung: *Daucus carota (S.).*

Dragendorff-Heilpflanzen, S. 500 (Fam. U m b e l l i f e r a e); Bertsch-Kulturpflanzen, S. 180-182.

Zu unterscheiden ist die Wildmöhre, **D. carota L.** und ihre Gartenform, Schreibweise nach Zander-Pflanzennamen: **D. carota L. ssp. sativus (Hoffm.) Arcang.** Nach Bertsch-Kulturpflanzen haben die Germanen die Gartenmöhre schon lange vor den Römern gekannt, daher hatten sie einen eigenen Namen dafür (m o r a h o , m o r h a). Auch Dioskurides schreibt in seinem Kap. S t a p h y l i n o s (nach Berendes D. Carota L. var. silvestris) außer von der wilden Art von der gebauten, die ebenso wie die andere wirkt, aber schwächer (Samen befördern Menstruation; gegen Harnverhaltung, Wassersucht, Brustfellentzündung, Biße und Stiche giftiger Tiere; befördert die Empfängnis. Die harntreibende Wurzel reizt zum Beischlaf, als Zäpfchen wirft sie den Embryo hinaus).

Nach Tschirch-Sontheimer ist D. carota L. in arabischen Quellen nachzuweisen, nach Fischer in mittelalterlichen (1. angebaut: daucus, c a r o t a , b a u c i a , daucus creticus; 2. wildwachsend: a g r i o n , p a s t i n a c a silvestris, daucus agrestis seu asininus - moren, v o g e l n e s t , h u n d e s t i l l e ; Diosk.: staphylinos, carota, pastinaca). Beßler-Gart bezieht sowohl das Kap. Daucus als auch

Kap. Baucia auf D. carota L. Nach Hoppe bildet Bock, um 1550, die Gartenmöhre ab (im Kap. Von geel und roht R u o b e n), er beschreibt auch die Wildform und übernimmt die Indikationen von Dioskurides.

In T. Worms 1582 sind aufgeführt: [unter Kräutern] Pastinaca erratica (sive Siluestris, Pastinaca vera, Staphylinus erraticus, Carotis sive Carota Siluestris, Baucia, Wild Pastenach, Wild Vogelnest, Wildpasteney), Semen Bauciae (Pastinacae Siluestris, Wild pastenach samen), Radix Pastinacae Siluestris (Wildpastenachwurtzeln); in T. Frankfurt/M. 1687 Herba Pastinaca sylvestris (tenuifolia, Daucus officinarum, Staphylinus sylvestris, Vogel-Nest), Radix Pastinacae sylvestris (tenuifoliae, erraticae, Dauci officinarum, wild Pastenacken), Semen Pastinacae sylvestris [von diesen wird auf Semen Dauci verwiesen, dort steht: Semen Dauci Cretici (Cretische Vogelnestsaamen [→ A t h a m a n t a] und Semen D. nostratis (gemein Vogelnestsaamen)]. In Ap. Braunschweig 1666 waren Semen dauci nostri ($^3/_4$ lb.) vorrätig.

Die Ph. Württemberg 1741 hat aufgenommen: Semen Dauci vulgaris Germanici (Pastinacae silvestris, Vogelnest- wilder Möhren-Saamen; Carminativum, Diureticum. In der Beschreibung der Pflanze wird auf die Mittelblüte der Dolde aufmerksam gemacht, die abweichend von den anderen purpurrot ist, sie wird gewöhnlich „Das V ö g e l e i n i m N e s t " genannt und gegen Epilepsie angewandt). Bei Hagen, um 1780, heißt die Wilde Möhre (K a r o t t e , Vogelnest) D. Carota; liefert Sem. Dauci syluestris.

In preußischen Pharmakopöen (1799-1829) sind aufgenommen: Radix Dauci (M ö h r e , M o h r r ü b e , von Daucus Carota var. sativa) und Succus Dauci inspissatus (Roob Dauci, aus frischen Gartenmöhren zu bereiten). Geiger, um 1830, berichtet über D. Carota (gemeine Möhre, gelbe Rübe, Vogelnest); „offizinell ist von der kultivierten Pflanze die Wurzel (rad. Dauci sativi), von der wilden die Samen (sem. Dauci sylvestris). Die bekannte Möhre oder gelbe Rübe hat einen eigenen, scharfen, etwas widerlichen Geruch und stark süßen, etwas reizenden Geschmack (die wilde schmeckt scharf und bitter, soll schädliche Wirkungen äußern, und wird jetzt nicht mehr angewendet). - Die Samen (Frucht) . . . riechen eigentümlich gewürzhaft und schmecken stark gewürzhaft bitterlich . . . Die Wurzel wird nur frisch gebraucht, teils wird sie roh verordnet oder der Saft (gegen Würmer). Der Brei der zerriebenen Wurzel wird äußerlich auf Geschwüre gelegt. - Präparate hat man davon: Das Mus (roob Dauci). Der Same wird jetzt selten mehr gebraucht".

In Hager-Handbuch, um 1930, werden als Drogen von D. carota L. angegeben: Fructus Dauci („Anwendung. Früher als Diureticum") und Radix Dauci („Die frische Wurzel verschiedener Spielarten wird als Gemüse verwendet, ferner zur Herstellung von Kaffeesurrogat").

In diesem Hager wie in Hoppe-Drogenkunde, 1958, wird auf die südeuropäische D. hispanicus hingewiesen, die bei Einschnitten in den Stengel B d e l l i u m siculum liefert. Dragendorff, um 1900, leitete dieses Gummiharz von D. gummifer Lam. (= D. hispanicus Gouan.) und von ihrer Stammform D. Gingidium L. ab („heißt bei Galen G i n g i d i o n "). D. Gummifer Lam. ist auch bei Geiger, um 1830 (als mögliche Stammpflanze von Gummi Bdelli), beschrieben.

Davilla

Geiger, um 1830, berichtet von D. brasiliana, daß sie nach Martius zu Dampfbädern gegen Geschwülste gebraucht wird. Nach Dragendorff-Heilpflanzen, um 1900 (S. 433; Fam. D i l l e n i a c e a e), dienen von *D. rugosa Poir.* (= D. brasiliana D. C.) die Blätter zu adstringierenden schleimigen Kataplasmen, bei Orchitis etc. Hoppe-Drogenkunde, 1958, hat ein Kap. D. rugosa; verwendet werden in Brasilien Blätter (zu Bädern) und Wurzel (als Purgans); zur Herstellung galenischer Präparate. In Hager-Handbuch, Erg.-Bd. 1949, ist das Fluidextrakt beschrieben.

Delphinium

S t a p h i s a g r i a siehe Bd. II, Succedanea.

G r o t-Hippokrates: - D. Staphisagria.
B e r e n d e s-Dioskurides: - Kap. Scharfer R i t t e r s p o r n , D. Staphis agria L. - - Kap. D e l p h i n i o n , D. tenuissimum L.; D. Agacis L. oder D. peregrinum L. oder D. Consolida L.
S o n t h e i m e r-Araber: - D. Staphisagria.
F i s c h e r-Mittelalter: - D. Staphisagria cf. P e d i c u l a r i s spec. (herba pedicularis, c a p u t p u r g i u m , g r a n u m c a p i t i s , p a s s u l a m u t u l a , r o s a r e g i s , s t a f u s a r i a , l u s w u r z , n i e s w u r z ; Diosk.: s t a p h is a g r i a) - - D. consolida L. (f l a m a , c e l e s t i n a , c o n s o l i d a r e g al i s , p e s g a l l i n a , c a l c a t r i p a , rittersporn; Diosk.: delphinion).
B e ß l e r-Gart: - Kap. S t a f i s a g r i a , **D. staphisagria L.** - - Kap. Consolida regalis, **D. consolida L.**
H o p p e-Bock: - Kap. L e ü ß w u r t z , D. staphisagria L. (M e ü ß - o d e r R a t t e n p f e f f e r , S p e i c h e l k r a u t) -- Kap. Rittersporn, D. consolida L.
G e i g e r-Handbuch: - D. Staphis agria (S t e p h a n s k r a u t , L ä u s ek r a u t) - - D. Consolida (Rittersporn).
H a g e r-Handbuch: - D. staphisagria L. - - D. consolida L.
Z i t a t-Empfehlung: **Delphinium staphisagria (S.); Delphinium consolida (S.).**

Dragendorff-Heilpflanzen, S. 226 uf. (Fam. R a n u n c u l a c e a e).

De

(Staphisagria)

Nach Dioskurides wird der scharfe Rittersporn hauptsächlich äußerlich angewandt (zerriebene Pflanze gegen Läuse, Jucken, Krätze; mit Essig gekocht als Mundspülwasser bei Zahnschmerzen, gegen Zahnfleischerkrankungen und Mundausschlag; Zusatz zu brennenden Salben; gekaut von stark schleimführender Wirkung). Kräuterbuchautoren des 16. Jh. übernehmen diese Indikationen; Bock gibt außerdem an, daß das Wurzel- und Samenpulver, mit Brotteig gebacken, zur Vergiftung von Mäusen und Ratten dient.

In Ap. Lüneburg 1475 waren 6 lb. Stafizagrie vorrätig. Die T. Worms 1582 verzeichnet: Semen Staphydis agriae (Phtyrioctoni, Uvae Silvestris, Pedicularia, Herbae pedicularis, Piper murinum, Leußsamen, Bißmuntz, Speichelkraut- und Meußwurtz-Samen, Meußpfeffer, Steffanskörner, Leußkörner, Rattenpfeffer); entsprechendes in T. Frankfurt/M. 1687. In Ap. Braunschweig 1666 waren enthalten: Semen staphisagr. (16 lb.), Pulvis s. (1 lb.).

Die Ph. Württemberg 1741 hat aufgenommen: Semen Staphidis agriae (Herbae pedicularis, Delphinii Platani folio Tournefort: Staphis-Körner, Lause-Körner; drastisches Purgans, aber selten innerlich gebraucht; Dekokt gegen Zahnschmerzen; am häufigsten als Pulver oder Salbe zum Läusetöten). Bei Hagen, um 1780, heißt die Stammpflanze D. Staphisagria.

Geiger, um 1830, schreibt über Anwendung: „Ehedem wurden die Stephans-Körner als heftig drastisch reizendes Mittel innerlich gegen Würmer usw. gegeben, und äußerlich gegen Askariden, zum Rotmachen der Haut; Ranque empfiehlt die Abkochung gegen Krätze. Meistens dienen sie nur noch als Läusepulver und Läusesalbe (pulv. et ung. Pedicolorum) mit anderen Ingredienzien vermengt". In Hager-Handbuch, um 1930, ist bei Semen Staphisagriae angegeben: „Anwendung. Selten gegen Ungeziefer. Die Samen wirken narkotisch, die Alkaloide ähnlich wie Akonitin". Hoppe-Drogenkunde, 1958, Kap. D. Staphisagria (= D. officinalis) gibt über Verwendung der Samen an: „Gegen Neuralgien. - In der Homöopathie [wo „Staphisagria - Stephanskörner" (Tinktur aus reifen Samen; Hahnemann 1819) ein wichtiges Mittel ist] bei Erschöpfungszuständen. - In Form von Salben und Waschungen gegen Läuse".

(Calcatrippa)

Das erste Delphinion des Dioskurides ist nach Berendes nicht eindeutig identifizierbar, man hat auch an D. consolida L. gedacht (Same, in Wein getrunken, gegen Skorpionstiche; vertreibt überhaupt Skorpione); das zweite ist D. tennuissimum L. (hat die gleiche Kraft wie das erste, wirkt aber nicht so energisch). Bock, um 1550, bildet - nach Hoppe - als Rittersporn D. consolida L. ab, bezieht sich bezüglich der Indikationen auf Dioskurides-Kapitel, die mit → Nigella und → Thalictrum identifiziert werden (Blüten gegen Strangurie, Steinleiden, innere Verletzungen, Schlangengift; zerstoßenes Kraut als Wundheilkataplasma; gebranntes Wasser als Augenmittel und gegen fieberhafte Erkrankungen).

In Ap. Braunschweig 1666 waren vorrätig: Herba consolid. regal. (¹/₄ K.) Aqua consol. regal (2¹/₂ St.). Die T. Frankfurt/M. 1687 führt: Flores Calcatrippae (Consolida regalis, Rittersporn-Blumen), auch Ph. Württemberg 1741: Flores Calcatrippae (Consolidae regalis, Delphinii, Rittersporn blumen, L e r c h e n - k l a u e n b l u m e n ; Ophthalmicum, Diureticum, Vulnerarium). Bei Hagen, um 1780, heißt die Stammpflanze D. Consolida; die Blumen waren vor Zeiten offizinell.

Geiger, um 1830, schreibt über den Feld-Rittersporn: „Offizinell sind: die blauen Blumen, ehedem auch das Kraut, und neuerlich wurde der Samen von Blanchard empfohlen (flores, herba et semen Consolidae regalis, Calcatrippae) . . . Die Blumen (seltener das Kraut) gab man ehedem als eröffnendes, harntreibendes, wurmwidriges Mittel im Aufguß, jetzt sind sie fast außer Gebrauch, werden nur noch zuweilen Species, der schönen blauen Farbe wegen, beigemengt. Ohne Wirkung scheinen sie nicht zu sein. Den Samen gibt Blanchard als Tinctur (auf ein Pfund Weingeist 1 Unze Samen) tropfenweise gegen Krampfhusten usw.

Er erregt leicht in größeren Gaben Ekel, Durchfall und starken Schweiß. - Er soll die Läuse töten".

In Hager-Handbuch, um 1930, ist nur kurz erwähnt: Semen Consolidae regalis (Semen Calcatrippae); früher wurden auch die Blüten Flores Calcatrippae (A d l e r b l u m e n) benutzt. Aufgenommen in Erg.-B. 6, 1941: Flores Calcatrippae. In der Homöopathie ist „Delphinium Consolida" (Essenz aus frischer, blühender Pflanze) ein weniger wichtiges Mittel. Hoppe-Drogenkunde, 1958, Kap. D. consolida, schreibt über Verwendung: 1. die Blüte („In der Homöopathie"); 2. der Same („Früher als Mittel gegen Ungeziefer. - Die Alkaloide wirken lähmend (curareartig) auf das Atemzentrum und sind herzwirksam"); ferner werden verwendet: Herba Calcatrippae oder Herba Consolidae („Früher als Diureticum und Anthelminticum. Antiparasiticum").

Derris

Dragendorff-Heilpflanzen, um 1900 (S. 328; Fam. L e g u m i n o s a e), nennt unter 6 D.-Arten D. elliptica Benth. (= P o n g a m i a elliptica Wall., G a l e - d u p a elliptica Roxb.); liefert Fischgift. Auch Hoppe-Drogenkunde, 1958, führt D. elliptica (Schreibweise nach Zander-Pflanzennamen: **D. elliptica (Sweet) Benth.**); die Wurzel (D e r r i s w u r z e l , T u b a w u r z e l) ist ein wichtiges Insektenvernichtungsmittel.

Z i t a t-Empfehlung: **Derris elliptica (S.).**

Di

Dianthus

T u n i c a siehe Bd. II, Cephalica. / IV, A 36.

F i s c h e r-Mittelalter: D. Armeria L.; D. barbatus L. (o c u l u s c h r i s t i, s a x i f r a g i a minor); Dianthus spec. (g a r i o f i l u m, c a r i o f i l i, a n - t h o f i l i, negelly, n e g e l e i n); **D. carthusianorum L.** (gükgenhändel).
H o p p e-Bock: Kap. G r a ß b l u o m e n oder N e g e l i n, **D. caryophyllus L.** (edele zame Negelin), **D. superbus L.** (M u o t w i l l e n, H o h m u o t), D. car- thusianorum L. (wild oder feld Negelin, H e i d e n b l u e m l i n).
G e i g e r-Handbuch: D. Caryophyllus; D. Carthusianorum; **D. deltoides L.;** D. Armeria, D. prolifer, D. superbus, D. plumarius.
Z i t a t-Empfehlung: **Dianthus carthusianorum (S.); Dianthus caryophyllus (S.); Dianthus superbus (S.); Dianthus deltoides (S.).**

Dragendorf-Heilpflanzen, S. 206 (Fam. C a r y o p h y l l a c e a e); Peters-Pflanzenwelt: Kap. Die Nelke, S. 61-65.

Bock, um 1550, kennt nach Hoppe die G a r t e n n e l k e (D. caryophyllus L.) und die Prachtnelke (D. superbus L.) in erster Linie als Zierpflanzen (bei der ersten auch: mit Zucker zubereitete Blüten gegen Herzschwäche, bei Fieber; Essigauszug als Riechmittel und Einreibung bei Kopfschmerzen); von der K a r t h ä u s e r - n e l k e (D. carthusianorum L.) wird ein Destillat bei Steinbeschwerden ver- wandt.
Die Flores gar[iofilorum] der Ap. Lüneburg 1475 - vorrätig 1 oz - können Blüten der Gartennelke gewesen sein. Die T. Worms 1582 hat aufgenommen: Flores Betonicae coronariae (Caryophilli hortulani, B e t o n i c a e altilis, Näglenblu- men, Graßnägeln, Graßblumen); die T. Mainz 1618: Flores T u n i c a e (Cary- ophyllorum hortensium, Gartennägleinblumen). In Ap. Braunschweig 1666 waren vorrätig: Flores tunic. hort. ($^1/_2$ K.), Flores t. sylvestr. (1 K.), Acetum t. flor ($^3/_4$ St.), Aqua flor. t. ($^1/_2$ St.), Aqua t. (2 St.), Conserva t. hort. ($8^1/_2$ lb.), Conserva t. sylv. (1 lb.), Essentia t. (9 Lot.), Extractum t. flor. (1 $^1/_1$ Lot), Syrupus t. flor. (12 lb.).
Die Ph. Württemberg 1741 führt: Flores Tunicae hortensis (rubri, Nägelblumen, Gartennägellin, Grasblumen; Cephalicum, Cordialium); Acetum T., Conserva T. (ex Floribus), Syrupus T. Florum. Bei Hagen, um 1780, heißt die Stammpflanze D. Caryophyllus. Hierzu schreibt Geiger, um 1830: „Man gibt die Blumen im Teeaufguß als erheiterndes Mittel. Bei uns werden sie kaum mehr gebraucht"; von D. Cartusianorum wurden ehedem die Blumen (flores Tunicae sylvestris) und von D. deltoides L. der Saft des Krautes (herba C a r y o p h y l l i sylvestris) ge- braucht. In Hoppe-Drogenkunde, 1958, ist D. Caryophyllus aufgenommen (Blüte zu Teegemischen als Geruchskorrigens); chinesische Arten (D. chinensis, D. aster) werden als harntreibende Krautdrogen erwähnt.

22

Dicentra

Von den 5 D.-Arten, die Dragendorff-Heilpflanzen, um 1900 (S. 250; Fam. P a -
p a v e r a c e a e), nennt, hat Hoppe-Drogenkunde, 1958, ein Kapitel für D. cucullaria. Die Pflanze heißt bei Dragendorff auch D i c l y t r a Cucullaria D. C.,
F u m a r i a Cuc. L. („Nordamerika - Das Kraut als Diureticum, Diaphoreticum,
Antisyphiliticum, Blutreinigungsmittel usw. verwendet"). Nach Hoppe wird die
Knolle (Tubera C o r y d a l i s) bei Hautleiden, als Antispasmodicum, Tonicum,
benutzt. Nach Hager-Handbuch (Erg.-Bd. 1949) leitet sich die Droge außer von
D. cucullaria (L.) Bernh. auch von **D. canadensis (Goldie) Walp.** ab. In der Homöopathie ist „Corydalis formosa" (D. canadensis Wahlb.; Tinktur aus frischem Wur-
zelstock; Hale 1867) ein wichtiges Mittel.

Dichroa

Nach Dragendorff-Heilpflanzen, um 1900 (S. 269; Fam. S a x i f r a g a c e a e),
wird in China, Cochinchina, von **D. febrifuga Lour.** „Wurzel und Blatt bei Intermittens und als Purgans gebraucht". Hoppe-Drogenkunde, 1958, schreibt dazu:
„In China seit mehr als 2000 Jahren Febrifugum bei Malaria".
Z i t a t-Empfehlung: **Dichroa febrifuga (S.).**

Dictamnus

D i c t a m n u s siehe Bd. II, Alexipharmaca; Cephalica; Emmenagoga; Succedanea. / IV, E 23. / V, Ajuga;
Amaracus; Ballota; Polygonatum; Teucrium.
D i p t a m siehe Bd. V, Amaracus; Marrubium; Polygonatum; Thymus.
W e i ß w u r z siehe Bd. V, Boswellia; Convallaria; Polygonatum.
W i s w u r z siehe Bd. V, Polygonatum; Veratrum.
Zitat-Empfehlung: *Dictamnus albus (S.).*
Dragendorff-Heilpflanzen, S. 352 (Fam. R u t a c e a e); C. Dambergis, Über das Diktamnon, in: Vorträge
der Hauptversammlung . . . in Innsbruck, Teil II, Allgemeine Vorträge (Veröff. d. Int. Ges. f. Gesch. d.
Pharmazie, Neue Folge, Bd. 24), Stuttgart 1964, S. 9-11.

Nach Berendes ist der D i k t a m n o s des Dioskurides: O r i g a n u m Dicta-
mus L. (→ A m a r a c u s); „die Pflanze wurde im Altertum wegen der ihr zu-
geschriebenen wunderbaren Kräfte sehr geschätzt. Schon zur Zeit des Cordus war
sie selten oder gar nicht mehr zu haben, statt ihrer wurde in den Offizinen **Dictamnus albus L.** substituiert". Fischer bezieht die mittelalterlichen Erwähnungen
auf beide Stammpflanzen (d i p t a m n u m , a r t e m i d e o n , d y p t a m u s ,
c o n d r i s a , c o n d i s i a , w e i s w u r z , w i s w u r z , r o m i s c h k o l ,
s y c h w u r z ; Diosk.: diktamnos, artemideon, u s t i l a g o rustica). Beßler-
Gart bezieht die Glosse Dyptamum (Diptamnus, g i c h t w o r z , r o m i s c h -

k e r s e , d y c k d a m) auf D. albus L. Bock, um 1550, bildet - nach Hoppe - im Kap. Dictam nach dem „recht und Edel Dictam" (→ Amaracus) den weißen Diptam (Gemeiner Dictam) ab.

In Ap. Lüneburg 1475 waren 1 lb., 3 qr. Radix diptami vorrätig. Die T. Worms 1582 führt: Radix Dictamini albi (Diptami officinarum, Polemoniae sive P o l e - m o n i i , P h y l e t e r i a e , C h y l i o d y n a m i s , F r a x i n u l a e seu f r a ß i n u l a e , F r a x i n e l l a e seu Fraßinellae. Weiß Dictam oder Diptamwurtz, S p e c h t w u r t z , A s c h w u r t z oder E s c h w u r t z); in T. Frankfurt/M. 1687: Radix Dictamni albi (vulgaris, nostratis, Fraxinellae, weiß gemeine Diptamwurtzel, Escherwurtzel). In Ap. Braunschweig 1666 waren vorrätig: Radix diptami albi (15 lb.), Pulvis d. alb. (3¹/₄ lb.), Semen d. (1¹/₂ lb.), Aqua d. albi (2 St.), Extractum d. alb. (2 Lot).

Aufgenommen in Ph. Württemberg 1741: Radix Dictamni albi (Diptamni officinalis, Fraxinellae, F r a x i n i pumilae, weißer Diptam, gemeiner Diptam, Aschwurtzel; Alexipharmacum, Anthelminticum). In preußischen Pharmakopöen 1799-1813: Radix Dictamni albi seu Fraxinellae, von Dictamnus albus.

Geiger, um 1830, schreibt dazu: „Eine schon in alten Zeiten als Arzneimittel gebrauchte Pflanze, die im vorigen Jahrhundert, besonders von Stoerck wieder angerühmt wurde ... Man gibt die Wurzel in Pulverform und im Aufguß. - Präparate hat man eine Tinktur (tinct. Dictamni albi). Sie kam ehedem noch zu mehreren Compositionen, pulv. epilept. usw. Jetzt wird sie selten mehr gebraucht; doch hat neuerlich wieder Dr. Most auf ihre Wirkung in epileptischen Zufällen aufmerksam gemacht".

In Hager-Handbuch, um 1930, wird die Wurzeldroge erwähnt; „früher als Antihystericum und Diureticum, jetzt im wesentlichen nur noch Volksmittel". Hoppe-Drogenkunde, 1958, beschreibt bei D. albus (= D. Fraxinella): [Wurzel] In der Homöopathie bes. bei Urogenitalerkrankungen; Anthelminticum; [Kraut] in der Homöopathie. - Die jungen Blätter werden in Rußland wie Tee getrunken. - In der Likörindustrie.

In der Homöopathie ist „Dictamnus albus - Diptam" (Essenz aus frischen Blättern) ein wichtiges, „Dictamnus albus e radice" (Essenz aus frischer Wurzel) ein weniger wichtiges Mittel.

Dicypellium

In Ap. Lüneburg 1718 waren 14 lb. C a s s i a Caryophyllata (Negelken Zimmet oder Caßia) vorrätig. Valentini, 1714, schreibt von der Droge: „Diese Schale ist unsern Vorfahren ganz unbekannt gewesen, indem solche vor etwa 60 bis 70 Jahren zuerst von den Portugiesen, wie nunmenro durch die Engländer, aus Amerika gebracht worden". Aufgenommen in Ph. Württemberg 1741: Cassia Caryophyllata (Nelcken-Rinden, N e l c k e n - Z i m m e t ; von einer Myrtenart; aus Cuba, Jamaica usw.; Tugenden wie Caryophylli, aber weniger stark und wertvoll). Stammpflanze nach Hagen, um 1780: Nelkenmirte (M y r t u s Caryophyllatus). Nach Geiger, um 1830, von Myrtus acris Sw. (= Myrtus caryophillata Jacq., C a l y p t r a n t h e s caryophyllata Pers.); Martius leitet sie von P e r s e a sanguinea ab; die Frucht war auch unter dem Namen S a m e n n u ß (nux caryophyllata) offizinell. Nach Jourdan, zur gleichen Zeit, kommt die Nelkenrinde (cortex C a r y o p h y l l a t a seu Cassia seu C a n e l l a Caryophyllata seu Canella Cubana) - wenig in Gebrauch - von Calyptranthes Caryophyllata Pers. Nach Wiggers, um 1850, von D. caryophyllatum Nees (= Persea caryophyllata Mart.), Brasilien; „zuweilen findet eine Substitution mit einer falschen Rinde statt, die vielleicht von S y z y g i u m caryophyllatum (= Calyptranthes car.) abstammt". Nach Hager-Handbuch, um 1930, liefert *D. caryophyllatum Nees*, heimisch in Südamerika (Brasilien, Guyana), Cortex Cassiae caryophyllatae (Nelkenzimt, Schwarzer Z i m t). Anwendung: Als Gewürz und in der Volksmedizin, nach Hoppe-Drogenkunde, 1958, auch in der Likörindustrie, in Brasilien zur Herstellung galenischer Präparate.

Dragendorff-Heilpflanzen, S. 242 (Fam. L a u r a c e a e).

Dieffenbachia

Die botanische Kenntnis ausländischer Araceen ist zu Geigers Zeit, um 1830, noch beschränkt. Er berichtet über:
1.) C a l a d i u m esculentum Vent. (= A r u m esculentum L.; später C o l o c a s i a antiquorum Schott); nach Dragendorff im alten Ägypten, Antike und bei den Arabern bekannt.
2.) Caladium seguinum Vent. (= Arum Seguinum L.; später D. Seguina Schott). Wird in der Homöopathie als „Caladium Seguinum - S c h w e i g r o h r " (Essenz aus frischem Wurzelstock, Stengel und Blüten; Hering 1832) ein wichtiges Mittel. Schreibweise nach Zander-Pflanzennamen: **D.seguine (Jacq.) Schott.** Hoppe-Drogenkunde, 1958, Kap. Caladium seguinum, schreibt über Verwendung von Rhizoma Caladii: „Bei Prurigo. - In der Homöopathie gegen Juckreiz".
3.) Caladium arborescens Vent. (= Arum arborescens L.; später P h i l o d e n d r o n arborescens Schott).

Dragendorff-Heilpflanzen (Caladium, Dieffenbachia), S. 104-106 (Fam. A r a c e a e).

Diervilla

Hagen, um 1780, hat aufgenommen: Dierville (L o n i c e r a Dieruilla), ist ein niedriger Strauch, der in Nordamerika zu Hause ist. Die Stengel (Stipites Dieruil-

lae) sind hin und wieder gebräuchlich. Geiger, um 1830, beschreibt D. canadensis W. (= Lonicera Diervilla L.); „dieser Strauch ist seit längerer Zeit in Amerika als Arzneimittel gebräuchlich ... Offizinell sind: Die Stengel (stipites Diervillae) ... Bei uns werden diese Stengel höchst selten gebraucht. In Amerika wendet man sie in syphilitischen Krankheiten an". Bei Dragendorff-Heilpflanzen, um 1900 (S. 642; Fam. C a p r i f o l i a c e a e), heißt die Pflanze: D. trifida Mönch. Nach Zander-Pflanzennamen heißt D. canadensis Willd.: **D. lonicera Mill.** Bei Hoppe-Drogenkunde, 1958, ist ein sehr kurzes Kapitel über Diervilla-Arten.
Z i t a t-Empfehlung: **Diervilla lonicera (S.).**

Digitalis

D i g i t a l i s siehe Bd. II, Antipleuritica; Aphrodisiaca; Cordialia; Diuretica; Emmenagoga; Febrifuga; Haemostatica; Hydropica; Tonica. / III, Acetum Digitalis. / IV, Reg.; G 57, 817, 827. / V, Gratiola; Sesamum.
F i n g e r h u t e s s i g siehe Bd. III, Reg.
Zitat-Empfehlung: *Digitalis purpurea (S.); Digitalis grandiflora (S.); Digitalis ferruginea (S.); Digitalis lanata (S.); Digitalis lutea (S.).*
Dragendorff-Heilpflanzen, S. 606 uf. (Fam. S c r o p h u l a r i a c e a e); Tschirch-Handbuch II, S. 1566 uf.; R. Stenius, Die Geschichte der Digitalis purpurea und ihre Bedeutung in der Medizin bis etwa zum Jahre 1870 (Dissertation), Leipzig 1916; I. W. Estes u. P. D. White, William Withering and the purple foxglove, Sci. Amer. *212* (1965), S. 110-116, 119; G. Ongaro, Suggestive interpretazioni dell'azione digitalica ai primordi dell'Ottocento, in: Aktuelle Probleme aus der Geschichte der Medizin, Basel/New York 1966, S. 307-315 (Hrsg. R. Blaser u. H. Buess).

Vereinzelt hat man - nach Berendes - das Kap. Weisse N i e s w u r z des Dioskurides auf **D. ferruginea L.** bezogen.
Fischer vermag es nicht einzusehen, warum Digitalis in der germanischen Frühzeit nicht bekannt gewesen sein soll; er verweist auf Tschirch, der F o x g l o v e (= Digitalis) bis ins 11. Jh. zurückverfolgt hat (auch in späteren englischen Medizinbüchern). Nach Tschirch-Handbuch ging die Anwendung von D. purpurea L. von den nordischen Ländern aus. Kräuterbuchautoren des 16. Jh. bilden D.-Arten ab, so weist Hoppe bei Bock, um 1550, im Kap. W a l t g l ö c k l i n oder F i n g e r k r a u t : **D. purpurea** L. und D. ambigua Murr. [Schreibweise nach Zander-Pflanzennamen: **D. grandiflora Mill.**] nach; „wir nennen dies Kraut der spitzigen Glöcklein halben Waldglöcklin / N o l a syluestris, andere nennen es Fingerkraut/Digitalis ... Der Geschmack zeigt an, daß dies Gewächs von Art und Natur warm und trocken sein muß, deshalb möcht es zur Arznei mit anderen Gewächsen zu den Dingen, so Erwärmens, Zerteilens, und Reinigung bedürfen, genommen und gebraucht werden".
Nach Tschirch-Handbuch hat Parkinson die Pflanze (D. purpurea) im Theatrum botanicum (1640) empfohlen; sie steht in Londoner Pharmakopöen (1650, 1680), auch in Ph. Paris 1732.

Salmon schrieb in seinem New London Dispensatory (1682): Digitalis, A l i s m a , Fox-Glove; heiß und trocken im 2. Grad. Treibt dickes Phlegma aus; bei Leber- und Milzleiden, Epilepsie; ausgezeichnetes Wundkraut.

Als Mittel gegen Wassersucht wurde D. purpurea durch Withering, Arzt und Botaniker aus Birmingham, 1775, empfohlen, der in dem Familienrezept eines alten Weibes (in Shropshire, gegen Wassersucht) darauf aufmerksam geworden war.

Hagen, um 1780, beschreibt D. purpurea (Fingerhutblume); die Blätter (Hb. Digitalis) sind „auswärts offizinell". Spielmann, zur gleichen Zeit, schrieb zu D. purpurea L., daß sie als Emeticum und Hydropicum gelobt wird. Die Ph. Württemberg 1785 beschreibt: Herba Digitalis purpureae (Fingerhut; von Parkinson gegen Epilepsie empfohlen, heftiges Brechmittel und Purgans für den Bauch).

Die Kraut- bzw. Blattdroge wurde im 19. Jh. - bis zur Gegenwart - pharmakopöe-üblich. In preußischen Pharmakopöen (1799-1829) Herba Digitalis (von D. purpurea L.); (1846-1862) Folia D., so weiterhin bezeichnet. In DAB 1, 1872, sind aufgenommen: Folia Digitalis, zur Herstellung von Acetum D., Extractum D., Tinctura D. und Tinctura D. aetherea, Unguentum Digitalis. Noch in DAB 7, 1968: Digitalisblätter (Folia Digitalis, von D. purpurea L.) und Digitalistinktur. In der Homöopathie ist „Digitalis - F i n g e r h u t " (Essenz aus frischen Blüten; Hahnemann 1818) ein wichtiges Mittel, während „Digitalis lutea" (Essenz aus frischen Blättern) ein weniger wichtiges Mittel ist.

Geiger, um 1830, schrieb über D. purpurea (purpurroter Fingerhut): „Diese schon von älteren Ärzten als Arzneimittel benutzte Pflanze wurde vorzüglich seit 1775 durch Withering in Aufnahme gebracht ... Offizinell ist: das Kraut (herba Digitalis), ehedem auch die Wurzel und Blumen (rad. et flor. Digitalis) ... Man gibt das Fingerkraut in Substanz, in Pulverform in sehr geringen Dosen; ferner im Aufguß oder Abkochung, ebenfalls in geringen Dosen mit Vorsicht! Auch der ausgepreßte Saft des frischen Krautes wird innerlich und äußerlich gebraucht. - Präparate hat man davon: das Extrakt ... ferner mehrere Tinkturen (tinctura Digitalis simplex, aetherea, nitrico-aetherea et Lentini), Salbe (ung. Digitalis), conserva, oxysaccharum Digitalis".

Jourdan, zur gleichen Zeit, gab über die Wirkung von Herba Digitalis an: Man wendet es als beruhigendes Mittel bei nervösen Affektionen, Asthma, Blutspucken und am Ende von Lungenkatarrhen an; als harntreibend bei Haut- und innerer Wassersucht; als Reizmittel bei Skrofeln; als Gegenreiz bei inneren Entzündungen und besonders bei hitziger Peripneumonie. - Die Samen zu denselben Zwecken sind weniger unsicher (?). Digitalis lutea kann ebenso benutzt werden".

Hager schreibt (1874) im Kommentar zum DAB 1: „Die Digitalis ist ein Narcoticum. Sie mindert den Blutumlauf und daher die Pulsfrequenz und Körperwärme, wirkt deprimierend auf die Nerven der Geschlechtsorgane und vermehrt die Harnabsonderung. Man wendet sie an bei entzündlichen Herzleiden, bei

Hypertrophie und Erweiterung des Herzens, Schlagadergeschwülsten, bei Entzündungen der Hirnhäute und Brustorgane, bei Fiebern, Blutungen, Tuberkulose, wassersüchtigen Leiden, Reizungszuständen der Genitalien, krampfhaften Neuralgien, Wahnsinn etc.". Ausführlich äußert sich Hager-Handbuch, um 1930, über Wirkung und Anwendung von Folia Digitalis und ihren Präparaten. Hoppe-Drogenkunde, 1958, faßt bei D. purpurea zusammen: „Verwendung. Bei Herzschwäche des erweiterten und hypertrophischen Herzens (wichtigstes Mittel!). - Äußerlich bei der Behandlung von Wunden, Karbunkeln. - Bei asthenopischen Störungen des Auges. - In der Homöopathie als Herz- und Kreislaufmittel, ferner bei Gastritis, Icterus, Hydrops".

Außerdem hat Hoppe folgende Kapitel:

D. ferruginea [D. ferruginea L.]; „Verwendung: vgl. D. purpurea. Die Droge soll erheblich wirksamer sein".

D. grandiflora (= D. ambigua, D. ochroleuca) [D. grandiflora Mill.]; „Verwendung: Bei Herzinsuffizienz. - Wirkt schwächer als D. purpurea, wird aber besser vertragen".

D. lanata [D. lanata Ehrh.]; „Verwendung: Zeichnet sich durch gute Resorbierbarkeit bei oraler Zufuhr, schnellen Wirkungseintritt, große Wirkungsbreite, starke diuretische Wirkung, schnelles Wiederabklingen und bessere Verträglichkeit aus".

D. lutea (= D. parviflora) [D. lutea L.]; „Verwendung: Herzmittel, vgl. D. purpurea. - In bezug auf die Herzwirkung gleichwertig, auf die diuretische Wirkung überlegen".

D. Thapsi, „Verwendung: vgl. D. purpurea, bes. in Spanien verwendet".

Digitaria

Digitaria siehe Bd. V, Cynodon.
Zitat-Empfehlung: *Digitaria sanguinalis (S.).*
Dragendorff-Heilpflanzen, S. 81 (Fam. G r a m i n e a e).

Von der Gattung F i n g e r h i r s e ist die Blut-Fingerhirse zu erwähnen, **D. sanguinalis (L.) Scop.** (= P a n i c u m sanguinale L.). Fischer-Mittelalter nennt einige Quellen, die sie erwähnen (g a l l i g r u s, s a n g u i n a r i a, f u m a - r i a).

Geiger, um 1830, schreibt, daß von der B l u t h i r s e die süßlichen Samen, Semen G r a m i n i s sanguinarii, I s c h a e m i, verwendet werden. In Hoppe-Drogenkunde, 1958, ist das Digitariaöl aufgenommen (von D. longiflora; dem Hirseöl ähnlich).

Dillenia

Nach Geiger, um 1830, werden von D. speciosa die Früchte als Obst benutzt; auch von D. elliptica und D. serrata benutzt man die Früchte und Rinde zum Teil als

Heilmittel. Dragendorff-Heilpflanzen, um 1900 (S. 433; Fam. D i l l e n i a -
c e a e), berichtet: D. speciosa Thbg., vielleicht identisch der **D. indica L.**; Frucht
wie Citronen zu kühlenden Getränken, Wurzelrinde bei Gicht, Ödem etc., Stammrinde als Adstringens. Ähnlich benutzt man D. elliptica Thbg., gleichfalls zu
D. indica gerechnet, und D. serrata, D. scabrella Roxb.

Dimorphandra

Nach Dragendorff-Heilpflanzen, um 1900 (S. 296; Fam. L e g u m i n o s a e),
dient der Same von D. Mora Benth. zur Verfälschung der C o c a . Nach Hoppe-
Drogenkunde, 1958, werden die D.-Samen als „Falsche C o l a n ü s s e " gehandelt.

Dioscorea

Nach Hessler-Susruta wird D. purpurea, nach Bretschneider in China D. sativa L.
verwandt (nach Dragendorff-Heilpflanzen als Tonicum, Adstringens und Antidiarrhoicum). Nach Geiger, um 1830, ist Wurzel und Kraut in Indien Nahrungsmittel. Als solches kennzeichnet er ferner **D. bulbifera L.** (nach Dragendorff auch
gegen Syphilis, Diarrhöe gebraucht), **D. alata L.** (nach Dragendorff äußerlich auf
Geschwüre, Saft der Blätter gegen Skorpionbiß), **D. villosa L.** (nach Dragendorff
Knolle bei Rheuma, Gallenfieber, als Expectorans). In der Homöopathie ist die
nordamerikanische „Dioscorea villosa" (Essenz aus frischem Wurzelstock; Hale
1867) ein wichtiges Mittel.
Hoppe-Drogenkunde, 1958, hebt hervor: D. bulbifera als Stärkelieferant, D. sativa als Ersatz für G i n s e n g .

Dragendorff-Heilpflanzen, S. 135-137 (Fam. D i o s c o r e a e ; nach Zander-Pflanzennamen: D i o s c o -
r e a c e a e).

Diospyros

E b e n h o l z siehe Bd. IV, C 24. / V, Excoecaria.
E b e n u s siehe Bd. II, Abstergentia; Calefacientia.

H e s s l e r-Susruta: D. glutinosa.
D e i n e s-Ägypten: (E b e n h o l z).
G r o t-Hippokrates: D. Ebenum.
B e r e n d e s-Dioskurides: Kap. Ebenholz, D. Ebenum L.

Di

S o n t h e i m e r-Araber: D. Ebenum.

F i s c h e r-Mittelalter: D. ebenum; D. Lotus L. (uva d'India); D. Sideroxylon L.
(e b e n u s).

G e i g e r-Handbuch: D. Ebenum (Ebenholz, D a t t e l p f l a u m e); D. virginiana; D. Kaki; D. Lotus.

Z i t a t-Empfehlung: **Diospyros ebenum (S.); Diospyros virginiana (S.); Diospyros lotus (S.).**

Ebenholz war im Altertum ein wertvolles Handelsobjekt, es diente auch medizinischen Zwecken. Nach Dioskurides ist das schwarze, äthiopische das beste; es gibt
auch eine indische Sorte (gegen Pupillenverdunklung, alte Flüße, Pusteln; feinge-
pulvert oder mit Wein gewaschen oder verkohlt und gewaschen zu Augenmitteln).
In T. Worms 1582 ist Lignum Ebenum (Ebenholtz) aufgenommen; in Ap. Braunschweig 1666 waren davon 1¹/₂ lb. vorrätig. Schröder, 1685, schreibt im Kap.
Ebenus: „Ist ein ausländisches Holz, das in der Arznei nicht gebraucht wird, außer
daß Paracelsus dessen Öl und Salz sehr hoch rühmt. Das destillierte Öl lobt er in
Zipperleins Schmerzen, dem Podagra, Gicht, Venerischen Krankheiten, und Pok-
ken (äußerlich, wenn man nämlich den kranken Ort damit schmiert), dem Salz
schreibt er eine purgierende Kraft (vielleicht eine stimulierende) bei im Podagra
und Gicht, es soll auch die Wunden reinigen . . . Dieser Baum wächst in Äthiopien
und Indien . . . Es ist kein Zweifel, es habe mit dem Franzosenholz gleiche Kräfte
wider die Franzosen".

Verzeichnet in Ph. Württemberg 1741: Lignum Ebenum (offic. Eben-Holtz;
Kräfte wie Lignum Guajacum; es wird mehr mechanisch als medizinisch angewandt). Geiger, um 1830, schreibt zu D. Ebenum: „Davon war sonst das bekannte Ebenholz (lignum Ebenum) offiziell . . . Man schrieb ihm die gleiche
Wirkung wie dem Quajakholz zu. — Es wird zu eleganten dauerhaften Möbeln
und anderen Gerätschaften verarbeitet". Dragendorf-Heilpflanzen, um 1900
(S. 521 uf.; Fam. E b e n a c e a e), schreibt, D. Ebenum Kön. incl. D. edulis
Lodd. sei die eigentliche Ebenholzpflanze [Schreibweise nach Zander-Pflanzennamen: **D. ebenum J. G. Koenig**].

Als weitere D.-Arten erwähnt Geiger:

1.) **D. virginiana L.;** „davon gebraucht man die wie Mispeln eßbaren Früchte als
Abführmittel und gegen Würmer". Dragendorff-Heilpflanzen vermerkt bei der
Pflanze (P e r s i m o n p f l a u m e) : Rinde und unreife Frucht bei Wechsel-
fieber, als Stypticum, reife Frucht Purgans und Anthelminticum. Die Pflanze ist in
Hoppe-Drogenkunde, 1958, aufgeführt.

2.) **D. Lotus** (italienische Dattelpflaume) [Schreibweise nach Zander-Pflanzennamen **D. lotus L.**]: „davon war sonst auch das Holz (lign. Guajacan, G u a j a c i
patavini) offizinell. Es soll dem Guajak ähnlich wirken. Die adstringierende Rinde
gab man gegen Durchfälle und die Früchte . . . werden sonst als Arzneimittel gebraucht".

Diphasium

Nach Zander-Pflanzennamen heißt L y c o p o d i u m complanatum L. jetzt: **D. complanatum (L.) Rothm.,** F l a c h b ä r l a p p . Bei Bock, um 1550, ist die Pflanze (W a l t S e u e n b a u m , W a l t S e u e n k r a u t) abgebildet. Geiger, um 1830, erwähnt sie (Lycop. complanatum, zweizeiliger Bärlapp); „offizinell ist nichts davon. Das Kraut wird aber mit S e v e n b a u m verwechselt". Nach Dragendorff-Heilpflanzen, um 1900 (S. 61; Fam. L y c o p o d i a c e a e), wird Lycopodium complanatum L. (= L. Chamaecyparissias A. Br.) wie andere → Lycopodium-Arten gebraucht.

Z i t a t-Empfehlung: **Diphasium complanatum (S.).**

Dipsacus

D i p s a c u s siehe Bd. II, Abstergentia; Exsiccantia. / IV, C 27. / V, Silybum.

B e r e n d e s-Dioskurides: - - Kap. K a r d e , D. silvestris L.

S o n t h e i m e r-Araber: - D. Fullonum - - D. sylvestris.

F i s c h e r-Mittelalter: D. fullonum Miller und D. silvestris L. (v i r g a p a - s t o r i s , c a r d u s niger, cardo fullonum, dipseus, cardus agrestis [= D. silvestris] und cardus domesticus [= D. fullonum], c a r t e n d i s t e l , w o l f - z a g e l , disteln, k a r t e n , wildkart, w a g e n t a s c h , v e h e d i s t e l , w y ß d i s t e l n ; Diosk.: dipsakos, l a b r u m v e n e r i s).

B e ß l e r-Gart: - Kap. Virga pastoris und Kap. Labrum veneris, D. sativus (L.) Scholler. (= D. fullonum L. z. T.).

H o p p e-Bock: Kap. Von Karten D i s t e l , - D. sativus H. (zam geschlecht der Kartendistel, W e b e r s t r ä l) und - - D. silvester Hds. (das ander Kartengeschlecht).

G e i g e r-Handbuch: - D. fullonum (W e b e r k a r d e) - - D. sylvestris (wilde Kardendistel).

Z a n d e r-Pflanzennamen: - **D. sativus (L.) Honck.** (= D. fullonum L. emend. Huds.) - - **D. sylvestris Huds.** (= D. fullonum Lp.p.).

Z i t a t-Empfehlung: **Dipsacus sativus (S.); Dipsacus sylvestris (S.).**

Dragendorff-Heilpflanzen, S. 645 (Fam. D i p s a c e a e ; nach Schmeil-Flora: D i p s a c a c e a e).

Der Dipsakos des Dioskurides ist nach Berendes: D. silvestris L. (Wurzel gegen Risse am After und Fisteln). Kräuterbuchautoren des 16. Jh. übernehmen diese Indikationen und fügen weitere hinzu, so Bock, der D. sativus (L.) Honck. abbildet und außerdem D. sylvestris Huds. beschreibt (Blätter als Umschlag gegen Tobsuchtsanfälle; Blättersaft gegen Ohrenerkrankungen; Wurzel in Wein zu Umschlag gegen Hautrisse am After, Warzen; das in Blättern sich ansammelnde Wasser gegen Augenleiden; Destillat aus Blättern gegen Mundgeschwüre).

Die T. Worms 1582 führt: [unter Kräutern] Labrum Veneris (Dipsacus, O n o - c a r d i u m , Carduus Veneris, Virga pastoris, L a n a c r u m Veneris, Carduus fullonum, Karten, Weberkarten, Kartendistel, Wilddistel, Weberdistel, W o l f f s - s t r e e l , B u b e n s t r e e l); Aqua (dest.) Labri veneris (Dipsaci, Kartendistelwasser). In T. Frankfurt/M. 1687: Herba Carduus fullonum (Labrum Veneris, Dipsacus, Virga Pastoris, Weberkarten, Kartendistel).

Nach Schröder, 1685, gibt es von Dipsacus: 1. sativus (major, ist gebräuchlich) und 2. sylvestris (minor. Diese kann man auch gebrauchen); in Apotheken hat man die Wurzel, wiewohl gar selten; Indikationen wie (siehe oben) bei Dioskurides und Bock.

Spielmann, 1783, beschreibt Dipsacus; die Stammpflanze der Wurzeldroge heißt D. Fullonum L. (Dekokt gegen Afterrisse). So auch bei Geiger, um 1830; „offizinell ist die Wurzel, Wolfsstreelkarden-Wurzel (rad. Dipsaci, Cardui Veneris). Sonst waren auch noch die Blätter und Blümchen (herba et flores Cardui Veneris) gebräuchlich. Ehedem gab man die Wurzel in Abkochung gegen Schrunden der Haut oder als Pulver, mit Honig vermischt, bei Lungenschwindsucht usw. - Das sich in den Höhlungen der Blätter sammelnde Wasser wurde als Augenmittel gebraucht. - Der eigentliche Nutzen der Weberkarde ist aber die Anwendung der erhärteten Blumenköpfe zum Kratzen und Kardätschen der Tücher." Geiger fährt fort: „Anstatt der beschriebenen Pflanze wird wohl auch die Wurzel von der bei uns häufig an Wegen, etwas feuchten Orten, Gräben, wachsenden gemeinen oder wilden Kardendistel (Dipsacus sylvestris) gesammelt . . . Die Wurzel gleicht der vorigen und hat wohl die gleiche Wirkung".

In Hoppe-Drogenkunde, 1958, ist ein Kap. D. silvester; „Verwendung: In der Homöopathie [dort ist ,Dipsacus silvestris' (Essenz aus frischer, blühender Pflanze) ein weniger wichtiges Mittel] bei Hautleiden. - Volksheilmittel bei Rhagaden".

Dipterix

Nach Geiger, um 1830, ist D. odorata W. (= B a r y o s m a Tongo Gärtn., C o - u m a r o u n a odorata Aubl.) „ein zuerst von Aublet [1723-1778] beschriebener Baum. - Wächst in Guiana . . . Offizinell ist: der Same, T o n k a b o h n e (fabae T o n c o , de Tonca) . . . Als Arzneimittel hat man die Tonkobohne bis jetzt nicht gebraucht. Man nimmt sie ihres Wohlgeruchs wegen in Schnupftabak; legt sie in Dosen usw. und hält sie deshalb in Apotheken vorrätig". Nach Dragendorff-Heilpflanzen, um 1900 (S. 330; Fam. L e g u m i n o s a e), wird dieser Same als Antispasmodicum und zum Aromatisieren gebraucht; 3 weitere D.-Arten werden angegeben, deren Samen auch als (weniger wertvolle) Toncabohnen verkauft werden. Als Stammpflanzen der Semen Tonco sind in Hager-Handbuch, um 1930, angegeben: D. odorata (Aubl.) Willdenow (für „Holländische Tonkabohnen"), daneben (weniger wichtig) D. oppositifolia Willd. (für „Englische Tonkabohnen"). „Anwendung. Als Ersatz für Waldmeister zum Einlegen in Schnupftabak. Die Samen sind durch das künstliche C u m a r i n fast ganz verdrängt". Aufgenommen in die Erg.-Bücher zu den DAB's (noch 1941). In der Homöopathie ist „Tonca" (D. odorata Willd.; Tinktur aus reifen Samen) ein weniger wichtiges Mittel. Schreibweise nach Zander-Pflanzennamen: **Dipteryx odorata (Aubl.) Willd.**

Z i t a t-Empfehlung: **Dipteryx odorata (S.).**

Dipterocarpus

D i p t e r o c a r p u s siehe Bd. V, Dryobalanops.
Zitat-Empfehlung: *Dipterocarpus turbinatus (S.); Dipterocarpus alatus (S.).*
Dragendorff-Heilpflanzen, S. 443 (Fam. D i p t e r o c a r p a c e a e).

Wiggers, um 1850, nennt unter „Arzneimitteln, deren Stammpflanzen noch unbestimmt sind oder Familien angehören, welchen in dem angenommenen System noch kein Platz angewiesen worden ist", den Balsamum G u r j u n ; „ein durch Brückner 1841 zuerst in den deutschen Handel gebrachter Balsam, welcher in Bengalen von Dipterocarpus laevis . . . gewonnen werden soll . . . Dieser Balsam hat große Ähnlichkeit mit dem Copaivabalsam, und die dadurch veranlaßten Versuche von O'Shaugnessy haben herausgestellt, daß er auch ganz ähnliche Wirkungen besitzt und zu denselben therapeutischen Zwecken verwandt werden kann, wie dieser". Marmé, 1886, beschreibt Balsamum Dipterocarpi seu Gurjanae seu Gurjunae (G a r d s c h a n b a l s a m), auch H o l z ö l und ostindischer C o p a i v a b a l s a m genannt, als häufige Verfälschung des Copaivabalsams; als Stammpflanzen nennt er 10 D.-Arten, dabei **D. alatus Roxb.** und **D. turbinatus Gaertn. f.** Diese werden auch im Kap. Balsamum Gurjunae in Hager-Handbuch, um 1930, als die wichtigsten genannt; Anwendung des Balsams „zum Anstreichen von Holz, in Ostindien besonders für Boote. Zur Herstellung von Lack; in Frankreich wie Copaivabalsam auch medizinisch". Das Kap. in Hoppe-Drogenkunde, 1958, ist überschrieben: Dipterocarpus turbinatus; als gleichfalls verwendete Arten zählt er 15 weitere auf; der Balsam wird arzneilich gegen Leprosis und ähnlich wie Copaivabalsam verwendet.

Dirca

In der Homöopathie ist „Dirca palustris - L e d e r h o l z " (**D. palustris L.;** Essenz aus frischer Zweigrinde; Allen 1876) ein wichtiges Mittel. Nach Dragendorff-

Do

Heilpflanzen, um 1900 (S. 459; Fam. T h y m e l a e a c e a e), wird die Pflanze wie Seidelbast gebraucht. Entsprechende Angabe in Hoppe-Drogenkunde, 1958.

Dolichos

D o l i c h o s siehe Bd. V, Glycine; Mucuna; Pachyrrhizus; Phaseolus.
Zitat-Empfehlung: *Dolichos lablab (S.).*

In Fischer-Mittelalter wird zitiert: D. Lablab (arab.) und Dolichos spec. cf. P i - s u m (f a s i o l u s , faseolo, a r w e i z , f a e s e l e n ; Diosk.: p h a s i o l o s). Unter den zahlreichen D.-Arten, die Dragendorff-Heilpflanzen, um 1900 (S. 337 uf.; Fam. L e g u m i n o s a e), aufführt, befinden sich die zu Nahrungszwecken dienenden D. Lubia Forsk. [genannt bei Deines-Ägypten] und D. sinesis L., sowie D. Lablab L. (= L a b l a b vulgaris Savi) [Schreibweise nach Zander-Pflanzen-namen: **D. lablab L.**]. Von der letzteren „Blätter zu kühlendem Getränk, Hülsen als Speise, die amylonreichen Samen als Nahrungsmittel gegen Menostasie, Brust-krankheiten etc., als Stomachicum und Gegengift, Antispasmodicum etc.".
Geiger, um 1830, erwähnte davon: D. Lablab („davon werden die Samen (sem. Lablab) mit Safran gekocht, gegen Brustleiden gebraucht. Sie sind eine beliebte Speise der Aegyptier") und D. chinensis („Hülsen und Samen wie unsere Bohnen als beliebtes nahrhaftes Gemüse genossen. In Nordamerika verfertigt man aus denselben S a g o (Bowen's Sagopulver), die dem echten ostindischen gleich kommt").

Dorema

Man nimmt an, daß persisches A m m o n i a c u m von D.-Arten stammt. Dies wurde 1830 bekannt. Die Ware war sicher auch schon früher im Handel, so wird in Ph. Württemberg 1741 angegeben, daß Ammoniacum aus dem orientalischen Indien und aus Libyen kommt. In den ersten preußischen Pharmakopöen des 19. Jh. wird afrikanische Ware gefordert [→ F e r u l a], seit Ausgabe 1846 aber die persische: „Ammoniacum seu Gummi Ammoniacum" von D. ammoniacum seu armeniacum D. Don. So bis DAB 6, 1926 („Ammoniacum - Ammoniakgummi. Das Gummiharz von **Dorema ammoniacum D. Don** und anderer Arten der Gat-tung Dorema").
Die letzten preußischen Pharmakopöen (1846, 1862) hatten außer der Droge ein Gummi-resina Ammoniacum depuratum (bei Winterkälte gepulvert und ge-siebt). Anwendung von Ammoniacum nach Hager, 1874: „Als Expectorans bei chronischen Katarrhen, Lungenblenorrhöen, äußerlich in Pflastermischungen bei Drüsenanschwellungen"; nach Hager-Handbuch, um 1930: „Selten. Innerlich als

Expectorans bei chronischen Bronchialkatarrhen, wenn kein Fieber vorhanden, ferner als Emmenagogum. Äußerlich zu reizenden, zerteilenden, maturierenden Pflastern bei Abzessen, Drüsenanschwellungen".

In der Homöopathie ist „Ammoniacum - Ammoniakgummi" (Tinktur aus DAB-Ware; Buchner 1840) ein wichtiges Mittel.

Z i t a t-Empfehlung: **Dorema ammoniacum (S.).**

Dragendorff-Heilpflanzen, S. 497 (Fam. U m b e l l i f e r a e).

Doronicum

D o r o n i c u m siehe Bd. II, Antidinica; Cephalica. / V, Arnica.
Zitat-Empfehlung: *Doronicum pardalianches (S.).*
Dragendorff-Heilpflanzen, S. 683 (Fam. C o m p o s i t a e).

Nach Berendes-Dioskurides ist das Kap. A k o n i t o n zuerst von Dodonäus [um 1570] auf D. Pardalianches L. [Schreibweise nach Zander-Pflanzennamen: **D. pardalianches L. emend. Scop.**] bezogen worden, „dem auch die neueren Botaniker zustimmen" (Zusatz der Wurzel zu schmerzstillenden Augenmitteln; zum Töten von Tieren, wie Panther, Schwein, Wolf). Sontheimer-Araber nennt D. Pardalianches und D. scorpioides, Fischer-Mittelalter D. Pardalianches L.

Die T. Worms 1582 führt: Radix Doronici (Doronigi, I b i c a r i a e , G e m - s e n w u r t z , G r o f f o y , G r a f f e y); die T. Frankfurt/M. 1687: Radix Doronici (A c o n i t i Pardalianches, Gemßenwurtzel, S c h w i n d e l k r a u t - w u r t z). In Ap. Braunschweig 1666 waren Radix doronici Romani (7 lb.) vorrätig. Über die Verwendung schreibt Schröder, 1685: „Die Wurzel dient gegen Gift und wird gemeiniglich gebraucht bei Schwindel, Aufblähung der Mutter, Herzklopfen, vergifteten Krankheiten und Bißen. Sie tötet auch die Würmer und treibt sie aus".

In die Ph. Württemberg 1741 aufgenommen: Radix Doronici (Doronigi latifolii, scorpii radice, romani, Gemsenwurtzel, Schwindelwurtz; Spezificum gegen Schwindel). Bei Hagen, um 1780, heißt die Stammpflanze: D. Pardalianches (Gemsenwurz). Ebenso bei Geiger, um 1830 (Gemswurzel, K r a f t w u r z e l , Schwindelwurzel); „davon war ehedem die Wurzel offizinell . . . Ehedem glaubte man, die Gemsen fressen diese Wurzel, um sich vor Schwindel zu verwahren".

Hoppe-Drogenkunde, 1958, schreibt zu D. pardalianches: Verwendet werden Wurzel und Kraut; als Volksheilmittel ähnlich wie Arnica gebraucht.

Dorstenia

D o r s t e n i a siehe Bd. V, Psoralea.
C o n t r a j e r v a siehe Bd. II, Antepileptica; Aromatica.

Contrayerva siehe Bd. V, Aristolochia; Cynanchum; Psoralea.
Zitat-Empfehlung: *Dorstenia contrajerva (S.).*
Dragendorff-Heilpflanzen, S. 175 uf. (Fam. M o r a c e a e).

In Ap. Braunschweig 1666 waren 2 lb. Radix contraiervae vorrätig. Die Droge
führt in T. Frankfurt/1687 außerdem folgende Bezeichnungen: Radix Y e r -
v a e , C y p e r i longi odori Peruani, R a d i c i s B e z o a r t i c a e , A l e x i -
p h a r m a c a e , contra venena, G i f f t w u r t z . Aufgenommen in Ph. Württemberg 1741: Radix C o n t r a y e r v a e (D r a c k e n a e , Cyperi odori Peruviani, Peruvianische Gifftwurtzel; Alexipharmacum, Roborans, Diaphoreticum,
Specificum bei bösartiger Dysenterie), Syrupus Contray. u. Syr. Contray. compositus. Bei Hagen, um 1780, heißt die Stammpflanze der B e z o a r w u r z e l : D.
Drakena. In Ph. Preußen 1799: D. Houstoni; Ausgabe 1813: D. Contrajerva; Ph.
Sachsen 1820: D. Houstoni L. Geiger, um 1830, führt 4 Arten als Stammpflanzen
von Radix C o n t r a j e r v a e auf: 1. D.Contrajerva, 2. D.Houstonii, 3. D.Drakenia,
4. D. brasiliensis Lam.; „die jetzt im Handel vorkommende scheint vorzüglich von
D. brasiliensis zu kommen . . . Anwendung. Man gibt die Wurzel in Substanz, in
Pulverform oder im Aufguß. - Präparate hatte man: Syrup (syrup. Contrajervae),
und nahm die Wurzel noch zu mehreren Zusammensetzungen. Ehedem glaubte
man, sie sei ein Hilfsmittel gegen alle Gifte, ausgenommen Sublimat. Jetzt wird
sie kaum mehr gebraucht". Auch Meissner, zur gleichen Zeit, gibt an: „Man macht
jetzt selten Gebrauch von der Wurzel der Contrayerva, die ehemals, vorzüglich in
den spanischen Besitzungen der neuen Welt, in einem großen Rufe stand. Ihr Name Gegengift deutet auf ihre Haupteigenschaft hin, vermöge deren sie die Gifte
oder die deleteren Miasmen neutralisiert. Dieser Ansicht zufolge haben mehrere
Schriftsteller diese Wurzel bei der Pest und den bösartigen Fiebern zu einer Zeit
empfohlen, wo diese Krankheiten für das Resultat der Einwirkung der Miasmen
oder anderer feiner Gifte angesehen wurden. Mit mehr Bestimmtheit läßt sich
behaupten, daß die Contrayerva ein stimulierendes Mittel ist, dessen Gebrauch
sich in allen Fällen nützlich beweisen kann, wo man die erregende Heilmethode
in Anwendung bringen will. Geoffroy sagt, daß diese Wurzel den Blutumlauf be-
schleunigt, die Tätigkeit des Magens steigert, die Verrichtungen der Haut befördert, mit einem Worte alle Wirkungen der erregenden Heilmethode hervor-
ruft . . . Allein, wir wiederholen es, man wendet jetzt diese, vielleicht von den
Alten zu sehr gerühmte und von den Neueren zu sehr vernachlässigte Substanz
zu selten an . . . Der Syrup und die weingeistige Tinktur der Contrayerva werden
noch weniger als ihre anderen Präparate angewendet".
In Hoppe-Drogenkunde, 1958, Kap. D. Contrajerva [Schreibweise nach Zander-
Pflanzennamen: **D. contrajerva L.**] ist die Droge als Diaphoreticum genannt; es
wird weiter auf den Gebrauch galenischer Präparate in Brasilien aus *D. multiformis
Miqu.* hingewiesen. Nur diese Art ist im Erg.-Bd. zum Hager, 1949, erwähnt (Extr.
Dorsteniae multiformis fluidum).

Dorycnium

D o r y k n i o n siehe Bd. V, Convolvulus.

Nach Geiger, um 1830, war von D. monspeliense W. (= L o t u s Dorycnium L.) das Kraut (herba Dorycnii) offizinell [in den üblich benutzten Quellen nicht nachweisbar]. Dragendorff-Heilpflanzen, um 1900 (S. 316; Fam. L e g u m i n o s a e), führt D. monspeliense Willd., **D. herbaceum Vill.** und D. hirsutum Sér. (= Lotus hirsutus L.); Kraut gegen Hämorrhoiden usw. verwendet.

Doryphora

Nach Dragendorff-Heilpflanzen, um 1900 (S. 246; Fam. M o n i m i a c e a e), wird von D. Sassafras Endl. die Rinde als Carminativum verwandt. Nach Hoppe-Drogenkunde, 1958, ist D. Sassafras eine L a u r a c e e , von der das Holz (Neukaledonisches S a s s a f r a s h o l z) wie Lignum Sassafras verwendet wird.

Dracaena

D e i n e s-Ägypten: D. Ombet Kotschy; D r a c h e n b l u t .
T s c h i r c h-Sontheimer-Araber: D. Draco.
F i s c h e r-Mittelalter: D. Draco L. bzw. C a l a m u s draco Willd. (s a n g u i s
d r a c o n i s , t r a c h e n b l u o t).
G e i g e r-Handbuch: D. Draco.
Z a n d e r-Pflanzennamen: **D. draco (L.) L.**
Z i t a t-Empfehlung: **Dracaena draco (S.).**

Dragendorff-Heilpflanzen, S. 124 uf. (Fam. L i l i a c e a e ; nach Zander - A g a v a c e a e).

Nach Geiger, um 1830, ist der D r a c h e n b a u m ein Lieferant des Drachenblutes, und zwar nach Wiggers, um 1850, des kanarischen. Dragendorff zitiert eine Arbeit, die wahrscheinlich macht, „daß im alten Ägypten, Griechenland etc. wohl vorzugsweise dies Dracaena-Drachenblut verwendet wurde". Näheres über Sanguis bzw. Resina Draconis → C a l a m u s .

Dracocephalum

D r a c o c e p h a l u m siehe Bd. V, Lallemantia.

In T. Worms 1582 sind aufgenommen: Flores Melissae Turcicae (Türckisch Melissenblumen), Aqua M. Turcicae; in T. Frankfurt/M. 1687: Herba Melissa Cretica (Turcica); in Ap. Braunschweig 1666 waren 4¹/₂ Lot Oleum (dest.) meliss. Turcicarum vorrätig.

Schröder, 1685, schreibt im Kap. M e l i s s a : „Man findet auch Melissen, die von ihrem Geburtsort, woher sie gebracht werden, Türckisch oder Italienisch genannt werden, dergleichen pflanzt man auch jezuweilen in Gärten, wiewohl man sie selten gebraucht". In Ph. Württemberg 1741 ist aufgenommen: Herba Melissae Turcicae (Peregrinae folio oblongo, C i t r a g i n i s Turcicae, Türckische frembde Melissen; Tugenden wie die Citronen-Melisse [→ Melissa]).

Bei Hagen, um 1780, heißt die Stammpflanze: D. Moldauica, bei Geiger, um 1830: D. Moldavica („man gibt die türkische Melisse im Teeaufguß wie die gewöhnliche"). Als weitere D.-Art erwähnt er D. canariense („davon war das Kraut (herba Melissae canariensis) offizinell"). Bei Dragendorff-Heilpflanzen, um 1900 (S. 573; Fam. L a b i a t a e), sind 5 D.-Arten genannt, Hoppe-Drogenkunde, 1958, hat ein kurzes Kap. D. moldavia (verwendet wird das Kraut; enthält ätherisches Öl; Verwechslung oder Verfälschung von Melissa officinalis). Bezeichnung nach Zander-Pflanzennamen: **D. moldavica L.**

Z i t a t-Empfehlung: **Dracocephalum moldavica (S.).**

Dracunculus

D r a c u n c u l u s siehe Bd. V, Artemisia; Arum; Calla.
D r a c h (e n) w u r z siehe Bd. V, Arisaema; Arum; Calla; Iris.
D r a c o n t e a siehe Bd. V, Arum.
D r a c o n t i u m siehe Bd. II, Abstergentia; Calefacientia; Purgantia. / V, Symplocarpus.
S c h l a n g e n k r a u t siehe Bd. V, Calla; Lysimachia.

G r o t-Hippokrates: A r u m Dracunculus.
B e r e n d e s-Dioskurides: Kap. Große D r a c h e n w u r z , Arum Dracunculus L. (= D. polyphyllus Tourn.).
S o n t h e i m e r-Araber: Arum Dracunculus.
F i s c h e r-Mittelalter: Arum Dracunculus L. u. C a l l a palustris L. (d r a c u n t i a , c o l u b r i n a , f e r p r e d o n i a , s l a n g w u r z , drachwurz).
B e ß l e r-Gart: D. vulgaris Schott (= Arum dracunculus L.) und Arum italicum Mill., evtl. P o l y g o n u m bistorta L. (?) (colubrina, s e r p e n t a r i a , n a t e r w o r t z , v i p e r i n a , collun draconis, d r a g u n t e u m , l u f f , b l e d a , s a r i d a i s o n , c o c o d r i l l a).
H o p p e-Bock: **D. vulgaris** Schott (Drachenwurtz, Groß dracunculus).
G e i g e r-Handbuch: Arum Dracunculus (Drachenwurzel, S c h l a n g e n k r a u t).
Z i t a t-Empfehlung: **Dracunculus vulgaris (S.).**

Dragendorff-Heilpflanzen, S. 106 (Fam. A r a c e a e).

Die Wurzel der großen D r a k o n t i a des Dioskurides wird vielartig angewandt (gegen Krämpfe, Husten, Katarrh; als Aphrodisiacum; äußerlich gegen
bösartige Geschwüre, Fisteln, Polypen. Der Saft der Wurzel für Augenmittel); die
Früchte wirken als Abortivum, der Krautsaft gegen Ohrenleiden; die Blätter
adstringieren; Blätter und Wurzeln als Amulett gegen Vipernbiß. Entsprechende
Indikationen, bei denen auf die ähnliche Wirkung von Arum hingewiesen wird,
finden sich in den Kräuterbüchern des 16. Jh.
In T. Worms 1582 ist aufgenommen: Radix Dracontii (seu D r a c o n t i a e s.
Draconteae, I s a r i , I a r i , B i a r i , Dracunculi polyphylli s. maioris, H e r -
m i a g r i i , S i g i n g i a l i i , P y t h o n i i , A n c h o m a n e , S a u c h r o -
m a t i , T y h o n i i , C r o c o d i l i i , T h e r i i , T h e r i o p h o n i , S e r -
p e n t a r i a e maioris, Columbrinae et Colubrinae maioris, Dragonteae colli draconis, Dracontii magni, L u p h c r i s p i . Schlangenkraut, Drachenwurtz).
In T. Frankfurt/M. 1687 stehen nur noch als Synonyme von Radix Dracontii:
Dracunculi magni, Serpentariae, Anguinae Dracontiae, Drachwurtz. Die Droge
verschwindet im 17./18. Jh. aus der offiziellen Therapie, wird aber von der Homöopathie benutzt („Arum Dracunculus - Drachenwurz"; Essenz aus frischem
Wurzelstock; wichtiges Mittel).

Drimys

D r i m y s siehe Bd. V, Canella; Costus.
W i n t e r a siehe Bd. II, Analeptica; Cephalica.

G e i g e r-Handbuch: D. Winteri (= W i n t e r a aromatica Murr., Winter'sche
Drimys, W i n t e r r i n d e n b a u m).
H a g e r-Handbuch: D. Winteri Forster var. α magellanica (= Wintera aromatica
Murr.).
Z a n d e r-Pflanzennamen: **D. winteri J. R. et G. Forst.**
Z i t a t-Empfehlung: **Drimys winteri (S.).**

Dragendorff-Heilpflanzen, S. 214 (Fam. M a g n o l i a c e a e ; nach Zander: W i n t e r a c e a e);
Tschirch-Handbuch III, S. 100 uf.

Die Wintersche Rinde ist seit der 2. Hälfte 16. Jh. in Europa bekannt. Meissner,
um 1830, erzählt: „Die Wintersrinde hat ihren Namen zu Ehren Johann Winter's,
welcher im Jahre 1577 mit dem berühmten Seemann Drake eine Reise um die
Welt machte, erhalten. Er nahm diese Rinde von der magellanischen Meerenge
mit und hatte, da sie während der Überfahrt von den an Bord befindlichen
Scorbutischen benutzt wurde, Gelegenheit, ihre guten Dienste kennenzulernen,
weshalb er sie bei seiner Ankunft in England im Jahr 1579 rühmend bekannt
machte".

Die Ph. Württemberg 1741 führt unter De Corticibus: Winterani (nonnulis c a n e l l a alba, Winters Americanische Gewürtz-Rinde; Wirkung wie Canella alba, aber kräftiger; Calefaciens, Siccans, gegen Erbrechen, vertreibt Blähungen, Antiscorbuticum); unter destillierten Wässern ein Aqua Corticis Winterani.

Hagen, um 1780, schreibt vom M a g e l l a n i s c h e n R i n d e n b a u m (Winterania aromatica): „Aus Mangel zuverlässiger Nachrichten hat man bisher den weißen Kanell [→ C a n e l l a] meistenteils mit der Winteranischen oder Magellanischen Rinde oder Winterszimmt (Cortex Winteranus s. Magellanicus, C i n n a m o m u m Magellanicum) für einerlei gehalten. Nun aber ist es ausgemacht, daß diese vom weißen Kanell ganz verschieden sei".

Geiger, um 1830, weist bei D. Winteri auf die Verwechslungen sowohl mit weißem Zimmt (→ Winterana) als auch mit → C o s t u s hin. „Man gibt die Rinde in Substanz und im Aufguß. Sie wird als antiscorbutisches Mittel, besonders in Verbindung mit anderen Substanzen als Gewürz, als magenstärkendes Mittel, gegen Fieber usw. gebraucht". Einige Pharmakopöen in der 1. Hälfte 19. Jh. führen die Droge noch (Ph. Hamburg 1852). In Hager-Handbuch, um 1930, wird sie als Gewürz und Stomachicum erwähnt. Hoppe-Drogenkunde, 1958, Kap. D. Winteri var. α-magelhanica, schreibt über Cortex Winteranus verus (Magelhanischer Z i m t): „Stomachicum, Gewürz".

Drosera

D r o s e r a siehe Bd. V, Alchemilla.
R o r e l l a siehe Bd. II. Expectorantia. / III, Elixir Rorellae.
Zitat-Empfehlung: *Drosera rotundifolia (S.); Drosera intermedia (S.); Drosera anglica (S.).*
Dragendorff-Heilpflanzen, S. 264 uf. (Fam. D r o s e r a c e a e).

Bock, um 1550, hat ein Kap. Von H a r n k r a u t , W i d d e r t o d und J u n g - f r a w h a a r . Darin bildet er, neben anderen Gattungen, **D. rotundifolia L.** ab. Nach Hoppe deutet Bock die Pflanze nicht mit Sicherheit und lehnt sich an andere Kapitel bei Dioskurides an (Diureticum, bei Steinleiden; gegen Diarrhöe, Leberleiden; zu Waschungen bei Haarausfall, zur Heilung von Schlangenstichen, außerdem volkstümliche, abergläubische Verwendung).

In T. Mainz 1618 sind aufgenommen (unter Kräutern): R o s S o l i s (S o n - n e n t a w); in Ap. Braunschweig 1666 waren vorrätig: $1/2$ K. Herba rorellae; die T. Frankfurt/M. 1687 führt: Herba R o r e l l a (Ros Solis, S a l v a r a , Sonnenthau). In Ph. Württemberg 1741 ist verzeichnet: Herba Rorellae (Roris solis, folio subrotundo, Sonnenthau; Abstergens, Incidans). Stammpflanze bei Hagen, um 1780: D. rotundifolia.

Geiger, um 1830, schreibt: „D. rotundifolia. Eine schon in frühen Zeiten, besonders bei den Alchemisten, hoch berühmte Pflanze ... D. longifolia L. (= D. intermedia Hayne) wird mit der vorigen angewendet ... D. anglica Huds. wird mit den beiden vorhergehenden Arten untermengt angewendet ... Offizinell sind:

Die Blätter (herba Rorellae, Roris solis) ... Ehedem wurden die Blätter bei Lungenkrankheiten, Wassersucht, Epilepsie usw. innerlich gebraucht. Äußerlich benutzte man den Saft zum Wegbeizen der Warzen und Hühneraugen. Neulich hat Hahnemann wieder auf diese Pflanze aufmerksam gemacht ... Man benutzte die Pflanze gegen Zauberei. Alchemisten glaubten, aus den Tautropfen Gold machen zu können".

Hager-Handbuch, um 1930, schreibt über Herba Droserae (von D. rotundifolia L. und anderen Arten, z. B. **D. intermedia Hayne** [nach Zander-Pflanzennamen früher = D. longifolia auct. non L.], **D. anglica Huds.** [nach Zander früher = D. longifolia L.], D. obovata Mart. et Hook.): „Anwendung. Bei Bronchitis, Asthma, Husten der Phthisiker und besonders bei Keuchhusten als Tinktur".

Aufgenommen in Erg.-B. 6, 1941: Herba Droserae und Fluidextrakt. Hoppe-Drogenkunde, 1958, Kap. D. rotundifolia, schreibt über die Krautdroge (auch S i n n t a u genannt): „Bei Keuchhusten und Reizhusten, Asthma bronchiale. - In der Homöopathie [wo „Drosera - Sonnentau" (D. rotundifolia L.; Essenz aus frischer Pflanze; Hahnemann 1821) ein wichtiges Mittel ist] auch bei nervösen Augen und Gesichtsschmerzen, rheumatischen Erkrankungen. - In der Volksheilkunde".

Dryas

Über **D. octopetala L.** berichtet Geiger, um 1830, daß „die Alpenbewohner das zusammenziehende Kraut (herba C h a m a e d r y o s alpinae) gegen heftige Diarrhöen" gebrauchen. Dragendorff-Heilpflanzen, um 1900 (S. 278; Fam. R o s a c e a e), fügt hinzu: „auch als Teesurrogat verwendet". Nach Hoppe-Drogenkunde, 1958, ist Herba Dryadis octopetalae (S i l b e r w u r z k r a u t) „Volksheilmittel".

Z i t a t-Empfehlung: **Dryas octopetala (S.).**

Dryobalanops

Nach Tschirch-Handbuch beziehen sich die frühesten Erwähnungen des K a m p - f e r s (seit dem frühen Mittelalter besonders bei den Arabern) auf Borneo-(Baros-)Kampfer; er spielte als einer der Wohlgerüche, aber auch als Medizin eine große Rolle. Nach Fischer-Mittelalter erwähnt ihn Hildegard v. Bingen als G a m p h o r a, im 15. Jh. heißt er camffer. Im mittelalterlichen Gart ist nach Beßler C a m p h o r a (campher, camphor) Borneokampfer. Erst im 16. Jh. beginnt Lauraceenkampfer (→ C i n n a m o m u m) üblich zu werden.

In Ap. Lüneburg 1475 waren 6¹/₂ oz. Camphore vorrätig. Die teurere Sorte C a p h u r a (Camphora, Kampffer oder G a f f e r , der best) in der T. Worms 1582 könnte Borneokampfer gewesen sein. Bestandteil verschiedener Composita (in Ph. Nürnberg 1546 z. B. in mehreren Confectiones aromaticae (meist nach Nicolai), im Philonium Persicum Mesuae, Electuarium de succo rosarum Nicolai, Trochisci de Camphora Mesuae, Emplastrum griseum de lapide Calaminari, Caerotum sandalinum Mesuae, Unguentum citrinum Nicolai).

Schröder, 1685, schreibt im Kap. Camphora: „Die Campher ist zweierlei. 1. Caphura de Burno (eine orientalische Insel), sonsten auch Borneina genannt, die aber gar selten zu uns kommt und die beste unter allen ist" [über die andere Sorte, Anwendung usw. siehe Cinnamomum]. Auch Hagen, um 1780, kennt den Borneokampfer. Als Fußnote berichtet er nach der Schilderung der Gewinnung gewöhnlichen Kampfers: „Auf eine andere Art erhält man den Kampfer auf der Insel Sumatra und auch, wie einige wollen, auf Borneo aus einem noch unbekannten Baume, der aber vom Kampferbaum unterschieden ist. Dieser hat das Besondere an sich, daß wenn er viele Jahre hindurch frisch gestanden hat, die Äste von freien Stücken Risse bekommen, aus denen eine ölige Feuchtigkeit, die man daselbst Kampferöl nennt und in Gefäßen auffängt, hervorquillt. Kurz darauf fällen die Einwohner den Stamm, spalten die Äste, die vom Kampfer strotzen, suchen zuerst die größeren Klümpchen, die einem geläuterten Salpeter ähnlich sehen, und hernach die kleineren auch besonders aus, endlich ... schaben sie auch das Holz selbsten ab. Diesen Sumatraischen oder Borneischen Kampfer, den man gemeiniglich den Kampher von Baros (welches die Königl. Residenz von Sumatra ist, wo er zu Markte gebracht wird) nennt, bekommen wir nie zu sehen, weil er nach Japan verführt wird, wo er in solchem Werte steht, daß man gern für ein Pfund davon hundert Pfunde Japanischen gibt".

Bei Geiger, um 1830, heißt der auf Sumatra und Borneo einheimische große Baum, aus dem der besonders kostbare Kampfer (er findet sich in dem lockeren Mark des Baumes in kleinen Tafeln oder Nadeln kristallinisch und wird mechanisch, indem der Stamm zersägt wird, herausgenommen) gewonnen wird: D i p t e r o c a r - p u s Camphora Colebr. (= D. aromatica Gärtn., P t e r i g i u m teres Correae). Bei Wiggers, um 1850: D. Camphora Colebr. (= S h o r e a camphorifera Roxb.). Hager, 1874, schreibt: „Der sog. Borneokampfer oder Sumatrakampfer ist ein zu therapeutischen und religiösen Zwecken sehr gesuchter Handelsartikel Asiens, der wegen seiner Seltenheit und seines hohen Preises nicht nach Europa gebracht wird. Man gewinnt ihn aus D. Camphora Colebrooke". Nach Hoppe-Drogenkunde, 1958, wird von D. aromatica (= D. camphora) der Campher (Borneo-, Sumatra-, Baroscampher) verwendet; „medizinisch wie Camphora japonica. - In der Parfümerieindustrie zur Darstellung von Estern. - Räuchermittel. - Zum Einbalsamieren von Leichen. - Besonders in Ostasien zu kultischen Zwecken". Schreibweise nach Zander-Pflanzennamen: **D. aromatica Gaertn.**

Z i t a t-Empfehlung: **Dryobalanops aromatica (S.).**

Dragendorff-Heilpflanzen, S. 443 (Fam. D i p t e r o c a r p a c e a e); Tschirch-Handbuch II, S. 1133-1138; M. Haschmi, Zur Geschichte des Kampfers, Pharmaz. Industrie 26, 209-212 (1964).

Dryopteris

D r y o p t e r i s siehe Bd. II, Antiseptica; Depilatoria. / V, Athyrium; Currania; Pteridium.
A s p i d i u m siehe Bd. V, Athyrium; Cibotium; Currania; Polypodium; Polystichum.
F i l i x siehe Bd. I, Fel. / II, Anthelmintica; Exsiccantia; Splenetica. / IV, G 803, 951, 957, 1515, 1684;
H 37. / V, Pteridium; Polypodium.

B e r e n d e s-Dioskurides: Kap. W u r m f a r n , A s p i d i u m Filix mas L.
T s c h i r c h-Sontheimer-Araber: Aspidium Filix mas.
F i s c h e r-Mittelalter: Aspidium Filix mas Swartz u. Athyrium spec. u. P t e r i s
aquilina (f i l i x , d i o p i s t r i , p t e r i s , f e l i x f e m i n a , v a r n , f a r n ,
f a r n k r a u t ; Diosk.: pteris, f i l i x).
H o p p e-Bock: Kap. W a l t f a r n , D. filix-mas Schott.
G e i g e r-Handbuch: Aspidium Filix mas (P o l y p o d i u m Filix mas L., männ-
licher S c h i l d f a r r e n , männl. F a r r e n k r a u t , Wurmfarren, männl.
T ü p f e l f a r r e n , Fahrenkraut).
H a g e r-Handbuch: N e p h r o d i u m Filix mas Michx. (= Aspidium Filix mas
(L.) Swartz, P o l y s t i c h u m Filix mas Roth; Wurmfarn).
S c h m e i l-Flora: **D. filix-mas (L.) Schott** (= Aspidium filix-mas (L.) Sw.).
Z i t a t-Empfehlung: **Dryopteris filix-mas (S.).**

Dragendorff-Heilpflanzen, S. 54 (Aspidium Filix mas; Fam. P o l y p o d i a c e a e ; nach Zander: A s p i -
d i a c e a e). Tschirch-Handbuch III, S. 18 uf.

Nach Dioskurides treibt die Wurzel des Wurmfarns, mit Met oder Scammonium
und schwarzer Nieswurz eingenommen, den Bandwurm aus; beseitigt Milzsucht.
So auch bei den Arabern. In spätmittelalterlichen Quellen vorkommende Bezeichnungen wie Filix, Pteris, Farnkraut usw. werden auf diesen Farn bezogen, aber
auch auf andere Gattungen, besonders auf → A t h y r i u m filix-femina (L.)
Roth und auf → P t e r i d i u m aquilinum (L.) Kuhn; dieser letztere Farn galt
als die weibliche Form des Waldfarns und wurde gleichzeitig, ja sogar bevorzugt
angewandt. Bei der Deutung von „Radix Filicis", die in allen Arzneitaxen (Be-
lege dafür →Pteridium) vorkommt, ist im 16./18. Jh. besonders an den Adler-
farn zu denken. Erst nach etwa 1750 wird Dryopteris zur beherrschenden Wurm-
droge. So schreibt Hahnemann, um 1800, in seinem Kommentar zum Edinburger
Dispensatorium: „Filix, Wurzel. Polypodium filix mas L., Männlein-Wurm-
Tüpfelfarn. Vordem fanden sich verschiedene Spezies der Tüpfelfarnwurzel in der
Arzneimittellehre; die gedachte Art aber scheint schon früh, selbst zu den Zeiten
des Dioskurides gebraucht worden zu sein, zu gleichem Behufe, als man sie jetzt
anwendet. Gleichwohl ward sie gänzlich vernachlässigt, bis vor einigen Jahren
ein von Frau Nouffer in der Schweiz gegen den Bandwurm angewendetes Mittel
die Aufmerksamkeit der Ärzte in Frankreich auf sich zog. Ihr Geheimnis ward,
nach angestellter Prüfung in Paris unter Leitung der angesehensten Ärzte, ihr

vom Könige in Frankreich abgekauft, und nachgehends bekannt gemacht. Seit dieser Zeit ist die Farnkrautwurzel sowohl in die Londoner als Edinburger Pharmakopöe aufgenommen worden".

Dies gilt in dieser Zeit auch für die deutschen Pharmakopöen; abgesehen davon, daß sich die Bezeichnungen mehrmals ändern, bleibt die Droge bis zum 20. Jh. offizinell: Ph. Preußen 1799: Radix Filicis (von Polypodium Filix mas); Ph. Preußen 1813-1846: von Aspidium Filix mas Swartzii; Ph. Preußen 1862: Rhizoma Filicis (so bis DAB 6, 1926), von Polystichum Filix mas Roth; ab DAB 2, 1882: von Aspidium filix mas (bis DAB 5, 1910); im DAB 6: „Der im Herbst gesammelte, von den Wurzeln befreite, ungeschälte und ungeschnittene, bei gelinder Wärme getrocknete Wurzelstock mit darinsitzenden Blattbasen von Dryopteris filix mas (Linné) Schott". Über die Anwendung schreibt Hager, um 1930: „Die Farnwurzel und die daraus hergestellten Zubereitungen, besonders das ätherische Extrakt [seit Mitte 19. Jh. in den Pharmakopöen], sind die am sichersten wirkenden Bandwurmmittel". Hoppe-Drogenkunde, 1958, Kap. D. Filix mas, schreibt über Verwendung des Rhizoms: „Anthelminticum gegen Bandwürmer und gegen den Hakenwurm, in Form des äther. Extraktes oder des in Öl gelösten F i l - m a r o n s . . . In der Volksheilkunde zu Bädern bei Fußleiden, Krampfadern, Gicht etc.". In der Homöopathie ist „Filix - Wurmfarn" (Essenz aus frischem Wurzelstock; 1833) ein wichtiges Mittel.

Das in der Homöopathie weniger wichtige Mittel „ P a n n a " stammt von **D. athamantica (Kunze) O. Kuntze** (= Aspidium athamanticum Kunze; Tinktur aus getrocknetem Wurzelstock; Behrens 1855).

Duboisia

D u b o i s i a siehe Bd. IV, G 527.

Dragendorff-Heilpflanzen, um 1900 (S. 600; Fam. S o l a n a c e a e), nennt D. Hopwoodii F. v. Müller (liefert das Kaumittel P i t u r i , das stark stimulierend wirkt und das Gefühl des Hungers und der Ermüdung mildert) und D. myriopoides R. Br. (= N a t a l a e a ligustrina Sib.) - als Ersatz der Belladonna empfohlen. Beide Arten in Hager-Handbuch, um 1930: D. myoporoides R. Br. liefert Folia Duboisiae („Anwendung. Ähnlich wie die anderen narkotisch wirkenden Solanaceen; zur Gewinnung der Alkaloide") und D. Hopwoodii F. v. Müll. (liefert Kaumittel Pituri). Hoppe-Drogenkunde, 1958, ergänzt diese Angaben; man stellt aus Folia Duboisiae S c o p o l a m i n und D u b o i s i n u m (Gemisch aus Scopolamin und Hyoscyamin) her; auch die Korkholzrinde wird verwandt.

In der Homöopathie ist „Duboisia" (D. myoporoides R. Br.; Essenz aus frischen Blättern; Allen 1879) ein wichtiges Mittel.

Ecballium

E c b a l l i u m siehe Bd. V, Citrullus.
E l a t e r i u m siehe Bd. II, Emmenagoga; Hydragoga; Hydropica; Opomphalica; Purgantia.
Zitat-Empfehlung: *Ecballium elaterium (S.).*
Dragendorff-Heilpflanzen, S. 649 (Fam. C u c u r b i t a c e a e); Tschirch-Handbuch III, S. 822.

Nach Grot wird bei Hippokrates M o m o r d i c a Elaterium [= E. elaterium (L.)
A. Rich.] als Laxans, die Wurzel als Hautmittel und das E l a t e r i u m (Expectorans, Wund- und Ätzmittel) verwandt. Nach Berendes ist die „Wilde G u r k e "
des Dioskurides: E. Elaterium Rich. (von dem wilden S i k y s , den einige Ela-
tereon nennen, ist der Saft ein Ohrenmittel. Wurzel zu Umschlägen gegen Ödeme,
zu Kataplasmen bei Podagra; für Klistier bei Ischias, Mundspülwasser bei Zahnschmerzen; trocken gestoßen vertreibt sie weiße Flecken, Aussatz, Flechten, bringt
dunkle Narben und Male im Gesicht weg. Saft der Wurzel purgiert, besonders
Wassersüchtige). Ein besonderes Kapitel beschreibt das Elaterion, das aus der
Frucht der Springgurke hergestellt wird (purgiert nach oben und unten; befördert Menstruation, tötet als Zäpfchen den Embryo; gegen Gelbsucht und Kopfschmerzen; zu Salbe bei Schlundmuskelentzündung).
Nach Tschirch-Sontheimer kommt E. elaterium in arabischen, nach Fischer in
mittelalterlichen Quellen vor (e l a c t e r i u m , c u c u m e r asininus). Das
Gart-Kapitel: Elacterium (wilde k o r b i z) bezieht Beßler ebenfalls auf E. elate-
rium (L.) A. Rich.
Bock, um 1550, bildet - nach Hoppe - als Wilden Cucumer diese Pflanze ab; In-
dikationen gibt er, angelehnt an Dioskurides, gemeinsam für Melone, Gurke,
Wassermelone und Springgurke an [→ Cucumis melo].
In Ap. Lüneburg 1475 waren vorrätig: Semen cucumeris asini (ohne Mengenangabe).
Die T. Worms 1582 führt: Elaterium (Succus cucumeris asinini condensatus. Uff-
getruckneter E s e l s k ü r b s e n oder S p r i n g k ü r b s e n s a f f t); die T.
Mainz 1618: Elaterium (Ausgetruckter Saft von Essels-Kirbes); Radix Cucumeris
Asinini (Eselskürbes Wurzel). Die T. Frankfurt/M. 1687: Elaterium (außgetruck-
ter Eselskürbsen Safft), Radix Cucumeris asinini (agrestis, sylvestris, Elaterii,
Eselkürbswurtz). In Ap. Braunschweig 1666 waren vorrätig: Gummi elaterii
($^3/_4$ lb.), Herba cucumi asini ($^1/_2$ K.), Radix cucumeris asini ($1^1/_4$ lb.), Aqua c.as.
($^1/_2$ St.).
Die Ph. Württemberg 1741 beschreibt: Radix Cucumeris silvestris (Cucumeris
asinini, Elaterii, Eselskürbiswurtzel, Springkürbiswurtz; bewegt heftig den Un-
terleib, wird selten innerlich - bei Wassersucht - verschrieben; frische Wurzel
zur Unguentum de A r t h a n i t a); Elaterium (aus den Früchten bereitet; Anwendung wie die Wurzel). Die Stammpflanze heißt bei Hagen, um 1780: Momordica Elaterium (Eselskürbis, Eselsgurke, S p r i n g g u r k e); „wächst in den
südlichen Ländern von Europa. Bei uns wird er in Gärten gezogen ... Die Früchte
(C u c u m i s asininus) sind anderthalb Zoll lang, von der Dicke einer Gurke,

grün und über und über mit steifen Borsten besetzt. Wenn sie reif sind und man sie anrührt, trennen sie sich vom Stiel und werfen die Samen nebst einem klebrigen Safte mit der größten Heftigkeit von sich. Der aus dieser Frucht ausgepreßte Saft gibt das sog. Elaterium oder Eselskürbssaft, wenn er vorher bis zur Dicke eines Extraktes abgeraucht worden. [Fußnote Hagens:] An einigen Orten hält man zwei Sorten Elaterium, und nennt die angezeigte: schwarzes Elaterium (Elaterium nigrum). Die andere, die weißes (Elaterium album) genannt wird, wird ohne alles Auspressen aus dem Saft, der vermittelst seiner Schwere aus zerschnittenen Stücken des unreifen Eselskürbis abfließt, durch Abrauchen verfertigt".

Geiger, um 1830, schreibt über Momordica Elaterium (Esels-Balsamapfel, Eselsgurke, Springgurke, wilde Gurke): „offizinell ist: die Frucht (Cucumis asininus), häufiger jedoch der beim Abnehmen derselben ausspritzende Saft (Elaterium), ehedem auch die Wurzel (rad. Cucumeris asinini) . . . Alle diese Teile wirken heftig drastisch purgierend . . . Anwendung. Man hat die getrockneten und gepulverten Früchte in Substanz gegeben. - Jetzt wird nur der Saft oder Extrakt zuweilen noch gebraucht . . . Die ebenfalls sehr drastisch wirkende Wurzel wird nicht mehr gebraucht".

Bei Wiggers, um 1850, heißt die Stammpflanze E. officinale Nees (= Momordica Elaterium L.), in Hager-Handbuch, um 1930: E. elaterium (L.) A. Rich.; beschrieben werden Fructus Ecballii und Elaterium (album); „Anwendung. Als drastisches Abführmittel. Wegen seiner Gefährlichkeit besonders bei alten Leuten und wegen der ungleichmäßigen Beschaffenheit wird es kaum noch angewandt". Entsprechendes steht in Hoppe-Drogenkunde, 1958.

In der Homöopathie ist „Elaterium - Springgurke" (Essenz aus noch nicht ganz reifen Früchten; Allen 1876) ein wichtiges Mittel.

Echinacea

E c h i n a c e a siehe Bd. IV, Reg.
Zitat-Empfehlung: *Echinacea angustifolia (S.).*

Nach Dragendorff-Heilpflanzen, um 1900 (S. 669; Fam. C o m p o s i t a e), ist die Wurzel von **E. angustifolia DC.** bei den Sioux-Indianern Mittel gegen Schlangenbiß; er nennt außerdem E. purpurea Mönch. (= R u d b e c k i a purpuria Mich.), deren Wurzel scharf ist. In Hager-Handbuch, um 1930, ist ein Kap. Echinacea: Radix Echinaceae angustifoliae kommt von B r a u n e r i a angustifolia (D.C.) Heller (= E. angustifolia DC.); „der Genuß der Wurzel ruft reichliche Speichelabsonderung hervor. Von den Indianern wird die Wurzel gegen Schlangenbiß, Insektenstiche und als Wundheilmittel benutzt. Als blutreinigendes und antiseptisches Mittel bei Karbunkeln, Abszessen, Typhus und Meningitis, gegen Hämorrhoidalbeschwerden, besonders als Fluidextrakt". Hoppe-Drogenkunde,

1958, beschreibt E. angustifolia (= Brauneria angustifolia, Rudbeckia purpurea); Wurzel gegen Erkrankungen mit Fieber; bei eitrigen Prozessen und schlecht heilenden Wunden; stimulierende Wirkung auf Lymphdrüsen; in der Zahnheilkunde". In der Homöopathie ist „Echinacea angustifolia" (Essenz aus frischer, blühender Pflanze; Clarke 1900) ein wichtiges Mittel.

Echinophora

Nach Berendes-Dioskurides wird das Asklepische P a n a k e s als E. tenuifolia L. gedeutet (Blüte und Samen bei Geschwüren, Geschwülsten, Krebs, Schlangenbissen). Gleiche Angaben bei Dragendorff-Heilpflanzen, um 1900 (S. 485 uf.; Fam. U m b e l l i f e r a e), bei E. Sibthorpiana Guss. (= E. tenuifolia L.); soll bei Dioskurides, Galen, Scribonius Largus als Panakes Asklepion vorkommen. Auch in arabischen Quellen (Tschirch).

Echinops

Nach Hoppe bildet Bock, um 1550, E. sphaerocephalus L.f. albidus J. Murr. als Weiß Garten D i e s t e l ab (C h a m e l e o n verum); bezüglich der Indikationen lehnt er sich an das Dioskurides-Kapitel: L e u k a k a n t h a an (Wurzel in Wein gegen Ischias; gekaut gegen Zahnschmerzen). Geiger, um 1830, erwähnt die Pflanze; „davon war das Kraut (herba Echinopis) offizinell". Bei Dragendorff-Heilpflanzen, um 1900 (S. 685; Fam. C o m p o s i t a e), heißt es von E. sphaerocephalus L., daß sie ebenso wie E. davouricus Fisch. und E. Ritro L. [Schreibweise nach Zander-Pflanzennamen: E. ritro L.] als Diaphoretica, Diuretica, bei Hautkrankheiten verordnet werden. Hoppe-Drogenkunde, 1958, nennt im Kap. E. ritro das Öl der Samen (Echinopsöl) und daß E. davuricus, in China, Mittel gegen Geschwülste und Gicht ist.
Z i t a t-Empfehlung: **Echinops sphaerocephalus** (S.); **Echinops ritro** (S.).

Echites

E c h i t e s siehe Bd. IV, G 522. / V, Alstonia; Urechites; Wrightia.

Nach Geiger, um 1830, wird von der brasilianischen E. longiflora die sehr scharfe Wurzel bei Menschen und Tieren äußerlich und innerlich als Arzneimittel gebraucht. Dragendorff-Heilpflanzen, um 1900 (S. 543 uf.; Fam. A p o c y n e a e ; nach Zander-Pflanzennamen: A p o c y n a c e a e), nennt 10 E.-Arten. Bei E. longiflora Desf. gibt er an: „Die Wurzel und das Kraut werden zu Cataplasmen

und Klistieren bei Hämorrhoiden, auch in der Veterinärmedizin, gebraucht".
Auch in Hessler-Susruta sind mehrere E.-Arten genannt.

Echium

E c h i u m siehe Bd. V, Anchusa; Lycopsis.
Zitat-Empfehlung: *Echium rossicum (S.); Echium vulgare (S.)*.
Dragendorff-Heilpflanzen, S. 563 uf. (Fam. B o r r a g i n a c e a e ; Schreibweise nach Schmeil-Flora:
B o r a g i n a c e a e).

Berendes führt bei 3 Dioskurides Kapiteln E.-Arten an: Kap. Andere A n c h u s a ,
E. diffusum L. (gegen Biß giftiger Tiere); Kap. N a t t e r n k o p f , E. italicum
L. (äußerlich gegen Wunden, Entzündungen, als Salbe mit Öl zum Schweißtreiben); Kap. Echion, E. rubrum Jacq. (gegen Tierbiße, bei Hüftschmerzen, zur Beförderung der Milchabsonderung). Bei Sontheimer-Araber wird E. rubrum genannt (Schreibweise nach Zander-Pflanzennamen: **E. rossicum J. F. Gmel.**). Fischer-Mittelalter nennt: E. plantagineum; E. vulgare L. u. E. italicum L. (l i n g u a h i r c i n a); **E. vulgare L.** (b u g l o s s a silvestris seu agrestis, b u r r e t s c h).
In T. Worms 1582 ist aufgenommen: Radix Echii (Buglossae Siluestris, Wild
O c h s e n z u n g w u r t z); so auch in T. Mainz 1618. Geiger, um 1830, beschreibt E. vulgare; „offizinell ist das rauhe Kraut (herba Echii seu Buglossi agrestis)... und die Wurzel (rad. Echii seu V i p e r i n i)... Kraut und Wurzel wurden ehedem als blutreinigende Mittel, gegen Epilepsie, Vipernbiß usw. in Pulverform sowie in Abkochung gegeben". Nach Hoppe-Drogenkunde, 1958, wird die Wurzel von E. vulgare (Radix Echii, Rad. Buglossi agrestis, Natterkopfwurzel) in der Volksheilkunde verwendet.

Elaeagnus

E l a e a g n u s siehe Bd. V, Boswellia.

Berendes-Dioskurides nennt als Stammpflanze des äthiopischen Ö l b a u m s ,
dessen Tropfsaft (Träne) verwendet wird, E. spinosa L. [Schreibweise nach Zander-Pflanzennamen: **E. angustifolia L. var. spinosa (L.) O. Kuntze**].
Fischer-Mittelalter zitiert eine altitalienische Quelle für E. angustifolia L. (z e n i g a l e). In Dragendorff-Heilpflanzen, um 1900 (S. 460 uf.; Fam. E l a e a g n a c e a e), sind 9 E.-Arten genannt, darunter E. angustifolius L. (O l e a s t e r ,
P a r a d i e s b a u m), „dessen Blüten auch bei Fiebern benutzt werden".
In der Homöopathie ist „Elaeagnus" (E. angustifolia L.; Tinktur aus reifen Samen) ein weniger wichtiges Mittel.
Z i t a t-Empfehlung: **Elaeagnus angustifolia (S.).**

48

Elaeis

Geiger, um 1830, schreibt von der Ö l p a l m e , E. guineensis [Schreibweise nach Zander-Pflanzennamen: **E. guineensis Jacq.**], daß sie P a l m ö l und P a l m - b u t t e r liefert. Dies sind Produkte, die hauptsächlich in Afrika, auch Indien, Brasilien, volkswirtschaftlich als Nahrungsmittel und zum Export für technische Zwecke eine sehr große Rolle spielen. Für die Pharmazie weniger bedeutend. In der Homöopathie ist „Elaeis guinensis" (Essenz aus reifen Früchten) ein weniger wichtiges Mittel.

Die Herkunft des Oleum Palmae, das gelegentlich in alten Arzneitaxen (T. Frankfurt/M. 1687; T. Braunschweig 1722) und Listen (Braunschweig 1666; $^3/_4$ lb. vorrätig) vorkommt, ist ungeklärt; auch das Öl der Cocospalme (→ C o c o s) wurde so bezeichnet.

Dragendorff-Heilpflanzen, S. 99 (Fam. P r i n c i p e s - P a l m a e ; nach Zander: Palmae).

Elaphomyces

Fischer-Mittelalter zitiert E. Nees (b o l e t u s later, c e r u i b o l e t u m , h i r t z s w a m , h i r s c h e n p r u n s t). Die T. Frankfurt/M. 1687 führt: F u n g u s cervinus (Boletus Cervinus, H i r s c h b r u n s t , H i r s c h - s c h w a m m). Aufgenommen in Ph. Württemberg 1741: Boletus cervinus (Fungus Cervinus, T u b e r a C e r v i n a , Hirsch-Brunst; Aphrodisiacum). Der Pilz heißt bei Hagen (um 1780): Hirschbrunst (L y c o p e r d o n ceruinum), bei Geiger (um 1830): S c l e r o d e r m a cervinum Pers. (= Lycoperdon cervinum L., E. officinalis Nees v. Esenb. (Hirschbrunst, H i r s c h t r ü f f e l); „man hat den Pilz ehedem als schweißtreibendes, erregendes, stimulierendes Mittel innerlich gegeben. Jetzt wird er noch von Tierärzten verschrieben. Das Landvolk gebraucht ihn noch als treibendes Mittel fürs Vieh". Hoppe-Drogenkunde, 1958, Kap. E. cervinus, gibt über Verwendung an: „Brunstmittel in der Veterinärpraxis, bes. bei Rindern und Schweinen".

Nach Michael-Pilzfreunde, 1960, heißt der frühere E. cervinus (Pers.) Schroet.: **E. granulatus Fr.**

Z i t a t-Empfehlung: **Elaphomyces granulatus (S.).**

Elephantopus

Dragendorff-Heilpflanzen, um 1900 (S. 658; Fam. C o m p o s i t a e), nennt 3 E.-Arten, darunter E. scaber L. (Blatt und Wurzel bei Harnstrenge, frisch auf Geschwüre und Excoriationen verwendet), die bei Hoppe-Drogenkunde, 1958, ein Kapitel hat (Blatt und Wurzel in indonesischer Volksmedizin bei Fluor albus).

Elettaria

E l e t t a r i a siehe Bd. V, Amomum.
C a r d a m o m u m siehe Bd. I, Vipera. / II, Analeptica; Aromatica; Antipsorica; Masticatoria. / IV, B 4; C 34; E 137, 301; G 1546, 1819. / V, Aframomum; Amomum; Malaleuca; Pimenta.
K a r d a m o m (o n) siehe Bd. V, Bunias; Lepidium.

G r o t-Hippokrates: Elettaria.
B e r e n d e s-Dioskurides: - Kap. Amomum, A m o m u m Cardamomum? - - Kap. K a r d a m o m o n , E. Cardamomum White et Maton (= A l p i n i a Cardamomum Roxb.).
S o n t h e i m e r-Araber: Cardamomum.
F i s c h e r-Mittelalter: - Amomum Cardamomum L. (cardamomum [die größere Art]) - - E. Cardamomum White et Maton (cardamomum [die kleinere Art]).
B e ß l e r-Gart: E. cardamomum (Roxb.) Maton (cardomomum, c o c o l l a , c a c o l l a) in verschiedenen Varietäten („major" u. „minor"), wild und angebaut.
G e i g e r-Handbuch: - Amomum Cardamomum L. - - Alpinia Cardamomum R. (= E. Cardamomum White, Amomum repens Sonnerat.).
H a g e r-Handbuch: - Amomum Cardamomum L. - - E. cardamomum White et Maton.
Z a n d e r-Pflanzennamen: - **E. major Sm.** (= E. cardamomum var. major (Sm.) Thwaites - Ceylonkardamome) - - **E. cardamomum (L.) Maton** (= Amomum cardamomum L. non Roxb. nec auct. mult. - Malabarkardamome).
Z i t a t-Empfehlung: **Elettaria major (S.); Elettaria cardamomum (S.).**

Dragendorff-Heilpflanzen, S. 145 (Fam. Z i n g i b e r a c e a e); Tschirch-Handbuch II, S. 1082-1084.

(C a r d a m o m u m m a j u s)
Es ist unsicher, ob sich unter dem Amomum der Antike [→ Pimenta] auch Drogen befanden, die später als Cardamomum majus gehandelt wurden. In T. Worms 1582 sind [unter Specerey] aufgeführt: Cardamomum majus (Groß Cardamömlein). Diese Drogensorte wird später immer nur als eine Cardamomenart genannt, die nicht so gut wie die kleine Art ist (offizielle Verwendung findet anfangs bevorzugt, später nur noch Card. minus).
Die Bezeichnungen der inoffiziellen Arten und ihre Zuordnung zu bestimmten Stammpflanzen gehen durcheinander: Hagen, um 1780, bezeichnet den Großen Kardamom - aus Syrien, Malabar, Ägypten - als Cardamomum maius seu longum, den Runden Kardamom - aus Java und Malacka - als Card. rotundum seu medium.

Er läßt offen, ob beide ebenso wie der kleine, offizinelle Kardamom - aus Malabar und Zeylon - von „Amomum Cardamomum" stammen.

Nach Wiggers, um 1850, werden

1.) die runden Cardamomen (reife Früchte) von Amomum Cardamomum L. (Java, Sumatra) gewonnen.

2.) Die Guinea-Cardamomen und die Madagaskar-Cardamomen (diese von A. angustifolium Sonnerat) nennt er Große Cardamomen.

3.) Um die Verwirrung vollzumachen, erklärt er: A. citratum Pereira, liefert die wahren Größten Cardamomen (Cardamomum maximum);

4.) Amomum maximum Roxb., liefert die Javanischen Cardamomen;

5.) von Amomum granum paradisi Afz. heißen die reifen Kapseln ebenfalls Cardamomum maximum.

6.) Die langen Cardamomen (Card. longum) stammen von E. major Smith.

In Hager-Handbuch, um 1930, sind als Verwechslungen der offizinellen Malabar-Cardamomen [siehe folgender Abschnitt: Card. minus] angegeben:

1.) Siam- oder runde Kardamomen (Card. rotundum, Amomum verum), von Amomum Cardamomum L.;

2.) Fructus Cardamomi major (Card. longum), von E. cardamomum var. β Flück. (= E. major Smith);

3.) es gibt auch chinesische runde Kardamomen, von Amomum globosum Lour. Weitere Amomum-Arten als Lieferanten von Kardamomen werden noch genannt.

(Cardamomum minus)

Nach Tschirch-Handbuch bedienten sich die Chinesen, Inder, Griechen usw. reichlich der Kardamomen; „aber welche Arten das waren, ist nicht mehr festzustellen . . . Doch dürfen wir wohl annehmen, daß unsere heutigen Malabar-C. darunter waren". Den vielseitigen Gebrauch zeigt Dioskurides (Kardamomum hat erwärmende Kraft; gegen Epilepsie, Husten, Ischias, Paralyse, Zerreissungen, Krämpfe, Leibschneiden, Bandwurm; mit Wein bei Nierenleiden, Harnverhaltung, gegen Skorpionstich und Bisse giftiger Tiere; gegen Blasenstein; als Bähung tötet es den Embryo; mit Essig eingerieben gegen Krätze; Zusatz zu Salben und Antidoten). Bestandteil des Theriaks nach Andromachus. Reichliche Verwendung bei den Arabern und im mittelalterlichen Europa (als Arzneimittel, Gewürz, zu Räucherungen und in Parfümerie). Nach Herkunft und Größe wurden mehrere Sorten unterschieden (Card. major siehe oben).

In Ap. Lüneburg 1475 waren 1½ lb. Cardamomi [Sorte unsicher] vorrätig. In T. Worms 1582 gibt es [neben Card. maius - siehe oben - und Card. arabum maius - siehe Aframomum] Cardamomum minus (Cardamomum indicum, Cordumenum et Cardumenum mauritanorum, Cardamömlein). Die T. Frankfurt/1687 hat die Cardamomum minus als excorticatum und non excorticatum.

Ist nur „Cardamomum" verordnet, so ist nach Ph. Augsburg 1640 „minus" zu verwenden. In Ap. Braunschweig 1666 waren vorrätig: Cardamom. in capsul. (40 lb.)., Cardamom. excort (6 lb.), Pulvis c. (2½ lb.), Candisat. c. (25 lb.), Confectio c. (18 lb.).

Die Ph. Württemberg 1741 führt unter Aromata: Cardamomum Minus (officinale C.B., Cardamomen, Cardamemelen; Calefaciens, Attenuans; vertreibt Blähungen, fördert Verdauung, treibt Harn); Essentia C., Oleum (dest.) Cardamomi. Bei Hagen, um 1780, heißt die Stammpflanze Amomum Cardamomum. Von den Körnern hat man 3 Arten [über 2 davon siehe vorn unter Card. majus]; „der kleine Kardamom (Cardamomum minus) wird eigentlich allein zum arzneiischen Gebrauch erfordert, und von diesem weiß man gewiß, daß er von der vorhergenannten Pflanze herrühre ... Er wird aus Malabar und Ceylon geschickt".

In Ph. Preußen sind aufgenommen: Cardamomum minus (von Amomum Cardamomum; Bestandteil des Electuarium Theriaca, Pulvis aromaticus, Tinctura aromatica); Stammpflanze in Ausgabe 1827: Alpinia Cardamomum Roxb. sive E. Cardamomum Witei et Matoni; seit Ausgabe 1862 heißt die Droge Fructus Cardamomi minores (von E. Cardamomum W. et M.); so auch DAB 1, 1872 (Bestandteil von Decoctum Sarsaparillae comp. mitius, Electuarium Theriaca, Pulvis aromaticus, Tinctura aromatica, Tinctura Rhei vinosa). Ab DAB 2, 1882, entfällt der Zusatz „minores"; stattdessen ab DAB 3, 1890, die deutsche Bezeichnung „Malabar-Kardamomen" (DAB 6, 1926: „Die kurz vor der Reife gesammelten, getrockneten Früchte von Elettaria cardamomum (Roxburgh) Maton". DAB 7, 1968: „Die getrockneten Kapseln von Elettaria cardamomum White et Maton. Für arzneiliche Zwecke sind nur die Samen zu verwenden").

Über die Anwendung schreibt Hager, um 1930: „Als Amarum und Carminativum in Tinktur und Pulver, hauptsächlich aber als Küchengewürz". Nach Hoppe-Drogenkunde, 1958, werden von E. Cardamomum verwendet: 1. die Frucht („Aromaticum, Tonicum, Carminativum. Appetitanregendes Mittel. - Gewürz (bes. für Lebkuchen). - In der Likörindustrie"); 2. das äther. Öl („Appetitanregendes Mittel. - Gewürz. - In der Zuckerwaren-, Likör- und Tabakindustrie").

Embelia

Embelia   siehe Bd. IV, G 803.

Nach Hessler kommt bei Susruta, nach Tschirch bei arabischen Autoren E. Ribes vor. Dragendorff-Heilpflanzen, um 1900 (S. 514; Fam. Myrsinaceae), beschreibt neben drei weiteren E.-Arten auch die indische E. Ribes Burm. (ihre Beere ist Bandwurmmittel, Stomachicum, Carminativum; gegen Altersschwäche; zur Verfälschung des Pfeffers). Aufgenommen in Hager-Handbuch, um 1930: *E. ribes Burm.*, liefert Fructus oder Semen Embeliae ribis; Anwendung als Bandwurmmittel; in Indien wie oben bei Dragendorff. Die Pflanze hat bei Hoppe-Drogen-kunde, 1958, ein Kapitel; aus der Frucht wird Embeliasäure (Bandwurmmittel) hergestellt.

Z i t a t-Empfehlung: **Embelia ribes (S.).**

Empetrum

Nach Sontheimer kommt E. bei I. el B. vor. Nach Geiger, um 1830, waren von E. nigrum (schwarze R a u s c h b e e r e) „ehedem Kraut und Samen (herb. et sem. Empetri) offizinell. - Die saftigen sauren Beeren sind eßbar. Häufig genossen, sollen sie aber Schwindel und Kopfschmerzen erregen. Man bereitet daraus eine Art Limonade, auch geben sie durch Gärung Wein". Nach Dragendorff-Heil-pflanzen, um 1900 (S. 392; Fam. E m p e t r e a e ; nach Zander-Pflanzennamen: E m p e t r a c e a e), wird von **E. nigrum L.** die Beere als Antiscorbuticum und, wie auch Samen und Blatt, als Diureticum gebraucht; desgleichen E. rubrum L. Hoppe-Drogenkunde, 1958, schreibt über E. nigrum, daß eine arzneiliche Verwendung der Rauschbeeren (K r ä h e n b e e r e) nicht bekannt ist.

Z i t a t-Empfehlung: **Empetrum nigrum (S.).**

Empleurum

Nach Dragendorff-Heilpflanzen, um 1900 (S. 352; Fam. R u t a c e a e), und nach Hoppe-Drogenkunde, 1958, enthält die Handelsware von Folia B u c c o (→ Barosma) häufig Blätter von E. serratulatum Sol. (= D i o s m a unicapsularis L. fil.).

Enterolobium

Dragendorff-Heilpflanzen, um 1900 (S. 288; Fam. L e g u m i n o s a e), führt 4 E.-Arten, darunter E. Timboiiva Mart. (= M i m o s a contortosiliqua Vell.) und E. ellipticum Benth. (= P i t h e c o l o b i u m gummiferum Mart.), beide als F i s c h g i f t dienend. Hoppe-Drogenkunde, 1958, hat ein Kap. E. timboura (die Schote = Cortex P a c a r a e , ist Anthelminticum); erwähnt wird auch E. ellipticum, „Abkochungen des Holzes werden arzneilich gebraucht".

Ephedra

E p h e d r a siehe Bd. IV, G 558. / V, Equisetum.
Zitat-Empfehlung: *Ephedra sinica (S.); Ephedra distachya (S.); Ephedra shenungiana (S.); Ephedra fragilis (S.).*

Dragendorff-Heilpflanzen, S. 72 uf. (Fam. G n e t a c e a e ; nach Zander-Pflanzennamen: E p h e d r a - c e a e); K. Hummel, Aus welchen Pflanzen stellten die arischen Inder den Somatrank her, Mitt. Dtsch. Pharmaz. Ges. *29*, 57-61 (1959); N. Qazilbash, Ephedra der Rigveda, Pharm. J. *185*, 497-501 (1960); G. Schramm, Zur Frühgeschichte der chinesischen Droge Ma-huang (Herba ephedrae), Pharm. Ztg. *105* (1960), S. 972-973.

Ephedra-Arten haben von alters her in der asiatischen Medizin eine große Rolle gespielt. In China verwendet man sie (**E. sinica Stapf**) vor allem bei Lungenleiden, Fieber, Wassersucht, Kopfschmerzen. Zur Bereitung des sagenhaften Trankes „ S o m a " der arischen Inder (Rigveda) sollen E.-Arten (oder R h a b a r b e r) gedient haben; es werden angenommen: E. pachyclada B. u. E. intermedia Schr. u. M. In Europa wurde davon wenig bekannt. Geiger, um 1830, kennt E. mono- stachia (einjähriger R o ß s c h w a n z); „davon waren die scharfen, ekelhaft schmeckenden Blätter (Folia Ephedrae monostachiae) offizinell. Sie sollen narko- tische Eigenschaften haben und gegen die Gicht dienlich sein"; ferner E. distachia (M e e r t r a u b e); es „waren die Früchte und Kätzchen (Fructus et Amenta U v a e m a r i n a e) offizinell".

Im Jahre 1887 isolierte Nagai aus E. vulgaris Rich. (= **E. distachya L.**) E p h e - d r i n , das zunächst als Mydriaticum in die Augenheilkunde eingeführt wurde, aber ohne dauernden Erfolg. Seit 1925 wurde dann das Alkaloid zu einem wich- tigen Asthmamittel. Daraufhin Aufnahme der Droge (Herba Ephedrae, Ephedra- kraut, M a H u a n g ; „die getrockneten, im Herbst gesammelten jungen Ruten- zweige von Ephedra sinica Stapf oder von **E. shenungiana Tang**), sowie von Tinc- tura Ephedrae und Tinctura E. benzoica ins Erg.-B. 6, 1941; später Ephedrin im 3. Nachtrag zum DAB 6, 1959. Über die Verwendung schreibt Hager, um 1930: E. vulgaris Rich. gegen Diarrhöe und Rheumatismus; die Früchte, Amenta Uvae marinae, wurden früher als Fiebermittel angewandt;

E. andina Poeppig, Wurzeln gegen Steinleiden;

E. Ariana Tel., Früchte gegen Fieber;

E. trifurca Torr., gegen Gonorrhöe;

E. antisyphilitia C. A. Mey., gegen Gonorrhöe u. Syphilis;

E. fragilis Desf., gegen Hämorrhoiden.

Hoppe-Drogenkunde, 1958, Kap. E. vulgaris (= E. distachya) berichtet von Ver- wendung des Krautes: „Bei Bronchial- und Herzasthma, Expectorans bei Krampf- husten. Diureticum. Atemanalepticum, Antiallergicum"; in der Homöopathie bei Struma und Kopfschmerzen. Dort ist „Ephedra vulgaris" (Essenz aus frischen Blättern und Zweigen) ein weniger wichtiges Mittel.

Epigaea

Nach Dragendorff-Heilpflanzen, um 1900 (S. 508; Fam. E r i c a c e a e), ist die Frucht von E. cordifolia Sw. (= B r o s s a e a coccinea L.) eßbar; von der nordamerikanischen **E. repens L.** wird das Blatt wie Uva ursi verwandt. In der Homöopathie ist „Epigaea repens" (Essenz aus frischen Blättern; Hale 1873) ein wichtiges Mittel. Ist nach Hoppe-Drogenkunde, 1958: Diureticum.

Epilobium

Nach Berendes wird die O n a g r a des Dioskurides als **E. hirsutum L.** gedeutet (Wurzel macht wilde Tiere zahm; als Kataplasma gegen bösartige Geschwülste). Sontheimer-Araber nennt E. angustifolium. Bock, um 1550, beschreibt nach Hoppe E. hirsutum L. als eine Art W e i d e r i c h ; soll wie der andere Weiderich [→ L y s i m a c h i a] wirken. Geiger, um 1830, erwähnt E. angustifolium (F e u e r k r a u t, Wilder O l e a n d e r); „offizinell war sonst das Kraut (herba Lysimachinae Chamaenerii). Es schmeckt etwas schleimig adstringierend. - Die jungen Wurzelsprossen können wie Spargeln gegessen werden. In Kamtschatka wird die ganze Pflanze als Tee (k u r i l i s c h e r T e e) gebraucht, auch als Gemüse genossen". Dragendorff-Heilpflanzen, um 1900 (S. 482; Fam. O n a g r a c e a e), nennt: **E. angustifolium L.** [nach Zander-Pflanzennamen früher = C h a m a e n e r i o n angustifolium (L.) Scop.]; „die Wurzel und das Kraut (Lysimachia Chamaenerion) sind als Emolliens, Resolvens, Mucilaginosum und Adstringens im Gebrauch, Blätter auch als Teesurrogat oft benutzt. Auch *E. latifolium L.* und **E. tetragonum L.** werden ähnlich verwendet. E. hirsutum L., S t . A n t o n i u s k r a u t, kommt in ägyptischen Totenkränzen vor und wird von Einigen für das O e n o t h e r a s des Theophr. und Diosc. erklärt, während man E. angustif. für das Onagron des Gal. hält. Eine dieser beiden Arten wird auch mit Anagrâ des I. el B. identifiziert. Vom Volk zu abergläubischen Zwecken (gegen böse Geister und giftige Tiere) verwendet". In Hoppe-Drogenkunde, 1958, ist ein Kap. E. angustifolium; verwendet wird die Wurzel in der Volksheilkunde; ferner werden verwendet: Die Blätter von E. angustifolium und E. hirsutum, die in Rußland als „ K o p n i s c h e r T e e " getrunken werden.
In der Homöopathie ist „Epilobium palustre - Sumpf-W e i d e n r ö s c h e n " (E. palustre L.; Essenz aus frischem Wurzelstock; Allen 1876) ein wichtiges Mittel.
Z i t a t-Empfehlung: **Epilobium hirsutum (S.); Epilobium angustifolium (S.); Epilobium latifolium (S.); Epilobium tetragonum (S.); Epilobium palustre (S.).**

Epimedium

Dioskurides beschreibt ein Epimedion (Blätter mit Öl als Kataplasma; Wurzel bewirkt Unfruchtbarkeit, Blätter in Wein verhüten Empfängnis). Nach Berendes ist die Pflanze nicht identifizierbar (E. alpinum L.? B o t r y c h i u m Lunaria?).

Die entsprechende Pflanze bei Ibn Baithar wird von Sontheimer als E. alpinum angesprochen, ebenso in Fischer-Mittelalter (epimedium, v i n e c t a im Ortus sanitatis). Geiger, um 1830, erwähnt E. alpinum (Alpen-S o c k e n b l u m e, B i s c h o f f s m ü t z e), deren Kraut (herba Epimedii) benutzt wurden. Dragendorff-Heilpflanzen, um 1900 (S. 233; Fam. B e r b e r i d e a e; jetzt B e r b e r i - d a c e a e), schreibt über **E. alpinum L.**: „Blätter als Diaphoreticum, auch früher zur Verhinderung der Konzeption benutzt (Diosc.) und zur Heilung von Geschwülsten an den Brüsten (Gal.). I. el B. nennt Afimedium nach dem Epimedion der griech. Autoren".
Z i t a t-Empfehlung: **Epimedium alpinum (S.).**

Epipactis

E p i p a c t i s siehe Bd. V, Cephalanthera; Neottia; Orchis.
E p i p a k t i s siehe Bd. V, Herniaria.
Zitat-Empfehlung: *Epipactis palustris (S.); Epipactis helleborine (S.).*
Dragendorff-Heilpflanzen, S. 151 (Fam. O r c h i d a c e a e).

Nach Hoppe ist es fraglich, ob bei Bock, um 1550, **E. palustris (Mill.) Cr.**, die echte S u m p f w u r z, vorkommt. Die breitblättrige Sumpfwurz, **E. helleborine (L.) Cr.** (= E. latifolia (L.) All., S e r a p i a s latifolia L.) soll nach Geiger, um 1830, als Krautdroge (herba H e l l e b o r i n e s latifoliae), nach Dragendorff äußerlich gegen Podagra, verwandt worden sein.

Epiphegus

In der Homöopathie sind „Epiphegus virginianus" (E. americanus Nutt.; Essenz aus frischer, blühender Pflanze) und „O r o b a n c h e virginiana" (E. virginicus Bart.; Essenz aus frischer, blühender Pflanze) weniger wichtige Mittel. Dragendorff- Heilpflanzen, um 1900 (S. 613; Fam. O r o b a n c h a c e a e), erwähnt E. americanus Nutt. (= Orobanche virginiana L.); „Wurzel (auf Fagus und Taxus schmarotzend) bei Krebs und Geschwüren benutzt (Cancer powder)".

Equisetum

E q u i s e t u m siehe Bd. V, Carex.
H i p p u r i s siehe Bd. II, Antidysenterica; Exsiccantia.
S c h a c h t e l h a l m siehe Bd. IV, G 957.
Z i n n k r a u t siehe Bd. IV, G 957.

B e r e n d e s-Dioskurides: Kap. H i p p u r i s, E. fluviatile oder E p h e d r a fragilis L. var. graeca?; Kap. Andere Hippuris, E. limosum oder E. Telmateja L.?;

Kap. Weibliches P o l y g o n o n , E. pallidum Bory?

T s c h i r c h-Araber: E. arvense.

S o n t h e i m e r-Araber: E. fluviatile.

F i s c h e r-Mittelalter: E. arvense; E. spec. cf. C a r e x arenaria (a p p a r i l l a , a r c o n t i l l a , s p a r t u m , c a u d a e q u i n a s. caballina, e q u i s e i a , o v i p p a r u m , i p a r i s , s c h a f f t h o w e , k a t z e n z a g i l , t h a n n e - w i c k e n , r o ß z a g e l , p f e r d e z a g e l , s c h a f r i c h ; Diosk.: hippuris, s a l i x equina).

H o p p e-Bock: Kap. S c h a f f t h e w , E. limosum L. [nach Schmeil-Flora: = E. fluviatile L.]; E. palustre L.; E. sylvaticum L. (?); E. arvense L.

G e i g e r-Handbuch: E. arvense (A c k e r s c h a c h t e l h a l m , kleines Schaft-heu, K a n n e n k r a u t , Roßschwanz, K a t z e n w e d e l); E. fluviatile (Flußschachtelhalm); E. hyemale L. (Winterschaftheu, gewöhnlicher S c h a c h - t e l h a l m , Z i n n k r a u t); E. limosum (Schlammschachtelhalm); E. palustre (Sumpfschachtelhalm).

H a g e r-Handbuch: E. arvense L.

Z i t a t-Empfehlung: **Equisetum fluviatile (S.); Equisetum palustre (S.); Equise-tum sylvaticum (S.); Equisetum arvense (S.); Equisetum hyemale (S.).**

Dragendorff-Heilpflanzen, S. 61 (Fam. Equisetinae; Schmeil-Flora: Fam. Equisetaceae); Tschirch-Handbuch, III, S. 846.

Aus der Beschreibung des Hippuris bei Dioskurides geht nicht deutlich hervor, ob Equisetum- oder Ephedra-Arten gemeint sind. Bock, um 1550, bildet - nach Hoppe - mehrere E.-Arten ab und lehnt sich bezüglich der Indikationen an das Hippuris-Kapitel des Dioskurides an (der Saft als Stypticum; Abkochung des Krautes in Wein gegen Leibschmerzen, Husten, Atembeschwerden, Eingeweidebrüche; als Kataplasma gegen Nasenbluten; Vulnerarium. Das Destillat, nach Brunschwig, als Stypticum, gegen Darm-, Nieren-, Steinleiden, als Umschlag gegen Hauterkran-kungen). Die Verwendung einheimischer E.-Arten geht bis in die Gegenwart, obwohl die Droge keine große Bedeutung erlangt hat.

In T. Worms 1582 sind verzeichnet: Herba Cauda equi (E q u i c a u d a , Equi-setum, H i p p u r i s , Roßschwäntz, Katzenwadel, K a n t e n k r a u t), auch Aqua Caudae equinae (Equiseti, Schafftheuwasser). In Ap. Braunschweig 1666 waren vorrätig: Herba Caudae equini (1 K.), Aqua Equiseti (2^{1}/$_{2}$ St.); in Ap. Lüneburg 1718 Herba Equiseti (5 lb.). In T. Frankfurt/M. 1687 sind verzeichnet: Herba Equiseti (Cauda equina, Equinalis, Hippuris). Die Ph. Württemberg 1741 führt Herba Equiseti (arvensis longioribus setis, Katzenwedel, Schafftheu; Dekokt oder Infus bei Vereiterungen von Niere und Blase, zum Stillen von Blutflüssen).

Nach Geiger, um 1830, wendet man das Kraut bzw. die ganze Pflanze an: Herba Equiseti minoris von E. arvense; Herba E. majoris seu mechanici von E. hyemale; von E. arvense u. fluviatile wird der unfruchtbare Stengel gesammelt; „in den meisten Handbüchern wird nur Equisetum arvense als offizinell angeführt. Anwendung des Aufgusses als Diureticum. Der Schachtelhalm dient ferner zum Scheuern der Gefäße, besonders zinnerner, zum Polieren der Möbel und allerlei Gerätschaften".

Einige Pharmakopöen des 19. Jh. haben die Krautdroge aufgenommen, kein DAB, aber Erg.-B. 6, 1941 („die getrockneten, in den Sommermonaten gesammelten sterilen Sprosse von Equisetum arvense Linné"). Nach Hager, um 1930, nimmt man Herba E. als Diureticum, gegen Wassersucht; die Wirkung soll auf dem hohen Gehalt an Kieselsäure beruhen. Hoppe-Drogenkunde, 1958, schreibt über Verwendung: „Bei Lungenleiden. Diureticum, Haemostypticum. Bei Wassersucht. Bei chronischer Cystitis, bei Blasensteinerkrankungen ... In der Homöopathie bei Lungentuberkulose, bei Erkrankungen der Harnorgane, Diureticum bei Hautkrankheiten, Gurgelmittel. - Volksheilmittel bei Nasen- und Lungenbluten, gegen Gicht. - Bei schlecht heilenden Wunden und Geschwüren, bei Hautleiden in Form von Bädern. Der Saft von E. arvense wirkt blutbildend und blutstillend".

In der Homöopathie sind „Equisetum arvense - Zinnkraut, Ackerschachtelhalm" (Essenz aus frischer, steriler Pflanze) und „Equisetum hiemale - W i n t e r - s c h a c h t e l h a l m " (Essenz aus frischer Pflanze; Allen 1876) wichtige Mittel, während „Equisetum limosum" (Essenz aus frischer Pflanze) ein weniger wichtiges Mittel ist.

Eranthis

Geiger, um 1830, erwähnt, daß von H e l l e b o r u s hyemalis L. (= E. hyemalis Salisb., Winter-N i e ß w u r z e l) die Wurzel, rad. Hellebori s. A c o n i t i hyemalis gebraucht worden sei. Dragendorff-Heilpflanzen, um 1900 (S. 222; Fam. R a n u n c u l a c e a e), schreibt von E. hiemalis Salisb., daß sie ähnliche Bestandteile wie Helleborus zu enthalten scheint. Auch Hoppe-Drogenkunde, 1958, nennt als Handelsbezeichnungen des Rhizoms vom Winterling: Rhizoma Hellebori hiemalis oder Rhiz. Aconiti hiemalis. Schreibweise nach Zander-Pflanzennamen: E. hyemalis (L.) Salisb. Z i t a t-Empfehlung: Eranthis hyemalis (S.).

Erechthites

Nach Dragendorff-Heilpflanzen, um 1900 (S. 683; Fam. C o m p o s i t a e), wird die nordamerikanische E. praealta Raf. (= S e n e c i o hieraciaefolius L.) wie Arnica, bei Rheuma, Dysmenorrhöe und als Antidot bei Pfeilgift benutzt. Hoppe-Drogenkunde, 1958, hat ein kurzes Kap. E. praealta, weil in der Homöopathie

„Erechthites hieracifolia" (E. praealta Raf.; Essenz aus frischer Pflanze; Hale 1873) ein wichtiges Mittel ist. Schreibweise nach Schmeil-Flora: **E. hieracifolius (L.) Raf.** Z i t a t-Empfehlung: **Erechthites hieracifolius (S.).**

Erica

Erica siehe Bd. V, Calluna; Cytisus.

Dioskurides beschreibt nach Berendes im Kap. H e i d e : **E. arborea L.** (Laub und Blüten als Umschlag gegen Schlangenbisse). Nach Sontheimer auch bei I. el Baithar. Fischer-Mittelalter nennt nur E. carnea. Nach Dragendorff-Heilpflanzen, um 1900 (S. 511; Fam. E r i c a c e a e), entsprechen E. arborea L., auch wohl **E. multiflora L.** und E. verticillata Forsk. der E r e i k a bei Theophrast, Galen und Dioskurides; E. arborea soll das C h a l a n d s c h des I. el B. sein (Mittel gegen Schlangenbiß).
In Hoppe-Drogenkunde, 1958, werden Herba Ericae tetralix als Volksheilmittel bei fiebrigen Erkrankungen angegeben; von **E. tetralix L.**
Die Maserknollen von E. arborea L. liefern das B r u y è r e h o l z für die Tabakspfeifenherstellung.
Z i t a t-Empfehlung: **Erica arborea (S.); Erica multiflora (S.); Erica tetralix (S.).**

Erigeron

Erigeron siehe Bd. V, Senecio.
B e r u f (s) k r a u t siehe Bd. V, Pulicaria; Sideritis; Stachys.

D e i n e s-Ägypten: E. aegyptiacus L.
B e r e n d e s-Dioskurides: Kap. K o n y z a , dabei E. viscosum L. u. E. graveolens L.
H o p p e-Bock: **E. acer L.** (von S c h a r t e n das ander Geschlecht).
G e i g e r-Handbuch: E. acris (scharfes B e r u f s k r a u t , blaue D ü r r w u r z e l); E. canadensis; E. philadelphicus.
H a g e r-Handbuch (Erg.): E. acris L.; **E. canadensis L.** (= E. paniculatus Lam.).
Z i t a t-Empfehlung: **Erigeron acer (S.); Erigeron canadensis (S.).**

Dragendorff-Heilpflanzen, S. 663 (Fam. C o m p o s i t a e).

(E r i g e r o n a c e r)
Hagen, um 1780, schreibt im Kap. von der Blauen Dürrwurz, Erigeron acre, daß die Herba C o n y z a e coeruleae selten im Gebrauch sind. In den üblichen Quellen ist die Droge kaum anzutreffen, die Württembergischen Pharmakopöen

des 18. Jh. haben sie aufgenommen: Herba Conyzae coeruleae (A s t e r i s conyzoidis, S e n e c i o n i s coerulei, Erigeri vulgaris, blau Dürrwurtz, Beruff- oder B e s c h r e y k r a u t ; Siccans, Digerans, Discutans, Antimagicum). Geiger, um 1830, schreibt darüber: „Es wurde gegen Brustkrankheiten, Sodbrennen usw. angewendet, und gehörte unter die berüchtigten Zauberkräuter".

In der Homöopathie ist „Erigeron acre" (Essenz aus frischer, blühender Pflanze) ein weniger wichtiges Mittel.

(E r i g e r o n   c a n a d e n s i s)

Geiger schreibt darüber: „Wurde 1812 besonders von Dr. Smith als Arzneimittel empfohlen. Ist ursprünglich in Nordamerika zu Hause, seit der Mitte des 17. Jahrhunderts nach Europa verpflanzt, jetzt eine gemeine Wucherpflanze . . . Offizinell ist das Kraut mit den Blumen und Samen (herba cum floribus et seminibus Erigerontis canadensis) . . . Man gibt die Pflanze in Substanz und Aufguß. Sie soll gegen Diarrhöen und Ruhren gute Dienste leisten. Der Same soll am wirksamsten sein. Präparate hat man Tinktur und Extrakt (tinct., extr., Eriger. canad.). Bei uns wird die Pflanze nicht gebraucht". Im Hager (Erg.; 1949) steht über die Verwendung: „Als Wurmmittel; gegen uterine Blutungen, bei Wassersucht, Ruhr, Diarrhöen". In der Homöopathie ist „Erigeron canadensis" (Essenz aus frischer, blühender Pflanze; Hale 1867) ein wichtiges Mittel.

Erinacea

Geiger, um 1830, erwähnt die spanische A n t h y l l i s Erinacea (Igel-W o l l - b l u m e); „davon war die große holzige Wurzel (rad. Erinaceae, G e n i s t a e erinaceae), so wie auch die Blumen und Hülsen als adstringierendes (?) Mittel gebräuchlich". Bei Dragendorff-Heilpflanzen, um 1900 (S. 316; Fam. L e g u m i - n o s a e), heißt die Pflanze E. pungens Boiss.; „Wurzel, Blüte und Frucht adstringierend". Identisch damit, nach Zander-Pflanzennamen: **E. anthyllis Link.** Z i t a t-Empfehlung: **Erinacea anthyllis (S.).**

Eriobotrya

Nach Dragendorff-Heilpflanzen, um 1900 (S. 273; Fam. R o s a c e a e), wird von der ostasiatischen E. japonica Lindl. (= M e s p i l u s japonica Thbg.; nach Zander-Pflanzennamen **E. japonica (Thunb.) Lindl.**) „Blatt gegen Durchfall, Erbrechen etc. verordnet". Nach Hoppe-Drogenkunde, 1958, ist die Frucht wertvolles Obst, die Blätter sind Hustenmittel.

Eriodictyon

Dragendorff-Heilpflanzen, um 1900 (S. 601; Fam. H y d r o p h y l l a c e a e), nennt 4 E.-Arten, darunter E. crassifolium Benth. (= E. californicum Benth., W i g a n d i a cal. Hook. et Arn.); diese und die 3 anderen „werden als Mutterpflanzen der Y e r b a s a n t a angegeben, welche die Geschmackswahrnehmung des Bitteren behindern und gegen Bronchitis und Asthma, auch als Diureticum und Antigonorrhoicum angewendet werden sollen". Nach Hager-Handbuch, um 1930, kommen Folia bzw. Herba Eriodictyonis (S a n t a k r a u t) von E. glutinosum Benth., E. tomentosum Benth., E. angustifolium Benth. Hoppe-Drogenkunde, 1958, überschreibt sein Kap. E. californicum (= E. glutinosum); „Verwendung: Bei der Behandlung von Asthma, chron. Bronchitis, Entzündungen der Harnwege. - Tonicum. - Adstringens. - Geschmackskorrigens (die Droge hebt die Geschmacksempfindung für bitter auf)".
Aufgenommen in Erg.-B. 4, 1916 und später: Folia Eriodictyonis (von E. glutinosum Bentham), auch Tinktur. In der Homöopathie ist „Eriodictyon californicum" (Essenz aus frischer Pflanze; Allen 1876) ein wichtiges Mittel. Schreibweise nach Zander-Pflanzennamen: **E. californicum (Hook. et Arn.) Torr.** (= E. glutinosum Benth.). Z i t a t-Empfehlung: **Eriodictyon californicum (S.).**

Eriophorum

Bei Bock, um 1550, sind - nach Hoppe - 2 W o l l g r a s arten abgebildet: **E. latifolium Hoppe** u. **E. angustifolium Honck.**, beide als M a t t e n f l a c h s oder W y s e n w o l l e n bezeichnet; eine Abkochung der Pflanze in Wein wird gegen Leibschmerzen empfohlen.
Geiger, um 1830, erwähnt E. polystachion, dessen Kraut, Herba L i n a g r o s t i s , ehedem benutzt sein sollen. Nach Schmeil-Flora ist E. polystachion L. = E. angustifolium Honck. Z i t a t-Empfehlung: **Eriophorum latifolium (S.); Eriophorum angustifolium (S.).**

Dragendorff-Heilpflanzen, S. 90 (Fam. C y p e r a c e a e).

Erodium

E r o d i u m siehe Bd. IV, Reg.
Zitat-Empfehlung: *Erodium cicutarium (S.); Erodium moschatum (S.); Erodium gruinum (S.).*
Dragendorff-Heilpflanzen, S. 339 uf. (Fam. G e r a n i a c e a e).

Nach Berendes-Dioskurides ist im Kap. S t o r c h s c h n a b e l mit der einen von den beiden beschriebenen Arten: E. malachoides L. gemeint, sie wird - im Gegensatz zu der anderen [→ Geranium] - nicht medizinisch verwendet.

Er

Geiger, um 1830, erwähnt 3 E.-Arten:

1.) E. cicutarium Sm. (= G e r a n i u m cicutarium L., schierlingblütiger R e i -
h e r s c h n a b e l); „davon wird das frische Kraut als Wundmittel gebraucht . . .
In Schonen trägt der Landmann das Kraut gegen Wechselfieber bei sich".
Nach Fischer ist in mittelalterlichen Quellen nachzuweisen: E. cicutarium L'Hér.
cf. Geranium (r e u m a t i c a, c r o n i c a, a c u s m u s c a t a, g r u a n i a,
cranchschnabel, c r a n e b e k). Bock, um 1550, bildet - nach Hoppe - die Pflanze
ab (Der Storcken oder k r a n c h s c h n a b e l, das kleinst); Indikationen nach
Diosk. Kap. Storchschnabel (wie Geranium; gegen Gebärmutterleiden). Dragendorff, um 1900, bemerkt, daß diese Art der Cranchsnabel der Heiligen Hildegard
sein soll, vielleicht das Geranion des Dioskurides.
Aufgenommen in Hager-Handbuch, um 1930: Herba Erodii cicutarii (von E. cicutarium (L.) L'Héritier [Schreibweise nach Zander-Pflanzennamen: **E. cicutarium (L.) L'Hérit. ex Ait.**]). Verwendung nach Hoppe-Drogenkunde, 1958: Diureticum. In der Homöopathie ist „Erodium cicutarium" (Essenz aus frischer Pflanze)
ein weniger wichtiges Mittel.
2.) E. moschatum Ait. (= Geranium moschatum L.); „offizinell war ehedem: das
Kraut (herba Geranii moschati, Acus muscata). Es hat einen starken Bisamgeruch
und schmeckt adstringierend".
In Fischer-Mittelalter: E. moschatum L'Hér. (gruania, erba muschia, geranio mo-
schato). In Ap. Braunschweig 1666 waren 1/4 K. Herba geranii moschati vorrätig.
Nach Dragendorff wird „Kraut als Diureticum, Diaphoreticum und als Wundmittel benutzt". Schreibweise nach Zander: **E. moschatum (L.) L'Hérit. ex Ait.**
3.) E. gruinum Ait.; „davon war ehedem das Kraut offizinell". Schreibweise nach
Zander: **E. gruinum (L.) L'Hérit. ex Ait.**

Eruca

E r u c a siehe Bd. II, Antiscorbutica; Aphrodisiaca; Attrahentia; Calefacientia; Emmenagoga; Putrefacientia;
Rubefacientia. / V, Brassica; Cakile; Sinapis.

G r o t-Hippokrates: E. sativa.
B e r e n d e s-Dioskurides: Kap. R a u k e, E. sativa L.
T s c h i r c h-Araber: E. sativa Lam. (B r a s s i c a Eruca L.); Sontheimer-
Araber: E. sylvestris.
F i s c h e r-Mittelalter: E. sativa Lam. (eruca alba, s i n a p i s alba, wiz s e n e f).
B e ß l e r-Gart: Kap. Eruca (Wyßsemff, E u z o m u n, J e r g i t): E. sativa
Lam. („auch Sinapis arvensis L. wird genannt").
H o p p e-Bock: E. vesicaria C. em. Thell. subsp. sativa Thell. (Groß Rauke, Eruca
marina maior).

G e i g e r-Handbuch: Brassica Eruca (Raukekohl, S e n f k o h l).
Z a n d e r-Pflanzennamen: **E. vesicaria (L.) Cav. ssp. sativa (Mill.) Thell.** (= Brassica eruca L., E. sativa Mill.).
Z i t a t-Empfehlung: **Eruca vesicaria (S.).**

Nach Dioskurides reizt die Rauke, roh gegessen, zum Beischlaf, ebenso ihr Same; er treibt den Harn, befördert Verdauung, ist gut für den Bauch; Gewürz; „es gibt aber auch eine wilde Rauke, vorzüglich im westlichen Iberien, von der die dortigen Bewohner den Samen statt Senf verwenden; sie ist stärker harntreibend und viel schärfer als die gebaute Rauke" (nach Berendes wohl nur eine verwilderte Gartenrauke).
Bis ins 19. Jh. hinein sind Drogen und Präparate der Rauke (in den Taxen Semen Erucae, in Ap. Braunschweig 1666 außerdem Confectio erucae) apothekenmöglich, in Deutschland wird jedoch dafür meist weißer Senfsamen benutzt worden sein [Belege über das Vorkommen in Quellen → Sinapis]. Geiger, um 1830, der unter Sinapis alba die offizinellen Semen Sinapis albi („häufig unter dem Namen sem. Erucae") beschreibt, erwähnt auch Brassica Eruca. „Eine im südlichen Europa, auch hier und da in Deutschland wachsende, an mehreren Orten gebaut werdende, jährige Pflanze . . . Die Samen sind gelb, etwas größer als vom weißen Senf, nicht ganz kugelrund. - Davon war sonst das Kraut und der Same (herba et semen Erucae sativae) officinell . . . In Italien wird das Kraut als Würze zu Salat und anderen Speisen genommen. Den Samen benutzt man wie weißen Senf". Auch Jourdan, zur gleichen Zeit, beschreibt Brassica Eruca L.; „man wendet den Samen (Semen Erucae) an"; Conserva Erucae wird aus den Blättern mit Zucker bereitet. Während in Ph. Württemberg 1741 Semen Erucae auch als Semen Sinapi hortensis seu albi bezeichnet werden und auch Hagen, um 1780, die Droge unter der Pflanze Sinapis alba abhandelt, gibt Ph. Preußen 1799 an: „Semen Erucae. Weißer Senf [von] Sinapis alba et Brassica Eruca. Plantae annuae agrestis Germaniae". Dann wird in der Regel Semen Erucae nur noch zur Bezeichnung für die Samen von Sinapis alba (so bis Erg.-B. 6, 1941).
Dragendorff-Heilpflanzen, um 1900 (S. 257; Fam. C r u c i f e r a e), schreibt über E. sativa Mill. (= Brassica Eruca L.) „Same wie Senf, aber schwächer wirkend, Kraut als Diureticum, Aphrodisiacum, verdauungsbeförderndes Mittel. Wird für das Euzomon des Hipp., die Eruca der Römer, Dschirdschir Abu Mansurs, I. el B. etc., die Eruca alba Carls des Gr. erklärt".

Eryngium

E r y n g i u m siehe Bd. II, Aperientia; Aphrodisiaca; Diuretica. / IV, G 1752. / V, Silybum.

B e r e n d e s-Dioskurides: Kap. M a n n s t r e u , E. viride Link. und **E. campestre L.** und **E. maritimum L.** (oder E. planum Matth.?).

S o n t h e i m e r-Araber: E. maritimum.

F i s c h e r-Mittelalter: E. campestre L. u. E. maritimum L. u. C r i t h m u m maritimum L. (i r i n g u s, c e n t u m c a p i t a, c r e t a n u s marinus, c o n - s o l i d a t o r, n u x a g r e s t i s, c a r d o p a n i s, distil, iringel, k r a u ß - d i s t e l, maußtrü, e l l e n d, rad d i s t e l; Diosk.: eryngion, capitulum car- duus).

B e ß l e r-Gart: Kap. Y r i n g u s, E.-Arten, besonders E. maritimum L. u. E. campestre L.

H o p p e-Bock: Kap. Manßtrew, E. campestre L.

G e i g e r-Handbuch: E. campestre (Feld-Mannstreu, B r a c h d i s t e l); E. ma- ritimum (blaue M e e r w u r z e l); E. foetidum; E. aquaticum.

Hager-Handbuch: E. campestre L.; erwähnt werden: **E. aquaticum L.**, E. foeti- dum L., E. maritimum L.

Z i t a t-Empfehlung: **Eryngium campestre (S.); Eryngium maritimum (S.); Eryn- gium aquaticum (S.).**

Dragendorff-Heilpflanzen, S. 485 (Fam. U m b e l l i f e r a e); Peters-Pflanzenwelt: Kap. Die Männertreue, S. 56-60.

Das Eryngion des Dioskurides wird als Gemüse (Blätter in Salzlake eingemacht) und als Medikament gebraucht (fördert Harn und Menstruation, vertreibt Blä- hungen; mit Wein gegen Leberleiden, Biß giftiger Tiere, tödliche Gifte; verteilt als Kataplasma Geschwülste; Wurzel mit Honigmet gegen Epilepsie). Kräuter- buchautoren des 16. Jh. übernehmen solche Indikationen und fügen Angaben nach Plinius hinzu (Wurzel zum Entfernen von Splittern aus dem Fleisch; gegen Kropf und Ohrengeschwüre; als Amulett zu Liebeszauber).

In T. Mainz 1618 ist aufgeführt: Radix Eryngii (Mansstrew Wurzel), in T. Frank- furt/M. 1687 Radix Eryngii (Eryngi, I n g u i n a l i s, Centum capitum radix, Mannstreuwurtz, R a d e n d i s t e l, Vrackendistel). In Ap. Braunschweig 1666 waren vorrätig: Radix eringii (20 lb.), Condita rad. e. (3$\frac{1}{2}$ lb.). Die Ph. Württem- berg 1741 beschreibt Radix Eryngii (L y r i n g i i, A c u s v e n e r i s, C a p i - t u l i M a r t i s, Asteris inguinalis, Cardui volutantis aculeati, Mannstreu, Ra- dendistel, Brackendistel; treibt Harn, soll geschwächte sinnliche Lust steigern); Conditum Radix Eryngii. Stammpflanze von Mannstreu bei Hagen, um 1780: E. campestre.

Nach Geiger, um 1830, kommt die Wurzeldroge (radix Eryngii) von E. campestre („man gibt die Wurzel in Abkochung. Jetzt wird sie selten mehr gebraucht; sie soll harntreibende und stimulierende Kräfte besitzen. - Ehedem hatte man als Präparat die überzuckerte Wurzel (rad. Eryngii condita). Sie gehört zu den radici- bus 5 aperient. minor. - Die jungen Wurzelsprossen können als Salat und die frischen Wurzeln als ein nahrhaftes Gemüse genossen werden"). Außer dieser E.-Art nennt Geiger: E. maritimum (liefert rad. Eryngii maritimi, mit ähnlichen

Eigenschaften wie die vorige), E. foetidum (in Westindien, Florida zu Hause, liefert herba Eryngii americani foetidi; „soll harntreibend, abführend usw. wirken, und wird für ein Gegengift gegen das Gift der Schlangen gehalten"), E. aquaticum (in Virginien und Carolina zu Hause, ihre Wurzel, rad. Eryngii aquatici, „wird der rad. Contrajervae gleichgeachtet").

In Hager-Handbuch, um 1930, wird kurz beschrieben: E. campestre L., liefert Radix Eryngii (Anwendung als Diureticum); „als Diureticum und Sudorificum verwendet man in Nordamerika E. aquaticum L., als Fiebermittel und gegen Schlangenbiß E. foetidum L., in Cayenne und Jamaica, endlich als die Milchsekretion hemmendes Mittel E. maritium L.". In der Homöopathie sind „Eryngium aquaticum" (Essenz aus frischem Wurzelstock; Hale 1867) und „Eryngium maritimum - Meerstrandsdistel" (Essenz aus frischer, blühender Pflanze; Allen 1876) wichtige Mittel.

Erysimum

E r y s i m u m siehe Bd. II, Calefacientia. / V, Alliaria; Barbarea; Cheiranthus; Conringia; Sisymbrium.
Zitat-Empfehlung: *Erysimum cheiranthoides (S.); Erysium crepidifolium (S.).*

Ob E. cheiranthoides L. das Wild Geschlecht der gälen V i o l e n (→ Cheiranthus) bei Bock, um 1550, war, ist nach Hoppe unsicher; S c h ö t e r i c h soll erst gegen Ende des 16. Jh. in Deutschland beobachtet worden sein, vielleicht beobachtete Bock eine im Garten verwilderte Form von Cheiranthus cheiri L.
Nach Dragendorff-Heilpflanzen, um 1900 (S. 259; Fam. C r u c i f e r a e), wird E. cheiranthoides L. (= C h e i r a n t h u s erysimoides Huds.) wie Sisymbrium Sophia angewendet, E. crepidifolium Reichb. soll für Gänse giftig sein. In Hoppe-Drogenkunde, 1958, ist ein Kap. E. crepidifolium; das Kraut wird (in UdSSR) verwendet; herzwirksam? Giftig für Kleintiere. Einige andere Arten werden genannt.

Erythrina

E r y t h r i n a siehe Bd. V, Piscidia.
Zitat-Empfehlung: *Erythrina indica (S.); Erythrina corallodendron (S.).*

Dragendorff-Heilpflanzen, um 1900 (S. 333 uf.; Fam. L e g u m i n o s a e), nennt 13 E.-Arten, darunter:
1.) E. indica Lam.: Rinde als Febrifugum und Antisepticum, Expectorans, Adstringens, gegen Kolik und Ruhr gebraucht, Blüte bei Lungenkrankheiten und, ebenso das Blatt, bei Störungen der Menstruation, als Anthelminticum, Antisyphiliticum; liefert Gummi. Ist erwähnt bei Hoppe-Drogenkunde, 1958: Blätter

und Rinde als Anthelminticum. Kommt (neben E. fulgens) in Hessler-Susruta vor.
2.) E. Corallodendron L. [Schreibweise nach Zander-Pflanzennamen: E. **corallodendron L.**]: Ähnlich gebraucht wie die vorige. Hat bei Hoppe ein Kapitel; Verwendung der Rinde - K o r a l l e n b a u m r i n d e - als Diureticum („Giftdroge! der Baum liefert das K o r a l l e n h o l z ").
3.) E. Mulungu Mart.: Enthält ein dem Opium ähnlich wirkendes Narcoticum.
Erwähnt bei Hoppe: Rinde in Brasilien zu galenischen Präparaten. Aufgenommen
in Hager-Handbuch, Erg.-Bd. 1949.

Erythronium

Geiger, um 1830, schreibt über E. Dens Canis (gemeiner H u n d s z a h n), daß
die Wurzel (rad. D e n t i s C a n i s) benutzt worden sei; „sie ist schleimig und
nahrhaft und kann wie Salep benutzt werden. Die Tartaren benutzen sie als
Speise". Nach Dragendorff, um 1900, wird die Zwiebel - in Mitteleuropa, Sibirien
- frisch als Aphrodisiacum, Anthelminticum, Antepilepticum gebraucht. Im
Hager, um 1930, wird E. **dens-canis L.** als Stammpflanze für die in Japan ge-
brauchte Erythroniumstärke angegeben.
Jourdan, um 1830, nennt E. flavescens Del. (= E. Americanum); „sie gilt für
brechenerregend". Nach Dragendorff wird diese „S c h l a n g e n z u n g e "
(E. americanum Ker.) in Nordamerika als Brechmittel und Expectorans gebraucht,
äußerlich bei Skrofeln. In der Homöopathie ist „Erythronium americanum"
(Essenz aus frischer Pflanze) ein weniger wichtiges Mittel. Schreibweise nach
Zander-Pflanzennamen: E. **americanum Ker-Gawl.** Die Pflanze hat ein Kap. in
Hoppe-Drogenkunde, 1958; über Verwendung ist ausgesagt: „Wäßrige Extrakte
besitzen eine deutlich wachstumshemmende Wirkung gegenüber grampositiven
und gramnegativen Bakterien"; E. dens canis ist Mittel gegen Schlangengifte; „die
Stärke der Zwiebel wird als Amylum Erythronii, Erythroniumstärke, bes. in
Japan, gebraucht".
Z i t a t-Empfehlung: **Erythronium dens-canis (S.); Erythronium americanum (S.).**

Dragendorff-Heilpflanzen, S. 122 uf. (Fam. L i l i a c e a e).

Erythrophloeum

E r y t r o p h l o e u m siehe Bd. II, Errhina. / IV, G 570.
S a s s y r i n d e siehe Bd. II, Errhina.
Zitat-Empfehlung: *Erythrophloeum guineense (S.).*

Dragendorff-Heilpflanzen, um 1900 (S. 296; Fam. L e g u m i n o s a e), führt
4 E.-Arten, darunter E. *guineense G. Don.* (= M a v i a judicialis Bertol.); „die

Rinde wirkt purgierend, emetisch und als Herz- und Krampfgift. Wurde zu Gottesurteilen gebraucht und wahrscheinlich wird das Pfeilgift ... aus ihr bereitet". Auch Hoppe-Drogenkunde, 1958, hat diese Art des tropischen Afrika; liefert S a s s y r i n d e (G o t t e s u r t e i l r i n d e); „herzwirksame Droge mit digitalisähnlicher Wirkung. Zur Darstellung des E r y t h r o p h l e i n u m sulfuricum. Giftdroge. - Pfeilgift der Eingeborenen"; auch andere, von Hoppe aufgeführte E.-Arten liefern Sassyrinde. Anwendung von Cortex Sassy nach Hager-Handbuch, um 1930: „In der Heimat als Pfeilgift, wahrscheinlich auch zu Gifttränken. Das Erythrophlein wirkt wie Digitalis, zugleich ähnlich wie Picrotoxin. Die Rinde wird selten ähnlich wie Digitalis angewandt". Erythrophleinsalze (besonders Sulfat) lassen sich nach Lewin als lokales Anästheticum für die Augen verwenden; ein Hydrochlorid zeigte nach Harnack reine Digitaliswirkung.

Erythroxylum

C o c a siehe Bd. IV, E 13; G 542, 1546, 1740. / V, Dimorphandra.
K o k a siehe Bd. IV, G 310.
Zitat-Empfehlung: *Erythroxylum coca (S.).*
Dragendorff-Heilpflanzen, S. 342 uf. (Fam. E r y t h r o x y l e a e ; nach Zander-Pflanzennamen: E r y - t h r o x y l a c e a e); Tschirch-Handbuch III, S. 324 uf.; A. Bühler u. H. Buess, Koka, Ciba-Zeitschrift Nr. 92, Bd. 8 (1958); H. u. B. Velimirovic, Coca, die göttliche Pflanze, Med. Mitt. (Schering) 27 (1960), S. 33-39.

Der K o k a s t r a u c h , **E. coca Lam.,** hat in seiner Heimat, dem westlichen Südamerika, besonders bei den Peruanern seit alter Zeit im religiösen und staatlichen Leben eine Rolle gespielt. Viele Pharmakognosten und Botaniker bemühten sich um die Pflanze mit den interessanten Wirkungen, seit Mitte des 18. Jh. lernte man sie näher kennen; nach den ausführlichen Angaben in Tschirch-Handbuch kam die erste Blättersendung 1842 nach Europa. Auch nachdem das C o c a i n (1860) entdeckt worden war, blieb der Export zunächst noch gering. C o c a - b l ä t t e r wurden - nach Tschirch - „damals nur als Anregungsmittel bei Magenleiden, Phthisis und Morphinismus meist in Form des Fluidextraktes benutzt und dienten zur Herstellung einer Anzahl von Geheimmitteln ... Als jedoch die anästhesierende Wirkung des Cocains entdeckt war, schnellte die Einfuhr sofort in die Höhe".
Aufgenommen in Erg.-B. 2, 1897: Folia Coca („Blätter von Erythroxylon Coca"). Dann DAB 5, 1910: Folia Coca - Kokablätter. Im Kommentar dazu (1911) heißt es: „Die Kokablätter sind, in Anlehnung an deren Gebrauch durch die Indianer, früher als angeblich kräftiges Analepticum (anregendes Mittel) empfohlen worden; jetzt sind sie vollständig obsolet". In Erg.-B. 4, 1916: Extractum Cocae fluidum, Tinctura und Vinum Cocae. Hager-Handbuch, um 1930, schreibt über „Anwendung. Ziemlich selten. [Blätter] gegen Asthma, Hypochondrie, als Tonicum, Nervinum, Stomachicum, bei chronischem Erbrechen in Pulvern, in Aufguß

oder Abkochung, als Tinktur oder Wein. Als Genußmittel zum Kauen, besonders in Südamerika. Die Blätter werden für sich oder gemischt mit Kalk oder Pflanzenasche gekaut. Der Genuß wirkt verzögernd auf die Ermüdung. - Die größte Menge dient zur Gewinnung des Cocains". Ähnliche Angaben in Hoppe-Drogenkunde, 1958.

Eschscholtzia

Dragendorff-Heilpflanzen, um 1900 (S. 247; Fam. P a p a v e r a c e a e), nennt 12 Arten, darunter **E. californica Cham.** Hager-Handbuch, um 1930, schreibt über Anwendung der davon abstammenden Herba Eschscholtziae: „Das Kraut wirkt schlafmachend und schmerzmildernd. Bei Kindern soll es das Opium ersetzen können"; als Aufguß, Fluidextrakt, Sirup, Pillen. Nach Hoppe-Drogenkunde, 1958, ist dieser „Kalifornische M o h n " ein schmerzstillendes Mittel. Z i t a t-Empfehlung: **Eschscholtzia californica (S.).**

Esenbeckia

Nach Dragendorff-Heilpflanzen, um 1900 (S. 354; Fam. R u t a c e a e), wird von der brasilianischen E. febrifuga A. Juss. (= E v o d i a febrif. St. Hil.) die Rinde als Stomachicum, Febrifugum, Anticatarrhale etc. gebraucht. - Ähnlich benutzt man die Rinden von E. pumila Pohl. und E. intermedia Mart. (in Paraguay vorzugsweise gegen Wechselfieber und als Chinasurrogat). Nach Hoppe-Drogenkunde, 1958, ist die Rinde von E. febrifuga als Brasilianische A n g o -s t u r a r i n d e im Handel; die Blätter werden in Brasilien als Sudorificum gebraucht.

Eucalyptus

E u c a l y p t u s siehe Bd. II, Antirheumatica. / IV, G 142, 220, 577, 585, 593, 606, 643, 773, 789, 1034, 1144, 1221, 1478, 1702, 1783. / V, Pterocarpus.

G e i g e r-Handbuch: E. resinifera (Harzbringende S c h ö n m ü t z e).
H a g e r-Handbuch: Kap. Eucalyptus, E. globulus Lab.; Kap. K i n o , E. rostratus Schlecht. u. a. Arten.
Z a n d e r-Pflanzennamen: **E. resinifera Sm.; E. globulus Labill., E. camaldulensis Dehnhardt** (= E. rostrata Schlechtend. non Cav.).
Z i t a t-Empfehlung: **Eucalyptus resinifera (S.); Eucalyptus globulus (S.); Eucalyptus camaldulensis (S.).**

Dragendorff-Heilpflanzen, S. 476-478 (Fam. M y r t a c e a e); Tschirch-Handbuch II, S. 1039.

Nach Geiger, um 1830, und Hager, um 1930, liefern E.-Arten Kino (→ P t e r o -c a r p u s).

Erst gegen 1870 wurde durch F. v. Müller die Aufmerksamkeit auf E. globulus Labill. gelenkt. Das Erg.-B. 3, um 1895, führt: Folia E., Oleum E. (aus den Blättern von E. globulus durch Wasserdampfdestillation gewonnen), Tinctura E., E u k a - l y p t o l (Hauptbestandteil des äther. Öls). In DAB 6, 1926, sind Oleum E. und E u c a l y p t o l u m (Z i n e o l) aufgenommen; in DAB 7, 1968: Eucalyptusöl („Ätherisches Öl aus den Blättern von Eucalyptusarten, die vorwiegend Cineol enthalten, wie beispielsweise Eucalyptus globulus Labillardière, Eucalyptus fruti-cetorum F. Mueller ex Miquel (syn.: Eucalyptus polybractea R. T. Baker), Euca-lyptus smithii R. T. Baker"). In Erg.-B. 6, 1941, stehen Folia E. („Die von älteren Bäumen gesammelten, getrockneten Laubblätter (Folgeblätter) von Eucalyptus Globulus Labillardière") und Tinktur daraus.

Über die Verwendung schreibt Hager, um 1930: [Folia E.] „Als Tinktur bei Ma-gen- und Darmkatarrh und Blasenleiden, mit Wasser verdünnt zu Gurgelwässern und Wundverbänden"; [Oleum E.] „Ähnlich wie Eucalyptol. In Einreibungen gegen Rheumatismus. Als Inhalationsmittel soll es bei Diphtherie, Keuchhusten, Bronchialkatarrh, Lungengangrän, Lungenentzündung und Influenza gute Dienste leisten. Innerlich wird es sowohl per os als auch subkutan verabreicht . . . Als Ab-wehrmittel gegen Mücken und andere Insekten. Auch als Wurmmittel ist es mit Erfolg benutzt worden"; [Eucalyptolum] „äußerlich zu reizenden Einreibungen bei Rheumatismus-Neuralgien. Ferner zum desinfizierenden Wundverband bei atonischen Geschwüren, Hospitalbrand, Gangrän (Verbandpäckchen der briti-schen Kolonialtruppen), als Inhalation bei Asthma, fötider Bronchitis usw. . . . In-nerlich wird es bei chronischer Bronchitis, Lungengangrän, Asthma, katarrhali-schen Affektionen der Harnwege und bei Intermittens gegeben. Man gibt mehr-mals täglich 5-30 Tropfen in Gelatinekapseln oder in Emulsion. Für sich oder in Verbindung mit Santonin als Wurmmittel".

Nach Hoppe-Drogenkunde, 1958, Kap. E. globulus, wird verwendet: 1. das Blatt („Bei Bronchitis und Asthma in Form von Tee- und Räuchermittel. - Gegen Dys-enterie"). 2. das äther. Öl des Blattes („Antisepticum und Desinfiziens. Bei Er-krankung der Bronchien und Luftwege. Gegen Entzündungen von Mund, Ra-chen und Nase. Bei Erkrankungen der Harnorgane. Bestandteil zahlreicher Prä-parate wie Inhalationsmitteln, Hustenbonbons etc., gegen Erkältungskrankheiten. Zu Einreibemitteln bei Rheuma. In der kosmetischen Industrie bei der Herstellung von Zahnpasten und Zahnwässern. - In der Veterinärmedizin als Wundheil-mittel"). Auf mehr als 2 Seiten werden weitere E.-Arten angegeben.

In der Homöopathie ist „Eucalyptus - F i e b e r b a u m " (E. globulus Lab.; Tink-tur aus getrockneten Blättern älterer Zweige; Hale 1873) ein wichtiges Mittel.

Euchresta

Nach Dragendorff-Heilpflanzen, um 1900 (S. 329; Fam. L e g u m i n o s a e), wird von der javanischen E. Horsfieldii Benn (= A n d i r a Horsf. Leschen) Samen gegen Würmer, bei Vergiftungen, gegen Tuberkulose, Blutspeien usw. gebraucht. Aufgenommen in Hoppe-Drogenkunde, 1958; Semen Euchrestae sind Expectorans in der Eingeborenenmedizin.

Eugenia

Eugenia siehe Bd. IV, Reg. / V, Pimenta; Syzygium.
Chekan siehe Bd. II, Antidysenterica.
Dragendorff-Heilpflanzen, S. 472-474 (Fam. Myrtaceae).

Die pharmazeutisch wichtige Stammpflanze der Gewürznelken, E. caryophyllata Thunb., ist jetzt (um 1970) der Gattung → Syzygium zugeordnet, auch die frühere E. jambos L. und E. jambolana Lam. In Hager-Handbuch, um 1930, ist unter „Eugenia" noch zu finden:
1.) E. Cheken Hooker et Arnott. Sie heißt bei Dragendorff, um 1900: E. Chequen Molina (= Myrtus Luna Schauer, Myrtus Cheken); „Rinde adstringierend, gegen Diarrhöe und zu Bädern gebraucht, Saft gegen Augenentzündung, Blatt bei chronischem Katarrh der Respirationsorgane". Im Hager ist für Folia Cheken keine Verwendung angegeben. Nach Hoppe-Drogenkunde, 1958, wird von E. Cheken das Blatt (Folia oder Herba Eugeniae, Chekenblätter) als Tonikum, Adstringens, bei Bronchitis verwendet.
2.) E. acris Wight et Arnott. (= Pimenta acris Wight) [→ Pimenta] liefert das echte Bayöl (Oleum Myricae). Nach Zander-Pflanzennamen heißt der Bayrumbaum: **Pimenta racemosa (Mill.) J. W. Moore** (= Pimenta acris (Sw.) Kostel).
3.) E. tabasco G. Don. Die Früchte werden als „großes englisches Gewürz, spanisches Gewürz" gehandelt. Das gleiche gibt Hoppe-Drogenkunde an.
Außer diesen werden bei Hager 5 Arten genannt, bei Dragendorff viele weitere.

Euodia

Dragendorff-Heilpflanzen, um 1900 (S. 351; Fam. Rutaceae), nennt 7 Evodia-Arten, darunter Evodia meliaefolia Benth., deren Rinde Berberin enthält. Diese Pflanze ist auch in Hoppe-Drogenkunde, 1958, aufgeführt. (Rinde als Färbemittel). Nach Zander-Pflanzennamen wird die Gattung Euodia geschrieben.

Euonymus

Evonymus siehe Bd. IV, G 609.
Zitat-Empfehlung: *Euonymus europaeus (S.); Euonymus latifolius (S.); Euonymus verrucosus (S.); Euonymus atropurpureus (S.).*
Dragendorff-Heilpflanzen, S. 400 uf. (Fam. Celastraceae).

Nach Fischer kommt E v o n y m u s europea L. in mittelalterlichen Quellen vor (f u s a r i u s , f u s a n u s , s i l i o , s p i n d e l b o u m , h a n h ö d e l). Abgebildet bei Bock, um 1550 (Spindelbaum, Hanhödlin); nach Hoppe identifiziert Bock die Pflanze mit dem bei Theophrast als „ z y g i a " beschriebenem Baum (wird heute als A c e r campestre L. gedeutet), während E. europaeus L. bei Theophrast an anderer Stelle beschrieben ist; volkstümliche Verwendung des Holzes zur Herstellung von Werkzeug.

Geiger, um 1830, erwähnt kurz Evonymus latifolius [Schreibweise nach Zander-Pflanzennamen: E. latifolius (L.) Mill.] und Evonymus verrucosus [Schreibweise nach Zander: E. verrucosus Scop.]. Ausführlicher beschreibt er Evonymus europaeus [Schreibweise nach Zander: E. europaeus L.]; „offizinell sind: Die Früchte (fructus Evonymi, T e t r a g o n i a e). Sie haben einen ekelhaft bitteren Geschmack und wirken heftig brechenerregend und purgierend".

In der Homöopathie ist „Evonymus europaea - P f a f f e n h ü t c h e n " (Essenz aus frischen, reifen Früchten; Allen 1876) ein wichtiges Mittel. Nach Hoppe-Drogenkunde, 1958, soll es sich um eine herzwirksame Droge handeln; früher gegen Ungeziefer und Krätzmilben.

Beschrieben wird bei Hoppe ferner E. atropurpurea [Schreibweise nach Zander: E. atropurpureus Jacq.]; die Wurzelrinde soll herzwirksam sein; Cholagogum, Laxans, Diureticum. Dieser nordamerikanische Baum wird auch in Hager-Handbuch, um 1930, beschrieben; Anwendung - außer wie bei Hoppe angegeben - bei Wechselfieber und Dyspepsie, Wassersucht und Leberleiden. In der Homöopathie ist „Evonymus atropurpurea" (Essenz aus frischer Rinde der Zweige und Wurzeln; Hale 1867) ein wichtiges Mittel.

Eupatorium

E u p a t o r i u m   siehe Bd. II, Abstergentia; Adstringentia. / V, Achillea; Agrimonia; Gratiola.
Zitat-Empfehlung: *Eupatorium cannabinum (S.); Eupatorium perfoliatum (S.); Eupatorium purpureum (S.); Eupatorium aromaticum (S.); Eupatorium odoratum (S.).*
Dragendorff-Heilpflanzen, S. 660 uf. (Fam. C o m p o s i t a e); F. v. Gizycki, Eupatorium cannabinum L., Wasserdost (II.), Die Pharmazie 6 (1951), S. 613-615.

Die pharmazeutisch-wichtigste der vielen E.-Arten ist der W a s s e r d o s t , **E. cannabinum L.** Seine Verwendung in der Antike ist unsicher; Berendes-Dioskurides nennt die Pflanze nicht, während Fischer-Mittelalter sie gemeinsam mit C a l a m i n t h a auf Diosk.: k a n n a b i s agria, bezieht (eupatorium, v o l u c r u m maius, h e r b a r e g i a , cannabina, wildsaluay, h e r t z k l e e , wilde s e l b e , m a n s k r a f t , heidnisch w u n d t k r u t). Bock, um 1550, der - nach Hoppe - E. cannabinum L. im Kap.: Von Hirtzklee oder wasser D o s t , abbildet (K ü n g u n d k r a u t , A l b k r a u t), vermag die Pflanze bei Diosk. nicht zu deuten (volkstümliche Anwendung als Vulnerarium in Tierheilkunde; zur Räucherung gegen giftige Geschwüre).

Wenn in Quellen des 15./16. Jh. nur „Eupatorium" genannt ist, können ganz verschiedene Pflanzen damit gemeint sein. So schreibt Beßler zum Gart-Kapitel Eupatorium (wilde selbe, volucrum maius, wilde s a l v e y e) „= Eupatorium cannabinum L. (nach Fischer, von Marzell angezweifelt und eingeschränkt). Die Glossen gelten z. T. auch für andere Pflanzen, z. B. für T e u c r i u m scorodonia L., häufig sind Übertragungen auf A g r i m o n i a eupatoria L." [auch → G r a - t i o l a kommt in Frage]. Eindeutig wird die Sachlage erst, wenn in den Quellen von Eupatorium Avicennae gesprochen wird. Später ist „Eupatorium" immer der Wasserdost, in der Regel wohl auch zuvor.

In Ap. Lüneburg 1475 waren vorrätig: Radix eupatorii (1 qr.), Aqua e. (6 St.), Syropus de e. (5 lb.), Succus e. (1 qr.), Trochisci de eupatorio (6 dr.). Die T. Worms 1582 führt: [unter Kräutern] Eupatorium Avicennae (Eupatorium cannabinum, Herba Künigundis, T r i f o l i u m ceruinum, Hirtzklee, Wasserdost, D o s e n - k r a u t, Kunigundkraut); Succus Eupatorij Auicennae (Eupatorii cannabini, Wasserdost oder Dosenkrautsafft), Aqua (dest.) Eupatorii cannabini (Hirtzklee-wasser). Die T. Mainz 1618 schreibt eindeutig: [unter Kräutern] Eupatorium Avi-cennae (seu officinarum, Wasserdocht oder Hirzklee) [Diese Deutung erhält sich, im Gegensatz zum Eupatorium Mesues, → Gratiola, → A c h i l l e a ; über Eu-patorium Dioscoridis oder graecorum → Agrimonia].

Schröder, 1685, nennt im Kap. Eupatorium 3 Arten: 1. E. Veterum oder Graeco-rum siehe [→] Agrimonia; 2. E.Mesuae siehe Ageratum [→ Achillaea]; 3. E. Can-nabinum; „dieses wird allhier beschrieben. Es wird genannt Eupatorium Canna-binum C.B., Herba S. Künigundis, Eupator Avicennae creditum, Wasserdost, Ku-nigkraut, Hirtzgüntzel, Albkraut . . . In Apotheken hat man die Blumen, die Blätter aber selten. Es dient der Leber und den Wunden, wird meistens ge-braucht in Cachexien, Katarrhen, Husten und wenn der Monatsfluß nicht zur Zeit kommt. Äußerlich ist es eins von den edelsten Wundarzneien (wie auch inner-lich), wenn man sich darin badet, so treibt es den Monatsfluß. Etliche schreiben ihm eine erbrechende Kraft zu. Bereitete Stücke sind: 1. Das Wasser aus den Blät-tern und Blumen; 2. Die Trochisci von Eupator A.".

In Ap. Braunschweig 1666 waren vorrätig: Herba eupatorii Avicennae (1 K.), Ra-dix e. Avic. (2³/₄ lb.), Extractum e. (18 Lot), Pillulae de e. (16 Lot), Syrupus de e. (12 lb.), Trochisci de e. (6 Lot). Die Ph. Württemberg 1741 beschreibt: Herba Eu-patorii cannabini Avicennae (Trifolii cervini, O r i g a n i aquatici. Wasserdosten, Kunigunden-Kraut, H i r s c h - K l e e ; Vulnerarium, wird hauptsächlich äu-ßerlich gebraucht). Die Stammpflanze heißt bei Hagen, um 1780: E. cannabinum (Kunigundenkraut, W a s s e r h a n f, Alpkraut, Wasserdost); das Kraut (Hb. Eupatorii ist offizinell.

Geiger, um 1830, beschreibt E. cannabinum (gemeiner Wasserhanf, Wasserdost, Kunigundenkraut, Alpkraut); „wurde besonders von Tournefort, Boerhaave u. a. empfohlen . . . Offizinell ist: die Wurzel und das Kraut (rad. et herb. Eupatorii,

Cannabinae aquaticae, St. Cunigundis) . . . Man gibt die Wurzel und Kraut im Aufguß, auch den ausgepreßten Saft innerlich gegen intermittierende Fieber, Wassersucht usw. Äußerlich werden die Blätter zerquetscht auf Geschwülste usw. aufgelegt . . . Man behauptet, daß angeschossene Hirsche das Kraut fressen, um sich zu heilen".

Nach Hager-Handbuch, um 1930, werden Herba Eupatorii cannabini angewendet: „Bei Skorbut, Icterus und Fieber als Tonicum, Irritans, Febrifugum, Diureticum, in größeren Gaben wirkt es als Emeticum und Purgans. Äußerlich als Wundmittel und gegen Hautausschläge". Hoppe-Drogenkunde 1958, gibt im Kap. E. cannabinum an: Verwendet werden 1. die Wurzel („Bei Leber- und Gallenleiden"); 2. das Kraut („die Blätter haben eine schwach abführende Wirkung. Sie wirken außerdem choleretisch. Bei Leber- und Gallenleiden. - In der Homöopathie [dort ist „Eupatorium cannabinum" (Essenz aus frischem, blühenden Kraut) ein weniger wichtiges Mittel]. - In der Volksheilkunde als Diureticum, Febrifugum. - Wundheilmittel, gegen Hautausschläge").

Von weiteren E.-Arten spielen im homöopathischen Arzneischatz eine Rolle:

1.) „Eupatorium perfoliatum" **(E. perfoliatum L.;** Essenz aus frischer Pflanze; Hale 1873) als wichtiges Mittel.

Diese Art erwähnt Geiger, um 1830; „davon ist das Kraut (herb. Eupatorii perfoliati) in Amerika offizinell". Nach Dragendorff, um 1900, wird das „Kraut als Diaphoreticum, Diureticum und Antifebrile, auch gegen Grind gebraucht".

2.) „Eupatorium purpureum" **(E. purpureum L.;** Essenz aus frischem Wurzelstock; Hale 1867) als wichtiges Mittel.

Nach Dragendorff wird diese nordamerikanische Pflanze gegen Harngries verordnet.

3.) „Eupatorium aromaticum" **(E. aromaticum L.;** Essenz aus frischer Wurzel) als weniger wichtiges Mittel.

Nach Dragendorff wird diese westindische „weiße S c h l a n g e n w u r z e l . . . bei Gicht und Rheuma, auch als Diureticum und zum Aromatisieren von Tabak etc. angewendet".

4.) „Eupatorium odoratum" (E. odoratum L.; Essenz aus frischem, blühenden Kraut) als weniger wichtiges Mittel,

Nach Dragendorff ist diese brasilianische Art „Antispasmodicum und Ersatz der Mentha".

Euphorbia

E u p h o r b i a siehe Bd. II, Acria; Errhina. / V, Lathyrus; Sarcostemma; Veronica.
E u p h o r b i u m siehe Bd. II, Apodacrytica; Calefacientia; Catalotica; Caustica; Errhina; Phlegmagoga; Rubefacientia; Vesicantia. / IV, E 163. / V, Garcinia.
E s u l a siehe Bd. II, Hydragoga; Purgantia. / V, Amanita.
P e p l u s siehe Bd. II, Purgantia.
P i t h y u s a siehe Bd. II, Purgantia.
T i t h y m a l l u s siehe Bd. II, Antipsorica; Opomphalica. / V, Apocynum.

Zitat-Empfehlung: *Euphorbia characias (S.); Euphorbia myrsinites (S.); Euphorbia paralias (S.); Euphorbia helioscopia (S.); Euphorbia cyparissias (S.); Euphorbia dendroides (S.); Euphorbia platyphyllos (S.); Euphorbia pithyusa (S.); Euphorbia lathyris (S.); Euphorbia peplus (S.); Euphorbia peplis (S.); Euphorbia resinifera (S.); Euphorbia officinarum (S.); Euphorbia esula (S.); Euphorbia verrucosa (S.); Euphorbia palustris (S.); Euphorbia dulcis (S.); Euphorbia exigua (S.); Euphorbia canariensis (S.); Euphorbia spinosa (S.); Euphorbia tirucalli (S.); Euphorbia amygdaloides (S.); Euphorbia corallata (S.); Euphorbia hypericifolia (S.); Euphorbia pilulifera (S.); Euphorbia milii (S.); Euphorbia procera (S.).*

Dragendorff-Heilpflanzen, S. 386-391 (Fam. E u p h o r b i a c e a e); Tschirch-Handbuch II, S. 1172.

Berendes-Dioskurides:
1. bis 7. im Kap. W o l f s m i l c h a r t e n (T i t h y m a l o s):
1.) Der männliche C h a r a k i a s - E. Characias L.;
2.) der weibliche Charakias, auch M y r s i n i t e s genannt - E. Myrsinites L.;
3.) der P a r a l i o s - E. Paralias L.;
4.) der H e l i o s k o p i o s - E. Helioscopias L.;
5.) der K y p a r i s s i a s - E. Cyparissias L. (oder E. aleppica L.?);
6.) der D e n d r i t e s - E. dendroides L.;
7.) der P l a t y p h y l l u s - E. platyphyllos L.

Weitere Kapitel:
8.) P i t y u s a - E. Pityusa L.;
9.) L a t h y r i s - E. Lathyris L.;
10.) P e p l o s - E. Peplus L. (oder E.retusa L.?);
11.) P e p l i s - E. Peplis L.;
12.) C h a m a i s y k e - E. Chamaesyce L.;
13.) A p i o s - E. Apios L.;
14.) E u p h o r b i o n - In Tschirch-Handbuch ist dazu erklärt, daß die Stammpflanze lange ungenügend bekannt war; Linné nannte sie in seiner Materia medica E. aculeata, in den Spec. plant. E. antiquorum; erst Berg stellte 1863 die neue Art E. resinifera auf. Sie wird auch in Berendes-Dioskurides hier angegeben.

Die Angaben von Geiger, um 1830 (abgekürzt G.), von Dragendorff, um 1900 (abgek. Dr.), und evtl. aus anderer Literatur (abgek. Lit.), zu diesen Kapiteln bzw. Stammpflanzen sind:

zu 1) G.: E. Characias L.; „Es ist das Tithymallos der Alten, von welchem sie den Milchsaft als Purgiermittel, bei Fiebern, Wassersucht usw. anwendeten".
Dr.: E. Characias L. (= E. eriocarpa Berthol., E. cretica Miller, T i t h y m a - l u s purpureus Lam.); „soll der Tithymalos charakias des Diosc. sein".
Lit.: Grot-Hippokrates, E. Characias. Fischer-Mittelalter, E. Characias L. (erba lazza, g o b i u s, m a n d o l i n a). Zander: **E. characias L.**

zu 2) Dr.: E. Myrsinitos L.; „Tithymalus Myrsinites und Thalys des Diosc. und Galen?".

Lit.: Fischer-Mittelalter, E. Myrsinites L. (altital.). Zander-Pflanzennamen, **E. myrsinites L.**

zu 3) Dr.: E. Paralias L. (= Tithymalus Paralias Mönch.); Tithymalos paralias des Diosc. und Gal.".
Lit.: Fischer-Mittelalter, *E. paralias L.* (titimalos, l i t o r e u m , l a c t u c a marina tortomaglio marino).

zu 4) G.: E. helioscopia; „davon war ehedem auch die Rinde des Stengels und der Wurzel (cort. Tithymali seu Esulae) in Schweden offizinell".
Dr.: E. Helioscopia L. (= E. dulcis Jacq., Tithymalus Hel. Scop.); „diente Kraut und Rinde als Antisyphiliticum, ist aber giftig. Helioskopias des Diosc. und Galen".
Lit.: Fischer-Mittelalter, E. Helioscopia L., E. peplus L., E.esula L. u. E. cyparissias L. (titimallum, t i m i l a , t i t i n u l a minor, p i n a s , peplus esula minor, d i a g r i d i u m , l a c t a r i a , lactariola, b r a c h w u r t z , wolffsmilch, hundsmilchkrut; Diosk.: peplos, heliscopios).
Hoppe-Bock, **E. helioscopia L.** (gemein Wolffsmilch, das 3. Geschlecht); „Bock identifiziert abweichend von heutigen Interpretationen mit Diosk. tithymallos paralios". In der Homöopathie ist „Euphorbia helioscopia" (Essenz aus frischer, blühender Pflanze) ein weniger wichtiges Mittel.

zu 5) G.: E. Cyparissias; „Offizinell ist: Das Kraut und die Wurzel (herba radix et cortex radic. Esulae minoris) . . . Die Wurzel und besonders die Rinde derselben wurde ehedem als drastisches Purgier- und Brechmittel gebraucht (was immer gefährlich bleibt). Den Aufguß mit Wein oder Essig gab man bei Wassersuchten; der Milchsaft der Pflanze dient zum Wegbeizen der Warzen".
Dr.: E. Cyparissias L.; namentlich wurde die Wurzel als Bauern-R h a b a r b e r , der Saft als Scammoniumsurrogat verwendet . . . ist vielleicht die Kyparissias des Diosc. (siehe aber bei E. aleppica) und die D o r n e l l a der H. Hild.".
Lit.: Grot-Hippokrates, E. cyparissias.
Fischer-Mittelalter, **E. cyparissias L.** [siehe bei 4.) E. helioscopia]. Hoppe-Bock, E. cyparissias L. (Cypressene Wolffsmilch).
In der Homöopathie ist „Euphorbia Cyparissias - Wolfsmilch" (Essenz aus ganzer, frischer, blühender Pflanze; Allen 1876) ein wichtiges Mittel.

zu 6) Dr.: E. dendroides L. (= E. laeta Ait., E. divaricata Jacq.); „als Purgans bei Schleim- und Gallenkrankheiten gebraucht, werden als Fischgift bezeichnet . . . hält man für den Tithymalos megas des Hipp., den Tith. dendroeides des Gal.".
Lit.: Fischer-Mittelalter, **E. dendroides L.** (altital.).

zu 7) G.: E. plattiphylla; „Der Milchsaft dieser Pflanze ist auch sehr scharf".
Dr.: E. platyphyllos L. (= E. foetida Schult., E. Coderiana D.C,, Tithym. plat. Scop.).

Lit.: Fischer-Mittelalter, E. platyphyllus [siehe bei 17.) E. palustris].
Hoppe-Bock, **E. plathyphyllos L.** (groß T e u f f e l s m i l c h); Bock identifiziert abweichend von heutigen Autoren mit Diosk. tithym. dendroeides.

zu 8) Dr.: E. Pithyusa L. (= Tithym. acutifolius L.); vielleicht Pithyousa des Diosc. und Gal., Schimbrim des I. el B.
Lit.: Sontheimer-Araber, E. Pityusa.
Fischer-Mittelalter, E. Pityusa L. [siehe bei 15.) E. esula L.].

zu 9) G.: E. Lathyris [siehe unten „Cataputia minoris"].
Dr.: E. Lathyris L. (= E. spongiosa Ledeb., Tithym. Lath. Scop.).
Lit.: Sontheimer-Araber; Fischer-Mittelalter, E. lathyris L. (c i t o c a t i a , a c - t u r e l a , l a c t i r i d a , c a p r i f i c u m , p u r g a t o r i a , c a t a p u c i a minor, titimalus, h e r b a s a n c t a c r u c i s , hasta regalis, m a t r o n a , u r i g e n o n , esula maior, s p r i n g w u r t z , k r e u t z w u r z , s p e y - w u r z ; Diosk.: lathyris, tithymalos, euphorbia).
Beßler-Gart, **E. lathyris L.** (Kap. Titimallus und Kap. Cataputia). Hoppe-Bock, E. lathyris L. (S p r i n g k r a u t , S p r i n g k o r n , S c h e i ß k r a u t , m i l c h k r a u t).
In der Homöopathie ist „Euphorbia Lathyris" (Tinktur aus reifen Samen) ein weniger wichtiges Mittel.

zu 10) G.: E. Peplus; „Das Kraut (herba Esulae rotundifoliae) war ehedem offizinell".
Dr.: E. peploides Gouan.; „Peplos des Hipp. und vielleicht des Diosc.".
Lit.: Grot-Hippokrates; Sontheimer-Araber; Fischer-Mittelalter [siehe bei 4.) E. Helioscopia L.]; Hoppe-Bock, **E. peplus L.** (Sonnenmilchkraut); Bock deutet abweichend von heutigen Autoren als Diosk. tithym. helioskopios.

zu 11) G.: E. Peplis; „wurde schon von den Alten unter dem Namen Peplion als Arzneimittel gebraucht".
Dr.: E. Peplis L.; Purgans, Expectorans, Antiphthisicum, Epispasticum, wurde bei Wassersucht, Gicht und Brustkrankheiten verwendet. Peplis des Diosc. u. Gal. (Peplion), M e k o n i o n des Hipp., O x y p y r o n des Steph. Magnetes und für die B r a c h w u r z (esula ed.) der H. Hild. gehalten, desgl. für das Bablos und Halbitha des I. el B.
Lit.: Grot-Hippokrates; Sontheimer-Araber; Fischer-Mittelalter, E. Peplis L. (p o r t u l a c a marina).

zu 12) G.: E. Chamaesyce = E. canescens; „das scharfe Kraut (herba Chamaesyces) ehedem offizinell".
Dr.: E. Chamaesyce (= E. massiliensis D.C.) und ihre Var. E. canescens L.; sollen die Chamaisykes des Diosc. und Gal., die Chamasuka I. el B. sein und gegen

Skorpionenstich, Krätze, Warzen, Geschwüre, Hornhautflecken u. a. Augenkrankheiten, auch gegen Syphilis benutzt sein.
Lit.: Sontheimer-Araber, E. Chamaesyce.

zu 13) Dr.: E. Apios L.; Apios oder Ischas des Theophr. u. Diosc., das Afios des I. el B.
Lit.: Sontheimer-Araber, E. Apios.

zu 14) G.: E. antiquorum (außerdem E. officinalis und E. canariensis); „liefern das seit alten Zeiten als Arzneimittel gebräuchliche Euphorbium".
Dr.: E. antiquorum L.; Verwendung von Wurzel und Saft, Euphorbion Dendron des Diosc.; Purgans und Fischgift. **E. resinifera Berger**; „Wird schon als Euphorbion von Diosc., Gal. u. Scrib. Larg. erwähnt".
Lit.: Heßler-Susruta, E. antiquorum.
In der Homöopathie ist „Euphorbium" (Tinktur aus dem erhärteten Milchsaft von E. resinifera Berg.; Stapf 1826) ein wichtiges Mittel.

Fischer-Mittelalter (soweit nicht schon zuvor angegeben):
15.) **E. officinarum L.** (euforbium, diagridium, scheiswurz).
G.: E. officinalis [siehe bei 14.) E. antiquorum].
Dr.: E. officinarum L.
16.) **E. esula L.** (zusammen mit E. verrucosa L. u. E. Pityusa L.; esula, p r a c a , a n t i r a , titimula maior, titimallum, s o l a t i u m rusticorum, lacteola, cardo sylvaticus, brachwurtz, wolfesmilch, tewfelsmilch, eselmilch, wolfswurz, wolfdistel, tymele; Diosk.: tithymallos).
Beßler-Gart bezieht E. esula L. auf „Esula".
G.: E. Esula; „Davon ist das Kraut und die Wurzel (herba et rad. Esulae) offizinell".
Dr.: E.Esula L. (= E. discolor Led., E. intermedia Brébis, E. racemosa Tausch, E. tristis Bess., Tithymallus Esula Scop.); Wurzel gegen Wassersucht, Flechten, Scabies; soll die Wulfesmilch (C a r d u u s niger) der H. Hild. sein.
In der Homöopathie ist „Euphorbia Esula" (Essenz aus frischer, blühender Pflanze) ein weniger wichtiges Mittel.
17.) **E. verrucosa L.** [siehe bei 15.) E. esula L.].
Dr.: E. pubescens Vahl (= E. verrucosa L.).
18.) E. palustris (zusammen mit E. dulcis u. E. platyphyllus; esula maior, l u - t e o l a , t e u f e l s m i c h).
Hoppe-Bock, **E. palustris L.** (vom Springkraut, das ander gemein geschlecht).
G.: E. palustris; „Offizinell waren ehedem: Das Kraut, die Wurzel und Rinde (herba, rad. et cort. radicis Esulae majoris)".
Dr.: E. palustris L.; „Wurzel und Rinde (Rad. etc. Esulae majoris) als Rubefaciens und gegen Wassersucht, Fieber, Zahnschmerz, der Milchsaft als Ätzmittel gegen Warzen, Hühneraugen etc. gebraucht".

19.) E. dulcis [siehe unter 18.) E. palustris].
Hoppe-Bock, **E. dulcis L.** (suess Wolffsmilch).
G.: E. dulcis.

Hoppe-Bock (soweit nicht schon zuvor angegeben):
20.) **E. exigua L.** (die kleinst Wolffsmilch).

Geiger-Handbuch (soweit nicht schon zuvor angegeben):
21.) E. canariensis [siehe unter 14.) E. antiquorum].
Dr.: **E. canariensis L.**
22.) E. spinosa; „Es ist die H i p p o p h a e der Alten, von welcher sie den Milchsaft als Purgiermittel gebrauchten".
Dr.: *E. spinosa L.;* Purgiermittel, auch bei Phthisis und Hydrops.
Lit.: Grot-Hippokrates; Sontheimer-Araber, E. spinosa.
23.) E. Tirucalli; „Davon benutzen die Indianer den scharfen Milchsaft als äußer-
liches Mittel".
Dr.: *E. Tirucalli L.* (= E. Viminalis Mill., E. rhipsaloides Lem., O s s i f r a g a
lactea); Emeticum, Antisyphiliticum; der Same soll bei I. el B. aufgeführt sein.
Lit.: Hessler-Susruta, **E. tirucalli L.**
24.) E. amygdaloides.
Dr.: **E. amygdaloides L.**
In der Homöopathie ist „Euphorbia amygdaloides" (Essenz aus frischer Pflanze,
Allen 1876) ein wichtiges Mittel.

Homöopathische Mittel (soweit nicht schon zuvor angegeben):
25.) **E. corollata L.** (Essenz aus frischer Wurzel; Hale 1867), wichtiges Mittel.
26.) *E. hypericifolia L.* (Essenz aus frischer, blühender Pflanze), weniger wichtiges
Mittel.
27.) *E. pilulifera L.* (Essenz aus frischer, blühender Pflanze), weniger wichtiges Mittel.
28.) **E. milii Desmoulins** (= E. splendens Boj. ex Hook.) ist als „Euphorbia splendens" (Essenz aus frischer, blühender Pflanze) ein weniger wichtiges Mittel.
29.) *E. procera M.B.* ist als „Euphorbia villosa - Zottige Wolfsmilch" (Essenz aus
frischem Wurzelstock; Kaczkowski 1870) ein wichtiges Mittel.

Zahlreiche Wolfsmilcharten haben in der antiken Materia medica eine Rolle gespielt. Die botanische Identifizierung bereitet zum Teil Schwierigkeiten. Die
Stammpflanzen, die Berendes angibt, sind offensichtlich von Linné nach den Bezeichnungen des Dioskurides benannt worden (z. B. des Dioskurides Pityusa heißt
Euphorbia Pityusa L.); diese Linnéschen Bezeichnungen gelten teilweise bis heute,
die anderen aufzuhellen, muß Botanikern überlassen bleiben.
Aus den Angaben des Dioskurides kann man zweierlei hervorheben:

1. Von den Wolfsmilchpflanzen läßt er den Saft - frisch oder getrocknet -, ferner oft Wurzel, Blätter, Früchte verwenden. Es werden gelegentlich Unterschiede in den Wirkungen der einzelnen Arten gemacht, im großen und ganzen aber ist die Verwendung gleichartig. Sie ist am ausführlichsten im Kap. Charakias angegeben (der Saft als Purgans, Schleim und Galle abführend; entfernt Haare; gegen Zahnschmerzen, Warzen, Feigwarzen, Flechten, Karbunkel, Geschwüre, Fisteln. Frucht und Blätter bewirken dasselbe, wenn sie als Trank genommen werden; Wurzel purgiert ebenfalls und hilft bei Zahnschmerzen).

2. Als Euphorbion beschreibt Dioskurides ein Handelsprodukt aus Libyen, gewonnen aus dem Saft eines Baumes. Es gibt zwei Sorten: Durchscheinende, erbsengroße Stücke und glasartige, in frischen, gereinigten Schafmägen gesammelte Massen (der Saft hat die Kraft, Unterlaufungen des Auges zu verteilen; zieht Knochensplitter heraus; gegen Schlangenbiß, gegen Ischias als Trank).

Die Wolfsmilchpflanzen haben in der mittelalterlichen und späteren Volksmedizin weiterhin eine Rolle gespielt. Bock, um 1550, versucht, die ihm bekannten Arten bei Dioskurides zu erkennen und gibt die Indikationen im wesentlichen in Anlehnung an den antiken Autor. Einige wenige Drogen sind in offiziellen Gebrauch gekommen, und zwar an erster Stelle das Euphorbium, ferner Esula-Wurzeln und Cataputia-Samen.

(Euphorbium)

Nach Tschirch-Handbuch ist Euphorbium erst am Anfang unserer Zeitrechnung in den Arzneischatz eingeführt worden, offenbar durch Euphorbos, den Leibarzt des Königs Juba, der damals über die Länder des nördlichen Afrika herrschte; Theophrast kannte die Droge noch nicht, wohl Plinius und Dioskurides, sowie die späteren Autoren, die es alle benutzten.

In Ap. Lüneburg 1475 waren vorrätig: E u f o r b i u m (3 qr.), Oleum euforbii (2 oz.). Die T. Worms 1582 verzeichnet: Euphorbium (Uffgetruckneter safft oder Gummi von dem Kraut Euphorbia). Bestandteil mehrerer Composita (in Ph. Nürnberg 1546 z. B. von Unguentum Arogon Nicolai, Unguentum de Artanita maius Mesuae, Oleum de Euphorbia Mesuae, Lithontribon Nicolai, Philonium maius Nicolai und Mesuae, Aurea alexandrina Nicolai, Diacastoreum Nicolai, Esdra antiochus Aetio, Hieralogodium Nicolai, Pilulae de Euphorbio Mesuae). In Ap. Braunschweig 1666 waren vorrätig: Gummi euphorbii (6 lb.), Pulvis e. (2 lb.), Oleum e. (3¼ lb.), Pilulae de e. (4 Lot).

Nach Schröder, 1685, besitzt Euphorbium „zwar eine Kraft, die gesalzenen Feuchtigkeiten und das Wasser aus dem ganzen Leibe zu führen, allein nicht sonder Beschwerde und Zwang, die es neben seiner Eigenschaft und der Entzündung besitzt, wie es denn auch hitzig im 4. Grad ist". Bereitete Stücke sind: Verbessertes Euphorbium, Extrakt, destilliertes und gemeines Öl.

Die Ph. Württemberg 1741 führt: Euphorbium (ein scharffes Gummi; wirkt ausbrennend, entzündend, führt schmierige Säfte heftig aus; gegen Wassersucht; wird innerlich und äußerlich angewandt); gereinigtes Euphorbium, Oleum (coctum) Euphorbii. Nach Hagen, um 1780, kommt das Gummiharz vom Euphorbienstrauch (E. officinarum).

Angaben der preußischen Pharmakopöen: 1799-1829, „Euphorbium", von E. officinarum L. u. a. E.-Arten; daraus zu bereiten Tinctura Euphorbii, Bestandteil von Emplastrum Cantharidum perpetuum; 1846, von E. officinarum L. u. E. canariensis L.; 1862, E. officinarum L. u. a. ähnliche Arten. In den DAB's: Ausgabe 1872, von E. resinifera Berg. (so bis DAB 6, 1926); (1872) Bestandteil von Emplastrum Cantharidum perpeteum, Empl. Picis irritans, Unguentum acre; Tinctura Euphorbii.

Um 1830 schreibt Geiger über die Anwendung: „Das Euphorbium wird jetzt nur äußerlich in Pulverform, zum Einstreuen oder, mit Fetten usw. gemischt, als Salbe benutzt. Ehedem gab man es auch innerlich als heftiges Purgiermittel, was immer gefährlich ist. - Präparate hat man davon eine Tinktur (tinct. Euphorbii), äußerlich als Reizmittel anzuwenden. Es macht einen Bestandteil des empl. ischiadici und empl. vesicat. perpet. Janini aus". Hager, 1874, schreibt: „Früher wurde das Euphorbium . . . als Drasticum gebraucht. Es erzeugt leicht heftige Entzündung des Magens und Darmkanals und wirkt in großen Gaben giftig. Gegenmittel sind Opium, schleimige und ölige Mittel. Äußerlich wird es viel als Rubefaciens, Reizmittel für torpide Geschwüre und als Zusatz zu Vesicatorien angewendet". Hager-Handbuch, um 1930: „Anwendung. Hauptsächlich in der Tierheilkunde zu reizenden und blasenziehenden Salben und Pflastern". In der Homöopathie bildet es ein wichtiges Mittel.

(E s u l a)

In Ap. Lüneburg 1475 waren vorrätig: Radix e z u l a e maioris (2 oz.) und minoris (1 lb.). Die wichtigere Droge ist die in größerer Menge vorhandene. Sie steht in T. Worms 1582 [dort nur 1 Sorte] als Radix Esulae (Tithymali Cyparißae, Esulae cupreßinae seu minoris, Wolffsmilchwurtz, Cypressen Wolffsmilchwurtz). Auch T. Mainz 1618 hat nur Radix Esulae minoris seu communis, diese dann auch als Rad. Es. praeparata. In Ap. Braunschweig 1666 waren vorrätig: Radix esulae (2½ lb.), Extractum e. (2 Lot).

Die Ph. Württemberg 1741 führt: Radix Esulae minoris (Tithymali Cyparissiae, cupressini officinalis Linariae admodum similis, Wolffsmilchwurtzel; es wird die Wurzelrinde gesammelt; gegen Wassersucht; heftiges Purgans); Extractum Esulae. Hagen, um 1780, ordnet die Droge der E. helioscopia zu; „die Rinde von der Wurzel (Cortex Esulae) ist offizinell"; Fußnote dazu: „Diese Rinde wird gewöhnlich von einer einheimischen Wolfsmilchart gesammelt und dahero nach Verschiedenheit des Ortes von einer verschiedenen Pflanze". Geiger, um 1830, meint, daß

1. Esula schlechthin von E. esula L. stamme,
2. Esula minoris von E. cyparissias L.,

3. Esula maioris von E. palustris L.,
4. Esula rotundifolia von E. peplus L.

Nach Jourdan, zur gleichen Zeit, ist die vorzüglichste, in Pharmakopöen ange-
führte Art E. Cyparissias L. (= Radix Esulae minoris). Bei E. palustris L., E. He-
lioscopa L., E. sylvatica L. und E. Peplus schreibt er: „welche sämtlich von Gal. angezeigt sind, können die E. Cyparissias sehr gut ersetzen".
Die Drogen sind im 19. Jh. außer Gebrauch gekommen, nur in der Homöopathie
ist die C y p r e s s e n w o l f s m i l c h noch ein wichtiges Mittel.

(C a t a p u t i a   m i n o r i s)
Die Semen cataputiae in Ap. Lüneburg 1475 waren wahrscheinlich Semen c. maio-
ris [→ R i c i n u s]. In T. Worms 1582 stehen außer diesen: Semen Cataputiae
minoris (Lathyris, Esulae vulpinae, T r e i b k ö r n e r, Springkörner), ferner
Sem. Cat. min. excorticatae (Außgescheelt Treibkörner oder Springkörner). In
Ap. Braunschweig 1666 waren 1¹/₄ lb. Semen c. vorrätig. In Ph. Württemberg
1741 stehen: Semen Cataputiae minoris (Tithymali latifolii, Lathyridis majoris,
Spring-Körner, Treib-Körner; purgieren heftig nach oben und unten; gegen
Wassersucht). Nach Hagen, um 1780, ist die Stammpflanze E. Lathyris, ebenso bei
Geiger („Anwendung. Die kleinen Springkörner gibt man (von den Schalen befreit) in Substanz mit Zucker abgerieben oder als Emulsion mit Eigelb. - Präparate
hat man davon: das fette Öl (ol. Euphorbiae Lathyris). - Den Milchsaft der Pflanze
gebrauchte man sonst äußerlich und innerlich gegen Krebs und Syphilis; auch wird
er noch zur Reinigung alter Wunden und Geschwüre bei Pferden angewendet; er
soll die Hühneraugen vertreiben"). Die Samen sind im 19. Jh. außer Gebrauch
gekommen, bis auf die Homöopathie, wo sie ein weniger wichtiges Mittel ab-
geben.

Euphrasia

E u p h r a s i a siehe Bd. II, Ophthalmica, / III, Spiritus Euphrasiae Mindereri. / V, Odontites.
A u g e n t r o s t siehe Bd. III, Aqua ophthalmica Quercetani; Augentrostgeist. / IV, C 34; G 957. / V,
Odontites.
H e r b a o c u l a r i s, ophthalmica siehe Bd. II, Ophthalmica.

F i s c h e r-Mittelalter: E. officinalis L. (f r a s i c a, e u f r a s i a, f r a s i a
maior et minor, b u g u l a, l u m i n e l l a, o c u l a r i a, w u n t w u r t z,
l u c h, a u g e n t r o s t, l i e c h t k r a u t).
B e ß l e r-Gart: Kap. E u f r a g i a, **E. rostkoviana Hayne** und auch E. officina-
lis **L. emend. Hayne.**
H o p p e-Bock: Kap. Von Augentrost, E. rostkoviana H. (= E. officinalis z. T.).
G e i g e r-Handbuch: E. officinalis (weißer Augentrost).
Z i t a t-Empfehlung: **Euphrasia rostkoviana (S.); Euphrasia officinalis (S.).**

Dragendorff-Heilpflanzen, S. 608 (Fam. S c r o p h u l a r i a c e a e).

Nach Hoppe bildet Bock, um 1550, im Kap. Augentrost neben dem Augentrost-gras (= S t e l l a r i a holostea L.) als „ander edel Augentrost" E. rostkoviana H. ab [nach Schmeil-Flora ist diese Art, von der es eine Sommer- und eine Herbst-form gibt, und die Art E. stricta D. Wolff em. Host, von der es eine Sommer-, eine Herbst- und eine alpine Form gibt, identisch mit der früheren E. officinalis L.p.p.]; als Augentrost beschreibt Bock - nach Hoppe - außerdem 2 M y o s o t i s - Arten; er identifiziert sie alle nicht mit Pflanzen antiker Autoren, sondern ver-zeichnet zeitgenössische Anwendung (Saft, zerkleinerte Kräuter, Destillat gegen Augenleiden; gegen Gelbsucht).

In Ap. Lüneburg 1475 waren vorrätig: Aqua eufrasie (1½ St.). Die T. Worms 1582 führt: [unter Kräutern] Eufrasia (Euphrasia, Eufragia, E u p h r a g i a , E u p h r o s y n e , H e r b a o p t h a l m i c a , H e r b a o c u l a r i s , H e r b a l u c i d a); Aqua (dest.) Eufrasiae (Herbae lucis, Augentrostwasser), Conserva Florum Eufrasia (Augentrostblumenzucker); in T. Frankfurt/M. 1687, als Simpli-cium, Herba Euphrasia (Euphragia, Augentrost). In Ap. Braunschweig 1666 waren vorrätig: Herba euphrasiae (1 K.), Aqua e. (4½ St.), Conserva e. (4 lb.), Extrac-tum e. (14 Lot), Spiritus e. (1½ lb.).

Schröder, 1685, schreibt über die Verwendung von Eufragia: „In Apotheken hat man das Kraut mit den Blumen. Es dient den Augen und dem Haupt, wärmt und trocknet, adstringiert, zerteilt, und gebraucht mans meistens zu den Sternfellern, Dunkelheit der Augen und schwachem Gedächtnis. Sonsten lobt man auch die in Wein gekochte Euphragiam (besonders die mit weißen Blumen) sehr wider die Gelbsucht".

Die Ph. Württemberg 1741 beschreibt: Herba Euphrasiae flore albo (Euphragiae, Herba opthalmica, Augentrost; gegen Gelbsucht, Augenmittel); Aqua (dest.) E., Conserva (ex herbis) Euphrasiae. Die Stammpflanze heißt bei Hagen, um 1780: E. officinalis. Geiger, um 1830, gibt über die Pflanze an: Sie „variiert in der Größe, Verästelung, Gestalt, Bedeckung, der Größe und Farbe der Blumen und Zerteilung der Blätter usw. Euphr. Rostcoviana, mit größeren behaarten Stengeln und drüsigbehaarten Blättern und Kelchen, größeren weißen Blumen mit gelben Unterlippen. Euphr. nemorosa, minima, mit meistens sehr ästigem, glatten Stengel, zum Teil eingeschnitten-gesägten und kleineren öfter violetten Blumen usw., die z. T. als Arten unterschieden werden. Offizinell ist: das Kraut oder viel-mehr die blühende Pflanze ohne Wurzel (herba Euphrasiae) . . . Ehedem ge-brauchte man die Pflanze (besonders den ausgepreßten Saft, oder im Aufguß mit Milch) gegen Augenkrankheiten aller Art (daher ihr Name), gegen Gelbsucht usw. - als Präparat hatte man: destilliertes Wasser (aqua Euphrasiae). Jetzt ist sie fast ganz obsolet".

Wieder ins Erg.-B. 6, 1941, aufgenommen: Herba Euphrasiae (von E. stricta Host.). In der Homöopathie ist „Euphrasia - Augentrost" (E. officinalis L.; Es-senz aus frischer, blühender Pflanze; Hahnemann 1819) ein wichtiges Mittel. Hat ein Kap. in Hoppe-Drogenkunde, 1958 (Verwendung des Krautes „zu Augen-wässern. - In der Homöopathie bei Haut- und Schleimhauterkrankungen, bei Augenleiden. - In der Volksheilkunde als entzündungswidriges Mittel").

Evernia

E v e r n i a siehe Bd. V, Usnea.

Fischer-Mittelalter zitiert E. spec. (r a m p n u s , d o r n m i e ß). In T. Frank-furt/M. 1687 ist aufgenommen: M u s c u s A c a c i a e (S c h l e h e n d o r n Mooß). Die Ph. Württemberg 1741 führt: Muscus Acaciae (Schlehen-Mooß; Ad-stringens, zu Bädern und Bähungen, beim Darm- und Gebärmuttervorfall). Gei-ger, um 1830, erwähnt P a r m e l i a Prunastri Ach. (= L i c h e n Prunastri L., S c h l e h e n f l e c h t e , P f l a u m e n f l e c h t e , Weißes L u n g e n m o o s); „unter den Namen Muscus arboreus, Acaciae, herba Musci Acaciae war sie ehedem offizinell. In Ägypten nimmt man sie zum Brotbacken als Gärungsmittel". Bei Jourdan, zur gleichen Zeit, Kap. Lichen, heißt die Pflanze: P h y s i c a Prunastri Cand. (weißes Lungenmoos); „schwach adstringierend". Dragendorff-Heilpflan-zen, um 1900 (S. 47; Fam. U s n e e a e ; jetzt: U s n e a c e a e), vermerkt zu E. Prunastri Ach. (Parmelia Prunastri, Pflaumenflechte, Lungenmoos, Muscus ar-boreus s. Acaciae): „Tonicum, Antiphthisicum, aber auch als Nahrungsmittel (Ägypten) und zur Herstellung von Farben gebraucht". Nach Hoppe-Drogen-kunde, 1958, Kap. E. prunastri, verwendet man das Moos „zur Gewinnung von Extractum Lichen Quercus - Eichenmoos-Extrakt -, das in der Parfümindustrie, in der Seifenindustrie und in der Kosmetik als Fixateur Verwendung findet". Schreibweise um 1970: **E. prunastri (L.) Ach.**
Z i t a t-Empfehlung: **Evernia prunastri (S.).**

Excoecaria

E x c o e c a r i a siehe Bd. V, Aquilaria; Hevea.
Zitat-Empfehlung: *Excoecaria agallocha (S.).*

Fischer-Mittelalter zitiert nach arab. Quelle: E. Agallocha L. (a g a l l o c h o n). Geiger, um 1830, erwähnt E. Agallocha (B l i n d b a u m , A d l e r h o l z); da-von leitet man eine schlechtere Sorte von dem A l o e h o l z ab. Nach Dragen-dorff-Heilpflanzen, um 1900 (S. 384 uf.; Fam. E u p h o r b i a c e a e), werden Milchsaft und Rinde als Purgans, Emeticum, gegen eitrige Geschwüre verwendet, Räucherungen mit dem Holz gegen Aussatz. Nach Hoppe-Drogenkunde, 1958, besitzt die Pflanze einen giftigen Milchsaft, der als Pfeilgift benutzt wird.

Hoppe-Drogenkunde beschreibt weiter E. glandulosa; liefert „Grünes E b e n - h o l z " (früher zum Färben von Leder, Wolle und Seide).

Exogonium

J a l a p a oder J a l a p p a siehe Bd. II, Acria; Adjuvantia; Hydragoga; Hydropica; Phlegmagoga; Purgantia. / III, Morsuli de Jalappa; Resina Jalapae; Specificum jalappinum. / IV, C 8, 33, 34, 62; E 3, 77, 104, 166, 208, 298, 299, 302, 304, 364; G 241, 672, 968, 1016, 1139, 1802, 1840. / V, Ipomoea; Mirabilis.
J a l a p p e n h a r z siehe B. III, Reg.; Magisterium Jalappae, Morsuli (speciales) (Komp. III).
M e c h o a c a siehe Bd. II, Hydragoga; Phlegmagoga.
M e c h o a c a n n a siehe Bd. II, Purgantia. / V, Mirabilis; Phytolacca.
Zitat-Empfehlung: *Exogonium purga (S.)*.
Dragendorff-Heilpflanzen, S. 553-557 (Convolvulus, Ipomoea; Fam. C o n c o l v u l a c e a e); Tschirch-Handbuch II, S. 1330 uf.

Nach Tschirch-Handbuch kommt die J a l a p e Anfang 17. Jh. nach Europa (von den Marseillern nach dem Herkunftsort Jalapa in der ostmexikanischen Cordillere benannt). In T. Görlitz 1629 steht: Radix m e c h o c a e nigrae (J e l a p u , C h e l a p e , schwartz R h a b a r b a r a). Die Droge ist dann in den Pharmakopöen bis zum 20. Jh. zu finden. Sie heißt in T. Frankfurt/M. 1687 Radix Jalapae s. M e c h o a c a n n a e nigrae, frembde P u r g i e r w u r z e l. In Ap. Braunschweig 1666 waren vorrätig: Radix mechoacann.nigr. (2¹/₂lb.), Pulvis m.nigri (2 lb.), Extractum m. nigr. (4 Lot), Extractum resini g i a l a p p i (20 Lot), Pulvis laxans jelapp. (3 Lot). Die Ph. Württemberg 1741 beschreibt: Radix Jalappae (Gialappae, Chelapae, Mechoacannae nigrae, Rabarbari nigri, Jalappenwurzel, G a l l e n - P u l v e r ; hpt. Purgans, auch Anodynum, Somniferum); als Präparate Extractum u. Resina Jalappae, Species Diajalappae Mynsichti, Specificum Jalappinum. Bezüglich der Stammpflanze wird angedeutet: J a l a p p a officinarum fructu rugoso Tournefortii et C o n v o l v u l u s americanus, Jalapium dictus. Nach Hagen, um 1780, ist man über die Pflanze noch uneinig (anfänglich für M i r a b i l i s Jalapa oder longiflora gehalten, dann meist für Convolvulus Jalapa, neuerlich Mirabilis dichotoma).
Es sind später aufgenommen: In Ph. Preußen 1799: Radix Jalappae (von Convolvulus Jalappa?); Resina Jalappae, Pilulae ex Resina Jalappae (Pilulae purgantes); Sapo jalappinus. Stammpflanze in Ausgabe 1827: Convolvulus Jalapa Linn. seu I p o m o e a Jalapa Michaux; 1846: Ipomoea Purga Schlechtend., Convolvulus Purga s. Purga de Jalapa Schiede; ab 1862 heißt die Droge Tubera Jalapae, von Ipomoea Purga Hayne; DAB 1, 1872: Convolvulus Purga Wenderoth (= Ipomoea Purga Hayne) - hier als Präparate Resina u. Pilulae Jalapae, Sapo jalapinus; DAB 4, 1900: Exogonium Purga; DAB 5, 1910: E. Purga (Wenderoth) Bentham; DAB 6, 1926: E. purga (Wenderoth) Bentham (Zander-Pflanzennamen: **E. purga (Wender.) Benth.**); nach wie vor zur Bereitung von Resina Jalapae. Die Wirkung wird übereinstimmend als abführend, in größeren Dosen drastisch, angegeben. In der

Homöopathie ist „Jalapa - Jalapenknolle" (Tinktur aus getrockneter Wurzel-knolle; Buchner 1840) ein wichtiges Mittel.

Eine weitere Mechoacannawurzel taucht schon Ende des 16. Jh. in Taxen (T. Worms 1582) und Pharmakopöen (Ph. Nürnberg 1598) auf: Radix Mechoacana (B r y o n i a peruviana, Indianisch Z a u n r ü b e n). In Ap. Braunschweig 1666 waren vorrätig: Radix mechoacannae albae (20 lb.), Pulvis m. albi (¹/₂ lb.), Extractum m. alb. (15 Lot).

Die Ph. Württemberg 1741 führt: Radix Mechoacannae albae (Bryoniae Mechoacannae albae C.B., weiße Jalappa, weiße Rhabarbara; Laxans für Kinder); als Präparat Extrakt daraus. Nach Geiger, um 1830 (zuvor schon bei Hagen, um 1780), heißt die Stammpflanze Convolvulus Mechoacanna; „früher wurde die Mechoacanna häufig als Purgiermittel gebraucht, ist aber durch die weit kräftigere Jalappe jetzt verdrängt".

Tschirch-Handbuch bemerkt: „Von welcher Pflanze diese jetzt aus dem Handel verschwundene weiße Mechoacan stammte, ist nicht sicher anzugeben"; als Möglichkeiten werden genannt: A s c l e p i a s Contrayerva, Ipomoea Jalapa Pursh. (= Convolvulus Mechoacan Vandelli, Conv. Jalapa L., B a t a t a s Jalapa Chois.), Ipomoea orizabensis Ledanois (= Convolvulus orizabensis Pellet.).

Exostemma

E x o s t e m m a   siehe Bd. V, Catesbaea; Cinchona.

Geiger, um 1830, nennt unter „Falsche C h i n a a r t e n " mehrere E.-Arten; er bemerkt grundsätzlich: „Die falschen Chinaarten werden (mit Recht) jetzt selten als Arzneimittel benutzt. Ihre zu verschiedenen Zeiten angerühmten arzneilichen Kräfte haben sich in der Regel nicht bestätigt". Dragendorff-Heilpflanzen, um 1900 (S. 628; Fam. R u b i a c e a e), nennt 12 E.-Arten (meist China-Surrogate), die z. T. von einigen Autoren auch als C i n c h o n a-Arten angesprochen waren. E. caribaeum W. (= Cinchona caribaea Jacq.), die auch bei Geiger beschrieben wird, liefert China caribaea, J e s u i t e n r i n d e . Nach Hoppe-Drogenkunde, 1958, soll diese Droge als Cortex C o p a l c h i [→ C r o t o n] bezeichnet werden (Fiebermittel in der westindischen Volksmedizin, Antidiabeticum).

Fabiana

P i c h i - P i c h i   siehe Bd. IV, G 1332, 1718.

Nach Dragendorff-Heilpflanzen, um 1900 (S. 599; Fam. S o l a n a c e a e), wird von der chilenischen **F. imbricata Ruiz et Pav.** das „Blatt gegen die Pizquin-Krankheit der Schafe und Ziegen, neuerdings gegen Gonorrhöe und Cystitis empfohlen". In Hager-Handbuch, um 1930, ist über Anwendung des Krautes (Herba Fabianae imbricatae) angegeben: „Bei Erkrankungen der Blase (Blasenstein), Entzündungen der Harnwege, bei Nierenleiden und Gonorrhöe, als Abkochung, dickes Extrakt oder Fluidextrakt. In Südamerika auch gegen den Leberegel der Schafe und Ziegen".

Nach Hoppe-Drogenkunde, 1958, werden verordnet: Das Holz (Lignum P i c h i - P i c h i) und das Kraut bei Nieren- und Blasenleiden. Aufgenommen in Erg.-B. 6, 1941: Herba Fabianae (Summitates Fabianae, Pichi), daraus zu bereiten Fluidextrakt. In der Homöopathie ist „Pichi-Pichi" (Tinktur aus getrockneten, dünnen, beblätterten Zweigen) ein weniger wichtiges Mittel.

Z i t a t-Empfehlung: **Fabiana imbricata (S.).**

Fagopyrum

F a g o p y r u m siehe Bd. V, Polygonum.

F i s c h e r-Mittelalter: F. esculentum Mnch. (m e l i c a, b u c k w e d e, g r i e s, h e i d e r i c h).

H o p p e-Bock: F. vulgare Hill. (H e i d e n k o r n).

G e i g e r-Handbuch: P o l y g o n u m Fagopyrum (B u c h w a i z e n, H e i - d e k o r n).

Zander-Pflanzennamen: **F. esculentum Moench** (= F. sagittatum Gilib., F. vulgare Th. Nees, Polygonum fagopyrum L.).

Z i t a t-Empfehlung: **Fagopyrum esculentum (S.).**

Dragendorff-Heilpflanzen, S. 194 (Fam. P o l y g o n a c e a e); Bertsch-Kulturpflanzen, S. 232-234.

Nach Bertsch-Kulturpflanzen ist Mittelasien die Heimat des Buchweizens. Er kam nach Mitteleuropa erst im späten Mittelalter (über Venedig nach Deutschland Ende des 14. Jh. eingeführt). Höhepunkt seines Anbaues im 17. Jh.; im 19. Jh. von der K a r t o f f e l stark zurückgedrängt.

Geiger, um 1830, schreibt: „Wird bei uns als Getreide gebaut . . . Vorwaltender Bestandteil ist ein etwas graues Mehl. Man verordnete sonst das Mehl zu erweichenden Umschlägen". In der offiziellen Therapie selten gebraucht, immerhin aufgenommen in Ph. Württemberg 1741: Semen Fagopyri (T r i t i c i fagini, Buchweitzen, Heydenkorn, Heidelkorn; bei Magen- und Darmleiden; als Kataplasma bei Entzündungen von Brust und Hoden).

In der Homöopathie ist „Fagopyrum" (F. esculentum Moench; Essenz aus frischer Pflanze) ein weniger wichtiges Mittel. Es dient nach Hoppe-Drogenkunde, 1958, „bei Hautjucken, Ekzemen, Blutandrang, Rheuma".

Fagus

Fagus siehe Bd. II, Adstringentia; Exsiccantia. / V, Castanea; Ostrya.
Zitat-Empfehlung: *Fagus sylvatica (S.)*.
Dragendorff-Heilpflanzen, S. 164 (Fam. F a g a c e a e).

Die R o t b u c h e , **F. sylvatica L.,** hat pharmazeutisch nur geringe Bedeutung gehabt. Bock, um 1550, bildet den Baum, der nach Fischer in mittelalterlichen Quellen nur vereinzelt erwähnt wird (fagus, buocha, p o c h e , h e i s t e r = junge Buche) ab, und er übernimmt - nach Hoppe - Indikationen aus Dioskurides, die dort auf Q u e r c u s-Arten gemünzt sind (grüne Blätter als Breiumschlag bei Schwellungen). Die Ph. Württemberg 1741 erwähnt bei C i n e r e s c l a v e l - l a t i , daß die P o t t a s c h e auch aus Buchen gewonnen wird. Geiger, um 1830, schreibt, daß „ehedem die Früchte, B u c h e c k e r n , B u c h e l n , Nuces Fagi, offizinell" waren; zur Schweinemast benutzt; das daraus gepreßte Öl wird, kalt geschlagen, als Speiseöl, warm geschlagen als Brennöl häufig verwandt; „die Ab-kochung der Blätter gebraucht man auch als Gurgelwasser, so wie die frisch zer-quetschten bei chronischem Einschlafen der Glieder aufgelegt werden. - Das harte Holz ist eins der vorzüglichsten Brennmaterialien, ebenso die daraus erhaltene, dichte Kohle, und die Asche liefert viel reine Pottasche".
In Hager-Handbuch, um 1930, wird das Oleum Fagi silvaticae (Bucheckernöl) als Speise- und Brennöl erwähnt, außerdem das Oleum Fagi empyreumaticum. Es wird wie Nadelholzteer angewandt (→ P i n u s , dabei P i x); aufgenommen in die Erg.-Bücher, z. B. 1897; in Erg.-B. 6, 1941, heißt das Öl „Pix Fagi": „Ein durch trockene Destillation aus dem Holze von Fagus silvatica Linné gewonnenes, teer-artiges, dickflüssiges, dunkelbraunes Öl" (zu Einreibungen, Salben, Pinselun-gen); nach Hoppe-Drogenkunde, 1958, „äußerlich bei Hautleiden. Gegen Gicht und Rheuma".

Ferula

Ferula siehe Bd. II, Attenuantia. / V, Genista; Opopanax; Thapsia.
A m m o n i a c u m siehe Bd. II, Alexipharmaca; Antihysterica; Attrahentia; Digerentia; Emmenagoga; Maturantia. / IV, G 646.
A m m o n i a k h a r z siehe Bd. III, Spiritus Aeruginis compositus.
G u m m i A m m o n i a c u m siehe Bd. II, Antiparalytica; Stimulantia. / IV, C 34. / V, Dorema; Opo-panax.
A m m o n i a k g u m m i siehe Bd. IV, E 360; G 1799, 1814.
G a l b a n u m siehe Bd. II, Alexipharmaca; Anodyna; Antihysterica; Antiparalytica; Antispasmodica; At-trahentia; Digerentia; Emmenagoga; Maturantia; Succedanea. / IV, E 195. / V, Opopanax.
S a g a p e n u m siehe Bd. II, Attrahentia; Phlegmagoga; Rubefacientia; Succedanea.
A s a f o e t i d a siehe Bd. II, Anthelmintica; Antihysterica; Antispasmodica; Emmenagoga; Stimulantia. / IV, C 11, 74. / V, Papaver.

H e s s l e r-Susruta: -4- (Asa foetida).
D e i n e s-Ägypten: -4- F. asa foetida.

Fe

G r o t-Hippokrates: - (Ammoniacum) - - (Galbanum) - - - (Sagapenum) -4-
(Silphium) F. asa foetida + + + F. glauca.

B e r e n d e s-Dioskurides: - Kap. Ammoniakum, **F. tingitana L.**; Kap. S t e k -
k e n k r a u t, **F. communis L.** - - Kap. Galbanum, F. rubricaulis Boiss., F. galbaniflua Boiss et Buhse - - - Kap. Sagapenon, F. persica L. oder F. Scuntziana D. C.
-4- Kap. S i l p h i o n, F. Asa foetida L., F. Narthex Boiss., F. Scordosma Bentl.
et Trimen. + + + Kap. L i b a n o t i s, F. nodiflora L.

T s c h i r c h-Sontheimer-Araber: - (Ammoniacum) - - (Galbanum) F. galbaniflua Boiss. bzw. Bubon Galbanum [Schreibweise nach Zander-Pflanzennamen:
F. gummosa Boiss.] - - - (Sagapenum) F. persica -4- F. asa foetida + + + F. communis.

F i s c h e r-Mittelalter: - D o r e m a ammoniacum Don. [?] (ammoniacum) - -
Galbanum officinale Don. [?] (galbanum maratetus) - - - F. persica L. und
F. Scuntziana D. C. (serapinum) -4- F. Asa foetida L. (asa foetida); S c o r o d o s -
m a foetidum Bge. (asafetida, teufelsdreck).

B e ß l e r-Gart: - Kap. Armoniacum, Ferula (Dorema u. a. persische Umbelliferen)
- - F.-Arten, besonders F. Galbaniflua Boiss. et Buhse (Galbanum, m a r a t e t u s,
a s a t, a l t e r n a) - - - F.-Arten (F. szowitziana D. C. u. F. persica Willd.?) -4-
F.-spec. besonders F. assa-foetida L. u. F. foetida Reg. + + + F.-spec. besonders
F. communis L. (Ferula, b i r c k w o r t z, marchiti, e n t e r i e n).

G e i g e r-Handbuch: - F. orientalis Tourn. - - S e l i n u m Galbanum Spr. (=
B u b o n Galbanum L.) und Selinum gummiferum Spr. (= Bubon gum. L.)? - - -
F. persica Willd. -4- F. Asa foetida.

H a g e r-Handbuch: - - F. galbaniflua Boiss. et Busse (= P e u c e d a n u m gal-
banifluum Baill.), F. Schair Borszczow, F. rubricaulis Boiss. (= Peucedanum rub.
Boiss. [Schreibweise nach Zander: **F. gummosa Boiss.**]) -4- F.-Arten, besonders
F. assa-foetida L. (= F. foetida Regel, F. scorodosma Bent. et Trimen) und
F. narthex Boiss (= N a r t h e x asa foetida Falconer), auch von F. alliacea Boiss.,
F. persica Willd., F. foetidissima Reg. et Schm.

Z i t a t-Empfehlung: **Ferula tingitana (S.); Ferula communis (S.); Ferula gummosa (S.); Ferula assa-foetida (S.); Ferula narthex (S.).**

Dragendorff-Heilpflanzen, S. 495-497 (Ferula), S. 494 (Euryangium) (Fam. U m b e l l i f e r a e); Tschirch-
Handbuch III, S. 1112 (Ammoniacum), S. 1103 uf. (Galbanum), S. 1104 uf. (Sagapenum), S. 1094-96 (Asa
foetida). R. Folch Andreu, El Enigmatico Silfio, Farmacognosia 18, Nr. 50 (1958).

(A m m o n i a c u m)
Nach Dioskurides ist Ammoniakum der Saft eines libyschen Steckenkrautes (hat
erweichende, reizende, erwärmende, zerteilende Kraft; gegen Geschwülste und
Verhärtungen; innerlich treibt es den Embryo aus; gegen Milzleiden, Glieder-
und Ischiasschmerzen, bei Asthma, Orthopnöe, Epilepsie, treibt blutigen Harn;
gegen weiße Flecken auf den Augen, rauhe Lider; äußerlich gegen Verhärtungen

der Milz und Leber, Gelenkknoten, als stärkende Salbe gegen Ermattung und Ischias).

In Ap. Lüneburg 1475 waren 1½ lb. Gummi armoniaci vorrätig. Die T. Worms 1582 unterscheidet Ammoniacum (sive H a m m o n i a c u m Thymiama, Lachrymae agasyllidis, T h r a u s t o n et T r a u s m a Plinii. Das beste A r m o - n i a c u m) und Ammoniacum vulgare (A p y r a m a Plinii, Armoniacum officinarum. Gemeiner Armoniack). Bestandteil einiger Composita (in Ph. Nürnberg 1546 z. B. von Emplastrum de Meliloto Mesuae, Empl. Oxycroceum Nicolai, Empl. Apostolicon Nicol., Unguentum Apostolicon Avicennae, Unguentum de Artanita Mesuae). In Ap. Braunschweig 1666 waren vorrätig: Gummi ammoniaci (10 lb.), Pulvis a. (2³/₄ lb.), Emplastrum de a. (2¹/₄ lb.), Lohoch de a. (1 lb.), Oleum a. (9 Lot), Pilulae de a. (14 Lot). Die Angaben Schröders (1685) über die Wirkung lehnen sich an Dioskurides an.

Die Ph. Württemberg 1741 hat: Ammoniacum Gummi (Ammoniac; kommt aus dem orientalischen Indien [→ Dorema], auch aus Libyen; Emolliens, Resolvens, Digerans, Maturans, innerlich und äußerlich anzuwenden), Emplastrum de Ammoniaco, Oleum (dest.) A., Syrupus de A. Nach Hagen, um 1780, kommt die Droge aus der afrikanischen Wüste Barka; man unterscheidet körnigten A. (G. Ammon. in granis) und A. in Kuchen (G. Ammon. in pane); „die Pflanze, die es gibt, ist unbekannt. Wahrscheinlich ist es eine Doldenpflanze".

Die preußischen Pharmakopöen 1799, 1827, 1829 sprechen von unbekannter Stammpflanze, in Ausgabe 1813 steht „H e r a c l e u m Gummiferum Willdenowii?" aus Afrika. Geiger, um 1830, bezeichnet als Stammpflanze F. orientalis Tourn. „Diese von Tournefort zuerst genau beschriebene Pflanze hält Sprengel für die Mutterpflanze des schon den Alten bekannten und als Arzneimittel gebrauchten Ammoniak-Gummiharzes. - Die Pflanze wächst in Griechenland, dem nördlichen Afrika, Kleinasien und Taurien … Man gibt das Ammoniak in Substanz, gepulvert, in Pillen, als Emulsion. - Präparate hat man davon eine Milch, Tinktur, Syrup, Pillen, Pflaster und Seife … außerdem macht es einen Bestandteil mehrerer Kompositionen aus: elix. pect. Wedeli, mehrerer Pillenmassen, empl. Lithargyr. compos. foetid., sulphurat. usw.".

Wiggers, um 1850, hat für die Pflanze den Namen F. tingitana Herm., den auch Hager, 1874, als Stammpflanze des afrikanischen Ammoniacums angibt. Dragendorff-Heilpflanzen, um 1900, nennt zwei Möglichkeiten:

1. F. tingitana L., „wurde für die Mutterpflanze des in Europa nicht offizinellen afrikanischen Ammoniaks, dessen Diosc. als Ferula von Cyrene erwähnt, gehalten, was Simmonds bezweifelt";

2. F. communis L., „Simmonds vermutet, daß von dieser Pflanze das afrikanische Ammoniak abstamme".

In Hager-Handbuch, um 1930, hat man sich der letzten Ansicht angeschlossen, als Stammpflanze des afrikanischen Ammoniaks wird F. communis L. var. brevifolia angegeben. Unter dieser Überschrift hat auch Hoppe-Drogenkunde, 1958, ein Kap.; liefert afrikanisches Ammonik („die Droge ist dem echten Ammoniacum von [→] Dorema entfernt ähnlich. - Nach anderen Angaben stammt Afrikanisches Ammoniak von F. tingitana").

Die F. communis L. soll nach Berendes das Steckenkraut, Narthex, des Dioskurides sein (das Mark der grünen Pflanze gegen Blutspeien und Magenleiden, gegen Vipernbisse, Nasenbluten. Samen gegen Leibschneiden, schweißtreibend). Dragendorff-Heilpflanzen bemerkt dagegen, daß als Narthex des Hippokrates F. glauca betrachtet wird. Die letzte ist in der Homöopathie unter der Bezeichnung „ B o u n a f a " (Tinktur aus der getrockneten Wurzel von F. glauca L.) ein weniger wichtiges Mittel.

(G a l b a n u m)

Dioskurides erklärt: „Die C h a l b a n e ist der Saft eines in Syrien wachsenden Steckenkrauts, welches einige auch M e t o p i o n nennen" (hat erwärmende, brennende, reizende, verteilende Kraft; als Zäpfchen oder Räucherung befördert es Menstruation oder treibt den Foetus aus; äußerlich gegen Leberflecken, Furunkeln, Seitenschmerzen; Riechmittel bei Epilepsie, Schwindel; schützt vor Bissen, wilden Tieren, Schlangen; gegen Zahnschmerzen. Innerlich gegen Husten, Atemnot, Asthma, innere Rupturen und Krämpfe; Antidot).

Verwendung durchgehend bis zum 20. Jh. Die T. Worms 1582 verzeichnet Galbanum (sive Galbanus, Chalbane, Lacryma Metopii, Gummi Galbanum). Bestandteil von einigen Composita (in Ph. Nürnberg 1546 z. B. Diacastorium Nicolai, Theriaca Andromachi, Mithridatium Damocratis, Emplastrum Diachylon compositum, Empl. Oxycroceum Nicolai, Empl. Apostolicon Nic., Unguentum Apostolicon Avicennae). Die Ph. Augsburg 1640 läßt es zu, daß „Galbanum" durch „Sagapenum" ersetzt wird. In Ap. Braunschweig 1666 waren vorrätig: Gummi galbani (6 lb.), Emplastrum de g. (2 lb.), Oleum g. (1 Lot).

Schröder, 1685, gibt Indikationen nach Dioskurides an. Zubereitungen sind: 1. Gereinigtes Galbanum [hierfür gab schon Dioskurides eine Vorschrift]; 2. destilliertes Öl (u. a. bei Beulen und Pestblattern); 3. G a l b a n e t u m , aus G. und Terpentinspiritus, oder nach Paracelsus mit Epheugummi, Terpentin, Lorbeer und Spiköl (destilliert); 4. Ceratum von G. In Ph. Württemberg 1741 finden wir: Galbanum Gummi (Galban, M u t t e r - G u m m i ; wird von Ferula Syriaca Galbanifera gesammelt; Emolliens, Maturans; innerlich Uterinum; häufiger gebraucht zu Pflastern); Emplastrum de Galbano crocatum Mynsichti, Oleum (dest.) Galbani. Die „Galbanpflanze" heißt bei Hagen, um 1780: Bubon Galbanum.

Angaben der preußischen Pharmakopöen: Ausgabe 1799-1813, „Galbanum" von Bubon Galbanum; Bestandteil von Emplastrum Ammoniaci, Empl. Lithargyri comp., Empl. sulphuratum; zur Herstellung von Galb. depurat., Oleum Galbani aethereum; 1827-1829, unbekannte orientalische Pflanze; 1846, von „Galbanum officinale? D. Don. O p o i d i a galbanifera? Lindl."; 1862, „Gummi-resina Galbanum, von Galbanum officinale Don et Ferula erubescens Boissier".

In DAB's: 1872, „Galbanum" von F. erubescens Boiss. [Persien]; Bestandteil von Aqua foetida antihysterica, Empl. Ammoniaci, Empl. Galbani crocatum, Empl. Lithargyri comp.; 1882, F. galbaniflua et F. rubricaulis; 1890, Peucedanum galbaniflum (= F. galbaniflua); 1900, F. galbaniflua; 1910-1926, Nordpersische F.-Arten, besonders F. galbaniflua Boissier et Buhse.

Über die Anwendung schrieb Geiger, um 1830: „Man gibt das Galbanum als Pulver, in Pillenform und Mixturen mit Wasser, gewöhnlich noch unter Zusatz von Gummi oder Eigelb, als Emulsion. Präparate hat man sonst noch davon das ätherische Öl (ol. Galbani), welches durch Destillation mit Wasser erhalten wird ... Durch trockene Destillation bereitete man früher auch das brenzliche Galbanumöl (ol. Galbani empyreumaticum). Ein dunkelbraunes, widerlich-brenzlich-riechendes Öl. Wird aber die Hitze nur bis auf 96-100° R. erhöht, so erhält man ein schön dunkelblaues Öl". Die Herkunft des Galbanum war zu dieser Zeit noch ungeklärt. Geiger nennt Gattung Selinum (= A g a s y l l i s), afrikanische evtl. syrische Arten. Galbanum „kommt aus der Levante, Syrien zu uns, daher es zweifelhaft ist, ob es wirklich von diesen Pflanzen komme, denn ihr angeblicher Standort allda ist ungewiß. Man hat zweierlei Sorten im Handel: 1. Galbanum in Körnern (Galb. in granis) ... 2. Galbanum in Kuchen (galb. in massis, in panis)".

Um 1870 (nach Hager, 1874) ist die Herkunft etwas klarer: „Das Galbanum kommt aus Persien und wird über Ostindien und aus der Levante nach Europa gebracht. Im Grunde kennt man die Mutterpflanze dieses Gummiharzes noch nicht genau, doch scheint das vorstehend genannte Doldengewächs [F. erubescens Boiss.] darauf Anspruch zu haben ... Das Galbanum wirkt innerlich genommen in milderem Grade als Asa foetida. Äußerlich ist es als erweichendes und reifmachendes Mittel bei indolenten Geschwüren und bei Drüsenanschwellungen geschätzt. Daher ein häufiger Bestandteil der Pflaster".

In Hager-Handbuch, um 1930, sind die wichtigsten, als Stammpflanzen infrage kommenden Ferula-Arten bekannt. „Anwendung: Innerlich früher bei Luftröhrenkatarrh, eitrigen Entzündungen der Harnwege, auch als Menstruationsmittel, als Emulsion (Lac Galbani) oder in Pillen. Jetzt nur noch äußerlich zu erweichenden und gelinde reizenden Pflastern bei Drüsenanschwellungen, Geschwüren, Rheumatismus, Hühneraugen. Technisch zu Kitten". Nach Hoppe-Drogenkunde, Kap. F. galbaniflua, dient Galbanum „zu Pflastern".

In der Homöopathie ist „Galbanum" (Tinktur daraus) ein weniger wichtiges Mittel.

(S a g a p e n u m)

Das Sagapen kommt nach Dioskurides aus Medien (gegen Brust- und Seitenschmerzen, innere Rupturen, Krämpfe, Husten, Lungenleiden, Epilepsie, Paralyse, Erkältungen, Fieber, Milzleiden; befördert Menstruation und tötet den Fötus; gegen Tierbisse; mit Essig als Riechmittel gegen Mutterkrämpfe; entfernt Narben im Auge, Verdunklungen auf der Pupille).

In Ap. Lüneburg 1475 waren Gummi serapinie (1 qr.) und S e r a p i n u s (¹/₂ lb.) vorrätig. Die T. Worms 1582 führt Serapinum officinarum (Lacryma ferulae Syriacae seu Sagapeniferae, Gummi serapinum). Nach Cordus (Ph. Nürnberg 1546) ist die Bezeichnung Serapinum eine apothekenübliche verderbte Bezeichnung für Sagapenum; dieses kommt aus Persien (Bestandteil mehrerer Composita, besonders von Theriaca Antiochii, Mithridatium Damocratis, ferner u. a. von Electuarium de Baccis Lauri Rasis, Hiera Pachii Nicolai, Pilulae de Colocynthide Mesuae, Trochisci de Myrrha Rasis, Emplastrum Diachylon compositum, Unguentum fuscum Nicolai). In Ap. Braunschweig 1666 waren vorrätig: Sagapeni (10 lb.), Pilulae de s. (9 Lot).

Die Angaben über die Wirkung bei Schröder, 1685, entsprechen denen bei Dioskurides. In Ph. Württemberg 1741 steht Sagapenum (Serapium, Sagapen; Resolvens, Attenuans, Purgans, harn- und mensestreibend, auch Abortivum). Nach Hagen, um 1780, kommt Sagapen über Kairo und Alexandrien in den Handel; die Pflanze, deren Wurzel die Droge liefern soll, wächst in Medien, Persien, Syrien, Afrika und Indien; es ist wahrscheinlich ein „Schirmgewächs" [= Umbellifere].

Die Droge ist in preußische Pharmakopöen bis 1829 aufgenommen: Ausgabe 1799, „Sagapenum", orientalische, noch nicht bekannte Umbellifere, vielleicht eine Ferula-Art; man reinigt zum Sagapenum depuratum, Bestandteil des Emplastrum sulphuratum; 1813, „Ferula persica?"; 1827-29, von unbekannten orientalischen, ferulaartigen Pflanzen. Zur Zeit Geigers, um 1830, wird als Stammpflanze F. persica Willd. angenommen. „Anwendung. Wie die Asa foetida; doch wird es jetzo selten gebraucht und ist auch wohl durch jene entbehrlich geworden". Wiggers, um 1850, schreibt: „Ferula persica Willd. ... Kann nur nach Willdenow's Vermutung und also nur bis auf weitere und sichere Nachforschungen als Stammpflanze vom Sagapen angesprochen werden, welches Gummiharz nach Dioskurides in Aderbidschan (Medien) in Westpersien aus dem Milchsaft der fraglichen Dolde, die auch Ferula Szovitziana Dec. sein kann, gewonnen werden".

Das Urteil Tschirchs, 1925, lautet: Die Stammpflanze des aus Persien stammenden Sagapen ist nicht sicher bekannt. Es werden die persische F. Szowitziana DC. (nicht im Kew-Index) und F. persica Willd. (→ F. asa foetida Hope, F. pubercula Boiss. et Buhse) genannt, aber das ist ganz unsicher; um eine Ferula-Droge handelt es sich ganz sicher.

(A s a   f o e t i d a)

Von Silphion gibt es nach Dioskurides mehrere Arten. Man verwendet die Wurzel (mit Wachssalbe gegen Drüsen am Hals, Geschwülste, Sugillationen unter den

Augen, Ischias; gegen Auswüchse am After; getrunken als Antidot, verleiht den Speisen Wohlgeschmack), Stengel und Blätter, vor allem aber den Saft, welcher Wurzeln und Stengeln, auch Blättern, nach Einschnitten entnommen wird. Die größte Bedeutung hat der Wurzelsaft (äußerlich: mit Wein, Pfeffer und Essig aufgestrichen, treibt er Winde, heilt die Fuchskrankheit; mit Honig eingeschmiert, bewirkt er Sehschärfe und zerstreut beginnenden Star; gegen Zahnschmerzen, Biß toller Hunde, Skorpionstiche; als Salbe und im Trank gegen Bisse aller giftigen Tiere; bei Gangränen, Karbunkeln, gegen Hühneraugen und Schwielen, Flechten, Sarkome, Polypen; gegen Heiserkeit, geschwollenes Zäpfchen, Schlundmuskelentzündung. Innerlich gegen Husten, Brustfellentzündung, Gelbsucht, Wassersucht, Frostschauer, Starrkrampf, Opisthotonie, Epilepsie, Magenleiden, Krämpfe und innere Rupturen, befördert die Katamenien).

Dioskurides unterscheidet bei dem Saft, der der Myrrhe ähnlich ist - also eine Art Gummiharz - eine kyrenische Sorte [aus Nordafrika] (ist von Geschmack sehr milde, so daß beim Kosten der Mund nicht oder nur sehr wenig danach riecht) und eine medische und syrische (ist von geringerer Kraft und hat einen sehr stinkenden Geruch).

1.) Das Kyrenische Silphium. Die Stammpflanze ist nicht mehr feststellbar. Die Ware war so geschätzt - auch zu Speise- und Gewürzzwecken - daß sie schon in der Antike ausgerottet wurde. Zur Zeit des Plinius (1. Jh. n. Chr.) war sie so selten geworden, daß der Saft - er nennt ihn L a s e r von der Pflanze L a s e r p i t i u m - mit Silberdinaren aufgewogen wurde. Wahrscheinlich war die Stammpflanze eine Ferula-Art, sicher eine Umbellifere; die Deutung als einer T h a p s i a-Art ist nach Berendes und nach Tschirch (1928) nicht aufrecht zu erhalten.

2.) Das Medische Silphium war nach Berendes eine, dem späteren Asa foetida entsprechende Droge.

In Ap. Lüneburg 1475 waren 1 lb. Asafetide vorrätig. Die T. Worms 1582 führt Asa foetida (Lacryma Syriaca seu medica seu M a s p e t i , Laser foetidum seu medicum seu syriacum, Stercus Diaboli seu Daemonis, Teuffelsdreck). Bestandteil einiger Composita (in Ph. Nürnberg 1546: Diacastoreum Nicolai, Pilulae foetidae Rasis, Trochisci de Myrrha Rasis). In Ap. Braunschweig 1666 befanden sich 12 lb. Gummi Assa foetida. Schröder, 1685, schreibt im Kap. Asa foetida (Laser medicum, succus Cyrenaicus) „Ist ein Saft oder Lacryma Laseris oder Sylphii, der in Medien, Lybien und Syrien wächst (nicht aber das Laserpitii Diosc., dessen Saft heute unbekannt ist), den man aus dessen verwundeter Wurzel gesammelt hat ... Er wärmt im 3. Grad, incidiert, wird meistens innerlich gebraucht, in der Mutterkrankheit, Entzündung der Lungen und Wunden, äußerlich aber in der geschwollenen Milz“.

Die Ph. Württemberg 1741 hat: Asa Foetida (Laser Foetidum, Syriacum, stinckender Asand, Teuffelsdreck; wird selten innerlich genommen, bei Koliken, Wassersucht, Trommelsucht; Uterinum; äußerlich in Nervenpflastern, bei Uterus- und

Milzbeschwerden). Hagen, um 1780, berichtet vom „Steckenkraut (Ferula Asa foetida), ist eine perennierende Schirmpflanze, die allein in Persien wächst. Die Wurzel ... enthält einen milchigen Saft, der, wenn er trocken ist, den sogenannten Teuffelsdreck oder stinkenden Asand (Asa seu Assa foetida) gibt".

Angaben der preußischen Pharmakopöen: Ausgabe 1799-1813, „Asa foetida" von F. asa foetida; wird gereinigt zu Asa foetida depuratum, man macht Tinctura Asae foetidae, ist Bestandteil des Emplastrum foetidum; 1827-1829, F. Asa foetida Kaempf.; 1846, F. asa foetida L. und vielleicht andere Ferula-Arten; 1862, „Gummi-resina Asa foetida", von Scorodosma foetidum Bunge. In den DAB's: 1872, „Asa foetida", von Scorodosma foetidum Bunge, Ferula Asa foetida Linn.; Bestandteil von Aqua foetida antihysterica, Emplastrum foetidum, Tinctura Asae foetidae; 1882, F. Scorodosma u. F. Narthex; 1890, asiatische Peucedanum (Ferula-)Arten, namentlich des P. Scorodosma und P. Narthex; 1900, Ferula-Arten, namentlich F. Asa foetida und F. Narthex; 1910-1926, F.-Arten, namentlich von F. assa foetida Linné, F. narthex Boisser und F. foetida (Bunge) Regel.

Um 1830 schrieb Geiger über die Anwendung: „Man gibt den Stinkasant innerlich, in der Regel in Substanz, als Pulver, in Pillenform, welche wegen dem widerlichen Geruch die zweckmäßigste ist; in Emulsion, ähnlich wie bei Galbanum, meistens als Klistier"; als Sorten gibt es die bessere Sorte Asa foetida in granis und die geringere, As. f. in massis".

Um 1870 schreibt Hager (1874): „Man wendet den gepulverten S t i n k a s a n t als ein vorzügliches krampfstillendes, die peristaltische Bewegung anregendes Mittel bei nervösen und krampfhaften Leiden der Respirationsorgane, des Verdauungsapparates, des Herzens, bei Hysterie, Hypochondrie, auch als Emmenagogum, Vermifugum und Carminativum an. Äußerlich wirkt er kräftiger als das Ammoniakgummiharz. Der Geruch wird von dem Hornvieh geliebt, und in den Ställen als Räuchermittel benutzt, vertreibt es schädliche Insekten. In Asien ist der Stinkasant ein beliebtes Arom in Speisen ... Das Wort asa ist hebräischen Ursprungs und bedeutet heilen. Die Deutsche, selbst noch von der Pharmakopöe rezipierte Benennung Teuffelsdreck sollte man aus Anstandsgefühl, sowie der religiösen Muckerei und dem Aberglauben zum Trotz der Vergessenheit überliefern".

In Hager-Handbuch, um 1930, heißt es kurz: „Anwendung. Bei Hysterie, Amenorrhöe, drohendem Abort". In Hoppe-Drogenkunde, Kap. F. Assa foetida, über das Gummiharz der Wurzel: „Beruhigungsmittel bei hysterischen Zuständen. - Bei Blähungen und Darmträgheit. - In der Homöopathie [wo „Asa foetida - Stink-Asant" (Tinktur aus DAB-Ware; Franz 1822) ein wichtiges Mittel ist] bei Blähungen, Magenkrämpfen, bei schmerzhaften Knochengeschwüren. - Gewürz, bes. in den Ursprungsländern".

(V e r s c h i e d e n e)
Über das Narthex des Hippokrates und Dioskurides und dabei über F. communis
L. ist einiges am Schluß des Abschnittes „Ammoniacum" ausgeführt.
Zum Kap. Libanotis bei Dioskurides gibt Berendes an, daß eine Art dieser Droge
von F. nodiflora L. stammen soll. Es sei hier (ohne Zusammenhang mit einer
Ferula) erwähnt, daß die andere Libanotis von Berendes als C a c h r y s Libano-
tis L. angesprochen wird (die Indikationen sind sehr zahlreich). Dragendorff-
Heilpflanzen führt die gleiche Stammpflanze unter der Bezeichnung H i p p o -
m a r a t h r u m Libanotis Koch. Eine weitere Libanotis nennen - nach Dioskuri-
des - die Römer: Rosmarinus.
Nach Zander-Pflanzennamen hieß **F. moschata (Reinsch) Kozo-Polj.** früher:
F. sumbul (Kauffm.) Hook. f. und E u r y a n g i u m sumbul Kauffm. In der
Homöopathie ist „Sumbulus moschatus" (Euryangium Sumbul Kauffmann; Tinktur aus getrockneter Wurzel; Hale 1875) ein wichtiges Mittel. Hager, um 1930,
beschreibt Radix S u m b u l (Persische M o s c h u s w u r z e l ; daraus Extrakt,
Fluidextrakt, Tinktur).

Fevillea

Nach Dragendorff-Heilpflanzen, um 1900 (S. 646; Fam. C u c u r b i t a c e a e),
ist von F. cordifolia L. Same und ätherisches Öl purgierend, emetisch, anthelmintisch, Antidot bei Pflanzengiften; gleiches gilt von Samen der F. trilobata L. Nach
Hager-Handbuch, Erg.-Bd. 1949, wird in Brasilien aus den Samen von F. trilobata
L. (Fava de Santo Ignacio do Brasil) eine Tinktur bereitet. Hoppe-Drogenkunde,
1958, hat ein Kap. F. cordifolia; das Fett der Samenkerne wird als Laxans und
Vermifugum, besonders in Südamerika benutzt; ferner wird F. trilobata verwendet (die Samen enthalten fettes Öl, gegen Rheuma und Hautleiden). Erwähnt
werden 2 weitere F.-Arten, dabei F. passiflora Vell., die bei Dragendorff A n i s o -
s p e r m a Passiflora Manso heißt (ein Stomachicum).

Ficus

F i c u s siehe Bd. II, Abstergentia; Expectorantia; Peptica; Purgantia; Vesicantia. / V, Hevea; Jatropha;
Quercus.
C a r i c a e siehe Bd. II, Antinephritica.
F e i g e siehe Bd. II, Acraepala; Digerentia; Maturantia; Purgantia. / IV, G 1816. / V, Ceratonia; Opuntia.

D e i n e s - Ägypten: - (F e i g e) -- (S y k o m o r e).
H e s s l e r - Susruta: - F. carica + + + F. glomerata; F. indica; F. infectoria;
F. religiosa.
G r o t - Hippokrates: - (Feigen).

B e r e n d e s-Dioskurides: - Kap. Feigen, Wilder Feigenbaum, Winterfeigen: F. Carica L. - - Kap. Sykomore, Feige auf Kypern: F. Sycomorus L.

T s c h i r c h-Sontheimer-Araber: - F. Carica - - F. S y c o m o r u s.

F i s c h e r-Mittelalter: - F. Carica L. (ficus, c a r i c u s, ficus fatua s. dura s. sicca, f i g a, feigen; Diosk.: s y k o n) - - F. Sycomorus (ficus pharaonis; Diosk.: sykomoron) + + + F. religiosa; F. bengalensis.

H o p p e-Bock: F. carica L.

G e i g e r-Handbuch: - F. Carica (gemeine Feige) - - F. Sycomorus (P h a r a o - f e i g e, A d a m s f e i g e) + + + F. elastica Roxb.; F. nymphaeaefolia; F. populnea W.; F. religiosa; F. indica.

H a g e r-Handbuch: F. carica L. und Kulturvarietäten.

Z a n d e r-Pflanzennamen: - **F. carica L.** - - **F. sycomorus L.**

Z i t a t-Empfehlung: **Ficus carica (S.); Ficus sycomorus (S.).**

Dragendorff-Heilpflanzen, S. 172-175 (Fam. M o r a c e a e); Tschirch-Handbuch II, S. 34 uf.

Hippokrates verwendet nach Grot Feigenfrüchte als Laxans u. Diätmittel, Blätter des Feigenbaums als Kühl- u. Hautmittel, Feigensaft als Zusatz zu Ätzmitteln. Dioskurides beschäftigt sich in mehreren Kapiteln ausführlich mit Feigenbaumprodukten. Das Hauptkapitel „Feigen", sowie die Kap. „Wilder Feigenbaum" und „Winterfeigen" werden auf F. carica L. bezogen (a. Reife Feigen stillen Durst und dämpfen Hitze. b. Trockene Feigen sind heilsam für den Schlund, die Luftröhre, Blase u. Nieren, für Rekonvaleszenten, Asthmatiker, Epileptiker, Wassersüchtige; mit Hysop gegen Husten- und Lungenleiden; mit Natron u. Safran erweichen sie den Bauch; Abkochung bei Luftröhren- u. Mandelentzündung als Gurgelmittel; zu Umschlägen und Bähungen; bei Leibschneiden, mit Raute, als Klistier; gekocht als Kataplasma gegen Verhärtungen und Drüsen, Furunkeln, Geschwüre; mit Granatrinde gegen übergewachsene Nägel; zu Umschlägen für Wassersüchtige; gebrannte Feigen bei Frostbeulen mit Wachssalbe; gegen Ohrensausen. c. Der Baumsaft löst den Bauch, vermindert, mit Mandeln genommen, die Spannung der Gebärmutter, in Zäpfchen befördert er Menstruation; zu Kataplasmen bei Podagra, gegen Aussatz, Flechten, Sonnenbrandflecken, Krätze, Schorf; gegen Stiche u. Biße giftiger Tiere; gegen Zahnschmerzen, auf Wolle geträufelt und in den hohlen Zahn gesteckt; vertreibt Warzen); ein besonderes Kapitel betrifft die „A s c h e n l a u g e des Feigenbaumes" (aus verbrannten Zweigen durch Wässern und längeres Stehenlassen wird ein L i x i v i u m causticum hergestellt; äußerlich gegen Geschwüre, fleischbildend, als Einreibung mit Öl bei Nervenleiden und Krämpfen; innerlich gegen Blutgerinnsel, Spinnenbisse, bei Sturzverletzungen, Zerreissungen, Krämpfen, Magenleiden, Dysenterie). Die Kapitel „Sykomore" und „Feige auf Kypern" bezieht Berendes auf F. sycomorus L. (der Saft des Baums erweicht, verklebt Wunden, macht schwere Speisen verdaulich; gegen Schlangenbisse, Leberverhärtungen, Magenleiden, Fieberschauer).

Die Indikationen für Feigen sind in Kräuterbüchern des 16. Jh. nach Dioskurides angegeben.

In T. Worms 1582 gibt es 2 Sorten Feigen: Caricae (Ficus passae, Dürrfeigen, Korbfeigen) u. Caricae Maßilienses (vel Maßilioticae, Caricae provinciales, Marsilische feigen, Provintz feigen); die T. Frankfurt/M. 1687 hat nur Caricae (Ficus passae, getrucknete Feigen). In Ap. Braunschweig 1666 waren von Ficus 6 lb. vorrätig. Die Ph. Württemberg 1741 führt Caricae (Ficus passae, dürre Feigen; sie kommen aus Marsilia in Körben in den Handel, heißen deshalb Marsilianische Korb-Feigen; die Bez. Ficus bedeutet in den Offizinen frische Früchte, Carica dagegen getrocknete; Demulcans; gegen Heiserkeit, Nierenentzündung, Hitze des Urins, trockenen Husten; als Dekokt bei Blattern; äußerlich als Emolliens, Maturans, Leniens). Bei Hagen, um 1780, heißt der Feigenbaum Ficus Carica; der Autor weiß, daß die Blüten „innerhalb der Frucht verschlossen sind"; ausführlich beschreibt er das Verfahren der „Kaprifikation" zur Beschleunigung der Reifung; als Sorten gibt er an: Smirnische, Genuesische und die von Marseille.

Feigen blieben weiterhin offizinell. Die Ph. Preußen 1799 führt sie als Caricae s. Ficus passae, sie sind Bestandteil des Electuarium e Senna (= Elect. lenitivum); DAB 1, 1872, Caricae, Bestandteil der Species pectorales cum Fructibus; dann Erg.-Bücher; Erg.-B. 6, 1941 „Caricae, Feigen. Die reifen und sorgfältig getrockneten Fruchtstände von Ficus Carica Linné und Kulturvarietäten, im Mittelmeergebiet heimischen und in gemäßigt warmen Zonen kultivierten, bis 9 m hohen Bäumen oder Sträuchern"; es gibt hier auch einen Sirupus Caricae compositus.

Nach Geiger, um 1830, gibt es mehrere Feigensorten: „die Smyrnischen, Sicilianischen, Calabrischen, Genueser, Dalmatier, Marseiller usw., die in der Größe, Farbe und Festigkeit usw. abweichend sind . . . Anwendung. Man verordnet die Feigen als diätetisches Mittel, ferner in Abkochung, gewöhnlich mit anderen Ingredienzien, Kräutern, Wurzeln usw. vermengt. Äußerlich werden sie mit Milch gekocht oder gebraten, auf Geschwüre gelegt; ebenso legt man sie bei Zahnfleischgeschwüren zum Erweichen und Öffnen in den Mund. - Sie machen einen Bestandteil des Augsburger Brusttees aus. - In südlichen Ländern sind sie eins der vorzüglichsten Nahrungsmittel. Die Alten benutzten auch die unreifen Früchte, die Blätter und Rinde des Baums als äußerliche Mittel".

Nach Hager, 1874, unterscheidet man im Handel u. a.: „1. Smyrnaer Feigen, auch Caricae pingues (fette Feigen) genannt . . . 2. Kranzfeigen, Caricae in coronis . . . Sie sind die dauerhaftesten, daher sie ganz besonders in den Apotheken gehalten werden. 3. Kleine oder Dalmatiner Feigen, Caricae minores . . . Anwendung. Die Feigen werden mitunter zerschnitten, Teespecies gegen Husten und Katarrh beigemischt, eine Abkochung zum Gurgeln bei Leiden des Halses und Schlundes gebraucht. Das Publikum kauft die Feigen in der Apotheke, um sie, in der Breite durchschnitten und in warmer Milch geweicht, auf Zahnfleischgeschwüre zu legen, deren Maturation zu fördern. Der Feigenkaffee, Gesundheitskaffee (Caricae tostae), sind getrocknete, dann braun geröstete und grob gepulverte Feigen, welchen die Spekulation viele Heiltugenden zuschreibt. Er soll wie Kaffee zubereitet Heilmittel bei Lungenkrankheiten, Lungenentzündung, Bronchitis, Keuchhusten sein. Sicher ist, daß er nie schaden kann".

Zuvor berichtet Hager: „Die Feige ist nicht die Frucht, sondern eine Scheinfrucht, ein Blütenkuchen, ein fleischiger gemeinschaftlicher Blütenboden, der zahlreiche Blütchen, nach der Fruchtentwicklung die Steinfrüchtchen scheinbar vereinigt umschließt ... Das Reifen der Feigen zu fördern, bedient man sich in Griechenland und Italien eines Verfahrens, welches Caprification (C a p r i f i c u s , der wilde Feigenbaum) genannt wird. Die Caprification besteht darin, daß man die Fruchtstände des wilden Feigenbaumes, welche von einer Gallwespe, B l a s t o p h a g a Psenes Löw s. C y n i p s Psenes Linn. bewohnt sind, in die kultivierten Feigenbäume hängt.

Mit dem Legestachel durchbohrt dieses Insekt die Feige, wodurch ein gewisser Reiz und davon abhängend ein Zuströmen der Säfte und eine Vergrößerung der Feige bewirkt werden soll. Diesen Vorgang bewirkt man auch wohl durch einen Nadelstich. Damit die Eier der Gallwespe nicht ausschlüpfen, müssen die caprificierten Feigen bald abgenommen und bei künstlicher Wärme getrocknet werden. Die nicht caprificierten Feigen trocknet man im Schatten".

In Hager-Handbuch, um 1930, sind als Handelssorten angegeben: „1. Smyrnaer Feigen, türkische Feigen, fette Feigen, Caricae pingues, aus Kleinasien und den Inseln des türkischen Archipels über Smyrna exportiert ... 2. Griechische oder Kranzfeigen, Caricae in coronis ... In großer Menge aus Morea (Kalamata) in Fässern verpackt über Triest in den Handel. Es sind die dauerhaftesten Feigen, werden deshalb hauptsächlich in den Apotheken gehalten ... 3. Kalabresische, sizilianische oder Consenzafeigen ... 4. Kleine oder Dalmatiner Feigen ... 5. Tiroler Feigen, aus der Gegend von Trient, Rovereto. 6. Französische Feigen aus Südfrankreich, vornehmlich aus der Provence. 7. Spanische Feigen, meist von Malaga, ferner von Sevilla, Alicante, Valentia usw. ... Anwendung. Die Feigen dienen, nach vorherigem Einweichen in Milch, zum Reifen von Zahngeschwüren; nur selten werden sie zu Teemischungen oder Abkochungen gebraucht. Getrocknet, geröstet und grob gepulvert liefern sie den Feigen- oder Gesundheitskaffee (Caricae tostae), woraus auch im wesentlichen das beliebte K a r l s b a d e r K a f f e e g e w ü r z besteht". Hoppe-Drogenkunde, 1958, Kap. F. carica, schreibt über Verwendung der Feigen (reife Scheinfrüchte): „Zusatz zu med. Teemischungen, bes. Brusttee, Geschmackskorrigens ... Bestandteil von Kaffee-Surrogaten".

Außer der „gemeinen Feige" erwähnt Geiger noch eine Reihe weiterer Arten:
a) F. Sycomorus. „Von dem fast unverweslichen Holz verfertigten die alten Ägypter Särge zur Aufbewahrung der Mumien". Dragendorff-Heilpflanzen schreibt über die Art: „Ficus Sycomorus L. (Sycomorus antiquorum Gasp.), Edelfeige. - Ägypten etc. - Frucht und Milchsaft wie die der Feige gebraucht".

b) **F. elastica Roxb.** Bei Dragendorff-Heilpflanzen „Ficus elastica L. (U r o - s t i g m a elast. Miq.) - Assam - liefert K a u t s c h u k ".

c) F. nymphaeaefolia, bei Dragendorff-Heilpflanzen „Ficus nymphaeifolia Bois. (Urostigma nymph. Miq.) - Mexiko u. Südamerika. - Milchsaft = T e s c a l a m a auch zu Verbänden und Pflastern gebraucht".

d) F. populnea W.; Milchsaft für Kautschuk.

e) F. religiosa. Bei Dragendorff-Heilpflanzen **„Ficus religiosa L.** (Urostigma religiosum Gasp.) - Indien. - Der Baum, unter welchem Wishnu geboren sein soll. Wurzelrinde bei Gallenkrankheiten, Stammrinde bei Diabetes und Syphilis, zu Gurgelwässern, zu Injektionen bei Leucorrhoe. Milchsaft gibt Kautschuk. Auf den Zweigen lebt eine C o c c u s a r t, die S c h e l l a k liefert". In der Homöopathie ist „Ficus religiosa" (Essenz aus frischen Zweigen u. Blättern) ein weniger wichtiges Mittel.

f) F. indica [nicht bei Dragendorff-Heilpflanzen]; soll ebenfalls die Lackschildlaus beherbergen. Schreibweise nach Zander: **F. bengalensis L.**

Filago

F i l a g o siehe Bd. V, Cyperus.

Nach Fischer-Mittelalter kommt **F. germanica L.** im Circa instans und bei Rinio vor (c a r t a , f i l a g o). Geiger, um 1830, erwähnt G n a p h a l i u m germanicum Sm. (= F. germanica L., deutsches R u h r k r a u t oder F a d e n - k r a u t), von dem das Kraut (herba Filaginis) verwendet wurde. Nach Dragendorff-Heilpflanzen, um 1900 (S. 667; Fam. C o m p o s i t a e), wurde F. germanica L. bei Ruhr und Durchfall benutzt. Bei Hoppe-Drogenkunde, 1958 (ebenso im Hager Erg.-Band, 1949) werden F. germanica arvensis und montana lediglich als Verfälschungen von L e o n u r u s lanatus erwähnt. Z i t a t-Empfehlung: **Filago germanica (S.).**

Filipendula

F i l i p e n d u l a siehe Bd. V, Aruncus; Oenanthe; Spiraea.

B e r e n d e s-Dioskurides: - Kap. O i n a n t h e , S p i r a e a filipendula L.?
F i s c h e r-Mittelalter: - F. hexapetala Gilib. u. O e n a n t h e pimpinelloides (filipendula, v i s t a g o minus, s a x i f r a g a minus, rot s t e i n b r e c h , n a b e l w u r z , t r o p w o r z) -- F. Ulmaria Maxim. (m e l i s s o p h i l u s , b o r a c h u m , saxifraga, c i t a n i a , p e y c h r a w t , tropfwurz, großer s t a i n p r e c h), auch unter dem Namen: Ulmaria filipendula A. Br. (groß steinbreche, droßwurz).

B e ß l e r-Gart: - Kap. Filipendula, F. hexapetala Gilib.

H o p p e-Bock: - F. hexapetala Gil. (P h i l i p p e n d e l , Wild g a r b e n , roter Steinbrech) - - F. ulmaria Max. (G e i s s b a r t , das erst und aller gemeinst).

G e i g e r-Handbuch: - Spiraea Filipendula - - Spiraea Ulmaria (Wiesengeisbart, W i e s e n k ö n i g i n , unsers H e r r g o t t s B ä r t l e i n , J o h a n n i s - w e d e l).

H a g e r-Handbuch: - Spiraea filipendula L. [Schreibweise nach Zander-Pflanzen- namen: **F. vulgaris Moench.** (= Spiraea filipendula L., U l m a r i a filipendula Hill, F. hexapetala Gilib.)] - - **F. ulmaria (L.) Maxim.** (= Spiraea ulmaria L.). Z i t a t-Empfehlung: **Filipendula vulgaris (S.); Filipendula ulmaria (S.).**

Dragendorff-Heilpflanzen, S. 272 (Fam. R o s a c e a e).

(F i l i p e n d u l a)
Dioskurides beschreibt die Oinanthe (Same, Stengel und Blätter mit Honigwein zum Austreiben der Nachgeburt; Wurzel gegen Harnzwang und Gelbsucht); sie wird nach Berendes von einigen für Spiraea filipendula L. gehalten. Auch Bock, um 1550, bezieht die Pflanze (jetzige Bezeichnung F. vulgaris Moench.) auf dies Kapitel des Dioskurides (nach Plinius gibt er noch an: Wurzelpulver gegen Husten, Asthma usw.).
In Ap. Lüneburg 1475 waren ¹/₂ lb. Radix philopendule vorrätig. Die T. Worms 1582 verzeichnet: [unter Kräutern] Filipendula (Philipendula, Saxifragia rubra, Oenanthe. Wildgarben, roter Steinbrech); Radix Filipendulae (Philipendulae, Oenantes, Wildgarbenwurtz, Rotsteinbrechwurtz); in T. Frankfurt/Main 1687: Radix Filipendulae (Saxifragae rubrae, rote Steinbrechwurtz). In Ap. Braun- schweig 1666 waren 1¹/₄ lb. Radix filipendulae vorrätig. Die Ph. Württemberg 1741 führt: Radix Filipendulae (Oenanthes, Saxifragae rubrae, rothe Steinbrech- wurtz; Attenuans, Abstergens, Lithontripticum).
Die Stammpflanze, Rother Steinbrech, heißt bei Hagen, um 1780, Spiraea Filipen- dula. Geiger, um 1830, schreibt über diese: „Offizinell sind: die Wurzel, Kraut und Blumen (rad., herba et flores Filipendulae, Saxifragae rubrae) … Man gab die Wurzeln sonst als harntreibendes Mittel, gegen Epilepsie usw. … Das Kraut und die Blumen werden als Tee getrunken". Radix und Herba Filipendulae sind in Hager-Handbuch, um 1930, und bei Hoppe-Drogenkunde, 1958, nur erwähnt, ohne Angabe von Verwendung.

(U l m a r i a)
Nach Hoppe beschreibt Bock, um 1550, F. ulmaria Max. im Kap. Geissbart, nebst Indikationen, zusammen mit einer → Aruncus-Art. In T. Frankfurt/M. 1687 ist aufgenommen: Herba B a r b a c a p r i n a (Ulmaria, R e g i n a p r a t i , Geißbart); Radix Barbae seu Barbulae caprinae (Ulmariae, Reginae prati, Geiß- bartwurtzel); Aqua Ulmariae (Geißbartwasser). In Ap. Braunschweig 1666 waren

von letzterem 2¹/₂ St. vorrätig. Die Ph. Württemberg 1741 führt: Radix Barbae caprinae (B a r b u l a e   c a p r i n a e, Ulmariae, Reginae pratorum, Geißbartwurtzel; Adstringens, zum Emplastrum contra rupturas). Die Stammpflanze heißt bei Hagen, um 1780, Spiraea Ulmaria. Nach Geiger, um 1830, ist die Pflanze fast ganz außer Gebrauch gekommen. Jedoch: In Erg.-B. 6, 1941, sind aufgenommen: Flores Spiraeae (von F. Ulmaria Max.), und in der Homöopathie ist „Spiraea Ulmaria - Echtes M ä d e s ü ß " (Essenz aus frischer Wurzel; Allen 1879) ein wichtiges Mittel. Über die Verwendung der Pflanze gibt Hoppe-Drogenkunde, 1958, an: 1. Kraut „Diureticum. Bei Gelenkrheumatismus. In der Volksheilkunde bei Gicht und Rheuma". 2. Blüte „Diureticum und Diaphoreticum".

Flemmingia

Dragendorff-Heilpflanzen, um 1900 (S. 335; Fam. L e g u m i n o s a e), nennt 4 F.-Arten, darunter F. congesta Roxb. (soll eine Sorte W u r r u s liefern), die bei Hoppe-Drogenkunde, 1958, ein Kapitel hat: verwendet wird das harzige Pulver aus den Samenhülsen; Handelsbezeichnungen: W a r a s , Neue K a m a l a , Falscher S a f r a n . Verwendung: In Arabien gegen Erkältungskrankheiten. - In der Kosmetik und zum Goldgelbfärben von Seide.

Foeniculum

F o e n i c u l u m siehe Bd. II, Antiarthritica; Antinephritica; Antiparalytica; Aperientia; Cephalica; Diuretica; Emmenagoga; Expectorantia; Ophthalmica; Otica; Peptica; Quatuor Semina; Resolventia; Vulneraria. / IV, A 48; C 81; G 873, 957, 1748. / V, Crithmum; Cuminum; Illicium; Meum; Oenanthe; Peucedanum; Pimpinella.

F e n c h e l siehe Bd. II, Aperientia; Carminativa; Diuretica. / III, Aqua ophthalmica Quercetani. / IV, B 4, 52; C 34; E 14, 37, 57, 240, 255, 281, 316; G 673, 817, 957, 1131, 1749, 1752, 1827. / V, Illicium; Laserpitium; Oenanthe; Peucedanum; Pimpinella; Selinum.

D e i n e s-Ägypten, G r o t-Hippokrates: „ F e n c h e l ".

B e r e n d e s-Dioskurides: Kap. Fenchel, A n e t h u m Foeniculum L.

T s c h i r c h-Sontheimer-Araber: Foeniculum.

F i s c h e r-Mittelalter: F. vulgare Miller (f e n i c u l u m , m a r a t r u m , fenichel, fenchel).

H o p p e-Bock: Kap. Von Fenchel, F. vulgare Miller.

G e i g e r-Handbuch: M e u m Foeniculum Spr. (= Anethum Foeniculum L., F. vulgare Gärtn.; Fenchel, B ä r w u r z e l).

H a g e r-Handbuch: F. vulgare Mill. (= F. capillaceum Gilbert, F. officinale All.) und Varietäten; F. dulce D.C., süßer Fenchel, gilt als Abart von F. vulgare.

Z a n d e r-Pflanzennamen: Wilder Fenchel: **F. vulgare Mill. var. vulgare**; Gewürz-

fenchel: **F. vulgare Mill. var. dulce Batt. et Trab.** (= F. dulce Mill.); Gemüsefenchel: **F. vulgare Mill. var. azoricum (Mill.) Thell.**
Z i t a t-Empfehlung: **Foeniculum vulgare (S.).**

Dragendorff-Heilpflanzen, S. 491 uf. (Fam. U m b e l l i f e r a e); Tschirch-Handbuch II, S. 1203 uf.

Der Fenchel ist eine Arzneipflanze, deren Gebrauch von den Ägyptern über die Antike bis zur Gegenwart zu belegen ist. Dioskurides beschreibt im Kap. Marathron die Verwendung mehrerer Pflanzenteile (Kraut und Same befördern Milchabsonderung. Blütenstengel als Diureticum bei Nieren- und Blasenleiden, gegen Schlangenbisse, zur Beförderung der Menstruation, bei Magenleiden. Wurzel äußerlich bei Hundebiß. Getrockneter Saft von Stengel und Blättern, auch Samen, Zweigen, Wurzeln, für Augenmittel). Kräuterbuchautoren des 16. Jh. übernehmen solche Indikationen.

In Ap. Lüneburg 1475 waren vorrätig: Semen feniculi (10 lb.), Radix f. (2 lb), Aqua f. (2 St.), Confectio f. (6 lb.). Die T. Worms 1582 führt: [unter Kräutern] Foeniculum (Marathrum, Fenchelkraut), Foeniculi summitates (die gipffel von Fenchel); Semen F. (Marathri, Fenchelsamen), Semen F. Romani (Römischer Fenchelsamen), Semen F. rotundi (Runder Fenchelsamen), Radix F. (Marathri, Fenchelwurtz), Succus F. (Fenchelkrautsafft), Aqua F. (Fenchelwasser), Extractio F. (Extract von Fenchel), Confectio Semimum F. solutiua seu cathartica (Purgirend Fenchelconfect), Oleum (dest.) F. (Fenchelöle), Tabulae confectionis ex olea foeniculi (Fenchelölenküchlein). Kraut, Wurzel und Samen (einfache und cretische) als Simplicia in T. Frankfurt/M. 1687.

In Ap. Braunschweig 1666 waren vorrätig: Herba foeniculi ($^1/_4$ K.), Radix f. (17 lb.), Semen f. (69 lb.), Aqua f. (1$^1/_2$ St.), Condita rad. f. (3 lb.), Confectio f. (22 lb.), Elaeosaccharum f. (10 Lot), Oleum (coctum) f. (2 lb.), Oleum (dest.) f. (3 Lot), Pulvis f. (5 lb.), Sal f. (2 Lot), Spiritus f. (2 lb.).

In Ph. Württemberg 1741 sind aufgenommen: Radix Foeniculi (Foeniculi vulgaris, Fenchel-Wurtzel; Aperiens), Herba Foeniculi (Marathri, Fenchel-Kraut; Wirkung wie die Samen, aber schwächer, wird selten gebraucht), Semen Foeniculi vulgaris (Germanici, Fenchel-Saamen; Carminativum, Diureticum, Galactogogum, Brustmittel; Ophthalmicum); Aqua (dest.) F. (aus Kraut), Aqua (dest.) Sem. F., Confectio F., Oleum F. (dest., aus Samen). Die Stammpflanze heißt bei Hagen, um 1780: Anethum Foeniculum; in Apotheken wird die Wurzel, der Samen und das Kraut gebraucht; der Italienische oder Kretische Fenchel (Foeniculum dulce) wird in Italien und Sizilien häufig gebaut, ist süßer und von schwächerem Geruch als der unsrige.

Fencheldrogen und Zubereitungen blieben pharmakopöe-üblich bis zur Gegenwart. In Ph. Preußen 1799 sind aufgenommen: Radix und Semen Foeniculi; mit den Samen werden bereitet: Aqua aromatica, Aqua Foeniculi (dieses zum Elixir ex Succo Liquiritiae), Pulvis Liquiritiae comp., Syrupus Mannae, Oleum Seminis F. (dies für Elaeosaccharum F.); die Stammpflanze heißt (1799-1813) Anethum Foeniculum, (1827-1846) Foeniculum vulgare Gaertn., (1862; Fructus F.) Foeniculum officinale Allione. Aufgenommen in DAB 1, 1872: Fructus Foeniculi (von F. officinale Allione = Anethum Foeniculum Linn.); damit bereitet: Aqua aromatica, Aqua Foeniculi (dies für Elixir e Succo Liquiritiae), Decoctum Sarsaparillae comp. fort., Oleum F. (dies für Elaeosaccharum F., in Pulvis Magnesia cum Rheo), Pulvis Liquiritiae comp., Species laxantes St. Germain, Syrupus F., Syrupus Sennae cum Manna. In DAB 7, 1968, stehen noch: Fenchel (Fructus F., von F. vulgare Miller var. vulgare), Fenchelöl; im Erg.-B. 6, 1941, Mel und Sirupus F., Tinct. F. comp. In der Homöopathie ist „Foeniculum" (Tinktur aus reifen Früchten) ein weniger wichtiges Mittel.

Über die Anwendung schrieb Geiger, um 1830: „Man gibt den Fenchelsamen in Substanz, in Pulverform, unter Latwergen und Pillen, auch im Aufguß, als Tee, für sich oder anderen Species beigemengt, ferner unter Mixturen. Kraut und Wurzel werden jetzt selten, mehr im Aufguß angewendet. - Präparate hat man davon, das ätherische Öl . . . ferner Wasser, Sirup und Ölzucker. Der Fenchel kommt außerdem zu mehreren Kompositionen, pulv. carminativus usw. - In Haushaltungen dient er als Gewürz, zu Essig, eingemachten Gurken usw.". In Hager-Handbuch, um 1930, ist bei Fructus F. angegeben: „Anwendung. Äußerlich als Aufguß oder Tinktur zu Augenwässern, als Stomachicum, Carminativum, Expectorans und Galactogogum als Aufguß. Als Gewürz". Nach Hoppe-Drogenkunde, 1958, werden verwendet: 1. Wurzel (Carminativum); 2. Frucht („Schleimlösendes Mittel bes. in der Kindertherapie (Fenchelhonig etc.), Spasmolyticum, Carminativum, Aromaticum, Geschmackskorrigens. - Zur Steigerung der Milchsekretion. Diureticum. - Zu Gurgel- und Augenwässern. - In der Veterinärmedizin. - Gewürz. - In der Likörindustrie"); 3. das ätherische Öl (Carminativum, Geschmackskorrigens, zu Einreibemitteln, insektenvertreibendes Mittel).

Fomes

F o m e s siehe Bd. V, Polyporus.
Zitat-Empfehlung: *Fomes fomentarius (S.); Fomes igniarius (S.).*
Dragendorff-Heilpflanzen, S. 36 (Fam. P o l y p o r a c e a e ; als Polyporus fomentarius Fr. = Ochroporus fom. Schröt.).

Bock, um 1550, erwähnt ohne Beschreibung den „Zunderschwem" (gemeint ist nach Hoppe: P o l y p o r u s fomentarius Fr.). Geiger, um 1830, erwähnt kurz B o l e t u s fomentarius L. (= Boletus ungulatus Bull., Z u n d e r s c h w a m m), „so wie andere ähnliche L ö c h e r p i l z e als Zunder benutzt".
In preußischen Pharmakopöen ist erstmalig 1846 Polyporus fomentarius Fries als Stammpflanze des „Boletus igniarius, F e u e r s c h w a m m " angegeben. Aufgeführt in DAB's: (1872) F u n g u s igniarius praeparatus (von Polyporus fomen-

tarius Fries); (1882-1900) Fungus Chirurgorum (Polyporus fomentarius). Dann Erg.-Bücher (1941: Fungus Chirurgorum, „die herausgeschnittenen und besonders behandelten mittleren Gewebeschichten der . . . Fruchtkörper von **Fomes fomentarius (L.) Fries"**).

Ehe dieser Pilz offizinell wurde, bevorzugte man einen anderen Feuer- bzw. W u n d s c h w a m m :

Hagen, um 1780, gab in einer Fußnote zum Lärchenschwamm (→ Polyporus) an: „Der bekannte E i c h e n -, Feuer- oder Zunderschwamm (Boletus igniarius), der an den Eichenstämmen wächst . . . wird in neueren Zeiten zum Blutstillen gebraucht und A g a r i c u s oder Fungus quernus praeparatus genannt. Es ist ein chirurgisches, nicht pharmazeutisches Mittel". Die Ph. Preußen 1799 gab für „Boletus igniarius - Feuerschwamm" noch keine Stammpflanze an. 1827 ist Boletus igniarius L. genannt; Ph. Hamburg 1852 nennt als Stammpflanzen nebeneinander: Polyporus igniarius und fomentarius Fries. Geiger, um 1830, schildert ausführlich Boletus igniarius (Zunder-Lärchenschwamm, Feuerschwamm); „ein lange schon als äußerliches Heilmittel benutzter Pilz . . . ist unter dem Namen B l u t - s c h w a m m (Agaricus Chirurgorum, Fungus quernus) offizinell . . . Man gebraucht ihn äußerlich als blutstillendes Mittel bei Verwundungen. Zu dem Ende wird er geschält, getrocknet, geklopft, wieder in Wasser oder Lauge erweicht, getrocknet und geklopft bis er gehörig zart, wollig, biegsam ist. So ist er unter dem Namen Zunder bekannt. Dient auch zum Feueranmachen, als Lunte usw.". Auch Hager, 1874, beschreibt neben dem offizinellen Polyporus fomentarius Fries, der den echten Wundschwamm liefert, Polyporus igniarus Fries; „liefert auch Zündschwamm, jedoch eine sehr schlechte Ware, kann aber nicht als Wundschwamm wegen seiner Härte verwendet werden . . . Um aus diesen Schwämmen Z ü n d s c h w ä m m e zu machen, werden sie in kochender Aschenlauge erweicht, mit Salpeterlösung getränkt, getrocknet und geklopft. Eben wegen seines Gehalts an S a l p e t e r kann der gewöhnliche Feuerschwamm des Handels nicht als Wundschwamm gebraucht werden". Hoppe-Drogenkunde, 1958, erwähnt im Kap. F. fomentarius auch die Verwendung des F. igniarius, der besonders an Apfel- und Pflaumenbäumen wächst. [Dieser Pilz heißt wahrscheinlich: *F. igniarius (L.) Fries*].

Über die Verwendung des offizinellen Wundschwammes schrieb Hager (1874) im Kommentar zum DAB: „Der Wundschwamm ist ein mechanisches Mittel, das Bluten aus Wunden zu stillen. Zu M o x e n kann er salpetrisiert sein. Selten entnimmt der Arzt den Wundschwamm aus Apotheken, sondern wendet ohne Nachteil den gewöhnlichen salpetrisierten Feuerschwamm an". Anwendung nach Hager-Handbuch, um 1930: „Als blutstillendes Mittel bei kleinen Wunden, z. B. Blutegelbissen". Hoppe, 1958, Kap. F. fomentarius: „Äußerlich als Blutstillmittel. - Volksheilmittel bei Blasenleiden. - Mit Salpeter getränkt früher als Feuerschwamm oder Zunder".

In der Homöopathie ist F. marginatus (Fr.) Gillet (= F. pinicola (Swartz ex Fr.) Cooke, Polyporus pinicola Fr.) als „Polyporus pinicola" (Essenz aus frischem Pilz) ein weniger wichtiges Mittel.

Forsythia

Nach Dragendorff-Heilpflanzen, um 1900 (S. 525; Fam. O l e a c e a e), wird von F. suspensa Vahl (= L i l a c perpensa Lam.) „die Frucht als Antiphlogisticum, Laxans, Diureticum, Emmenagogum, gegen Intermittens, Hydrops, Hautkrankheiten gebraucht". Hoppe-Drogenkunde, 1958, nennt die Blüte als Ausgangsprodukt zur Darstellung von Flavonderivaten (R u t i n). Schreibweise nach Zander-Pflanzennamen: **F. suspensa (Thunb.) Vahl.**
Z i t a t-Empfehlung: **Forsythia suspensa (S.).**

Fragaria

F r a g a r i a siehe Bd. IV, A 28.
E r d b e e r e siehe Bd. II, Adstringentia; Aperientia. / IV, C 34; G 957. / V, Potentilla.

F i s c h e r-Mittelalter: **F. vesca L.** (f r a g u m , f r a m b o s e s , f r a g u l a , f r a g e , f r a v a , e r t b e r i , p i n t p e r i).
H o p p e-Bock: Kap. Von E r d b e r e n , F. vesca L. und F. viridis Duch. (das ander geschlecht der Erdberen, H o r b e r e n , H a r b e r e n , h ü t t e l b e r e n).
G e i g e r-Handbuch: F. vesca (W a l d - E r d b e e r e), F. elatior Ehrh. (große Garten-Erdbeere [Schreibweise nach Zander-Pflanzennamen: **F. moschata Duch.**]), F. collina Ehrh. (harte Erdbeere, K n a c k e l b e e r e , B r e s l i n g , B r ü s t-l e i n [nach Zander-Pflanzennamen: **F. viridis Duch.**]), F. grandiflora (A n a-n a s - E r d b e e r e [nach Zander-Pflanzennamen: **F. ananassa Duch.**]).
H a g e r-Handbuch: F. vesca L. (= F. vulgaris Ehrh.).
Z i t a t-Empfehlung: **Fragaria vesca (S.); Fragaria moschata (S.); Fragaria viridis (S.); Fragaria ananassa (S.).**

Dragendorff-Heilpflanzen, S. 277 (Fam. R o s a c e a e); Bertsch-Kulturpflanzen, S. 152-155.

Nach Bertsch-Kulturpflanzen wurde die Walderdbeere in Frankreich bereits im 14. Jh. angebaut, im 16. Jh. war sie allgemein als Gartenpflanze mit mehreren Sorten kultiviert (rote, weiße, grüne, später auch gelbe; bekannt war ferner die mehrmals im Jahr blühende Monat-Erdbeere [Schreibweise nach Zander: **F. vesca var. semperflorens (Duch.) Sér.**]; ferner - um 1600 - die M o s c h u s e r d b e e r e , F. moschata Duch.). Eine wichtige Neuerung des 18. Jh. war die große Ananas-Erdbeere; sie war 1792 von Ehrhardt als neue Art unter dem Namen F. grandi-

flora beschrieben worden, wurde aber - wie schon 1766 von Duchesne - richtig
als Bastard erkannt. Stammpflanze für pharmazeutische Zwecke war und blieb
die Walderdbeere, F. vesca L.

In T. Worms 1582 sind aufgenommen: [unter Kräutern] Fragaria (Fragula, Frag-
rum, Erdbeerkraut); in T. Frankfurt/Main 1687 außer dem Erdbeerkraut (heißt
hier auch T r i f o l i u m fragiferum) auch Radix Fragariae. In Ap. Braunschweig
1666 waren vorrätig: Herba fragariae (1 K.), Radix f. (^{3}/$_4$ lb.), Aqua f. (2 St.), Aqua
fragorum (3 St.), Aqua fragor. cum vino (1^1/$_2$ St.), Spiritus fragor. (3^1/$_2$ lb.), Syrupus fragor. (7^1/$_2$ lb.). Es fällt auf, daß 2 gebrannte Wässer vorrätig waren: „fragariae" und „fragorum"; ersteres wurde aus dem Kraut, letzteres aus den Erdbeer-
früchten, ebenso wie die anderen aufgeführten Präparate, bereitet. Früchte und
Kraut wurden nach Bock, um 1550, vielfältig genutzt (z. B. Erdbeeren und davon
gebranntes Wasser bei Lungen- und Leberleiden, fiebrigen Erkrankungen; Kraut
gegen Ruhr und Fluß der Frauen; der Krautsaft als Vulnerarium). Schröder, 1685,
gibt zu „Fragaria" an: „In Apotheken hat man die Blätter oder das Kraut und
die Frucht in bereiteten Sachen. Das Kraut kühlt und trocknet mäßig, adstringiert
etwas, treibt den Harn und wird sehr oft gebraucht in der Gelbsucht, wie auch
in Gurgelwassern und Bädern, Cataplasmaten etc. . . . Die Erdbeeren kühlen und
taugen für Milz und Gries, widerstehen dem Gift, weil sie aber gar leicht faulen,
lassen sie sich auch nicht gar wohl essen. Daher auch derer destilliertes Wasser zur
Kühlung der hitzigen Lebensglieder dient, für Milz und Gries taugt, welche Kraft
auch der Sirup besitzt. Sie besitzen auch eine schweißtreibende Kraft. Zu den er-
frorenen Fingern und Zehen ist gleichfalls nichts besseres, als wenn man des
Sommers die Finger und Zehen mit Erdbeeren stetig reibt. Der durch die Fermentation bereitete Erdbeer-Spiritus taugt vortrefflich wider das Gries und
treibt den Harn . . .

Bereitete Stück: 1. Das Wasser aus dem ganzen frischen Gewächs . . . 2. Das Wasser
aus der Frucht . . . 3. Der Sirup aus dem Erdbeersaft. 4. Der Spiritus aus dem fermentierten Saft, welcher aber gar selten gebraucht wird. 5. Die Tinktur aus den
Erdbeeren mit ihrem eigenen Wasser".

In Ph. Württemberg, 1741, sind verzeichnet: Radix Fragariae (Fragulae, Fragariae
vulgaris, Erdbeerkraut-Wurtzel; Subadstringens; wird Wunddekokten zugesetzt);
Herba Fragariae (Trifolii fragiferi, Erdbeer-Kraut; Vulnerarium, Adstringens, zu
Umschlägen für die Leber); Aqua (dest.) Fragariae, Aqua (dest.) Fragorum, Syrupus Fragorum [die beiden letzten aus Früchten]. Bei Hagen, um 1780, heißt das
Erdbeerkraut: F. vesca; „allgemein bekannte Pflanze, die wild und auch in Gärten
wächst. Die Blätter, Wurzeln (Hb. Rad. Fragariae), die beide zusammenziehend
sind und wovon letztere das damit gekochte Wasser rot färbt, und die Früchte
oder Erdbeeren (Fraga, Baccae Fragorum) sind im Gebrauch".

Geiger, um 1830, beschreibt 4 Erdbeersorten; „die Wurzel und Kraut sollen von
der wildwachsenden Pflanze genommen werden"; auch die wilden Früchte „sollen

eigentlich allein zum Arzneigebrauch genommen werden . . . Wurzel und Kraut **werden im Aufguß gegeben.** Letztere sollen, ganz jung im Frühjahr gesammelt und schnell getrocknet, ein gutes Surrogat des chinesischen Tees sein. Man gibt ihnen durch wohlriechende Öle oder Blumen Wohlgeruch. - Die Früchte werden als diätetisches Mittel (bei Blasenstein, Gries, Gicht, Podagra usw.) verordnet. (Linné heilte sich selbst vom Podagra durch den häufigen Genuß der Erdbeeren). Sie müssen schnell verbraucht werden, denn sie halten sich nicht, werden schnell schimmelig und faul. - Präparate hat man davon: Sirup, Mus, Wasser, Spiritus, Tinktur und Essig (syrupus, roob, aqua, spiritus, tinctura et acet. Fragorum). Jetzt werden diese Präparate selten mehr gebraucht. Sie halten sich im Durchschnitt nicht lange, verlieren bald ihren angenehmen Erdbeergeruch. Als Obst werden die Erdbeeren häufig genossen, teils roh oder mit Zucker und Wein (kalte Schale) usw. Können auf Wein und Branntwein benutzt werden."

In Hager-Handbuch, um 1930, sind beschrieben: Folia F. („Anwendung. Nach Kneipp als Aufguß; auch als Ersatz für chinesischen Tee"), Rhizoma F. („als Adstringens") und Sirupus F. Die Blätter stehen im Erg.-B. 6, 1941. In der Homöopathie ist „Fragaria vesca" (Essenz aus reifen Früchten) ein weniger wichtiges Mittel.

Frankenia

Nach Berendes-Dioskurides sind folgende Zuordnungen diskutiert worden: zu Kap. A n t h y l l i s , **F. hirsuta L.**; zu Kap. S a x i f r a g o n und zu Kap. E m - p e t r o n , F. pulverulenta L.

Als eine weitere Art nennt Dragendorff-Heilpflanzen, um 1900 (S. 446; Fam. F r a n k e n i a c e a e), F. grandifolia Cham. et Schl.; wird innerlich und äußerlich bei Rheuma und Syphilis angewandt. In der Homöopathie ist „Frankenia grandifolia" (Tinktur aus getrockneten Blättern) ein weniger wichtiges Mittel.

Frasera

Geiger, um 1830, erwähnt als nordamerikanische Droge die Wurzel von F. Waltheri (Radix Fraseri). Nach Dragendorff-Heilpflanzen, um 1900 (S. 528; Fam. G e n t i a n a c e a e), dient die Wurzel von F. carolinensis Walt. (= F. Waltheri Mich.) als Ersatz der C o l u m b o (Radix Columbo americana); die frische Wurzel wirkt emetisch und purgierend. In der Homöopathie ist „Frasera carolinensis" (Essenz aus frischer Wurzel; Hale 1867) ein wichtiges Mittel.

Fraxinus

F r a x i n u s siehe Bd. II, Aphrodisiaca; Caustica; Febrifuga. / IV, E 108. / V. Astragalus; Dictamnus; Guaiacum; Sorbus.

F r a x i n u m siehe Bd. V, Tamarix.

M a n n a siehe Bd. II, Adstringentia; Antiphlogistica; Cephalica; Cholagoga; Purgantia. / IV, C 12, 20; E 185, 365; G 711, 881. / V, Alhagi; Astragalus; Boswellia; Cedrus; Quercus; Raphanus; Tamarix.

G r o t-Hippokrates: - F. excelsior.

B e r e n d e s-Dioskurides: - - Kap. Manna-Esche, F. Ornus L.

S o n t h e i m e r-Araber: - F. excelsior - - F. Ornus.

F i s c h e r-Mittelalter: - **F. excelsior L.** (fraxinus, l i n g u a a v i s, esche, a s c h , s t e i n e s c h e , v o g e l z u n g e) - - **F. ornus L.** (o r n u s , f r a s i n e l l a ; Theophrast: b o u m e l i a).

H o p p e-Bock: - F. excelsior L. (Eschernholtz).

G e i g e r-Handbuch: - F. excelsior (gemeine Esche). - - F. Ornus L. (= Ornus europaeus Pers., Mannaesche, Blüthesche); F. rotundifolia Ait. + + + F. juglandifolia.

H a g e r-Handbuch: - - F. ornus L.

H a g e r-Handbuch Erg.-Bd. 1949: - F. excelsior L. + + + **F. americana L.** (= F. alba Marsh., F. acuminata Lam.).

Z i t a t-Empfehlung: **Fraxinus excelsior (S.); Fraxinus ornus (S.); Fraxinus americana (S.).**

Dragendorff-Heilpflanzen, S. 524 (Fam. O l e a c e a e); Tschirch-Handbuch II, S. 111-113 (Manna).

(E s c h e)

Nach Berendes beschreibt Dioskurides die Manna-Esche (Saft der Blätter und diese selbst, mit Wein getrunken, und als Umschlag gegen Schlangenbiß; gebrannte Rinde äußerlich gegen Aussatz); Theophrast kennt außerdem die gemeine Esche. Auf diese überträgt Bock, um 1550, die Indikationen des Dioskurides; er ergänzt - nach Hoppe - Empfehlungen von Plinius (Blätter und Öl aus Holz innerlich und äußerlich gegen Leber- und Milzbeschwerden, Wassersucht; Saft der Blätter zur Entfettung; Räucherung mit Holz soll Schlangen vertreiben); Bock empfiehlt weiter Destillat aus Rinde gegen Steinbeschwerden und Gelbsucht. F. excelsior L. lieferte eine ganze Reihe geschätzter Drogen.

In Ap. Lüneburg 1475 waren 1 qr. Cortex fraxini vorrätig. Die T. Worms 1582 führt: Semen Fraxini (O r n e o g l o s s u m , Lingua auis, H a g e n b u c h e n - oder H a n b u c h e n s a m e n wie Vogelszünglen [es handelt sich um Flügelnüsse!]; Cortex Fraxini (M e l i a e , Ascheren- oder Eschbaumsrinden). In T. Frankfurt/M. 1687: Semen Fraxini (Lingua avis, Eschenbaumsaamen), auch Semen F. excorticati, Cortex F. (Eschern Rinden), Sal F. (Saltz von Eschern Rinden). In Ap. Braunschweig 1666 waren vorrätig: Semen fraxini (15 lb.), Cortex f. (2^{1}/$_{2}$ lb.), Herba f. (1 K.), Sal f. (5 Lot).

Die Ph. Württemberg 1741 hat aufgenommen: Semen Fraxini (Linguae avis, Eschbaum-Saamen, Vogelzungen; Diureticum, Lithontripticum, Antipleuriticum, Antihydropicum, Aphrodisiacum), Cortex Fraxini (Eschbaum-, Eschen-, Aschbaum-Rinden, von F. excelsior; Adstringens, Attenuans; bei Cachexia, Hydrops und Febris intermittens).

Geiger, um 1830, beschreibt von F. excelsior Rinde (cortex F.), Blätter (folia F.), Same (vielmehr die Frucht, semen F.); „Rinde und Blätter werden jetzt kaum mehr gebraucht. Den Samen gibt man in Abkochung; er wird anderen Teespecies beigemengt". Aufgenommen in Erg.-B. 6, 1941: Folia Fraxini (Eschenblätter). In der Homöopathie ist „Fraxinus excelsior" (Essenz aus frischer Rinde) ein weniger wichtiges Mittel.

Nach Hoppe-Drogenkunde, 1958, wird das Blatt verwendet: als Laxans. Bei Rheuma und Gicht in der Volksheilkunde; die Rinde: in der Homöopathie als Febrifugum. Samen in der Volksheilkunde als Laxans und Diureticum.

Geiger beschreibt auch eine nordamerikanische Esche, F. juglandifolia; „von diesem Baume wird in Nordamerika die Rinde der Wurzel als Arzneimittel gebraucht". Nach Dragendorff, um 1900, wird von F. juglandifolia Lam. „Wurzelrinde und Frucht als Diaphoreticum gegen Rheuma und Syphilis verwendet". Dragendorff nennt außerdem F. americana L. (= C a l y c o m e l i a americana Kost.); „Wurzel gegen Fieber und Blutfluß gebraucht" (Hager-Handbuch, Erg.-Bd. 1949, gibt als Synonyme an: F. alba Marsh., F. acuminata Lam.). In der Homöopathie ist „Fraxinus americana - Weiße Esche" (Essenz aus frischer Rinde; Allen 1876) ein wichtiges Mittel.

(M a n n a)

Manna bedeutet (griechisch) „Körnchen". So gibt es in Berendes-Dioskurides ein Kap. Manna des Weihrauchs. Süße Körnchen als Ausscheidungen von Pflanzen sind schon im Altertum bekannt gewesen, sie spielen seit der mittelalterlich-arabischen Therapie eine Rolle. Über die Stammpflanzen läßt sich nichts eindeutiges aussagen. Beßler-Gart erläutert zum Kap. Manna (h y m m e l d a u w e ; tow (= Tau) der vellet uffe sumeliche crute): „Der eingetrocknete, meist zuckerhaltige Saft verschiedener Pflanzen, besonders von A l h a g i maurorum Medik., von T a m a r i x mannifera Ehrbg. sowie von A s t r a g a l u s-Arten. Es sind sämtlich orientalische Sorten, ob die heute führende Eschen-Manna von Fraxinus ornus L. aus Italien angezogen werden darf, ist sehr zweifelhaft".

Nach Tschirch-Handbuch (er zitiert Hanbury) wurde Eschenmanna zuerst in der 1. Hälfte des 15. Jh., und zwar in Süditalien (Calabrien) gesammelt; das Einkerben zur Erhöhung des Ertrages war dort vor Mitte des 16. Jh. nicht bekannt; in Sizilien wurde Manna erst viel später produziert (erste Erwähnungen kurz vor 1700). In Inventur Lüneburg 1475 waren M a n e granate (ohne Mengenangabe) verzeichnet. Die T. Worms 1582 führt: Manna granata (sive granulata, Manna mastichina. Die best. Manna die sich den Mastixkörnlein vergleicht) [wahrscheinlich orientalischer Provenienz], Manna brianzona (Mittelmesig Manna), Manna calabrina (Manna bombycina, Manna vilißima. Calabrische Manna, die aller schlechst und geringst) [diese halb so teuer wie die erste Sorte]. Die T. Mainz 1618 nennt: Manna (die Gemeine Manna) und die teurere Manna Calabrina granulata (Auserlesene Manna). In T. Frankfurt/M. 1687: Manna Calabrina, und davon M.C.

liquida, percolata (geläuterte Manna), tartarisata. In Ap. Braunschweig 1666 waren vorrätig: Manna Calabrini (50 lb.), M.C. percolati (27 lb.), Syrupus de m. (6 lb.), Cassia cum m. (¹/₂ lb.), Electuarium lenitiv. cum m. (3 lb.).

Schröder, 1685, beschreibt Manna als „ein Tau oder lieblicher Liquor, der des Nachts auf die Blätter und Äste wie ingleichen auf die Kräuter fällt und zu Zeiten auch auf der Erde gefunden wird, in kurzer Zeit zusammenwächst wie ein gekernter Gummi. Manna, wann sie ist liquida, so wird sie genannt T e r e n i a b i n "; in Apotheken hat man Manna durior mastichina und granata; „in unseren Apotheken hat die Calabrische, besonders die granata, das ist die aus kleinen Kernlein besteht, den Vorzug, insgemein nennt man selbe Mannam foliorum . . . Nach dem Unterschied der Länder ist die Manna orientalisch oder syrisch, persisch, calabrisch, goritianisch, tridentinisch und briansonnensisch . . . Sie ist gemäßigt und neigt sich zur Wärme, lindert die Kehlen und Brust, laxiert gelind und führt die Gallen und gesalzene Feuchtigkeiten aus"; als bereitete Stücke nennt er: Diacassia mit Manna; Electuarium lenitivum von Manna; Manna tartarisata (oder Tabulae de Manna; Täfelchen aus Manna mit Cremor Tartari); Manna liquida (eine gereinigte Lösung von Manna und Cremor Tartari); Manna Julepata; Spiritus Mannae; Syrupus de Manna.

Hagen, um 1780, beschreibt die „Mannaesche (Fraxinus Ornus), wächst in Kalabrien, Sizilien, Italien, Krain und anderen südlichen europäischen Ländern . . . [Manna ist] ein blaßgelber, eingetrockneter, klebriger Saft, dessen Stücke von verschiedener Gestalt und Größe sind . . . In der wärmsten Jahreszeit schwitzt sie von selbst aus dem Stamm und den glatten Ästen der Bäume als ein heller Saft aus, der in verschiedene Klumpen gerinnt und zuletzt hart und weiß wird. Dieses ist die beste Manna. Wenn die Bäume diesen Saft nicht mehr freiwillig geben, macht man tiefe Einschnitte in die Stämme, wodurch noch eine Menge hinausfließt. Im Handel unterscheidet man gemeiniglich die rinnenförmige, gemeine und schlechte Manna. Die erstere oder die Manna in Röhren (Manna canellata, cannulata seu longa) besteht aus langen und breiten hellgelben Stücken, die auf einer Seite konkav sind und eine Rinne bilden. Um sie in dieser Gestalt zu erhalten, schneidet man Stücke aus der Rinde, da denn der ausfließende Saft auf der Stelle der fortgeschnittenen Rinde erhärtet. Dieses ist die beste Sorte [Fußnote von Hagen: „Diese röhrichte Manna (Manne en Marons) ist selbsten in ihrem Vaterlande sehr selten und kostbar, dahero auch diejenige, die man uns unter diesem Namen aufbürdet, gemeiniglich aus schlechter Manna, Pulver, Zucker und Skammonium gekünstelt, und in mancherlei Gestalten geformt ist"].

Die gemeine Manna (M. vulgaris) besteht aus Stücken von verschiedener Gestalt und Größe, die mehr oder weniger unrein sind. Je trockner und weißer sie ist, und mit je mehr weißen Stückchen sie erfüllt ist, um desto besser ist sie. Man unterscheidet sie nach den Ländern, woher sie gebracht wird. Die Kalabrische (M. Calabrina) ist sehr gut und im Handel am meisten bekannt. Die weißen Stücke, die aus dieser ausgelesen werden, wird körnige Manna (M. electa seu granulosa) genannt.

Die schlechte Manna (M. crassa) ist offenbar schmutzig, sehr wenig oder gar nicht weiß, und so feucht, daß sie einem Teige ähnlich ist. Zum arzneiischen Gebrauch ist sie nicht tauglich, da sie aus den vorigen Sorten Manna, die durchs Alter verdorben sind, entspringt, oder auch aus Honig und Manna gekünstelt wird [Fußnote von Hagen: „So soll die Brianzoner Manna (Manne de Briancon) fast jederzeit ein Gemische verschiedener, oft schädlicher und drastischer Substanzen sein, und selbst die aufrichtigste, die von daher gebracht wird, doch nur der ausgeschwitzte Saft des L e r c h e n b a u m e s sein, der äußerlich der Manna ähnlich ist und auch eine abführende Wirkung haben soll"].

Manna (von F. ornus L.) blieb offizinell bis DAB 6, 1926. In Ph. Preußen 1799 Bestandteil von Infusum Sennae compositum und Syrupus Mannae; in DAB 1, 1872, von Infusum Sennae comp., Syrupus M. und Syrupus Sennae cum Manna. Nach Geiger, um 1830, gibt man Manna gewöhnlich in Wasser oder Milch gelöst als gelindes Abführmittel. Hager, 1874, nennt sie „ein sehr überflüssiges Arzneimittel". Hager-Handbuch, um 1930, schreibt: „Anwendung. Als mildes, von Nebenwirkungen freies Abführmittel, besonders bei Kindern; man gibt sie in Milch oder in Wasser, dem etwas Zitronensaft beigemischt ist, oder in Form der „Manna tabulata", ferner in Latwergen oder in Teemischungen. Manna ist in Deutschland dem freien Verkehr entzogen".

Fritillaria

F r i t i l l a r i a siehe Bd. V, Colchicum; Orchis.
Zitat-Empfehlung: *Fritillaria imperialis (S.); Fritillaria pyrenaica (S.).*
Dragendorff-Heilpflanzen, S. 122 (Fam. L i l i a c e a e).

Tabernaemontanus, um 1700, schreibt, daß von der K ö n i g s k r o n e , C o r o n a imperialis, weder Natur noch Eigenschaft bekannt sind; sie wird in Lustgärten gezogen. Bei Geiger, um 1830, heißt die Pflanze F. imperialis L., deren gelbe Wurzel (Zwiebel; rad. Coronae imperialis) ehedem benutzt worden sein soll. Nach Hoppe-Drogenkunde, 1958, wird aus den Zwiebeln Stärke - K a i s e r k r o n e n s t ä r k e - gewonnen.

Ob man das S a t y r i o n erythronion des Dioskurides mit der Pyrenäischen S c h a c h b l u m e , F. pyrenaica L., identifizieren kann, ist unsicher. Nach Dioskurides „wird erzählt, daß die Wurzel, in der Hand gehalten, zum Liebesgenuß reize, mehr noch, wenn sei mit Wein getrunken werde".

Fucus

F u c u s siehe Bd. V, Chondrus.
B l a s e n t a n g siehe Bd. III, Aethiops vegetabilis. / IV, G 963
Zitat-Empfehlung: *Fucus vesiculosus (S.).*
Dragendorff-Heilpflanzen, S. 21 uf. (Fam. P h a e o p h y c e a e).

Die Beschreibung des „ M e e r t a n g " von Dioskurides wird u. a. auf F. granatus Lamour. bezogen. Geiger, um 1830, erwähnt diese Art nicht; hier ist F. vesiculosus (B l a s e n t a n g , S e e t a n g , S e e i c h e , M e e r e i c h e) genannt, die bis zur Gegenwart mäßige Bedeutung als Arzneimittel besitzt. Hagen, um 1780, erwähnt in einer Fußnote, daß aus F. vesiculosus eine schlechte S o d a s o r t e , die Tangsode, gewonnen wird, und daß man an einigen Orten die Pflanze verkohlen läßt und so P f l a n z e n m o h r (A e t h i o p s v e g e t a b i l i s) herstellt. In deutschen Pharmakopöen ist weder Fucus noch diese Asche zu finden. Nur in der Homöopathie ist „Fucus vesiculosus - Blasentang" (**F. vesiculosus L.;** Tinktur aus getrockneter Pflanze; Allen 1876) ein wichtiges Mittel. Es steht auch im Erg.-B. 6, 1941. Im Kap. Fucus (F. vesiculosus L. = F. quercus marina Gmel.) weist Hager, um 1930, auf die Bedeutung als Entfettungsmittel hin und auf Verwendung bei Skrofeln und Kropf, bedingt durch den hohen Jodgehalt. Dieser war schon Geiger, um 1830, bekannt; er wußte von der Verwendung der Frischpflanze als Umschlag bei Skrofeln und Geschwüren.
Aus F.-Arten (besonders F. vesiculosus u. F. serratus), sowie aus L a m i n a r i a Arten, werden in der Gegenwart die A l g i n a t e gewonnen, die als Hilfsmittel in der pharmazeutischen Technologie eine Rolle spielen.

Fumaria

F u m a r i a siehe Bd. II, Antiarthritica; Antiscorbutica; Hepatica; Tonica. / IV, Register; A 27; C 62, 83. / V, Aristolochia; Corydalis; Dicentra; Digitaria.

B e r e n d e s-Dioskurides: Kap. E r d r a u c h , F. officinalis L.; Kap. I s o p y r o n , F. capreolata L.?
T s c h i r c h-Sontheimer-Araber: F. officinalis.
F i s c h e r-Mittelalter: F. officinalis L. (f u m u s t e r r a e , c a p n o s , f l a u r a , p l a n t a l e o n i s , r u t a agrestis, fumaria, erdrauch, h i m m e l s c h l ü ß e l , k a t z e n k e r b e l n , n u n n e n k r a w t , t a u b e n k r o p f , w i l d r a u t e n ; Diosk.: k a p n o s , fumaria).
H o p p e-Bock; Geiger-Handbuch; Hager-Handbuch, **F. officinalis L.**
Z i t a t-Empfehlung: **Fumaria officinalis (S.).**

Dragendorff-Heilpflanzen, S. 251 (Fam. Papaveraceae).

Dioskurides berichtet nur wenig vom Erdrauch (der Saft schärft das Gesicht und reizt zu Tränen, er verhindert das Wiederwachsen der aus den Augenlidern ausgezogenen Haare; das Kraut treibt galligen Harn). Bock, um 1550, übernimmt dies und fügt einiges hinzu (gebranntes Wasser für Syphilis-Schwitzkuren; Saft für Wassersucht- und Brechmittel; Spiritus gegen Mundgeschwüre, als Sirup gegen Hauterkrankungen und Ausschläge).

In Ap. Lüneburg 1475 waren vorrätig: Aqua fumi tere (4 St.), Pilulae de fumo tere (6¹/₂ oz.), Siropus fumi tere (12 lb.). Die T. Worms 1582 hat: [unter Kräutern] Fumaria (Fumus terrae, C e r e f o l i u m felinum seu columbinum, Capnos, Erdrauch, Daubenkropff, Katzenkörbel, Daubenkörbel); Succus Fumariae, Aqua (dest.) Fumiterrae, Conserva Florum Fumiterrae, Sirupus de succo fumariae, Sir. de fumariae comp., Pilulae de fumoterrae. In Ap. Braunschweig 1666 gab es: Herba fumariae (1 K.), Aqua f. (2 St.), Aqua (e succo) f. (¹/₄ St.), Aqua f. cum vino (³/₄ St.), Conserva f. (10 lb.), Essentia f. (26 Lot), Extractum f. (15 Lot), Pilulae de f. (15 Lot), Sal f. (13 Lot), Syrupus f. comp. (9¹/₂ lb.), Syrupus f. ex succo (16 lb.). In Ph. Württemberg 1741 sind aufgenommen: Herba Fumariae (Fumi terrae, Taubenkropf, Erdrauch, K r ä t z h e y l ; Amarum, Spleneticum, Hepaticum, reinigt das Serum); Aqua F., Conserva (ex herbis) F., Essentia F., Extractum F., Syrupus de Fumaria.

In einigen Länderpharmakopöen des 19. Jh., z. B. Ph. Preußen 1799-1829: Herba F., daraus Extrakt; in den Erg.-Büchern (Ausgabe 1941: Herba und Tinctura F.). Nach Geiger, um 1830, gibt man „den Erdrauch selten in Substanz, in Pulverform, mehr im Aufguß oder Abkochung, oder den frisch ausgepreßten Saft". Nach Jourdan, zur gleichen Zeit, verwendet man das Kraut (herba Fumariae seu Fumiterrae, S o l a m e n scabiosorum), das schwach tonisch wirkt, häufig bei Hautkrankheiten, Gelbsucht und Störungen in den Unterleibseingeweiden.

Hager, um 1930, gibt an: „Anwendung. Als Blutreinigungsmittel, als Amarum, Tonicum, Diaphoreticum, Resolvens, als Volksmittel. Der Saft des frischen Krautes wird ebenfalls als Blutreinigungsmittel, als augenstärkendes Mittel und gegen Spulwürmer angewandt". Hoppe-Drogenkunde, 1958, Kap. F. officinalis, schreibt über Herba Fumariae (G r i n d k r a u t): „Stomachicum, Laxans und Diureticum, bes. in der Volksheilkunde bei Hautleiden, auch als Preßsaft. ‚Blutreinigungsmittel'. In der Homöopathie [wo „Fumaria officinalis - Erdrauch" (Essenz aus frischer, blühender Pflanze) ein wichtiges Mittel ist] bei Ekzemen".

Gagea

Der gemeine G e l b s t e r n , **G. lutea (L.) Ker-Gawl.** (= G. silvatica (Pers.) Loud.) wird - nach Hoppe - bei Bock, um 1550, als F e l d z w y b e l (A c k e r z w y b e l , W i l d z w y b e l) abgebildet; Anwendung wie bei anderen Zwiebeln: gebraten als Pflaster mit Honig gegen offene Geschwüre. Dragendorff-Heilpflanzen, um 1900 (S. 123; Fam. L i l i a c e a e), nennt 3 Arten; von ihnen werden die Zwiebeln wie Scilla benutzt, äußerlich auch auf phagedänische Geschwüre:

1.) G. fascicularis Salisb. (= G. lutea Ker. Gawl., O r n i t h o g a l u m lut. L., O. silvaticum Pers.);

2.) G. bracteolaris Salibs. (= Gag. stenopetala Reichb., G. pratensis Pers., Ornith. prat. Pers., O. stenop. Fr. [Schreibweise nach Schmeil-Flora: **G. pratensis (Pers.) Dum.**]);

3.) G. stellaris Salisb. (= Gag. arvensis Dum., Ornith arv. Dub., O. villosum M.B. [Schreibweise nach Zander-Pflanzennamen: **G. arvensis (Pers.) Dumort.**]).

Z i t a t-Empfehlung: **Gagea lutea (S.)**; **Gagea pratensis (S.)**; **Gagea arvensis (S.)**.

Galega

G a l e g a siehe Bd. IV, Reg. / V, Lathyrus; Tephrosia.
Zitat-Empfehlung: *Galega officinalis (S.)*.

Fischer nennt einige mittelalterliche Bezeichnungen, besonders italienische, für **G. officinalis** L. (g r a l e g a ,   r e g a l e g a ,   c a s t r a c a n e ,   s a r a c e n a). In Ap. Braunschweig 1666 waren vorrätig: Herba galegae (^{1}/2 K.), Aqua g. (2^1/2 St.), Conserva g. (2 lb.), Sal g. (3 Lot), Syrupus g. (5^1/2 lb.). Die T. Frankfurt/M. 1687 führt: Herba Galega (R u t a   c a p r a r i a ,   G e i ß r a u t e n ,   G ä n ß k r a u t ,   F l e c k e n k r a u t), Semen Galegae (Geißrauten-saamen); Aqua G., Syrupus G. e succo.

Schröder, 1685, berichtet über Galega: „Etliche halten es vor O n o b r y c h i n , andere vor P o l e m o n e u m , andere vor P o l y g a l a m der Alten, aber des Dioscoridis Beschreibungen widersprechen diesen allen . . . In Apotheken hat man das Kraut, welches im Juni und Juli gesammelt worden. Es ist ein vortreffliches Giftmittel, treibt den Schweiß und das Gift aus, besonders das pestilenzialische, zerteilt, und gebraucht mans meistens in Podeken, Pestilenzischen Krankheiten und der Pest selbstens, in Kindsblattern, der Kinder Schweren Not (man gibt von dem Saft einen Löffel voll), in Schlangenstichen, Würmern (die es auch äußerlich verjagt)".

Aufgenommen in Ph. Württemberg 1741: Herba Galegae (Rutae caprariae, Geißrauten; Alexipharmacum, Sudoriferum); Aqua (dest.) Galegae. Nach Hagen, um 1780, wächst die Geisraute, P e s t i l e n z k r a u t (G. officinalis) in Spanien, Italien, Schweiz und Österreich wild; das Kraut (Hb. Galegae) wird selten mehr gebraucht. Angaben bei Geiger, um 1830: „Ehedem war die Pflanze als Arznei-mittel sehr berühmt. Man gebrauchte sie gegen bösartige Fieber, die Pest, giftigen Schlangenbiß, Würmer usw. Jetzt wird sie bei uns kaum mehr gebraucht. - Als Präparate hatte man: Wasser, Sirup, Conserve . . . In Italien ißt man die Blätter als Salat. Die Pflanze ist ein gutes Futterkraut".

Nach Dragendorff-Heilpflanzen, um 1900 (S. 317; Fam. L e g u m i n o s a e), wurde „Kraut als Diureticum, Diaphoreticum, Galactagog., auch gegen Schlangen-biß, Fieber, Pest früher verwendet". In Hager-Handbuch, um 1930, heißt es: „Das Kraut wurde früher in der Volksmedizin schon als Galactagogum, auch als harn- und schweißtreibendes Mittel angewandt. Von Beringer und von anderer Seite ist die Wirkung des Krauts als Galactagogum bestätigt worden. Verwendet wird ein Aufguß oder meist das Fluidextrakt. Auch als Sirup, Elixier und Tinktur wird es, besonders in Frankreich, angewandt".

Aufgenommen in Erg. B. 6, 1941: Herba Galegae officinalis. Verwendung nach Hoppe-Drogenkunde, 1958: „Bei Diabetes mellitus empfohlen . . . Vernarbung neoplastischer Hautgeschwüre. Zur Verstärkung der Wirkung von Röntgenstrahlen. - Diureticum, Diaphoreticum, Galactagogum. - In der Volksheilkunde und in der Veterinärmedizin zur Anregung der Milchsekretion"; Semen Galegae gelten als wirksames Antidiabeticum.

Galeopsis

Galeopsis oder G a l i o p s i s siehe Bd. IV, E 46, 142. / V; Lamium; Scrophularia; Stachys; Tragopogon.
Zitat-Empfehlung: *Galeopsis tetrahit (S.); Galeopsis ochroleuca (S.).* Dragendorff-Heilpflanzen, S. 575 (Fam. L a b i a t a e).

Nach Hoppe beschreibt Bock, um 1550, im Kap. Von Hanff, als wilden H a n f , **G. tetrahit L.**; Bock weiß die Pflanze nicht sicher bei Dioskurides zu deuten (zerquetschtes Kraut als Kataplasma gegen Hautentzündungen).

Geiger, um 1830, beschreibt ausführlich **G. ochroleuca Lam.** (= G. grandiflora Ehrh., G. villosa Huds., gelber großblühender H o h l z a h n , weiße haarige K o r n w u t h [Schreibweise nach Schmeil-Flora: G. segetum Neck.]); „eine schon längst in manchen Gegenden beim Landvolk als Arzneimittel benutzte Pflanze; ist besonders seit etwa 25 Jahren durch den Reg. Rath. Lieber berühmt, der sie als Geheimmittel verkauft. Seit einigen Jahren ist sie auch in mehreren Gegenden Deutschlands in Apotheken eingeführt . . . Offizinell ist: das Kraut, B l a n k e n - h e i m e r T e e , L i b e r ' s c h e A u s z e h r u n g s k r ä u t e r (herba Galepsidis ochroleucae) . . . Man gibt die Pflanze in Aufguß oder Abkochung, in Lungenkrankheiten".

Geiger erwähnt ferner G. Tetrahit (rauher Hohlzahn, N e s s e l h a n f); „davon war sonst das Kraut (herba C a n n a b i s sylvestris) gebräuchlich".

Aufgenommen in einige Länderpharmakopöen des 19. Jh. (z. B. Ph. Baden 1841, Ph. Hannover 1861: Herba Galeopsidis ochroleucae); auch in DAB 1, 1872 (Herba Galeopsidis - Blankenheimer Tee, Liber'sche Kräuter, von G. ochroleuca Lam.); dann Erg.-Bücher (noch 1941: Herba Galeopsidis). In der Homöopathie ist „Galeopsis" (Essenz aus frischer, blühender Pflanze, von G. ochroleuca) ein weniger wichtiges Mittel.

Hager schrieb (1874): „Vor 70 Jahren wurde das Kraut der Galeopsis ochroleuca von dem Regierungsrat Lieber in Kamberg als ein vorzügliches Geheimmittel gegen Abzehrung und Lungensucht verkauft. Jetzt ist es noch hin und wieder ein Objekt des Handverkaufs, übrigens ohne medizinischen Wert". Angaben in Hager-Handbuch, um 1930, sind: „Anwendung. Gegen Husten und Katarrh im

Aufguß ... ist gegen Schwindsucht angepriesen worden". Verwendung von G. ochroleuca (= G. dulcia, G. grandiflora) nach Hoppe-Drogenkunde, 1958: „Adstringens, Expectorans, Diureticum. - In der Volksheilkunde bei Lungenleiden. - In der Homöopathie bei Milzerkrankungen".

Galipea

A n g o s t u r a siehe Bd. V, Brucea; Esenbeckia; Strychnos.
Zitat-Empfehlung: *Galipea officinalis (S.).*
Dragendorff-Heilpflanzen, S. 354 (Fam. R u t a c e a e); Tschirch-Handbuch III, S. 561 uf.

Nach Tschirch-Handbuch hören wir das erstemal von der Angosturarinde 1759 durch Mutis, der sie auf einer Reise nach den Anden kennen lernte; sie wurde 1788 durch die englischen Ärzte Ewer und Williams als Arzneimittel in Europa bekannt. Die Feststellung der Stammpflanze machte anfangs Schwierigkeiten. Angaben in preußischen Pharmakopöen: Ausgabe 1799, Cortex Angusturae, von „ B r u c e a ferruginea? l'Heritier; aut M a g n o l i a e species?"; 1813, von B o n p l a n d i a trifoliata Willd.; 1827, von Bonplandia trifoliata Willd. seu A n g o s t u r a Cuspare Roemeri et Schultesii. In Ph. Hamburg 1852, von G. officinalis Hanck. So in den Erg.-Büchern (1941: „Die getrocknete Rinde der Zweige, seltener junger Stämme von **Galipea officinalis Hancock**"). In der Homöopathie ist „ A n g u s t u r a " (Tinktur aus getrockneter Zweigrinde; Hahnemann 1821) ein wichtiges Mittel.
Geiger, um 1830, schreibt über Anwendung von Cortex Angusturae verae (von Bonplandia Angustura Spr. = Bonplandia trifoliata W. = Angustura Cuspare R. et Sch.): „in Substanz (als Pulver), im Aufguß und in Abkochung. - Präparate hat man davon das Extrakt (extr. Angusturae) und die Tinktur (tinct. Angusturae)". Jourdan, zur gleichen Zeit, gibt an: „Tonisch, reizend, fieberwidrig, eine zeitlang außerordentlich gepriesen, jetzt aber fast in Vergessenheit geraten". Hager-Handbuch, um 1930, sagt aus: „Anwendung. Als bitter-aromatisches Mittel bei dyspeptischen Zuständen, Dysenterie, auch an Stelle der Chinarinde. Große Gaben rufen Übelkeit und Erbrechen hervor. Zur Herstellung des Angosturalikörs". In Hoppe-Drogenkunde, 1958, ist das Kap. überschrieben „Cusparia trifoliata". In Hager-Handbuch, Erg.-Bd. 1949, wird als Synonym für G. officinalis Hancock angegeben: C u s p a r i a trifoliata Engl., während nach Zander-Pflanzennamen dies eine andere Rutacee ist, die jetzt **Cusparia febrifuga Humb.** heißt.

Galium

G a l i u m siehe Bd. II, Attenuantia; Exsiccantia. / IV, E 108. / V, Asperula.
G a l l i u m siehe Bd. II, Abstergentia; Purgantia.
L a b k r a u t siehe Bd. II, Antispasmodica.
Zander-Pflanzennamen: *G. odoratum (L.) Scop.*, ist neuerlich die Bezeichnung für A s p e r u l a odorata L. Die Angaben für diese Pflanze sind unter „Asperula" zu finden.

B e r e n d e s-Dioskurides: - Kap. Wandlabkraut, G. Aparine L. - - Kap. L a b -
k r a u t , G. verum L.

S o n t h e i m e r-Araber: - G. Aparine - - G. verum.

F i s c h e r-Mittelalter: - **G. aparine L.** (r u b e a minor, s p e r o n e l l a ,
k l e t t e) - - **G. verum L.** (rubea maior s. campestris, l i d e w u r z , k l e b -
k r u t ; Diosk.: g a l i o n) - - - **G. mollugo L.** (r u b i a minor s. silvestris,
wildrote; Diosk.: a p a r i n e).

H o p p e-Bock: - Kap. Von K l e b e r k r a u t , G. aparine L.; Kap. Von M e -
g e r k r a u t/Wälstro: - - G. verum L. (unser lieben frawen betstro, W e g s t r o)
und - - - G. mollugo L. (das Megerkraut mit den weißen blümlin), ferner + + +
G. cruciatum Scop. (das zweit Megerkraut) + + + Kap. von H e r t z f r e i d t ,
G. silvaticum L.

G e i g e r-Handbuch: - G. Aparine (Klebkraut) - - G. verum (wahres gelbes Labkraut, Megerkraut, W a l d s t r o h , U n s e r l i e b e n F r a u e n B e t t-
s t r o h) - - - G. Mollugo (weißes Labkraut, weißes Waldstroh) + + + G. rotundifolium; G. cruciatum Sm.; G. graecum.

H a g e r-Handbuch: - G. aparine L. - - G. verum L.

Z i t a t-Empfehlung: **Galium odoratum (S.)**; **Galium aparine (S.)**; **Galium verum
(S.)**; **Galium mollugo (S.)**; **Galium silvaticum (S.)**; **Galium cruciata (S.)**.

Dragendorff-Heilpflanzen, S. 639 uf. (Fam. R u b i a c e a e).

Bei Dioskurides gibt es zwei Kapitel, die G.-Arten betreffen:

1.) G. aparine L. (die Aparine wird zerstoßen und mit Fett zum Verteilen von
Drüsen benutzt; Samen, Blätter und Stengel, zu Saft verarbeitet, gegen Spinnen-
und Vipernbisse) [nach Fischer-Mittelalter ist in diesem Kap. jedoch G. mollugo
L. gemeint].

2.) G. verum L. (das Galion bringt Milch zum Gerinnen; Blüte zu Kataplasma
gegen Verbrennungen, stellt Blutflüsse; zu kräftigenden Salben; Wurzel reizt zum
Beischlaf) [nach Emmanuel ist in diesem Kap. jedoch G. mollugo L. gemeint].

Kräuterbuchautoren des 16. Jh. übernehmen solche Indikationen, so Bock, um
1550, in den Kapiteln [zu 1.] Kleberkraut und [zu 2.] Megerkraut.

In T. Mainz 1618 sind aufgenommen: [unter Kräutern] Gallion (Unser Frawen
Bettstroh); in T. Frankfurt/M. 1687: Herba G a l l i u m (Gallion, unser Frauen
Bettstroh, Wegerkraut oder Wegstroh). In Ap. Braunschweig 1666 waren ¹/₂ K.
Herba gallii vorrätig.

Schröder, 1685, schreibt im Kap. Gallium: Es gibt Luteum (palustre, vulgare, mit
gelben Blumen) und album (palustre minus, mit weißen Blumen); „von diesen ist
das erste das beste ... In Apotheken hat man das Kraut mit den Blumen. Es
wärmt und trocknet mäßig und gebraucht man es meistens äußerlich beim Nasenbluten (wenn man das Pulver davon in die Nase bläst), bei Rauden, dem Krebs

der Brüste; man bedient sich dessen selten und wird nur wegen der zusammengesetzten Stücke, worin es kommt, aufbehalten".

Die Ph. Württemberg 1741 beschreibt: Herba Gallii (Gallii lutei, Megerkraut, Waldstroh, Bettstroh; enthält Säure und koaguliert dadurch Milch; Vulnerarium, Detergens). Bei Hagen, um 1780, heißt die Stammpflanze: G. verum (Waldstroh, Unser lieben Frau Bettstroh, Laabkraut, Megerkraut).

Geiger, um 1830, behandelt hauptsächlich 3 Arten:

1.) G. verum; „offizinell ist: Das Kraut und die Blüten oder die Spitzen (herba, flores seu sumitates Galii lutei) ... Der frische Saft und die Abkochung wurden ehedem häufig gegen Epilepsie, Hysterie, auch bei Hautausschlägen usw. gebraucht. - Das frische Kraut macht die Milch gerinnen und wird deshalb beim Käsemachen anstatt Kälberlab genommen, daher sein Name. - Die Wurzel dient zum Rotfärben".

Nach Jourdan, zur gleichen Zeit, ist die Droge „schwach adstringierend". Hager-Handbuch, um 1930, schreibt über Anwendung von Herba Galii lutei: „Zur Käsebereitung (in England)". Nach Hoppe-Drogenkunde, 1958, ist das Kraut „Diureticum". In der Homöopathie ist „Galium verum" (Essenz aus frischer, blühender Pflanze) ein weniger wichtiges Mittel.

2.) G. Mollugo; „offizinell ist: Das Kraut und die Blumen (herba et flores Galii albi) ... Der mit Wein vermischte ausgepreßte Saft des Krautes und der Blüten wurde sonst gegen Epilepsie und das Podagra gegeben. - Die Wurzel dient zum Rotfärben".

Jourdan schreibt dazu: „Ehemals verordnete man den Saft der Blüten gegen Epilepsie". In der Homöopathie ist „Galium album - Labkraut" (Essenz aus frischem, blühenden Kraut) ein wichtiges Mittel.

3.) G. Aparine; „offizinell ist: Das Kraut (herba Aparinis) ... Der frisch gepreßte Saft wurde ehedem gegen Leberkrankheiten, Skrofeln, gegen Kröpfe usw. gebraucht. Vor mehreren Jahren wurde der Saft gegen den Skorbut sehr gerühmt, und später sogar gegen Krebs innerlich in großer Menge getrunken und äußerlich mit Fett angewendet".

Jourdan schreibt zu diesem Kraut: „Ehedem galt es als ein auflösendes und eröffnendes Mittel, welches gegen Hautkrankheiten angewendet wurde". Nach Hager-Handbuch wurde der frische Saft bei Hautkrankheiten angewendet. Nach Hoppe-Drogenkunde sind Herba Galii aparinis „Diureticum bei Hautleiden ... Bei Drüsenschwellungen und Geschwulsten". Dies besonders in der Homöopathie, wo „Galium Aparine - Klebkraut" (Essenz aus frischem, blühenden Kraut) ein wichtiges Mittel ist.

Erwähnt werden bei Geiger ferner:

4.) G. cruciatum, verwendet unter dem Namen herba C r u c i a t a e s. A s p e - r u l a e aureae (Schreibweise nach Schmeil-Flora: **G. cruciata (L.) Scop.**).

5.) G. graecum; „davon war die Wurzel (rad. Galii montani, cretici) offizinell".

Garcinia

G a m b o g i a (= Gutti) siehe Bd. IV, D 2.
G u m m i g u t t siehe Bd. III, Extractum Gummi Gamandrae; Magisteria (resinosa cum Acido).
G u t t i (oder Gummi Gutti) siehe Bd. II, Hydragoga; Purgantia. / IV, C 3, 4, 8, 12; E 144, 166, 180, 183, 298, 299; G 1139, 1805, 1814, 1837. / V, Vismia.
Zitat-Empfehlung: *Garcinia hanburyi (S.); Garcinia mangostana (S.)*.
Dragendorff-Heilpflanzen, S. 441 uf. (Fam. G u t t i f e r a e); Tschirch-Handbuch III, S. 1165 uf.

Nach Tschirch-Handbuch wird G u m m i g u t t i erstmalig von einem chinesischen Reisenden, der um 1300 Cambodja besuchte, erwähnt; in Europa wurde die Droge erst seit Entdeckung des Seeweges nach Ostindien bekannt; arzneiliche Anwendung in Europa seit 17. Jahrhundert.

In T. Mainz 1618 ist aufgenommen: Gutta G e m o u (ein frembd Gummi also genannt). In T. Frankfurt/M. 1687: Gummi Guttae (Gottae, de Peru seu Peruanum, Gutta G a m a n d r a, Gemouh, G h i t t a J e m o u, ein starck purgierend außgetruckneter Safft auß dem Königreich Patano in Ost-Indien); Gummi Guttae Rosatum Mynsichti; Extractum Gummi Guttae, Magisterium Gummi Guttae. In Ap. Braunschweig 1666 waren vorrätig: Gummi guttae e Peru (4 lb.), Extractum g.g. (3 Lot), Magisterium g.g. (3 Lot).

Schröder, 1685, schreibt im Kap. Ghitta Jemou: „Ist ein zusammengestandener und inspissierter Saft (vielmehr als ein Gummi). Von was für einem Gewächs aber selber komme, ist noch nicht gewiß. Etliche schreiben dessen Ursache der W o l f s - m i l c h , C a t a p u t i a e majori oder den floribus R i c i n i Indi bei und sagen, die Farbe rühre von etwas fremden (nämlich von C u r c u m a) her, andere sagen er sei ein Saft E u p h o r b i i ... Er wird aus Sina gebracht und kam vor 40 Jahren zu uns heraus. Es scheint, er sei der Gummi wider das Podagra Monardi. Er purgiert unten und oben die gesalzenen wäßrigen Feuchtigkeiten, wie auch andere schädliche humores, aus dem ganzen Leib, daher gebraucht man ihn sehr oft in der Wassersucht, Fiebern, Rauden und Jucken"; bereitete Stücke sind: 1. Ghitta Jemu mit Spir. Vitrioli oder Tartari verbessert, Mindereri; 2. der Extract oder das Magisterium; 3. Magisterium G. G. S. Clossaei oder Gamandra correcta.

Aufgenommen in Ph. Württemberg 1741: Gummi Gutta (Gutta G a m b a , Gutta Cambodia, Gutta et Gitta Gemu, G u m m i d e G o a, G u m m i d e P e r u , Gamandrae, Gummi-Gutt; Purgans, wird Wassersüchtigen und Phlegmatikern gegeben); Magisterium Gummi Guttae. Die Stammpflanze des Guttaebaumes heißt bei Hagen, um 1780: C a m b o g i a Gutta; „wächst auf der Küste Kamboja in Ostindien, in Malabar, China und Zeilon ... Aus der geritzten Rinde desselben und den abgeschnittenen Ästen fließt das so genannte Gummigutt (Gummi Gutta, Gutta Gamba) heraus, welches mehrenteils als Farbe, seltener als Arznei gebraucht wird".

Aufgenommen in preußische Pharmakopöen: Ausgabe 1799-1813, Gutti seu

Gummi Gutti (von S t a l a g m i t i s Cambogioides Murray seu G u t t i f e r a vera Koeningii); 1827-1829 (von Garcinia Cambogia Roxb.); 1846 (unbekannter chinesischer Baum); 1862, Gummi-resina Gutti (unbekannter siamesischer Baum aus der Reihe der Guttiferae). In DAB 1, 1872: Gutti (von G. Morella Desr. = G. Gutta Wight); 1882-1890 (von G. Morella); 1900 (von G. Hanburyi); 1910 (von G. Hanburyi Hooker fil.), 1926 („Gutti-Gummigutt. Das Gummiharz mehrerer Garcinia-Arten, besonders von **Garcinia Hanburyi Hooker fil.**").
In der Homöopathie ist „ G u t t i - Gummigutt" (Tinktur aus der DAB-Droge; Allen 1876) ein wichtiges Mittel.
Um 1830 schrieb Geiger über G. Cambogia Desr. (= Cambogia Gutta L.): „Von diesem Baum kommt das zuerst im Anfang des 17. Jahrhunderts durch Clusius in Europa bekannt gewordene Gutti oder Gummi Guttae ... Man gibt das Gummigutt innerlich in Pulverform, in Pillen in sehr kleinen Mengen; in Emulsion oder Auflösung mit kohlensaurem Kali. - Präparate hat man davon: eine Tinktur und Seife (tinctura et sapo Gutti). Es machte auch einen Hauptbestandteil mehrerer geheimer Wurmmittel aus. - Ist ferner eine bekannte schöne Malerfarbe in der Wassermalerei. - Die Früchte schmecken angenehm säuerlich und werden in Ostindien als Obst genossen".
In Hager-Handbuch, um 1930, steht über die Anwendung von Gutti: „Als starkes Abführmittel mehrmals täglich in Pillen oder Emulsion, als Diureticum in kleineren Gaben zusammen mit Scilla und Alkalien. Größere Gaben können tödlich wirken. In der Tierheilkunde. Technisch als Malerfarbe, zu Lacken (Goldlack)".
Von Geiger wird auch G. Mangostana erwähnt [Schreibweise nach Zander-Pflanzennamen: **G. mangostana L.**]; kommt nach Sontheimer und Fischer in mittelalterlichen, arabischen Quellen vor. Nach Geiger ist die Schale der Frucht adstringierend, „wird in Ostindien gegen Stuhlzwang, auch der Aufguß als Gurgelwasser bei Schwämmchen und Geschwüren im Halse gebraucht". Hoppe-Drogenkunde, 1958, in seinem Kap. G. Hanburyi, erwähnt ebenfalls G. mangostana (Fruchtschalen gegen Diarrhöe, technisch zum Gerben und Färben).

Gardenia

G a r d e n i a siehe Bd. V, Genipa; Randia.

Geiger, um 1830, erwähnt G. gummifera L., die ein E l e m i-ähnliches Harz liefert. Nach Dragendorff-Heilpflanzen, um 1900 (S. 631; Fam. R u b i a c e a e), wird dieses Harz gegen Dyspepsie gebraucht.
Unter den insgesamt 13 G.-Arten bei Dragendorff befindet sich auch **G. jasminoides Ell.** (= Gardenia florida L., J a s m i n u m capense Mill.); Blüte Aromaticum, Frucht (in Ostasien) als kühlendes und erweichendes Mittel, bei Phthisis, Harnbeschwerden, Augenentzündung, Ausschlag. Diese Frucht ist bei Hoppe-

Drogenkunde, 1958, unter G. florida geführt (Fructus Gardeniae, Chinesische G e l b s c h o t e n oder G e l b b e e r e n); Verwendung zum Gelbfärben von Seide; medizinisch in China als Stimulans, Diureticum und Emeticum.
Hessler-Susruta nennt G. latifolia, Tschirch-Araber G. florida.

Gaultheria

G a u l t h e r i a siehe Bd. IV, G 243, 585, 606, 1034, 1221, 1328, 1570, 1783. / V, Betula.
W i n t e r g r ü n siehe Bd. IV, G 181, 1442. / V, Chimaphila; Mercurialis; Pyrola; Vinca.

Geiger, um 1830, erwähnt **G. procumbens L.**; „davon gebraucht man die aromatischen, etwas adstringierenden Blätter in Nordamerika als angenehmen Tee, anstatt des chinesischen. Sie liefern durch Destillation ein dem Pfefferminzöl ähnlich riechendes, ätherisches Öl". Nach Jourdan, zur gleichen Zeit, wendet man die Blätter (= c a n a d i s c h e r T e e) an; reizend und schmerzstillend, bei Asthma. Nach Dragendorff-Heilpflanzen, um 1900 (S. 509; Fam. E r i c a c e a e), dienen die Blätter von G. procumbens L. (W i n t e r g r ü n) „gegen Asthma, Menstruationsleiden, als Antisepticum und Teesurrogat". Entsprechende Angaben in Hager-Handbuch, um 1930; das ätherische Öl, Oleum Gaultheriae, Wintergrünöl [aufgenommen in die Erg.-Bücher zu den DAB's] wird innerlich bei Gelenkrheumatismus gegeben, meist aber äußerlich als Salbe oder rein eingerieben. Nach Hoppe-Drogenkunde, 1958, werden von G. procumbens verwendet: 1. das Blatt („Antisepticum, Carminativum, Tonicum. - Als Genußmittel wie Schwarzer Tee, bes. in Nordamerika"); 2. das äther. Öl des Blattes („Antisepticum, bei Rheuma"). In der Homöopathie ist „Gaultheria procumbens - Wintergrün" (Tinktur aus getrockneten Blättern; Allen 1876) ein wichtiges Mittel.
Z i t a t-Empfehlung: **Gaultheria procumbens (S.).**

Geissospermum

Nach Dragendorff-Heilpflanzen, um 1900 (S. 541; Fam. A p o c y n e a e ; nach Zander-Pflanzennamen: A p o c y n a c e a e), ist die Rinde der brasilianischen G. Vellozii Fr. All. (= G. laeve Miers., T a b e r n a e m o n t a n a laevis Vill.) Fiebermittel. So auch bei Hoppe-Drogenkunde, 1958.

Gelidium

A g a r - A g a r siehe Bd. IV, G 719, 720. / IV, Reg.
Dragendorff-Heilpflanzen, S. 24 (Gelidium; Gloiopeltis), S. 25 (Gracilaria; Sphaerococcus); alles Fam. R h o d o p h y c e a e ; Tschirch-Handbuch II, S. 306—313.

Nach DAB 6, 1926, ist A g a r - A g a r „die in Ostasien nach besonderen Verfahren aus Gelidium Amansii Lamouroux und wahrscheinlich anderen F l o r i - d e e n hergestellte und getrocknete Gallerte".

Die Kenntnis von diesem Algenextrakt (japanische oder chinesische G e l a t i n e) gelangte Mitte 19. Jh. von Ostasien über England nach Deutschland. Verwendung um 1900 hpt. zur Herstellung von Nährböden in der Bakteriologie, auch im Haushalt an Stelle von Gelatine. Später geschätztes Laxans.

In Hager-Handbuch wird außer dem seit 1926 offizinellen Japan-Agar, der außer von G.-Arten auch von G r a c i l a r i a -, E u c h e u m a - und G l o e o p e l - t i s-Arten u. a. gewonnen wird, genannt:

Agar-Agar von Ceylon, C e y l o n m o o s von Gracilaria lichenoides Grev. (= S p h a e r o c o c c u s lichenoides Agardh);

Agar-Agar von Makassa und Java, Ostindisches C a r r a g e e n , von Eucheuma spinosum Agardh (= G i g a r t i n a spinosa Grev.).

In Karsten-Weber-Stahl, Lehrbuch der Pharmakognosie (1962) ist über die Herkunft von Agar-Agar angegeben: „Rote Meeresalgen (Rhodophyceae) der Gattungen Gelidium, Gracilaria, Eucheuma sind das Ausgangsmaterial der Agargewinnung. Die hierfür verwendeten Algen werden häufig unter dem Begriff A g a r o p h y t e n zusammengefaßt. Sie kommen praktisch in allen Weltmeeren vor. Seit altersher ist Japan das wichtigste Erzeugungsland. Man verarbeitet dort für hochwertige Agarqualitäten vor allem Gelidium amansii Lamx., ... daneben G. pusillum, G. polycladum (= G. pacificum), G. crinale und andere. Der aus den indonesischen Küstengebieten stammende Makassar-Agar wird aus Eucheuma-Arten (Eucheuma muricatum [Gmel.] W. van B.) gewonnen. Neben den genannten Arten ist Gracilaria confervoides (L.) Greville zu erwähnen ... Der an der Pazifikküste zwischen Californien und Mexiko hergestellte Agar stammt dagegen hauptsächlich aus Gelidium cartilagineum (L.) Gaillon. Die europäische Produktion aus F u r c e l l a r i a fastigiata („Ostseeagar") ist unbedeutend".

Gelsemium

G e l s e m i u m siehe Bd. II, Anodyna. / IV, G 721, 722.
Zitat-Empfehlung: *Gelsemium sempervirens (S.).*
Tschirch-Handbuch II, S. 1360.

Nach Dragendorff-Heilpflanzen, um 1900 (S. 552; Fam. L o g a n i a c e a e), wird von der nordamerikanischen G. sempervirens Pers. (= G. nitidum Mich., G. lucidum Boiss., B i g n o n i a semp. L., L i s i a n t h u s semp. Mill., A n o n y m u s semp. Wall.) „Wurzel gegen Neuralgien des Trigeminus und als Fischgift verwendet".

Aufgenommen in die Erg.-Bücher zu den DAB's (1897: Radix Gelsemii von G. nitidum oder G. sempervirens; 1941: Rhizoma Gelsemii, von G. sempervirens Ait.); außer der Droge die Tinktur.

122

In der Homöopathie ist „Gelsemium - Wilder J a s m i n " (Essenz aus frischem Wurzelstock; Hale 1867) ein wichtiges Mittel.
Über die Anwendung von Rhizoma G. schreibt Hager-Handbuch, um 1930: „Bei Neuralgien, Zahnschmerz, Asthma, Lungenentzündung, Pleuritis und Keuchhusten in Abkochung, häufiger als Fluidextrakt und Tinktur". Entsprechendes bei Hoppe-Drogenkunde, 1958. Schreibweise der Pflanze nach Zander-Pflanzennamen: **G. sempervirens (L.) Ait.**

Genipa

Nach Geiger, um 1830, werden die Früchte von G. americana in Amerika in hitzigen Krankheiten verordnet; „auch färben sich die Amerikaner mit dem Saft der unreifen Früchte die Haut schwarz". Dragendorff-Heilpflanzen, um 1900 (S. 631; Fam. R u b i a c e a e), berichtet von **G. americana L.** (= G a r d e n i a Genipa Sw.): „Frucht eßbar, auch gegen Diarrhöe, Gallenkrankheiten, unreif auf Geschwüre verwendet". Die westindische G. Caruto H. B. K. wird gegen Syphilis und Dysenterie genommen. Z i t a t-Empfehlung: **Genipa americana (S.).**

Genista

G e n i s t a siehe Bd. IV, G 1747. / V, Aquilaria; Convolvulus; Cytisus; Erinacea; Lotus; Spartium.
G i n s t e r siehe Bd. IV, G 957. / V, Cytisus; Spartium.
P f r i e m e n oder P f r i m m e n siehe Bd. V, Cytisus; Spartium.
S c h ü t t g e l b siehe Bd. V, Betula; Reseda; Rhamnus; Serratula.

B e r e n d e s-Dioskurides: Kap. A s p a l a t h o s , G. acanthoclada D. C.
F i s c h e r-Mittelalter: Genista spec., G. tinctoria L. (g e n e s t a , p e s a c c i - p i t r i s , c o r n i o l a , g e n u i s s a , p f r i e m e n , g i n s t , h a i d) [gilt auch für → S a r o t h a m n u s].
H o p p e-Bock: **G. tinctoria L.** (Geel F ä r b b l u m e n , H e i d e n s c h m u c k); **G. germanica L.** (Stechend P f r i m m e n); G e n i s t e l l a sagittalis Gams (E r d p f r y m e n , kleine S t r e i c h b l u o m e n) [nach Schmeil-Flora = **G. sagittalis L.**].
G e i g e r-Handbuch: G. tinctoria (F ä r b e g i n s t e r); G. sagittalis; G. canariensis.
H a g e r-Handbuch: G. tinctoria L.
Z i t a t-Empfehlung: **Genista tinctoria (S.); Genista germanica (S.); Genista sagittalis (S.).**

Dragendorff-Heilpflanzen, S. 311 uf. (Fam. L e g u m i n o s a e).

(Färberginster)

In Kräuterbüchern des 16. Jh. ist G. tinctoria L. abgebildet. Nach Hoppe identifiziert Bock die Pflanze mit einer Ferulaart bei Dioskurides und gibt danach Indikationen an (Kraut gegen Blutauswurf, Erbrechen, Diarrhöe, Schlangengift; Samen gegen Leibschmerzen, Sodbrennen, Nasenbluten). „Ein köstlich Farbkraut, Leinen und Wolle damit gelb zu färben".

Geiger, um 1830, schreibt: „Der Färbeginster wurde früher von Linné als Arzneimittel vorgeschlagen. 1813 machte besonders Marochetti auf ihn als ein vorzügliches Mittel gegen die Hundswut aufmerksam". Offizinell sind: Kraut mit Blumen und Samen (Summitates et Semen Genistae tinctoriae). „Anwendung. Man gibt die Pflanze in Abkochung, in starken Dosen, gegen den tollen Hundsbiß, auch in Pulverform ... als Amulett gegen Augenkrankheiten ... Samen ehedem als Purgiermittel. - Der Färbeginster ist eine wichtige Farbpflanze, es werden Zeuge damit dauerhaft gelb und grün gefärbt. Auch bereitet man daraus Schüttgelb (Factitium luteum), eine gelbe Malerfarbe, indem die Pflanze mit Kalkwasser gekocht, dann der Absud mit Alaun und Kreide versetzt, abgedampft und aus dem fast trockenen Rückstand kleine Kegel oder Kugeln geformt werden".

Nach Hager, um 1930, verwendete man früher von G. tinctoria L. (Farbblumen, Gilbkraut) die Blätter (Herba Cytisogenistae) und die Blütenstände (Summitates Genistae) medizinisch.

Hoppe-Drogenkunde, 1958, Kap. G. tinctoria, schreibt über Verwendung des Krautes: „Diureticum, Laxans. - In der Homöopathie [dort ist „Genista tinctoria - Färberginster" (Essenz aus frischen Sproßen, Blättern und Blüten; Allen 1876) ein wichtiges Mittel]. - Die Blüten wurden früher zum Gelbfärben, zur Darstellung des Schüttgelbs verwendet".

(Verschiedene)

1.) Berendes-Dioskurides nimmt an, daß G. acanthoclada D. C. (Stachelginster) eine Art des antiken Aspalathos war [→ Aquilaria]; als andere mögliche Stammpflanzen werden dort zitiert: Cytisus laniger oder Spartium villosum Vahl; Spartium horridum Vahl oder Cytisus spinosus Lam.; Calycotome villosa Link (= Spartium villosum Vahl).

2.) Nach Geiger soll angenommen worden sein, daß das Rosenholz (→ Convolvulus) von G. canariensis geliefert wird. Hahnemann, um 1800, ist dieser Ansicht.

3.) Geiger berichtet ferner, daß ehedem Kraut mit Blumen (Sumitates Genistellae) von G. sagittalis (moderne Bezeichnung Flügelginster) offizinell war. In Kräuterbüchern des 16. Jh. ist die Pflanze abgebildet. Fuchs schreibt über Anwendung: Gegen giftige Tiere, Frauenkrankheiten und Bauchfluß. Nach Jourdan, um 1830, gilt die Pflanze als harntreibend.

Gentiana

Gentiana siehe Bd. II, Analeptica; Alexipharmaca; Amara; Cephalica; Emmenagoga; Febrifuga; Succedanea. / IV, C 73; E 10, 104, 258; G 241, 243, 565, 646. / V, Centaurium; Laminaria; Laserpitium; Peucedanum; Swertia; Veratrum.

Enzian siehe Bd. I, Vipera, Scorpio. / II, Tonica. / IV, C 6, 28, 31, 40; E 61, 146, 183, 229, 235, 240, 244, 265, 300, 304, 315, 352, 358; G 362, 818, 952, 957, 1129, 1498, 1546, 1553, 1796, 1803, 1805, 1812, 1846, 1847. / V, Blackstonia; Bryonia; Cinchona; Laserpitium.

Hessler-Susruta: + + + G. cherayta.

Berendes-Dioskurides: - Kap. Enzian, **G. lutea L.**

Tschirch-Sontheimer-Araber: - G. lutea.

Fischer-Mittelalter: - G. lutea L. (gentiana, allogallicum, apigmentarius, scertwurze, entian, hemera, bitterkraut; Diosk.: gentiane, aloe gallika) + + + **G. cruciata L.** (basilisca, cf. Ocimum, nepeta perforata, madelger, sant peterswurz, naterplat); **G. verna L.**

Beßler-Gart: - Kap. Genciana, G. lutea L.

Hoppe-Bock: Kap. Von Entian, - G. lutea L. (die gemein groß Entian, Verlacha) + + + (weiter wachsen noch zwo Entian im hohen Schweizer gebirg:) **G. purpurea L.** und **G. pneumonanthe L.; G. clusii P. et S.** (= G. acaulis L.; Bitterwurtz). Kap. Von Modelgeer, G. cruciata L. (Creützwurtz, Heil allen schaden, Sperenstich, S. Peterskraut, Seiffenkraut, wild Weidkrautt).

Geiger-Handbuch: - G. lutea (gelber Enzian) + + + G. cruciata; G. punctata; G. purpurea; G. pannonica; G. asclepiadea; G. acaulis; G. Pneumonanthe (blauer Wiesen-Enzian, Lungenblume); G. verna; G. campestris; G. Amarella; G. Saponaria; G. Chiraita.

Hager-Handbuch: - G. lutea L. + + + **G. pannonica Scop.;** G. purpurea L.; **G. punctata L.;** G. cruciata L.

Zitat-Empfehlung: **Gentiana lutea (S.); Gentiana cruciata (S.); Gentiana verna (S.); Gentiana purpurea (S.); Gentiana pneumonanthe (S.); Gentiana clusii (S.); Gentiana pannonica (S.); Gentiana punctata (S.).**

Dragendorff-Heilpflanzen, S. 529 uf. (Fam. Gentianaceae); Tschirch-Handbuch II, S. 1599 uf.

Nach Tschirch-Handbuch fehlt der Gelbe Enzian bei Theophrast, die Hippokratiker benutzten ihn nicht. Bei Dioskurides dagegen gibt es ein langes Kapitel über diesen Enzian (Wurzel hat erwärmende, adstringierende Kraft; gegen Biß giftiger Tiere, Seitenschmerzen, Leber- und Magenleiden, bei Sturzverletzungen, inneren Rupturen und Krämpfen; treibt den Embryo aus; Vulnerarium, gegen Geschwüre, Augenentzündungen; man macht einen Extrakt aus der Wurzel - weinigen Auszug nach langer Mazeration eindampfen bis zur Honigkonsistenz). Kräuterbuchautoren des 16. Jh. übernehmen diese Indikationen. Bock, um 1550, überträgt sie zugleich auf einige andere Enzianarten. Ein besonderes Kap. erhält bei ihm der Kreuz-Enzian (G. cruciata L.), dessen Indikationen er an ein Diosk.-Kap. anlehnt, bei dem eigentlich S a p o n a r i a officinalis gemeint ist (Aphrodisiacum; Kraut und Wurzel als Vulnerarium, gegen Frakturen der Pferde; abergläubische Verwendung gegen Schweineseuchen; gebranntes Wasser - wie bei Brunschwig - gegen Bronchialerkrankungen, Gifte, Pestilenz).

In Ap. Lüneburg 1475 waren vorrätig: Radix genciane rubre (4¹/₂ lb.). Die T. Worms 1582 führt: Radix Gentianae (Entzian, Entzianwurtz); T. Frankfurt/M. 1687: Radix Gentianae (Entzianwurtz), Extractum G. (Entzian-Extract) und Extr. G. comp. In Ap. Braunschweig 1666 waren vorrätig: Radix gentian. rubri (24 lb.), Extractum g. (15 Lot), Pulvis g. rubri (1¹/₂ lb.).

Die Ph. Württemberg 1741 beschreibt: Radix Gentianae majoris (luteae, Gentianae veterum, Entzian, Gentzian, Bitterwurtzel; Alexipharmacum, Roborans, Stomachicum); Radix Gentianae cruciatae (Gentianae minoris, Madelgeer, Creutzwurtz; Incidans, Abstergens, Aperiens; treibt Menses, Fieber-, Wurm- und Wundmittel); Essentia und Extractum Gentianae.

Hagen, um 1780, beschreibt 3 G.-Arten: 1. G. lutea (Gelber Enzian; die Wurzel nennt man roten oder gemeinen Enzian, Bitterwurzel, Rad. Gentianae rubrae); 2. G. Pneumonanthe (Blauer T a r a n t , L u n g e n b l u m e); das Kraut (Hb. A n t h i r r i n i coerulei) „wird noch manchmal von abergläubischen Leuten gefordert"; 3. G. Amarella (das Kraut heißt Hb. G e n t i a n e l l a e).

Die Wurzeldroge, Radix Gentianae, blieb pharmakopöe-üblich bis zur Gegenwart; als Stammpflanze wird bis DAB 1, 1872, G. lutea L., angegeben, dann dazu einige andere Arten.

Die Ph. Preußen 1799 führt: Radix Gentianae rubrae (Rother Enzian, von G. lutea), zur Herstellung von Extractum G., Tinctura G., Elixir Aurantiorum compositum, Tinctura amara, Tinctura Chinae composita. In DAB 1, 1872, Radix Gentianae (Enzianwurzel, von G. lutea L.), zur Herstellung von Tinctura Aloes comp., Tinctura amara, Tinct. Chinae comp., Tinct. Gentianae, Extractum G. (dieses zum Elixir Aurantii comp.). Im DAB 2, 1882, wird als Stammpflanze der Radix Gentianae angeführt: G. lutea, G. Pannonica, G. purpurea und G. punctata. DAB 7, 1968, gibt an: Enzianwurzel; „Die ohne Fermentation getrockneten, unterirdischen Organe von Gentiana lutea Linné, Gentiana pannonica Scopoli, Gentiana punctata Linné, Gentiana purpurea Linné".

In der Homöopathie ist „Gentiana lutea - Gelber Enzian" (Essenz aus frischer Wurzel; Allen 1876) ein wichtiges Mittel, während „Gentiana Amarella" (Essenz aus frischer Wurzel), „Gentiana cruciata" (Essenz aus frischer Wurzel) und „Gentiana quinqueflora" (Essenz aus frischer, blühender Pflanze; G. quinqueflora Hill.) weniger wichtige Mittel sind.

Über die Anwendung von G. lutea schrieb Geiger, um 1830: „Dem roten Enzian gehört unter den rein bitteren Mitteln mit der erste Rang. Er wird in Pulverform, im Aufguß und in Abkochung gegeben. - Präparate hat man davon: Das Extrakt (extr. Gentianae rubrae) . . . Ferner eine Tinktur, einfache und zusammengesetzte. Die Wurzel und das Extrakt machen ferner einen Bestandteil mancher Zusammensetzungen aus, als: Elix. Aurant. compos., tinct. Chinae compos. u. a. - Die frische Wurzel geht mit Wasser leicht in die geistige Gärung, und man bereitet daraus einen bitter schmeckenden Branntwein, Enzian-Branntwein, der als Magenmittel gebraucht wird".

Geigers Angaben zu anderen G.-Arten sind:

G. punctata; hat gleiche Eigenschaften wie G. lutea?

G. purpurea; man benutzt die Wurzel (rad. Gentianae purpureae, C u r s u t a e), die bitterer als die vom gelben Enzian ist.

G. pannonica; ob deren Wurzeln abweichende Kräfte von denen der G. lutea besitzen, darüber fehlen genaue Erfahrungen; man muß auf diese Beimengungen bei der gewöhnlichen Enzianwurzel achten.

G. asclepiadea; man benutzt die Wurzel (rad. Gentianae asclepiadeae); sie besitzt wohl gleiche Eigenschaften wie die übrigen Enzianarten?

G. acaulis; die Wurzel war sonst unter dem Namen rad. Gentianellae alpinae magno flore offizinell.

G. Pneumonanthe; offizinell war sonst die Wurzel, Kraut und Blumen, blauer Tarant usw. (rad. herba et flor. P n e u m o n a n t h e s).

G. verna; offizinell war sonst die faserige Wurzel (rad. Gentianellae hippion).

G. cruciata; offizinell war sonst die Wurzel und das Kraut (rad. et herb. Gentianae cruciatae).

G. campestris; davon war sonst das Kraut (herba Gentianae campestris) offizinell; in nördlichen Ländern benutzt man sie statt Hopfen zum Bier.

G. Amarella; offizinell war sonst: Das Kraut (herba Gentianellae, Gent. autumnalis), auch die fasrige, blaßgelbe Wurzel (rad. Gentianellae), wurde jedoch selten gebraucht.

G. Saponaria (= G. Catesbaei); davon ist die bittere Wurzel (rad. Gentianae Catesbaei) in Amerika offizinell.

G. Chiraita (= H e n r i c e a pharmaceurcha Lem. Lis.); die Wurzel wurde in Ostindien und Ägypten, auch vor kurzem in Frankreich als Arzneimittel gebraucht.

Hager-Handbuch, um 1930, schreibt über Anwendung von Radix Gentianae: „Als Tonicum und Stomachicum, auch als Fiebermittel". Hoppe-Drogenkunde, 1958, gibt bei G. lutea an: „Verwendung: Amarum, Stomachicum, Roborans, Aromaticum. - Bei der Behandlung von Verdauungsstörungen, Dyspepsie, Leber- und Gallenstörungen. - In der Homöopathie bei Verdauungsschwäche, chronischer Gastroenteritis u. a. - Vermifugum. - In der Veterinärmedizin. - Rohstoff für Gewürzextrakte. - In der Likör- und Schnapsindustrie wird fermentierter Enzian benutzt, der kein Amarum ist".

Geranium

Geranium siehe Bd. IV, E 217, 249. / V, Erodium; Pelargonium.
Gratia Dei siehe Bd. II, Digerentia; Maturantia. / V, Linaria.
Zitat-Empfehlung: *Geranium tuberosum (S.); Geranium rotundifolium (S.); Geranium robertianum (S.); Geranium sanguineum (S.); Geranium molle (S.); Geranium pratense (S.); Geranium maculatum (S.).*
Dragendorff-Heilpflanzen, S. 339 (Fam. Geraniaceae).

Nach Berendes-Dioskurides ist im Kap. Storchschnabel mit dem einen Geranion, das medizinisch benutzt wird, **G. tuberosum L.** gemeint (gegen Gebärmutterleiden). Dragendorff, um 1900, gibt an, daß man es zum Waschen der Vagina benutzt (soll das Geranion des Diosk. sein, dann vielleicht auch das Gârânium der arab.-pers. Autoren, das man aber auch auf **G. rotundifolium L.** bezieht).

Wichtigste europäische Art ist **G. robertianum L.** Kommt nach Fischer in mittelalterlichen Quellen vor (herba ruperti, ruberta, robertiana); vielfach ist nicht zu entscheiden, ob diese Art gemeint ist oder **G. sanguineum L., G. molle L., G. pratense L.** (reumatica, scolastica, geron, herba rubea, gratia dei, pes milui, pes columbinus, herba muscata maior, storkessnabel, kranwurz, gottesgnad, gichtkraut).

Nach Hoppe ist G. robertianum L. abgebildet bei Bock, um 1550, im Kap. Schoelwurtz (Gotsgnad, Schartenkraut, klein Schölwurtzel); Indikationen nach einem falschen Diosk.-Kap., in dem vielleicht eine Labiate gemeint ist (zu Umschlägen gegen Entzündungen, Hautausschläge; gebranntes Wasser - nach Brunschwig - oder der Saft gegen Geschwüre im Mund, an Brüsten, Genitalien, gegen Hämorrhoiden, Geschwülste).

Bock bildet auch G. rotundifolium L. (keine medizinische Verwendung angegeben), G. sanguineum L. (er findet die Pflanze mit Recht nicht bei den antiken Autoren; soll als Stypticum dienen) und G. pratense L. (Abkochung in Wein gegen Steinleiden) ab.

In Ap. Braunschweig 1666 waren ½ K. Herba geranii vulgaris vorrätig. Die T. Frankfurt/M. 1687 führt: Herba Geranium (Robertianum dictum, Gratia Dei, Storchschnabel, Gottes Genad, Rothlauff- oder Gichtkraut, Ruprechtskraut). In Ph. Württemberg 1741: Herba Geranii Robertiani (Gratiae Dei, Herba Ruperti, Storchenschnabel, Ruprechtskraut, Gottesgnad, Rothlauffenkraut; Vulnerarium; äußerlich zerteilt es die Milch in Brüsten, gegen Entzündungen). Stammpflanze nach Hagen, um 1780: G. Robertianum.

Geiger, um 1830, schreibt über G. robertianum: „Offizinell war ehedem: das Kraut (herba Geranii robertiani, Ruperti) ... Man gebrauchte die Pflanze gegen Wechselfieber, skrofulöse Schwindsucht, Blutflüsse; äußerlich als Wundkraut, gegen Schrunden, Brustkrebs usw., auch mit Butter zur Salbe gemacht, gegen Würmer. - Das frisch zerquetschte Kraut soll die Wanzen vertreiben. Stattdessen wurde auch das Kraut von Ger. rotundifolium ... unter dem Namen (herba Geranii columbini) gesammelt".

Aufgenommen in Erg.-B. 6, 1941: Herba Geranii Robertiani. In der Homöopathie ist „Geranium Robertianum - Ruprechtskraut" (Essenz aus frischer, blühender Pflanze) ein wichtiges Mittel. Verwendung nach Hoppe-Drogenkunde (1958; Kap. G. Robertianum): „Adstringens, auch in der Homöopathie, ferner bei Basedow. - In der Volksheilkunde bei Diarrhöen, Blutungen, Wunden".

Geiger, um 1830, beschrieb außer den bereits genannten Arten:

G. pratense; „davon war das Kraut (herba Geranii batrachioides) offizinell".

G. maculatum L.; „davon wird in Amerika die Wurzel, in Pulverform und Abkochung gegeben, gegen Diarrhöe usw. gebraucht. Sie ist sehr adstringierend". In der Homöopathie ist „Geranium maculatum - Storchschnabel" (Essenz aus frischem Wurzelstock; Hale 1867) ein wichtiges Mittel.

G. sanguineum L.; „davon war ehedem die Wurzel und das Kraut (radix et herba S a n g u i n a r i a e , Geranii sanguinei) offizinell". Dragendorff, um 1900, schreibt über diese Art, daß sie ebenso wie G. maculatum „als Adstringens, Stypticum, bei Blutflüssen, Katarrhen, Diarrhöe, Dysenterie, bei Speichelfluß, Mund- und Halsgeschwüren, Gonorrhöe etc. verwendet" wird.

Geum

G e u m siehe Bd. II, Tonica. / V, Cnicus.
N e l k e n w u r z siehe Bd. IV, G 957.

F i s c h e r-Mittelalter: - **G. urbanum L.** cf. C n i c u s , T r i f o l i u m arvense (a v a n c i a , c a r i o f i l a t a , g a r i o f i l a t e , f i l l a , b e n e d i c t a rubea, e n a n c i a , h a s e n c r u t , n e g e l e i n k r a u t) -- **G. rivale L.** cf. P o t e n t i l l a (f ü n f f i n g e r k r a u t).

B e ß l e r-Gart: - G. urbanum L. in Kap. Filla (b e n e d i c t e n w o r z) und in Kap. Garioffilata (negelyn krut, l a p a g u m) [Beßler weist darauf hin, daß „gariofilatum" eine Zubereitung (nach Nicolai) aus Gewürznelken ist].

H o p p e-Bock: - Kap. Benedicten wurtzel, G. urbanum L. - - Kap. Walt Benedict, G. rivale L.

G e i g e r-Handbuch: - G. urbanum (gemeine Benediktenwurzel, N e l k e n w u r z e l , G a r a f f e l) -- G. rivale (Wiesen-Benediktenwurzel, Wasserbenedikten) + + + S i e v e r s i a montana Spr. (= **G. montanum L.**; Berg-Sieversie, Berg-Benedikten, Berg-Garaffel).

H a g e r-Handbuch: - C a r y o p h y l l a t a urbana Scop. (= G. urbanum L.; Nelkenwurz) - - G. rivale L.

Z i t a t-Empfehlung: **Geum urbanum (S.); Geum rivale (S.); Geum montanum (S.).**

Dragendorff-Heilpflanzen, S. 277 uf. (Fam. R o s a c e a e).

Bock, um 1550, bildet G. urbanum L. ab; nach Hoppe weiß er die Pflanze bei Dioskurides nicht sicher zu bestimmen (Weinextrakt aus der Wurzel als Herzstärkung; gegen Leber- und Magenleiden; Abkochung gegen Leibschmerzen, Gebärmutterbeschwerden; Wundheilmittel, gegen Geschwüre und Hautflecken). Nach Schröder, 1685, hat man von „Caryophyllata" (Herba benedicta, S a n a m u n d a) in Apotheken die Wurzel, selten die Blätter; „sie wärmt und trocknet im 2. Grad, stopft etwas, stärkt, zerteilt, dient dem Haupt und Herzen, man gebraucht sie meistens innerlich bei Flüssen, welche sie auftrocknet, und bei dem geronnenen Geblüt, welches sie resolviert".

In T. Worms 1582, ist aufgeführt: Radix Garyophyllatae (A u a r c i a e , Sanamundae, Gei, O c u l i L e p o r i s , L a g o p t h a l m i , H e y l a l l e r W e l t w u r t z , Garaffel, Benedictenwurtz); in T. Frankfurt/M. 1687, Radix Caryophyllatae (Sanamundae, Herbae Benedictae, Benedictenwurtz). In Ap. Braunschweig 1666 waren vorrätig: Radix garyophyllatae (10 lb.), Herba g. (¹/₂ K.) und zwei dest. Wässer: Aqua caryophyllat. (2¹/₂ St.) und Aqua garyophyllat. (1 St.).

Aufgenommen in Ph. Württemberg 1741: Radix Caryophillatae vulgaris (Sanamundae, Lagophthalmi, Benedictwurzel, W e i n w u r t z e l , N ä g e l e i n ; Roborans, Aphrodisiacum). Stammpflanze bei Hagen, um 1780: G. urbanum; „sie ist jetzt aufs neue zum Arzneigebrauch empfohlen worden".

In preußischen Pharmakopöen, Ausgabe 1799-1846: Radix Caryophyllatae (von G. urbanum L.). Anwendung nach Geiger, um 1830: „Man gibt die Nelkenwurzel in Substanz, in Pulverform, als Latwerge, häufiger im Aufguß mit Wasser oder Wein, nicht so zweckmäßig in Abkochung. - Präparate hat man davon: Extrakt und Tinktur (extractum et tinctura radic. Caryophyllatae), die aber selten gebraucht werden. Die Wurzel war eine zeitlang eins der vorzüglichsten C h i n a s u r r o g a t e . Dem Bier beigemischt, erteilt sie demselben einen angenehmen Nelkengeruch, und soll es auch vor dem Sauerwerden schützen".

In Hager-Handbuch, um 1930, ist über Anwendung nur angegeben: „Früher als Adstringens"; in Hoppe-Drogenkunde, 1958: Kraut als Tonicum und Antidiarrhoicum, Wurzel als Adstringens, Antidiarrhoicum; in der Volksheilkunde als Gurgelmittel.

In der Homöopathie ist „Geum urbanum" (Tinktur aus getrockneter Wurzel) ein weniger wichtiges Mittel, dagegen ist „Geum rivale - Nelkenwurz" (Essenz aus frischer, blühender Pflanze; Millspaugh 1887) ein wichtiges Mittel. Sie dient nach Hoppe-Drogenkunde in der Volksheilkunde als Stomachicum.

Auch diese G.-Art ist bei Bock, um 1550, abgebildet; er lehnt sich - nach Hoppe - bezüglich der Indikationen an ein Diosk.-Kap. über eine unbestimmbare Pflanze an (Wurzelabkochung in Wein gegen Schlangengift, im Klistier gegen Ischias). Nach Hagen, um 1780, wurde die Wurzel „in neuer Zeit gebraucht". Geiger schreibt über die Pflanze:„ Offizinell war ehedem: die Wurzel (rad. Caryophyllatae aquaticae, Gei rivalis) . . . Sie wurde wie die vorhergehende angewendet und möchte ihr an Kräften wenig nachstehen".

Als eine weitere G.-Art nennt Geiger die Berg-Benedikten; „davon war ehedem die stark riechende und adstringierend schmeckende Wurzel (rad. Caryophyllatae alpinae) offizinell".

Gillenia

Geiger, um 1830, erwähnt S p i r a e a trifoliata; „Mönch nennt sie Gillenia. - Von dieser Pflanze wird in Nordamerika die Wurzel anstatt Ipecacuanha gebraucht". Angegeben in Dragendorff-Heilpflanzen, um 1900 (S. 272; Fam. R o - s a c e a e): G. trifoliata Mönch. (= Spiraea trifoliata L.), „Wurzel als Emeticum, Diaphoreticum, Tonicum gebraucht. Ebenso wirkt G. stipulacea Nutt. (= Spiraea stipulacea Willd.)". Die Pflanze wird in Hoppe-Drogenkunde, 1958, als Emeticum erwähnt. Schreibweise nach Zander-Pflanzennamen: **G. trifoliata (L.) Moench** und **G. stipulata (Mühlenb.) Baill.** (= Spiraea stipulata Mühlenb.). Z i t a t-Empfehlung: **Gillenia trifoliata (S.); Gillenia stipulata (S.).**

Ginkgo

Nach Dragendorff-Heilpflanzen, um 1900 (S. 64; Fam. T a x a c e a e ; nach Zander-Pflanzennamen: G i n k g o a c e a e), ist von **G. biloba L.** (= S a l i s b u r y a adiantifolia Salisb.) „- China, Japan, in Europa kultiviert - Frucht adstringierend, in China bei Asthma, Blennorhoe und als Anthelminticum, die Samen in Japan als Stomachicum". Bei Hoppe-Drogenkunde, 1958, sind Ginkgoblätter beschrieben (in Ostasien gegen Scrophulose und als Hustenmittel); Extrakte aus den Früchten sollen tuberkulostatisch wirken. Z i t a t-Empfehlung: **Ginkgo biloba (S.).**

Gladiolus

Gladiolus siehe Bd. II, Digerentia. / V, Iris.
Xiphium siehe Bd. II, Attrahentia.

B e r e n d e s-Dioskurides: Kap. S i e g w u r z , **G. communis L.,** Abart G. segetum.
S o n t h e i m e r-Araber: G. byzanthinus.
F i s c h e r-Mittelalter: G. communis L. u. G. palustris L. cf. A l l i u m victorialis L. (f o r n e l l a , v i c t o r i a l i s , s i g b u r z); G. segetum L. (f a g - s a m o n , gladiolus segetalis, klein oder wild s c h w e r t e l n ; Diosk.: x i p h i o n , gladiolus).

B e ß l e r-Gart: G. segetum Gawl. (Fagasmon) [Schreibweise nach Zander-Pflanzennamen: **G. italicus Mill.**].

G e i g e r-Handbuch: G. communis (Siegwurzel, A l l e r m a n n s h a r n i s c h).

H a g e r-Handbuch: G. communis L. und **G. palustris Gaud.**

Z i t a t-Empfehlung: **Gladiolus communis (S.); Gladiolus italicus (S.); Gladiolus palustris (S.).**

Dragendorff-Heilpflanzen, S. 140 (Fam. I r i d e a e ; Schmeil-Flora: Fam. I r i d a c e a e).

Das Xiphion des Dioskurides hat eine untere, verschrumpfte, und eine obere, kräftigere Wurzel; die letztere wird verwandt (zieht Splitter und Dornen aus, verteilt verhärtete Drüsen; als Zäpfchen befördert sie Menses und regt den Geschlechtstrieb an - die untere Wurzel soll Unfruchtbarkeit bewirken; bei Darmbruch der Kinder).

In T. Worms 1582 ist verzeichnet: Radix Victorialis rotundae (Victorialis foeminae, Gladioli segetalis, Ackerschwertelwurz, Rund Sigwurtz das Weiblen). In Ap. Lüneburg 1718 waren 2 lb. Rad. Victorialis rotundae vorrätig. Die Ph. Württemberg 1741 hat aufgenommen: Radix Victorialis rotundae foeminae (Gladioli foliis sensiformibus, floribus uno versu dispositis, purpureo-rubentibus C.B., runde Siegwurtz, Siegwurtzweiblein, Acker-Schwertel; Emolliens für Tumoren; äußerst selten im Gebrauch). Hagen, um 1780, schreibt über „ S c h w e r t l i l i e (Gladiolus communis)“, daß die Wurzel (Rad. Victorialis rotundae) „aus Apotheken noch manchmal gefordert wird“. Geiger, um 1830, berichtet über G. communis: „Als Arzneimittel wird sie kaum mehr gebraucht . . . Ehedem war sie hochberühmt; man trug sie als Amulett gegen Verwundung (daher ihr Name) und gegen allerlei Krankheiten. Noch jetzt gebrauchen sie abergläubische Leute gegen Bezauberung des Viehs usw.“. Nach Hager, um 1930, stammt Bulbus Victorialis rotundus von G. communis L. u. G. palustris Gaud. Verwendung nach Hoppe-Drogenkunde, 1958, in der Veterinärmedizin.

Glaucium

G l a u c i u m siehe Bd. II, Adstringentia; Refrigerantia. / IV, Reg. / V, Chelidonium.
G l a u c i a siehe Bd. V, Viola.
Zitat-Empfehlung: *Glaucium flavum (S.); Glaucium corniculatum (S.).*
Dragendorff-Heilpflanzen, S. 248 (Fam. P a p a v e r a c e a e).

Nach Berendes kommen G.-Drogen zweimal bei Dioskurides vor: Im Kap. H o r n m o h n, G. flavum Crtz. (Wurzel, mit Wasser gekocht, gegen Ischias und Leberleiden, dicken Urin; Samen als mildes Purgans; Blätter und Blüten mit Öl zu Kataplasmen bei Schorf; als Salbe gegen Augenschäden der Tiere) und im Kap. G l a u k i o n, G. corniculatum Curt. (= G. phoeniceum Smith, Echter

Hornmohn) (Saft gegen Augenleiden als Kühlmittel). Beide Arten nach Sont-heimer bei I. el Baihar. Nach Fischer kommen in mittelalterlichen Quellen vor: G. spec. G. Chelidonii [entspricht wohl G. flavum] (p a p a v e r marinum seu cornutum, s c h e l w u r z), G. cornutum Scop. (glaucium, c e n u e r u g i a). Bock, um 1550, bildet G. flavum Cr. im Kap. von M a g s a m e n ab (wilder ge-hörnter Magsamen); die Indikationen übernimmt er aus dem Diosk.-Kap. Horn-mohn. Keine offizielle Verwendung in Deutschland. Geiger, um 1830, beschreibt: 1. G. luteum Scopol. (= C h e l i d o n i u m glaucium L., gelber gehörnter M o h n , eisengraues S c h ö l l k r a u t); „davon ist an einigen Orten das Kraut und die Wurzel (herba et rad. Glaucii lutei, Papaveris corniculati) offizinell. Die Pflanze hat gleiche Eigenschaften wie die vorhergehende [Chelidonium majus], doch ist sie nach Godefroy's Versuchen weniger scharf, und der Saft des Krautes öfters nicht gelb. Girard wandte das frische gequetschte Kraut in Verbindung mit Olivenöl mit Erfolg zur Heilung frischer Wunden an. - Anstatt dieser Pflanze wird auch das Kraut von
[2.] G. phoeniceum Sm. (= G. corniculatum Pers., Chelidonium corniculatum L.) . . . gesammelt". In Hager-Handbuch, um 1930, ist verzeichnet: G. luteum Scop. und G. corniculatum Curt., liefern Herba Glaucii. Anwendung: „In Form des Fluidextraktes bei Diabetes und Neurasthenie". Verwendung nach Hoppe-Drogenkunde (1958; Kap. G. corniculatum): „Sedativum. Bei Diabetes und Neu-rasthenie". Schreibweise nach Zander-Pflanzennamen: **1. G. flavum Crantz** (= G. luteum Scop.), **2. G. corniculatum (L.) J. H. Rudolph.**

Glaux

G l a u x siehe Bd. V, Coronopus.

Geiger, um 1830, erwähnt **G. maritima L.,** deren Kraut (herba Glaucis) verwendet wurde. Nach Dragendorff-Heilpflanzen, um 1900 (S. 512; Fam. P r i m u l a -c e a e), dient es als Galactogogum und Gemüse.

Glechoma

G u n d e l r e b e siehe Bd. IV, G 957.
G u n d e r m a n n siehe Bd. IV, E 187, 224.
H e d e r a t e r r e s t r i s siehe Bd. II, Abstergentia. / IV, C 81.
Zitat-Empfehlung: *Glechoma hederacea (S.).*
Dragendorff-Heilpflanzen, S. 573 (unter Nepeta; Fam. L a b i a t a e).

Die G u n d e l r e b e , **G. hederacea L.,** wird in Berendes-Dioskurides im Zu-sammenhang mit dem Kap. C h a m a i k i s s o s [→ A n t i r r h i n u m] er-wähnt; man hat dies Diosk.-Kap. im 16. Jh. fälschlich auf die Gundelrebe be-zogen, so Brunfels. Auch Bock bildet die Pflanze ab (Kap. Von Gundelreben) und lehnt sich - nach Hoppe - bezüglich der Indikationen an das erwähnte Diosk.-Kap. an (Kraut gegen Ischias und Gelbsucht. Auch gegen blutige Ruhr; Diureticum, Emmenagogum, gegen Gifte, Gelbsucht, Leber- und Milzleiden; zu Spülungen gegen Geschwüre im Mund- und Rachenraum oder an weibl. Genitalien; Krautsaft gegen Geschwüre). Fischer-Mittelalter weist zahlreiche Erwähnungen nach (a c e r a, a s e r u m, h e d e r a nigra seu terrestris, q u e r c u l a maior, c a m e c i s s o s, a r d i l l u s, gundereba, g u n d e r a m, w i n t e r w u r z, y l o f, e b e h o u e daz an der erde wahset).

Die T. Mainz 1618 führt: [unter Kräutern] Hedera Terrestris (chamaccissus, Gundelreben); die T. Frankfurt/M. 1687 Herba Hedera terrestris (Chamaecissus, Gundelreben, D o n n e r r e b e n, G r u n d r e b e n, E r d - E p h e u), Aqua H. terrestris (Donnerreben- oder Gundelrebenwasser), Conserva H. terr. (Gundelreben-Zucker), Extractum H. terr. (Gundelreben-Extract), Oleum H. terr. (Gundelreben-öhl). In Ap. Braunschweig 1666 waren vorrätig: Herba hederae terrestris (1 K.), Aqua h. terr. (1 St.), Conserva h. terr. (1½ lb.), Essentia h. terr. (17 Lot), Syrupus h. terr. (8 lb.), Sal h. terr. (12 Lot).

Die Ph. Württemberg 1741 hat aufgenommen: Herba Hederae terrestris (C a l a - m i n t h a e humilioris, rotundiori folio Tournefort., Gundelreben, G u n d e r - m a n n; Pectorans, Polychrestum, Balsamicum); Aqua (dest.) H. Terrestris, Conserva (ex herbis) H. Terr., Extractum H. Terr., Syrupus H. Terrestris. Die Stammpflanze heißt bei Hagen, um 1780: G. hederacea (U d r a m, Gundelreben, Gundermann).

Die Krautdroge ist aufgenommen in mehrere Länderpharmakopöen des 19. Jh. In Ph. Preußen (1799-1829) Herba Hederae terrestris (von G. hederacea bzw. hederaceum L.), Ph. Hannover 1861. Dann Erg. Bücher zu den DAB's (noch Erg. B. 6, 1941: Herba Hederae terrestris, Gundelrebenkraut von G. hederacea L.). In der Homöopathie ist „Glechoma hederacea - Gundelrebe" (Essenz aus frischer, blühender Pflanze) ein wichtiges Mittel.

Über die Anwendung von G. hederacea schrieb Geiger, um 1830: „Man gibt das Kraut im Aufguß. Ehedem wurde es häufig bei Lungenkrankheiten, Fiebern, auch äußerlich in Bädern, als Wundmittel usw. gebraucht". In Hager-Handbuch, um 1930 (G. hederacea L. = N e p e t a glechoma Benth.; Herba Hederae terrestris), ist über Anwendung angegeben: „Als Volksmittel bei Lungenleiden, Asthma, Erkrankungen der Harnwege, in Amerika gegen Fieber, Brechreiz". Nach Hoppe-Drogenkunde, 1958, ist G. hederaceum: „Antidiarrhoicum. - In der Homöopathie bei Hämorrhoiden. - In der Volksheilkunde bei schlechtheilenden Wunden, Magenkatarrhen, bei Blasen- und Steinleiden".

Gleditsia

Geiger, um 1830, erwähnt G l e d i t s c h i a triacantha („aus dem Mark der Früchte bereitet man Met, und sie dienen als Viehfutter. Das dauerhafte Holz wird zu allerlei Gerätschaften verarbeitet"). Diese Art befindet sich auch unter den 10 G.-Arten bei Dragendorff-Heilpflanzen, um 1900 (S. 305; Fam. L e g u m i - n o s a e); Fruchtfleisch bei Lungenkatarrhen gebraucht. Aufgenommen in Hoppe-Drogenkunde, 1958: Gleditschia triacanthos, „verwendet werden: Blätter und Blüten". Schreibweise nach Zander-Pflanzennamen G. triacanthos L. Tschirch-Araber nennt Gleditschia sinensis.

Globularia

G l o b u l a r i a siehe Bd. IV, G 729.
Zitat-Empfehlung: *Globularia elongata (S.); Globularia alypum (S.).*

Nach Berendes ist das A l y p o n des Dioskurides G. Alypum L. (Samen purgieren schwarze Galle nach unten). Nach Sontheimer-Araber auch bei I. el Baithar. Fischer-Mittelalter erwähnt nur eine Quelle mit G. incanescens.
Geiger, um 1830, nennt 2 Arten:
1.) G. vulgaris [Bezeichnung nach Zander-Pflanzennamen: **G. elongata He-getschw.**]; „offizinell sind die Blätter (fol. Globulariae) . . . Ehedem wurden die Blätter in Abkochung gegen Syphilis usw. gegeben. Als Wundkraut werden sie jetzt noch zuweilen gebraucht". Dragendorff-Heilpflanzen, um 1900 (S. 614; Fam. G l o b u l a r i a c e a e), und Hoppe-Drogenkunde, 1958, schreiben dieser und anderen Arten die gleiche Wirkung zu wie der folgenden:
2.) G. Alypum [Bez. nach Zander-Pflanzennamen: **G. alypum L.**]; davon waren sonst, zumal in Frankreich, die sehr bitter schmeckenden, drastisch-purgierend wirkenden Blätter (folia A l y p i) offizinell". Entsprechende Angaben bei Dragendorff, Hager-Handbuch (um 1930), Hoppe-Drogenkunde. Verwendung nach Dragendorff: „als Abführmittel, auch bei Syphilis, Wassersucht, Fieber etc.". Hoppe schreibt: „Die Droge [Folia Alypi, Folia Globulariae] wird als Laxans propagiert, sie wird jedoch als ungeeignet abgelehnt".

Gloriosa

Geiger, um 1830, erwähnt **G. superba L.**, stolze P r a c h t l i l i e (= M e t h o - n i c a superba Lam.); „in Malabar zu Hause... Die Wurzel (rad. Methonicae superbae) ist purgierend, giftig". Nach Dragendorff-Heilpflanzen, um 1900 (S. 114; Fam. L i l i a c e a e), wirkt die Knolle „drastisch, aber in Indien als Tonicum und Antiperiodicum und gegen Gonorrhöe, bei Quetschungen, Verrenckungen, in Persien bei Nasenbluten, Samenfluß, Impotenz gebraucht". Kurzes Kap. G. superba in Hoppe-Drogenkunde, 1958. In der Homöopathie ist die Pflanze unter der Bezeichnung „Methonica gloriosa" (Essenz aus frischer Pflanze) als weniger wichtiges Mittel offizinell.
Z i t a t-Empfehlung: **Gloriosa superba (S.).**

Glyceria

Über G. fluitans R. Br. (= F e s t u c a fluitans L., P o a fluitans Scop., M a n -
n a g r a s , S c h w a d e n) berichtet Geiger, um 1830: „Eine längst bekannte,
von den Alten U l v a genannte G r a s a r t . . . Offizinell ist der Same (semen
Gr a m i n i s Mannae) . . . Man verordnet die Grütze, als Suppe und Gemüse zubereitet, Wiedergenesenden, als eine leicht verdauliche, nährende, angenehme
Speise". Jourdan, zur gleichen Zeit, schreibt über „ D e s v a u c i a (Festuca, T y -
p h a , Ulva) fluitans Beauv., Mannagras) . . . Man wendet den Samen an . . . Er ist
erweichend, analeptisch; mehr Nahrungs- als Heilmittel". Schreibweise nach Zander-Pflanzennamen: **G. fluitans (L.) R. Br.**
Z i t a t-Empfehlung: **Glyceria fluitans (S.).**

Dragendorff-Heilpflanzen, S. 86 (Fam. G r a m i n e a e).

Glycine

Nach Geiger, um 1830, liefert D o l i c h o s Soja eine Hülsenfrucht, die in Japan
die tägliche Speise bildet. „Es wird davon die berühmte S o j a verfertigt. Die Soja-
bohnen werden mit eben so viel W e i z e n - oder G e r s t e n k ö r n e r n weich-
gekocht, und 24 Stunden warm hingestellt, daß sie gären, dann mit eben so viel
Salz und $2^{1}/_{2}$ Mal so viel Wasser vermischt, einige Monate hingestellt, und besonders anfangs öfters umgerührt, hierauf ausgepreßt, geseit und aufbewahrt. Es ist eine
braune, dickliche angenehm salzig schmeckende Brühe, die in China und Japan zu
fast allen Speisen kommt; auch in Europa wird sie zu Rindfleisch usw. als Sauce
genommen. Man rühmt sie als ein vorzügliches Verdauungsmittel. Je älter sie wird,
um so besser wird sie".
Bei Dragendorff-Heilpflanzen, um 1900 (S. 333; Fam. L e g u m i n o s a e), heißt
die Stammpflanze G. Soja Sieb. (= Dolichos Soja L., Soja hispida Mönch.); „in
China zur Herstellung von Bohnenkäse und Soja, als Bohnenmehl gegen Diabetes
etc. gebraucht". Hager-Handbuch, um 1930, gibt an: Semen Sojae von G. hispida
Maximowicz (= Soja hispida Mönch., Dolichos soja L.) und Varietäten; reichlich
in Kultur und als Futterpflanzen; „als Stammpflanze der echten Sojabohne betrachtet Maximowicz die sehr nahe Verwandte G. soja Siebold et Zucc., eine in
Japan wildwachsende Art . . . Anwendung. Als Nahrungsmittel wie andere Bohnen. Zur Gewinnung des fetten Öles. Zur Herstellung von Pflanzenmilch. In Japan
zur Herstellung einer Gewürztunke"; Oleum Soja, das fette Sojabohnenöl, wird
wie Leinöl, auch als Speiseöl benutzt.
In Hoppe-Drogenkunde, 1958, ist ausgiebige technische Verwendung von Soja-
bohnen und ihrem fetten Öl angegeben. Bezeichnung der Pflanze nach Zander-
Pflanzennamen: **G. max (L.) Merr.** (= Dolichos soja L., P h a s e o l u s max L.,

Soja hispida Moench., G. hispida (Moench.) Maxim.). Außerdem gibt es eine G. soja Sieb. et Zucc. (non Dolichos soja L.).
Z i t a t-Empfehlung: **Glycine max (S.).**

Glycyrrhiza

G l y c y r r h i z a siehe Bd. II, Antisyphilitica; Adstringentia; Expectorantia; Sarcotica. / IV, D 6; E 9. / V, Astragalus.
L a k r i t z e n siehe Bd. IV, E 3, 221, 224, 231, 278, 300, 364; G 1609.
L i q u i r i t i a siehe Bd. II, Abstergentia; Antiarthritica; Antinephritica; Diuretica; Emollientia; Expectorantia; Sanguinem depurantia; Vulneraria. / IV, G 312, 438, 711, 796, 891, 1282, 1398. / V, Abrus.
S ü ß h o l z siehe Bd. IV, E 14, 33, 235, 255, 278, 288, 292, 297, 316; G 215, 968, 1333, 1749, 1752, 1847. / V, Althaea; Astragalus; Polypodium

H e s s l e r-Susruta: G. glabra.
B e r e n d e s-Dioskurides: Kap. S ü ß h o l z , **G. glabra L.** und **G. echinata L.**
T s c h i r c h-Sontheimer-Araber: G. glabra.
F i s c h e r-Mittelalter: G. glabra L. (l i q u i r i z i u m , g l i c o r i z i a , h u n i g-w u r t z , l e c k e r i t z , sueßholz; Diosk.: g l y k y r r h i z a , r a d i x d u l-c i s).
H o p p e-Bock: G. glabra L. (Süßholtz).
G e i g e r-Handbuch: Glyzyrrhiza glabra L. (= L i q u i r i t i a officinalis Moench.); G. echinata.
H a g e r-Handbuch: G. glabra L. var. typica Regel et Herder und var. glandulifera Regel et Herder; G. uralensis Fischer.
Z i t a t-Empfehlung: **Glycyrrhiza glabra (S.); Glycyrrhiza echinata (S.)**

Dragendorff-Heilpflanzen, S. 319 (Fam. L e g u m i n o s a e); Tschirch-Handbuch II, S. 92 uf.; M. Putscher, Das Süssholz und seine Geschichte (Inaug.-Diss.) Köln, Med. Fak. d. Universität, 1968; Gilg-Schürhoff-Drogen: Kap. Das Süßholz, S. 127—133.

Nach Berendes fand die Süßholzwurzel bei den Hippokratikern auffallenderweise nur äußerliche Verwendung, anders bei Dioskurides, wo besonders Wirkungen des Saftes hervorgehoben werden (der Saft, hergestellt wie das Lykion — auskochen und eindampfen bis zur Honigkonsistenz — wirkt gegen Rauheit der Luftröhre, wenn man ihn unter die Zunge legt; gegen Magenbrennen, Brust- und Leberleiden, mit Wein getrunken bei Blasenkrätze und Nierenleiden; löscht den Durst; als Salbe ein Wundmittel, gekaut bei Mundkrankheiten, Abkochung der frischen Wurzel leistet dasselbe; trockene Wurzel bei Überwachsen der Nägel). Kräuterbuchautoren des 16. Jh. übernehmen diese Indikationen.
In Ap. Lüneburg 1475 waren vorrätig: Radix liquiritie (6 lb.), Succus l. (3 lb.), Siropus l. (2½ lb.). In T. Worms 1582 sind aufgenommen: Radix Glycyrrhizae (g l y c e r a t i , G l y c y p h y t i , A d i p s i , S y l i t r a e , L i b y e s t a s i ,

E u t i g l y c e a e Theophrasti, Radix dulcis, R a d i x S c y t h i c a e, Liquiritiae, Süßholtz, S ü ß w u r t z); [unter ausgetrockneten Säften] Glycyrrhiza succus
creticus (seu candiacus, Venedischer Süßholtzsafft) und Glycyrrhicae succus vulgaris
(Gemeiner oder Bambergischer süßholtzsafft); Sirupus de glycyrrhiza (Süßholtz-
syrup). In T. Frankfurt/M. 1687: Radix Liquiritiae (Susholtz); Succus Liquiritiae
inspissatus (trochiscatus, Süßholtzsafft, Leckritzkuchen), Succus L. Hispanicus; Liquiritia (Süßholtz ausgetrucknet), L. cocta alba (gebacken weiß Süßholtz, B r u s t -
s t e n g e l), L. cocta citrina (gebacken gelb Süßholtz-Stengel), L. in baculis recens
(frisch Süßholtz), L. pulverisata (Süßholtz-Pulver), Liquiritia, ejus succus inspissatus Bambergensis (Leckritz, Süßholtz Safft) und Hispanicus (Spanischer Süßholtz-
Safft); Extractum L. (Süßholtz-Extract). In Ap. Braunschweig 1666 waren vor-
rätig: Radix liquiritiae (19 lb.), Pulvis l. vulgaris (1^1/$_4$ lb.), Pulvis l. optimi (^{1}/$_4$ lb.),
Liquirit. coct. (9 lb.), Succus l. (36 lb.), Essentia l. (16 Lot), Extractum l. (5 Lot),
Syrupus l. (31 lb.), Unguentum l. (1 lb.).
Die Ph. Württemberg 1741 führt: Radix Liquiritiae (Glycyrrhiza, Süßholtz, Süß-
holtzwurzel; Demulcans, gegen Nierenschmerzen, Expectorans; in Pulver und
Dekokten); Liquiritiae Succus (Glyzyrrhizae, Süß-Holtz-Safft, Lackritzen-Safft;
Demulcans, Expectorans, Nephriticum, Hustenmittel [Bestandteil des Theriaca An-
dromachi, wie seit alten Zeiten]); Bacilli de Liquiritia albi und citrini, Diacrydium
Liquiritia edulcoratum, Syrupus Glycyrrhizae, Unguentum de Liquiritia. Hagen,
um 1780, nennt als Stammpflanze vom Lakritzenholz, Süßholz: G. glabra,
„Wächst in Spanien, Frankreich, Italien und auch in Rußland" [Hagen gibt hierzu
eine Fußnote: „Sowohl die Lakritzwurzel als auch der Lakritzensaft, der in Rußland im Gebrauch ist, werden von einem anderen, aber sehr ähnlichem Gewächse,
nämlich der G. echinata, erhalten"].
Die Ph. Preußen 1799 hat aufgenommen: Radix Liquiritiae (Süßholz, von G.
glabra u. G. echinata), Bestandteil von Electuarium e Senna, Pulvis L. compositus
(= Pulvis pectoralis), Pasta L., Species ad Decoctum Lignorum, Species ad Infusum pectorale, Syrupus Liquiritiae (dieser zum Syrupus opiatus); Succus L. depuratus, Bestandteil von Elixir ex Succo Liquiritiae (= E l i x i r p e c t o r a l e).
In DAB 1, 1872: Radix Liquiritiae glabrae (Spanisches Süßholz, von G. glabra L.)
und Radix L. mundata (Süßholzwurzel, Radix L. Russica, von G. echinata L.);
Radix L. glabra ist Bestandteil von Decoctum Sarsaparillae comp. mitius und for-
tius, Radix L. mundata von Species ad Decoctum Lignorum, Species pectorales,
Syrupus Liquiritiae, Syrupus Papaveris. Radix L. kommt ferner in Pulvis gum-
mosus, Pulvis Liquiritiae comp. (= Pulvis pectoralis Kurellae), Pasta Liquiritiae.
Aus ihr wird bereitet: Extractum L. Radicis. Schließlich gibt es Succus L. crudus und
depuratus, letzterer Bestandteil von Elixir e Succo Liquiritiae.
Das DAB 6, 1926, führte noch: Radix Liquiritiae, Succus L., Succus L. depuratus,
Sirupus L.; enthalten in Decoctum Sarsaparillae, Decoctum Zittmanni, Species
Lignorum, Species diureticae, Species pectorales, Pulvis gummosus, Pulvis Liquiri-

tiae comp. In DAB 7, 1968: Süßholzwurzel (Radix Liquiritiae. „Die ungeschälten oder geschälten, getrockneten Wurzeln und Ausläufer von Glycyrrhiza-Arten, besonders Glycyrrhiza glabra Linné"). In der Homöopathie ist „Glycyrrhiza glabra" (Tinktur aus getrockneter Wurzel) ein weniger wichtiges Mittel.

Geiger, um 1830, berichtete zu G. glabra L.: „Das Süßholz wurde schon von den Alten zum Teil als Arzneimittel gebraucht. - Wächst im südl. Europa, auch hier und da in Deutschland (Österreich usw.) wild und wird an vielen Orten gebaut; in Deutschland besonders in Bamberg ... G. echinata ist wahrscheinlich auch den Alten bekannt gewesen und liefert wie die vorhergehende Art Süßholzwurzel. - Wächst im südlichen Rußland, Italien und mittleren Asien ... Offizinell ist: die Wurzel, Süßholz ... Man unterscheidet vorzüglich spanisches und deutsches Süßholz (rad. Liquirit. hispanicae et germanicae), kommt von G. glabra ... mehr oder weniger hochgelbe Stücke ... Das deutsche (Bamberger) Süßholz, welches zum Teil noch frisch, grün, im Handel vorkommt, ist innen etwas blässer gelb ... Ferner russisches Süßholz (rad. Liquir. rossic.); kommt von G. echinata ... von weit blässerer gelber Farbe ... Der Lackritz, Süßholzsaft (succus Liquiritiae), ist das aus der frischen Wurzel durch Auskochen und Eindicken erhaltene Extrakt. Man bereitet es vorzüglich in Spanien, Frankreich, Sizilien und dem südl. Rußland. Die Wurzeln werden, zerquetscht, wiederholt ausgekocht und der Auszug gewöhnlich in kupfernen Kesseln zur steifen Extraktdicke verdunstet, in Zylinder geformt, getrocknet, mit Lorbeerblättern umwickelt und so in den Handel gebracht ...

Man gibt die Süßholzwurzel in Substanz, in Pulverform (aus geschältem Süßholz zu bereiten), wird öfter anderen Pulvern, Latwergen, Pillen, zugesetzt, zum Versüßen, auch bestreut man letztere damit; ferner im Aufguß; man mengt sie häufig anderen Species bei. Der Süßholzsaft wird in Pulver- und Pillenform und in Lösung gegeben. Man reinigt ihn zum Arzneigebrauch durch Lösen in Wasser und Verdampfen der filtrierten Lösung zur Trockne (succus Liquiritiae depuratus). Anstatt dieses häufig sehr unreinen Produktes, ist es zweckmäßig, zum innerlichen Gebrauch das selbst bereitete Extrakt (extract. Liquiritiae) anzuwenden ... Fernere Präparate von Süßholz und L a k r i z hat man: Syrup, Pasta, Elixir. Sie sind ferner Ingredienz der gelben und schwarzen Brusttäfelchen und Stöckchen oder des gebackenen Süßholzes (trochisci bechici citrini et nigri, bacilli de Liquiritia), des Brustpulvers, des Brusttees, Holztranks usw.".

Während Hager, 1874, ebenfalls das Spanische oder Französische, auch das bei Bamberg angebaute Süßholz von G. glabra L. und das Russische von G. echinata L. ableitet, wird in Hager-Handbuch, um 1930 [auch in Hoppe-Drogenkunde, 1958] der Süßholzstrauch als G. glabra L. genannt, von dem es 2 Varietäten gibt: 1. var. typica Regel et Herder („im südl. Europa und im südwestlichen Asien heimisch, in England, Deutschland, Österreich, Ungarn, Italien, Südfrankreich, besonders aber in Spanien kultiviert. Diese Pflanze liefert das ungeschälte, sog. spanische (italienische, deutsche, mährische) Süßholz"); 2. var. glandulifera Regel et Herder („heimisch im südöstlichen Europa und in Westasien, kultiviert besonders in Rußland an den Ufern der unteren Wolga, am Ural usw., liefert das geschälte, sog. russische Süßholz"). G. uralensis Fischer liefert asiatisches Süßholz, das in großen Mengen in Sibirien, Turkistan und der Mongolei gesammelt wird. Anwendung von Radix Liquiritiae: „In Teemischungen oder im Aufguß bei Husten und katarrhalischen Leiden, auch als geschmacksverbesserndes Mittel. Das Pulver dient als Bindemittel für Pillen". Hoppe-Drogenkunde, 1958, gibt ausführlicher an: [Wurzel] „Expectorans, Geschmackskorrigenz, Diureticum. - Bestandteil zahlreicher Teemischungen und galenischer Präparate. - In der Kautabak-, Bier- (Porter) und Likörindustrie". [eingedickter Saft] Expectorans. - Bei der Behandlung der Addisonschen Krankheit, bei Ulcus ventriculi und duodeni. Bestandteil zahlreicher galenischer Präparate. - In der Süßwarenindustrie, zur Herstellung von Lakritzwaren. - In der Tabak- und Kautabakindustrie. - Bei der Bierfabrikation bes. bei Porter und Ale. - Früher in der Feuerlöschtechnik zu Schaumlöschern. - In Ostasien zu Tinten und Tuschen."

Gnaphalium

G n a p h a l i u m siehe Bd. II, Adstringentia; Antidysenterica. / V, Anaphalis; Antennaria; Filago; Helichrysum; Pluchea.
Zitat-Empfehlung: *Gnaphalium luteo-album (S.); Gnaphalium silvaticum (S.); Gnaphalium obtusifolium (S.).* Dragendorff-Heilpflanzen, S. 667 (Fam. C o m p o s i t a e).

Nach Hoppe bildet Bock, um 1550, als R h u r k r a u t (k e t z l i n , f e l t - k a t z e n) **G. luteo-album L.** und **G. silvaticum L.** ab; unzutreffend identifiziert er die Pflanzen mit einem Dioskurides-Kapitel und nennt danach die Anwendung (Blüten gegen Gift, Gelbsucht; zur Waschung gegen Läuse; Mottenschutz; zum Dampfbad bei Gebärmutterbeschwerden; gegen Milzbrand der Rinder).
In Hager-Handbuch, um 1930, werden erwähnt: G. purpureum L. („wird gegen Husten benutzt") und G. polycephalum Mchx. („in Nordamerika, gilt als Diureticum"); in der Homöopathie ist „Gnaphalium polycephalum" (Essenz aus frischer, blühender Pflanze; Hale 1873) ein wichtiges Mittel. Schreibweise nach Zander-Pflanzennamen: **G. obtusifolium L.** (= G. polycephalum Michx.).
Als G.-Arten werden in Berendes- Dioskurides genannt: Im Kap. B a k c h a r i s , G. sanguineum L., im Kap. L e o n t o p o d i o n , G. Leontopodium L.

Gomphocarpus

Nach Dragendorff-Heilpflanzen, um 1900 (S. 547; Fam. A s c l e p i a d a c e a e), wird von der capländischen G. crispus R. Br. (= P a c h y c a r p u s crispus Meyer) die Wurzel als Purgans und Emeticum, von der syrischen G. fruticosus R. Br. (= A s c l e p i a s fruticosus L.) das Blatt als Purgans gebraucht. Nach

Hoppe-Drogenkunde, 1958, wird von G. fructicosus die Wurzel (Radix U z a - r a e , Uzarawurzel) als Antispasmodicum bei Dysenterie benutzt, auch bei Diarrhöen und gegen Dysmenorrhöe. Schreibweise nach Zander-Pflanzennamen: **G. fruticosus (L.) R. Br.**
Z i t a t-Empfehlung: **Gomphocarpus fruticosus (S.).**

Gomphrena

G o m p h r e n a siehe Bd. V, Amaranthus.

Nach Geiger, um 1830, sind G. officinalis Mart. und G. macrocephala in Brasilien als Arzneimittel gebräuchlich. Dragendorff-Heilpflanzen, um 1900 (S. 201; Fam. A m a r a n t h a c e a e), schreibt über Anwendung: „Wurzel gegen Fieber, Schlangenbiß, überhaupt Universalmittel". Bei Hessler-Susruta kommt **G. globosa L.** vor.

Gossypium

G o s s y p i u m siehe Bd. IV, G 1809.
B a u m w o l l w u r z e l siehe Bd. IV, G 1333.
B o m b a x siehe Bd. V, Ceiba; Cochlospermum.
C h a r p i e siehe Bd. II, Absorbentia; Exsiccantia.
W a t t e siehe Bd. II, Exsiccantia.
Zitat-Empfehlung: *Gossypium arboreum (S.); Gossypium herbaceum (S.).; Gossypium hirsutum (S.).*
Dragendorff-Heilpflanzen, S. 426 uf. (Fam. M a l v a c e a e); Tschirch-Handbuch II, S. 243—245; A. Wankmüller, Zur Geschichte der Brunsschen Verbandwatte, Med. Monatsschr. *3*, 459—461 (1949); E. Jancke u. H. Stowasser, Leitfaden der Verbandstoffkunde, Hattingen (Ruhr) 1962, Kap. Geschichtliche Entwicklung der Verbandstoffe, S. 9—19; U. Kowe, Die Geschichte des Verbandstoffes, Bonn 1958 (Med. Inaug. Dissertation).

B a u m w o l l p f l a n z e n , d. h. verschiedene Arten der Gattung G., sind in vielen Ländern heimisch und dort seit alten Zeiten für die Herstellung von Geweben benutzt und kultiviert worden. Als die wichtigsten nennt Hager-Handbuch, um 1930:
1. **G. barbadense L.**; Heimat Westindien. Nach Tschirch-Handbuch schon in Kultur, ehe die Spanier kamen; in alten peruanischen Gräbern findet man viele Baumwollgewebe und -gespinste.
2. **G. arboreum L.**; Heimat Afrika, jetzt in vielen Ländern angebaut [nach Zander-Pflanzennamen sind 1. und 2. identisch].
3. **G. herbaceum L.**; Heimat Indien. Nach Tschirch-Handbuch wahrscheinlich die wichtigste Art der Antike, den Griechen durch die Alexanderzüge (4. Jh. v. Chr.) bekannt geworden. Nach Sontheimer ist dies die Stammpflanze für arabische Zitate; nach Hessler-Susruta auch für indische.

4. G. religiosum L.; Heimat China [Schreibweise nach Zander: **G. hirsutum L. var. punctatum (Schumach.) Hutchins. Silow et Stephens**].

Hagen, um 1780, nennt als Stammpflanze der Baumwollenstaude: G. herbaceum. Geiger, um 1830, beschreibt diese Art ebenfalls an erster Stelle, daneben erwähnt er G. arboreum, G. religiosum und G. barbadense. Neuere Pharmakopöen geben allgemein: Gossypium-Arten, an.

Nach Großem Brockhaus ([16]1952) hatten die Araber für die Einfuhr von Baumwolle in größeren Mengen nach Europa besondere Bedeutung; im 13. Jh. drang Baumwolle von Spanien und Sizilien aus nach dem Norden vor; seit Ende 14. Jh. bis ins 17. Jh. hatte Venedig die Führung im Handel mit levantinischer Baumwolle; die größte Rolle spielte bis dahin ostindische Ware; Einfuhren über die Niederlande erschütterten die Vormachtstellung Venedigs; in England wurde im 18. Jh. durch Erfindung von Maschinen zur Bearbeitung der Baumwolle diese zum Rohstoff einer neuen Weltindustrie.

Nach Beßler-Gart ist für das Kap. B o m b a x (baumwolle, C o t u n , C o r o , G o r o n) G. herbaceum L. anzuziehen. Wird auch von Fischer-Mittelalter genannt (bombax, lana arborea, boimwoll, pawmbolken).

In Ap. Lüneburg 1475 waren 2 oz. Semen bombacis vorrätig. Die T. Worms 1582 führt: Semen Bombacis (Bombasi, Coti, X y l i , Goßipi, Baumwollen nüßlen oder samen, Wöllkörner) und Semen Bombacis excorticati (Außgescheelt W o l l k ö r - n e r); die T. Frankfurt/M. 1687 hat Semen Bombacis (Gossypii, C o t t i , Baumwollnüßlein, Wollkörner). In Ap. Braunschweig 1666 waren 1$^{1}/_{2}$ lb. Semen bombaci vorrätig.

Schröder, 1685, schreibt im Kap. Bombax: „Ist ein ausländisches Bäumlein, das Früchte, bald wie Nüsse trägt, darinnen der Samen mit weicher Wolle umgeben liegt ... In Zyprien und Syrien wächst solcher häufig. Natürliche Apotheken-Stück: Der Samen und die Baumwollen. Die Wolle wärmt und trocknet, der Samen taugt für die Lungen, für Hustende, Keuchende, und vermehrt den Samen. Die bereiteten Stücke: Das aus dem Samen gepreßte Öl taugt für rinnende Hauptgeschwüre, Grind, Flecken des Angesichts".

Aufgenommen in Ph. Württemberg 1741: Semen Bombacis (Gossypii, Baumwollen-Saamen; Demulcans; in frischem Zustand bei Nierenentzündung mit zehrendem Fieber). Nach Geiger, um 1830, sind offizinell: „die Samen und die Samenwolle, die bekannte Baumwolle, Macedonische Baumwolle (semen et lana Gossypii, Bombacis) ... Den Samen gebrauchte man in Brustkrankheiten. - Durch Auspressen erhält man daraus mildes fettes Öl. Die Baumwolle gibt, in hohle feste Zylinder gerollt, vortreffliche M o x a , die auf die Haut gebracht, zu Asche verbrannt, einen Brandschorf bilden und als Reizmittel gebraucht werden. - Ihr wichtiger Gebrauch zur Bereitung der verschiedenartigsten Zeuge usw. ist bekannt." Jourdan, zur gleichen Zeit, berichtet über G. herbaceum L.: Man wendet die Samen, die viel Schleim liefern, an; häufiger benutzt man die sie umgebende Wolle (Gossypina genannt), sie dient zur Verfertigung von Moxen.

Marmé, 1886, hat mehr zu berichten, da ins DAB 2, 1882, eine gereinigte Baumwolle (Gossypium depuratum) aufgenommen war: „Die Baumwolle dient in der Pharmazie zur Herstellung von C o l l o d i u m und antiseptischen V e r b a n d s t o f f e n . Sie wird ferner vielfach zu chemischen Arbeiten und zum Verschluß aseptisch aufzubewahrender Flüssigkeiten benutzt. Ihre Hauptanwendung findet sie wie bekannt in der Baumwollenindustrie. Das aus den Samen gepreßte und raffinierte Öl wird massenhaft zur Verfälschung des Olivenöls und anderer teurer Öle mißbraucht. Geringere Sorten werden zu Beleuchtungszwecken, zur Seifenfabrikation und als Schmieröle verwendet . . . Die Wurzelrinde von Gossypium barbadense und anderer Arten wird in Amerika ähnlich wie Secale cornutum gebraucht, und die frischen Blätter derselben Pflanzen sollen in Teeform genossen, die Milchsekretion säugender Frauen befördern. Präparate: Das Gossypium depuratum dient zur Herstellung des Collodium, des Collodium elasticum und des Collodium cantharidatum".

Die „Reinigung" der Baumwolle bestand in Entfettung. Durch diesen Kunstgriff wurde durch v. Bruns ein Verbandstoff gewonnen (um 1870), der die C h a r p i e (zerrupfte Leinwand) verdrängte. Gossypium depuratum war offizinell von DAB 2 bis DAB 6, 1926; im DAB 7, 1968, heißt das Produkt einfach „ W a t t e " („gereinigte, entfettete und gebleichte Haare der Samenschale verschiedener Gossypium-Arten").

In Erg.-B. 2, 1897, ist aufgenommen: Cortex Gossypii Radicis (von G. barbadense, G. herbaceum und wohl noch anderen Arten der Baumwollstaude); Erg.-B. 6, 1941, nur von G. herbaceum L. (dort auch Extrakt und Fluidextrakt daraus).

In Hager-Handbuch, um 1930, sind im Kap. Gossypium beschrieben:

1.) Cortex Gossypii radicis. Die in USA gebrauchte und von dort ausgeführte Droge stammt fast ausschließlich von G. hirsutum L.; die Droge führt Contraction des Uterus herbei, wird daher als Ersatz für Mutterkorn als Wehenmittel und gegen Blutungen verwendet, in Amerika auch mißbräuchlich als Abortivmittel. In der Homöopathie ist „Gossypium herbaceum - Baumwollstaude" (Essenz aus frischer, innerer Wurzelrinde von G. herbaceum L.; Hale 1867) ein wichtiges Mittel.

2.) Baumwollsamen; dienen zur Gewinnung des Baumwollsamenöls, die ausgepreßten Ölkuchen dienen als Viehkraftfutter.

3.) Oleum Gossypii; Speiseöl, zur Herstellung von Seifen.

4.) Gossypium (Baumwolle); zur Gewinnung der Gereinigten Baumwolle für medizinische Zwecke dienen meistens die Abfälle der Baumwollspinnereien, die wegen ungenügender Länge der Haare sich schlecht verspinnen lassen. Anwendung von Gossypium depuratum: „Als Verbandmittel, auch mit antiseptischen Stoffen imprägniert. In der Rezeptur und Defektur zum raschen Filtrieren von Flüssigkeiten, zum Kolieren von Aufgüssen und Abkochungen. Zum keimdichten Verschluß von Gläsern bei bakteriologischen Versuchen". Ein lockeres Gewebe aus Baumwollfasern, entfettet und gebleicht wie G. depurat., ist der V e r b a n d m u l l (T e l a depurata, Verbandgase, L i n a m e n t u m); aufgenommen in DAB 7, 1968: „Verbandmull aus Baumwolle" (davor schon offizinell seit DAB 4, 1900, „Tela depurata").

Gratiola

G r a t i o l a siehe Bd. II, Emetocathartica; Hydragoga; Purgantia; Vomitoria. / IV, C 4. / V, Achillea; Eupatorium.
Zitat-Empfehlung: *Gratiola officinalis (S.)*.
Dragendorff-Heilpflanzen, S. 605 (Fam. S c r o p h u l a r i a c e a e); P. Caracci, Lo stancacavallo o grazia dei (Gratiola officinalis L.): erba dei miracoli e della morte, dal Mattioli ai nostri giorni, Collana Pag. Storia Med. 1967, Miscell. *15*, 29—37.

Es ist ungewiß, ob man im Dioskurides-Kapitel: M e k o n aphrodes, **G. officinalis L.** erkennen kann. Sontheimer findet die Pflanze bei I. el B., Fischer gibt Hinweise auf mittelalterliche, altital. Quellen (grazia dei, g r a t i e l l a, g r u i n a l e). In T. Worms 1582 wird [unter Kräutern] von Gratiola auf E u p a t o r i u m mesues (A u r i n a alba, Gratiola, Weiß Aurin) verwiesen. Dies entspricht der Deutung in Ph. Nürnberg 1546, wo zu Eupatorium (bei Sirupus de eupatorio Mesuae) kommentiert wird: „es ist Gratiola, zu deutsch weys aurin". Als Zubereitungen stehen in T. Worms 1582: Succus Eupatorii mesues (Gratiolae. Weiß Aurinsafft), Sirupus de eupatorio mesues (Weiß Aurinsyrup), Pilulae de eupatorio maiores (Pilule von weiß Aurin), Trochisci de eupatorium mesues (Pastilli de gratiola, Kügelein von weiß Aurin). In T. Frankfurt/M. 1687: Herba Gratiola (Erdgall, wild Aurin), Conserva Gratiolae (wild Aurin-Zucker), Extractum G. (wild Aurin-Extract), Sirupus G. (wilder Aurin Syrup) [unter Eupatorium Mesues wird zu dieser Zeit, gegenüber früher, etwas anderes verstanden, → A c h i l l e a]. In Ap. Braunschweig 1666 waren vorrätig: Herba gratiolae (2 K.), Semen g. (3 lb.), Aqua g. (2 St.), Extractum G. (7 Lot).

Die Ph. Württemberg 1741 beschreibt: Herba Gratiolae (L i m n e s i i , D i g i t a l i s minimae, G o t t e s g n a d e n k r a u t , Wild-Aurin; Purgans, Emmenagogum, Anthelminticum). Die Stammpflanze heißt bei Hagen, um 1780: G. officinalis (Wilder Aurin, G n a d e n k r a u t , Gottesgnade); das Kraut (Hb. Gratiolae) „kommt jetzt wiederum in Gebrauch".

Die Krautdroge war im 19. Jh. pharmakopöe-üblich. In preußischen Pharmakopöen (1799—1862) Herba Gratiolae (von G. officinalis L.), auch DAB 1, 1872; dann Erg. Bücher (noch 1941). In der Homöopathie ist „Gratiola — Gottesgnadenkraut" (Essenz aus frischem Kraut; Hartlaub und Trinks, 1829) ein wichtiges Mittel.

Geiger, um 1830, schrieb über G. officinalis (wilder Aurin, Gottesgnadenkraut, P u r g i e r k r a u t): „Matthiolus soll dieser Pflanze zuerst im 16. Jahrhundert gedacht haben ... Offizinell: die Pflanze ohne Wurzel (herba Gratiolae), ehedem auch die Wurzel ... Das Kraut wird in Pulverform und in Abkochung gegeben. Es wirkt, schon in geringen Dosen, als ein drastisches Purgiermittel, im frischen Zustande auch brechenerregend. Äußerlich wendet man auch das frische Kraut an; bei Gicht, Geschwülsten, alten Schäden usw. — Präparate hat man davon das Extrakt — Die ehedem gebräuchliche Wurzel soll noch wirksamer als das Kraut sein".

Hager (1874) berichtet im Kommentar zum DAB 1: „Die Gratiola ist ein drastisches Arzneimittel, welches in einigen Gegenden den Landleuten unter dem Namen E r d g a l l e bekannt ist und von denselben in der Abkochung als Emeticum und Purgans gebraucht wird. Die Ärzte geben es bei chronischen Leber- und Milzanschoppungen, Verstopfungen, Wassersucht. Wird in den Apotheken Erdgalle gefordert, so wird Herba C e n t a u r i i minoris gegeben".

In Hager-Handbuch, um 1930, steht bei Herba Gratiolae: „Anwendung. Selten als Abführmittel als Pulver oder Abkochung. Auch bei Wassersucht in Form des Extraktes". Nach Hoppe-Drogenkunde, 1958, wird es verwendet: „Bei Gicht und Leberleiden. Als Diureticum und Purgans empfohlen. — Herzwirksame Droge. — In der Homöopathie bei Gastroenteritis, bei Nieren- und Blasenkatarrh"; die Wurzel in ähnlicher Weise verwendet.

Grindelia

G r i n d e l i a siehe Bd. IV, G 220.

Dragendorff-Heilpflanzen, um 1900 (S. 661 uf., Fam. C o m p o s i t a e), führt unter seinen 7 G.-Arten auf: G. robusta Nutt. (diese kalifornische Pflanze wird als Antiasthmaticum, Antispasmodicum, bei Bronchialkatarrh empfohlen) und G. squarrosa Dun. (in dieser nordamerikanischen Pflanze hat man Saponin gefunden). In die Erg. Bücher zu den DAB's sind aufgenommen: Herba Grindeliae (beblätterte, blühende Triebe von G. robusta und G. squarrosa [so in Erg. B. 2, 1897; ganze Bezeichnung der Stammpflanzen in Erg. B. 6, 1941: G. robusta Nutall und G. squarrosa Dumal.]. In der Homöopathie ist „Grindelia robusta" (Tinktur aus getrocknetem, blühenden Kraut; Allen 1879) ein wichtiges, „Grindelia squarrosa" (Tinktur aus getrocknetem Kraut) ein weniger wichtiges Mittel.

Über die Anwendung schreibt Hager-Handbuch, um 1930: „Als Expectorans bei Bronchitis, Keuchhusten und Lungenleiden, bei Asthma, ferner bei Blasen- und Harnröhrenkatarrh, Nierenleiden, auch gegen Rheumatismus und Wechselfieber, meist als Fluidextrakt. Äußerlich bei Verbrennungen, Hautkrankheiten, Leucorrhöe, Gonorrhöe". Ähnliches gibt Hoppe-Drogenkunde, 1958, über Herba Grindeliae an. Dort ist das Kap. G. squarrosa überschrieben; angemerkt wird: „G. robusta galt früher als Stammpflanze der Handelsware, wird aber im N. F. nicht mehr aufgeführt".

Schreibweise nach Zander-Pflanzennamen: **G. robusta Nutt.** und **G. squarrosa (Pursh.) Dun.** (= G. humilis Hook. et Harv.).

Z i t a t-Empfehlung: **Grindelia robusta (S.); Grindelia squarrosa (S.).**

Guaiacum

Guajacum siehe Bd. II, Alterantia; Antiarthritica; Antirheumatica; Antisyphilitica; Diaphoretica; Diuretica; Emmenagoga; Sanguinem depurantia. / IV, A 52. /V, Bulnesia; Diospyros.
Gummi Guayacum siehe Bd. IV, C 30.
Lignum sanctum siehe Bd. II, Odontica.
Zitat-Empfehlung: *Guaiacum officinale (S.); Guaiacum sanctum (S.).*
Dragendorff-Heilpflanzen, S. 344 uf. (Fam. Z y g o p h y l l a c e a e); Tschirch-Handbuch II, S. 1540—1542; Gilg-Schürhoff-Drogen: Kap. Das Guajakholz, S. 203—214.

Die Spanier wurden Ende des 15. Jh. in Mittelamerika mit dem G u a j a k h o l z bekannt. Es spielte bei der um 1500 in Europa rasch um sich greifenden Syphilisepidemie eine große Rolle. Die erste Sendung des Holzes kam — nach Tschirch-Handbuch — 1508 nach Spanien. Das Monopol für die Einfuhr in Deutschland hatten die Fugger. Weite Verbreitung fand die oft gedruckte und übersetzte Schrift Ulrich von Hutten's „De Guaiaci Medicina et Morbo gallico Liber unus" (¹1519); in ihr wurden Rinde, Splint und Kernholz gut unterschieden, das Harz wird erwähnt. Paracelsus trat der Verwendung mit seinem Büchlein „Vom Holtz Guaiaco gründlicher heylung" (1529) ohne Erfolg entgegen.
In der T. Dresden 1553 ist Lignum Guaiacani aufgenommen; in T. Worms 1582 stehen: [unter Hölzern] G a i a c u m (Guaiacum, A g i o x y l o n , L i g n u m s a n c t u m , L i g n u m i n d i c u m , Frantzosenholtz, B o c k e n h o l t z) und Guiacum seu Gaiacum limatum seu tornatile (Gefeyelt oder gedrehet Frantzosenholtz); Cortex Gaiaci (Guaiaci, Ligni indici seu sancti, Agioxyli, B l a t e r h o l t z oder Frantzosenholzrinden). In T. Frankfurt/M. 1687: Cortex G u a j a c i (ligni sancti, Frantzosenholtz-Rinden), Lignum Guajacum (Indicum, Sanctum, Guaacan, Guajacam, P a l u s s a n c t u s , limatum, gedrehet Frantzosen Holtz), Gummi Guajaci (Gummi von Frantzosenholtz), Extractum Guajaci (Frantzosenholtz-Extract sive Resina), Oleum Ligni Guajaci (Frantzosenholtzöhl), Spiritus Ligni Sancti (Frantzosenholtz Geist), Tinctura Ligni Sancti (Tinctur von Frantzosenholtz). In Ap. Braunschweig 1666 waren vorrätig: Cortex ligni sancti (50 lb.), Ligni guaiaci (200 lb.), Extractum sancti (6 Lot), Liquor ligni sancti (1 lb.), Oleum l. s. (6¹/₂ Lot), Sal l. s. (5 Lot), Spiritus l. s. (6 lb.).
Schröder, 1685, berichtet im Kap. G a u j a c u m : „In Apotheken hat man das Holz, die Rinden und den Gummi, wiewohl diesen gar selten. Das frische, schwere, saftige Holz (das auf glühenden Kohlen raucht) ist vor anderen zu erwählen ... Das Holz wärmt und trocknet, treibt den Harn und Schweiß sehr, reinigt das Geblüt, widersteht der Fäulung, und gebraucht man es im Zipperlein, der Wassersucht, Katarrhen und anderen Krankheiten, die von dem Phlegma und tartarischem Schleim oder Winden herrühren, besonders aber heilt solches die Franzosen ... Die Rinde ist nicht so hitzig als wie das Holz. Sie hat eben die Kräfte, ja sie wirkt noch kräftiger, wie die Erfahrung gelehrt. Man vermischt sie in den Dekokten mit den Spänen dieses Holzes, allein in geringerer Dosis ... Bereitete Stücke: 1. Das Decoc-

tum; 2. Der fiscose und gummige Extract; 3. Das rektifizierte Öl; 4. Der Spiritus (dieser ist ein säuerlicher Liquor, der mit dem Öl in der Destillierung gesammelt und rektifiziert wird); 5. Das Salz (dieses wird aus der Asche gelaugt, allein man bekommt sehr wenig). Aus dem Gummi bereitet man mit Spiritus Vini tartarisat. einen Extract . . . ist nützlich in der Gonorrhöe".

Die Ph. Württemberg 1741 hat aufgenommen: Cortex Guajaci (Frantzosenholtz-Rinden; zum Holzdekokt gegen Syphilis und zur Blutreinigung); Lignum Guajacum officinale (Lignum Sanctum, Frantzosenholtz; Siccans, schweiß- und harntreibend, blutreinigend, Specificum bei Syphilis); [unter Gummi et Resinis] Guajacum (Frantzosen-Holtz-Gummi; fließt aus dem Baum, der das G.-Holz liefert, aus, zu unterscheiden vom Harz, das mittels Spiritus Vini aus dem Holz extrahiert wird; Incidans, Attenuans, Resolvens; hat dieselben Tugenden wie das Harz, gegen Katarrhe, Syphilis, Gonorrhöe, bösartige Krätze usw. in Form von Pillen); Extractum Ligni G., Oleum (empyreumaticum) G., Spiritus Ligni Guajaci.

In Ph. Württemberg gibt es außer dem Lignum Guajacum officinale ein: Lignum Sanctum officinale (quasi Guajacum propemodum sine matrice C. B., Pockenholz; hat hellere Farbe und ist leichter; wirkt ähnlich Guajacum). Zur Zeit Valentinis (1714) meinte man, es käme von einem anderen Baum, Ernsting (1741) hält es dagegen für eine andere Holzsorte der gleichen Pflanze; eine Unterscheidung sei überflüssig, da sowieso das eine für das andere genommen werde. Dieses andere Lignum sanctum stammte nach Geiger — siehe hinten — von G. sanctum L.

Die Stammpflanze vom P o c k e n h o l z heißt bei Hagen, um 1780: G. officinale; „man hält von diesem Baume das Holz, Rinde und Harz in Apotheken. Das Holz, welches gewöhnlich F r a n z o s e n h o l z (Lignum sanctum seu Q u a i a c i seu Guaiaci seu Indicum) heißt, sinkt seiner Schwere wegen im Wasser nieder, ist sehr hart, harzig und von einer schwarzen ins grünliche fallenden Farbe . . . Es wird entweder in Stücken, wovon manche noch mit dem hellgelben Splinte bedeckt sind, oder schon geraspelt (Rasura L. Sancti) in Apotheken gebraucht . . . Die Rinde (Cortex L. Sanct. seu Guaiaci) ist dünn, von aschgrauer oder schwärzlicher Farbe . . . Das überflüssige Harz des Holzes und der Rinde tritt öfters von selbst aus alten Bäumen aus und wird in ziemlich großen Stücken, manchmal wohl auch in Körnern unter dem Namen Guajakgummi (Gummi Guaiaci seu L. Sancti) gesammelt . . . Die Auflösung des Guajakharzes in Rum oder Zuckerbrandwein wird uneigentlich T a f f i a genannt".

Guajakdrogen und -zubereitungen, besonders vom Holz, finden sich in den Pharmakopöen bis DAB 6, 1926. In Ph. Preußen 1799: (von Guajacum officinale) Cortex Guajaci, Lignum Guajaci seu Lignum sanctum, Resina Guajaci nativa; Zubereitungen mit Holz: Extractum Ligni G., Resina Ligni G., Tinctura Ligni G., Tinctura Pini comp. (= Tinctura Lignorum), Species ad Decoctum Lignorum; aus Harz: Tinctura Guajaci ammoniata. In DAB 1, 1872: (von Guajacum officinale L.) Lignum Guajaci, Resina Guajaci; Zubereitungen mit Holz: Species ad Decoctum Lignorum, Syrupus Sarsaparillae comp., Tinctura Pini comp.; mit Harz: Tinctura Guajaci, Tinctura G. ammoniata. In DAB 6, 1926: (von Guajacum officinale L. und Guajacum sanctum L.) Lignum Guajaci; Zubereitung damit: Species Lignorum; Guajakharzlösung unter Reagenzien zum Nachweis von Blut. In Erg. B. 6, 1941: Resina Guajaci, Tinctura G. Ligni, Tinctura G. Resinae. In der Homöopathie ist „Guajacum — Guajakharz" (Tinktur aus Harz; Hahnemann 1818) ein wichtiges Mittel.

Geiger, um 1830, beschreibt Guajacum officinale nebst Handelsformen und erwähnt G. sanctum („davon leitet man das blaßgelbe od. weißliche Pockenholz, das eigentliche H e i l i g e n h o l z (lignum sanctum) ab. Es ist aber dasselbe öfters nichts anderes als der Splint des oben beschriebenen Guajakholzes"); „man gibt das geraspelte Holz (seltener die Rinde, obgleich sie wirksamer sein möchte), in Abkochung. Es muß anhaltend gekocht werden. — Präparate hat man das wäßrige Extrakt (extr. ligni G.), künstliches Harz (Resina ligni G.), eine Tinktur (tinct. ligni G.), ehedem auch das empyreumatische Öl (ol. ligni G.) ... Das Holz wird außerdem zu dauerhaften Gerätschaften, Pistillen, zu Reibschalen usw. benutzt".

Anwendung nach Hager-Handbuch, um 1930: [Holz] „Als Blutreinigungsmittel, als schweißtreibendes Mittel, bei Syphilis, selten für sich als Abkochung, meist in Teemischungen ... Seiner Härte und Festigkeit wegen dient das Holz zur Herstellung von Kegelkugeln und Achsenlagern"; [Harz] „Sehr selten medizinisch. Es wirkt diuretisch und in großen Gaben abführend". Angaben in Hoppe-Drogenkunde, 1958, Kap. Guajacum officinale, über Verwendung: 1. das Holz („Stoffwechselmittel, Diureticum, Diaphoreticum, Sudorificum. Speichelsekretionsfördernd, zu Mundpflegemitteln. Zur Darstellung des äther. Öls — Oleum Ligni Guajaci —. Arzneilich bei Gicht, Rheuma und Hautleiden angewandt"); 2. das Harz („In der Homöopathie bei beginnender Angina tonsillaris, bei Schleimhauterkrankungen. Bei Rheuma und Gicht"); ferner wird verwendet G. sanctum, trop. Amerika, in gleicher Weise.

Schreibweise nach Zander-Pflanzennamen: **G. officinale L.** und **G. sanctum L.**

Guarea

Nach Dragendorff-Heilpflanzen, um 1900 (S. 363 uf.; Fam. M e l i a c e a e), der 7 G.-Arten nennt, wirkt die Rinde der westindischen G. trichilioides L. (= M e - l i a grandifolia D.C.) „drastisch und brechenerregend und wird bei Unterleibsleiden benutzt". In der Homöopathie ist „Guarea trichilioides" (Tinktur aus getrockneter Rinde; Hale 1875) ein wichtiges Mittel. Schreibweise nach Zander-Pflanzennamen: **G. guidonia (L.) Sleum.** (= G. trichilioides Allem. ex L., G. guara (Jacq.) P. Wils.).

Hoppe-Drogenkunde, 1958, erwähnt G. trichilioides (Drasticum und Emeticum) im Kap. G. Rusbyi; diese liefert Cortex C o c i l l i a n a e (Expectorans). Schon

Dragendorff erwähnte: „Von einer Guarea-Art stammt auch die Cocillanarinde. Vgl. Rusby, Ap.-Ztg. 1894".

Guazuma

Nach Dragendorff-Heilpflanzen, um 1900 (S. 430 uf.; Fam. S t e r c u l i a c e a e), wird von G. ulmifolia Lam. (= T h e o b r o m a guazuma L., B u b r o m a Guaz. Willd.) Rinde gegen Elephantiasis, Frucht gegen Flechten und syphilitischen Ausschlag verwandt; von G. tomentosa H. et B. (= Bubroma tomentosa Spr.) die Samen wie Cacao, die Rinde gegen Lepra und Herpes. Schon Geiger, um 1830, hatte Bubroma Guazuma W. (= Theobroma guazuma L.) erwähnt; die Rinde soll ein vorzügliches Mittel gegen Elephantiasis sein. In Hoppe-Drogenkunde, 1958, werden Herba Guazumae (von G. ulmifolia) als Adstringens aufgeführt.
Z i t a t-Empfehlung: **Guazuma ulmifolia (S.).**

Guizotia

Nach Dragendorff-Heilpflanzen, um 1900 (S. 671; Fam. C o m p o s i t a e), gibt von G. abyssinica Cass. (= V e r b e s i n a sativa Roxb., H e l i a n t h u s oleifer. Wall., B u p h t h a l m u m Ramtillo Ham., R a m t i l l a oleifera D. C., G. oleifera D. C.) die Frucht fettes Öl. Nach Hoppe-Drogenkunde, 1958, ist dieses Oleum Guizotiae (N e g e r s a a t ö l, N i g g e r ö l, R a m t i l l a ö l) „Brennöl. Zur Seifenfabrikation. Raffiniert als Speiseöl". Schreibweise nach Zander-Pflanzennamen: **G. abyssinica (L. f.) Cass.**
Z i t a t-Empfehlung: **Guizotia abyssinica (S.).**

Gymnadenia

Die M ü c k e n h ä n d e l w u r z , **G. conopsea (L.) R. Br.,** ist wahrscheinlich das Creutzblumen Männle in Fuchs Kräuterbuch (→ O r c h i s); nach Hoppe kommt sie auch bei Bock vor. Die Pflanze gehörte, vielleicht bevorzugt, zu den Lieferanten von Radix P a l m a e C h r i s t i, die im 16./17. Jahrhundert in den Apotheken üblich war, aber im Laufe des 18. Jh. ihre Bedeutung für die offizielle Therapie verlor.
Die T. Worms 1582 führt als Synonyme für Radix Palmae Christi: S a t y r i i Regii, M a n u s C h r i s t i, Satyri Basilici, P a l m a e V e n e r i s, D i g i t i V e n e r i s, B u c h e i d e n sive B u z e i d e n Avicennae, K r e u t z b l u m e n-, M a r i e n t r e h e r w u r t z e l. In Ap. Braunschweig 1666 waren $^{3}/_{4}$ lb.

davon vorrätig. In Ph. Württemberg 1741 steht immer noch Radix Palmae Christi (Orchidis palmatae, Satyrii Basilici, Creutzblumen-Wurtzel; gegen viertägiges Fieber und Manie). Nach Dragendorff-Heilpflanzen (S. 150; Fam. O r c h i d a c e a e; die Pflanze heißt hier H a b e n a r i a conopsea Benth.) wurden die Knollen als Palma Christi auch bei Nervenleiden, Fiebern benutzt, der Same bei Epilepsie.

Gymnema

G y m n e m a siehe Bd. IV, G 30.

Dragendorff-Heilpflanzen, um 1900 (S. 550 uf.; Fam. A s c l e p i a d a c e a e), führt 6 G.-Arten auf, darunter G. silvestre R. Br. (= G. parviflorum Roxb., A s c l e p i a s geminata Roxb., A p o c y n u m alternifolium Lam.); Wurzel gegen Schlangenbiß, Blatt bewirkt Geschmacksanästhesie. Aufgenommen in Hager-Handbuch, um 1930: Folia Gymnemae silvestris (M e r a s i n g i b l ä t t e r); „Anwendung. Selten medizinisch. Durch Kauen der Blätter wird die Geschmacks-empfindlichkeit für süß ... aufgehoben, die Empfindung für bitter wird nur sehr wenig beeinflußt, die Empfindung für salzig und sauer gar nicht". Nach Hoppe-Drogenkunde, 1958, ist die Droge auch Emeticum.

Gymnocladus

Nach Dragendorff-Heilpflanzen, um 1900 (S. 305; Fam. L e g u m i n o s a e), dient der Samen von G. canadensis Lam. als „Kaffeesurrogat". In der Homöopathie ist „Gymnocladus canadensis" (Essenz aus frischem Fruchtmark; Hale 1867) ein wichtiges Mittel. Schreibweise nach Zander-Pflanzennamen: **G. dioicus (L.) K. Koch.**

Gypsophila

G y p s o p h i l a siehe Bd. V, Saponaria; Silene.
S e i f e n w u r z e l , levantinische, siehe Bd. IV, E 16.

G r o t-Hippokrates: Gypsophila.
B e r e n d e s-Dioskurides: Kap. Saxifragon, G. ocellata Sm.?
S o n t h e i m e r-Araber; Geiger-Handbuch: G. Struthium.
H a g e r-Handbuch: G.-Arten (**G. paniculata L.,** G. effusa Tausch, G. Arrostii Guss.).
Z i t a t-Empfehlung: **Gypsophila paniculata (S.).**

Dragendorff-Heilpflanzen, S. 207 (Fam. C a r y o p h y l l a c e a e); Tschirch-Handbuch II, S. 1524.

Nach Tschirch ist das „ S t r u t h i o n des Dioskurides und Theophrast, das identisch mit der R a d i c u l a des Plinius ist . . . nicht ausschließlich [→] S a p o n a -
r i a officinalis"; es kommen auch Gypsophila-Arten infrage.

Geiger, um 1830, schreibt über G. Struthium (spanisches S e i f e n k r a u t): „Davon ist die Wurzel unter dem Namen spanische S e i f e n w u r z e l (radix Saponariae hispanicae) gebräuchlich. — Seit einigen Jahren ist eine Wurzel unter dem
Namen ägyptische oder levantinische Seifenwurzel (rad. Saponar. aegyptiac. seu
levanticae) im Handel. Sie ist wohl dieselbe, welche früher unter dem Namen
spanische Seifenwurzel ging . . . Die Wurzel wird zum Reinigen der Wäsche wie
Seife angewendet . . . In Spanien kennt man die Pflanze unter dem Namen
J a b o n e r a und in Neapel heißt sie L a n a r i a . Es ist wahrscheinlich das Sei-
fenkraut der Alten".

In Hager-Handbuch, um 1930, (Kap. Saponaria) wird auch aufgeführt: Radix
Saponariae alba (levantica, hispanica, aegyptiaca). „Stammt von einer nicht sicher
bestimmten Gypsophila-Art . . . Anwendung. Zum Waschen". In Hoppe-Drogenkunde, 1958, befindet sich ein Artikel „Gypsophila paniculata". Verwendung: „Zur
Herstellung von S a p o n i n u m album".

Haematoxylum

H a e m a t o x y l u m siehe Bd. II, Anthelmintica.
Zitat-Empfehlung: *Haematoxylum campechianum (S.).*
Dragendorff-Heilpflanzen, S. 307 (Fam. L e g u m i n o s a e); Tschirch-Handbuch III, S. 920.

Nach Tschirch-Handbuch liefert die in Zentralamerika heimische, zu Anfang des
18. Jh. nach Westindien und später auch nach dem nördlichen Südamerika ver-
pflanzte **H. campechianum L.** ein wichtiges Farbholz, das schon bald nach der
Entdeckung Amerikas aus Mexiko nach Europa kam; die Blauholzextraktbereitung
setzte um 1835 ein.

Valentini, 1714, hat ein Kap. Blau- oder C a m p e s c h e n - H o l t z ; einige
nennen den Baum L a u r u s aromaticus; „hier zu Land ist das Holz am meisten
bekannt . . . Hiervon wird jährlich eine unbeschreibliche Menge von den Färbern,
Hutmachern, Lederhändlern, Säcklern und dergleichen, welche blau und schwarz
damit färben, vertan. Indessen sollen ferner die Blätter dieses Baumes auch sehr gut
zur Arznei sein . . . Die Amerikaner sollen die lahmen und erkalteten Glieder damit
nicht ohne großen Nutzen bähen. Die größte Kraft aber soll die Frucht dieses
Baumes haben, welche nach Pomets Meinung die Indianer M e l a q u e t t e heißen
und unter den C h o c o l a t mischen".

In T. Württemberg 1741 gibt es unter den 3 Sorten Lignum Brassiliense ein L. Br.
caeruleum, Blau Holtz [nicht in der Pharmakopöe]. Hagen, um 1780, schreibt über
den K a m p e c h e b a u m (H a e m a t o x y l o n Campechianum): „wächst am

häufigsten bei Kampeche auf der Halbinsel Jukatan in Neuspanien und auf Jamaika, so wie nun auch auf den Antillischen Inseln. Es kommt davon das Kampescheholz, B l a u h o l z oder B l u t h o l z (Lignum Campechianum, Campescanum) ... Die Färber brauchen es zum Schwarz- und Rotfärben, und seit kurzem bedient man sich desselben als eines Heilungsmittels".

Aufgenommen in preußische Pharmakopöen. Ausgabe 1799—1829, Lignum Campechiense (von Haematoxylon Campechianum) und Extractum Ligni Campechiensis; später noch in anderen Länderpharmakopöen, dann DAB 1, 1872: Lignum Campechianum (Blauholz, Campecheholz, von Haematoxylon Campechianum Linne.) und Extractum Ligni Campechiani. In Erg.-B. 6, 1941, die Holzdroge. In der Homöopathie ist „Haematoxylon campechianum" (Tinktur aus getrocknetem Holz des Stammes und der Äste) ein weniger wichtiges Mittel.

Nach Geiger, um 1830, wurde das schon lange in der Färberei benutzte Holz vorzüglich 1780 von Weinrich als Arzneimittel angepriesen; man gibt es im Aufguß oder Abkochung, als Präparat hat man das Extrakt; „wichtiges Farbmaterial, wird zum Blau-, Violett-, Braun-, Schwarzfärben und zu anderen Farbnuancen gebraucht". Hager schreibt im DAB-Kommentar 1874: „In der Pharmazie wird das Blauholz nur zur Bereitung eines wäßrigen Extraktes gebraucht. Als ein mildes Adstringens und Tonicum wird es bei habituellem Durchfall, Ruhr, Nachtschweiß, chronischen Blutflüssen, Schleimflüssen, gebraucht". Nach Hager-Handbuch, um 1930, gegen Durchfälle, nach Hoppe-Drogenkunde, 1958: „Adstringens (nicht fermentiert). — Zur Darstellung des Haematoxylins, als Färbemittel histologischer Präparate und als Analysenfarbstoff. Fermentiertes Blauholz hat ein höheres Färbevermögen und wird zu Färbezwecken benutzt"; Extractum Campechianum wird viel in der Industrie verwandt.

Hagenia

H a g e n i a siehe Bd. IV, G 965.
K o u s s o siehe Bd. II, Anthelmintica.
Zitat-Empfehlung: *Hagenia abyssinica (S.)*.
Dragendorff-Heilpflanzen, S. 280 (unter Brayera = Banksia abyss. Bruce; Fam. R o s a c e a e); Tschirch-Handbuch III, S. 26.

Geiger, um 1830, erwähnt die in Abyssinien heimische B r a y e r a anthelmintica; „davon werden nach Dr. Brayer im Orient die Blumen als ein sicheres Mittel gegen Bandwurm angewendet". Nach Tschirch-Handbuch war die Droge um 1850 in Europa im Handel (sehr teuer). Aufgenommen in Ph. Preußen 1862: Flores K u s s o, von H. Abyssinica Willdenow (= Brayera anthelminthica Kunth); DAB 1, 1872, Flores Kosso; DAB 2, 1882, Flores K o s o - So bis DAB 6, 1926 [von H. abyssinica (1882-1900); A. abyssinica Willdenow (1910); H. abyssinica Gmelin (1926)]. Schreibweise nach Zander-Pflanzennamen: **H. abyssinica J. F. Gmel.**).

Hager schreibt 1874 im Kommentar zum DAB 1: „Das in Abyssinien seit undenklichen Zeiten als Bandwurmmittel benutzte Kusso fand der französische Arzt Brayer in Konstantinopel im Jahre 1822 Gelegenheit therapeutisch zu prüfen. Er brachte etwas dieses Mittels nach Paris, welches der deutsche Botaniker Kunth 1823 als Flores Brayerae anthelminthicae bestimmte. Das Mittel kam wegen unzureichender Zufuhr und des hohen Preises wegen in Vergessenheit, wurde dann aber 15 Jahre später bekannter und seit 10 Jahren als ein vortreffliches wurmtreibendes Mittel (gegen Taenia, Bothriocephalus, Askariden) befunden ... Man gibt es als mittelfeines Pulver, weniger passend in Aufguß oder der Abkochung".

In Hager-Handbuch, um 1930, steht über Anwendung: „Kosoblüten sind ein vorzügliches Mittel gegen Bandwurm und Spulwürmer, das um so sicherer wirkt, je frischer die Droge ist und je sorgfältiger die unwirksamen Stiele entfernt sind ... Man gibt sie als feines Pulver in Form einer Schüttelmixtur, in Latwergen, gepreßten Tabletten oder als Species compressae (Aufgüsse oder Abkochungen sind unwirksam) ... Kosoblüten sind in Deutschland dem freien Verkehr entzogen".

In der Homöopathie ist „Koso - Kosoblüten" (Tinktur aus getrockneten weiblichen Blüten; Clarke 1902) ein wichtiges Mittel.

Hamamelis

Hamamelis siehe Bd. IV, G 589, 619, 795, 1783, 1825.
Hazeline siehe Bd. IV, G 1825.
Zitat-Empfehlung: *Hamamelis virginiana (S.).*

Nach Tschirch-Handbuch (Bd. III, S. 99 uf.) wurden Rinde und Blätter von **H. virginiana L.** von den nordamerikanischen Indianern seit langem benutzt. Dragendorff-Heilpflanzen, um 1900 (S. 270; Fam. H a m a m e l i d a c e a e), schreibt von H. virginica L. (= H. androgyna Walt.; Z a u b e r n u ß , W h i t e - H a z e l): „Blätter als Adstringens, Tonicum und Amarum, bei Hämorrhoiden etc. gebraucht, Samen eßbar". In Erg. B. 2, 1897, sind aufgenommen: Folia H. und Extractum Hamamelidis fluidum. In Erg.-B. 6, 1941, stehen: Cortex Hamamelidis (daraus zu bereiten: Aqua H. Corticis, Bestandteil von Unguentum H.; Extractum H. Corticis fluidum) und Folia H. (daraus zu bereiten: Extractum H., Bestandteil von Suppositoria H.; Extractum H. fluidum).

Nach Hager-Handbuch, um 1930, werden Rinde und Blätter „sowohl innerlich, als äußerlich in Form verschiedener Zubereitungen bei Ruhr, Durchfällen, innerlichen (auch gynäkologischen) Blutungen und Hämorrhoidalleiden angewandt, in letzterem Falle besonders als Abkochung und als Salbe. Ein konzentriertes, weingeistiges Destillat aus der frischen Rinde, gemischt mit dem Fluidextrakt, ist die unter dem Namen „H a z e l i n e " bekannte amerikanische Spezialität".

Anwendungen nach Hoppe-Drogenkunde, 1958: 1. Blätter als „Tonicum, Adstringens bei Dysenterie und Diarrhöe, Haemostypticum. - Äußerlich in Form von

Salben, als Zäpfchen bei Hämorrhoiden. - In der Homöopathie als Adstringens, besonders bei Diarrhöe und Dysenterie, bei venösen Erkrankungen. - In der Kosmetik zu Gesichts- und Kopfwässern. - In der Volksheilkunde und Veterinärmedizin"; 2. Rinde als Tonicum, Adstringens, Haemostypticum.

In der Homöopathie sind „Hamamelis - Virginischer Z a u b e r s t r a u c h" (Essenz aus frischer Zweig- und Wurzelrinde; Hale 1867) und „Hamamelis-Extrakt (Hazeline)" (Extrakt aus frischen, blühenden Zweigen; Hale 1864) wichtige Mittel.

Hancornia

H a n c o r n i a siehe Bd. V, Hevea.

Dragendorff-Heilpflanzen, um 1900 (S. 538; Fam. A p o c y n e a e ; nach Zander-Pflanzennamen: A p o c y n a c e a e), nennt H. pubescens Mart. (Milchsaft bei Gelbsucht, Leberkrankheiten, Hautausschlägen; liefert K a u t s c h u k) und ihre Stammform H. speciosa Gomez (Früchte zu erfrischenden Getränken). Nach Hoppe-Drogenkunde, 1958, liefert H. speciosa Kautschuk; von H. speciosa var. pubescens werden Rinde, Samen und Öl als Laxans benutzt.

Hardwickia

Dragendorff-Heilpflanzen, um 1900 (S. 297; Fam. L e g u m i n o s a e), schreibt von H. Manii Oliv., daß sie afrikanischen C o p a i v a liefern soll. Entsprechende Angabe bei Hoppe-Drogenkunde, 1958: H. Mannii liefert Balsamum Copaiva africanum (I l l u r i n b a l s a m). Dieser steht ohne Stammpflanzenangabe in Hager-Handbuch, um 1930; „er wird als Ersatz für Copaivabalsam empfohlen, wenn auch seine Wirkung eine schwächere ist; er soll weniger unangenehm zu nehmen sein".

Hedeoma

Dragendorff-Heilpflanzen, um 1900 (S. 579 uf.; Fam. L a b i a t a e), nennt 4 H.-Arten, darunter die nordamerikanische H. pulegioides Pers. (= C u n i l a pul. L.; F l o h k r a u t , F r a u e n m i n z e); bei unterdrückter Menstruation, auch als Diaphoreticum, Anticatarrhale, Antirheumaticum benutzt; enthält ätherisches Öl, das als Insektizidum nutzen soll. Kraut und ätherisches Öl (Oleum P u l e g i i americanum) sind nach Hoppe-Drogenkunde, 1958, Diaphoreticum, Antirheumaticum; das Öl auch Insektenbekämpfungsmittel. In der Homöopathie ist „Hedeoma pulegioides" (Essenz aus frischer Pflanze; Hale 1867) ein wichtiges Mittel. Schreibweise nach Zander-Pflanzennamen: **H. pulegioides (L.) Pers.** Z i t a t-Empfehlung: **Hedeoma pulegioides (S.).**

Hedera

H e d e r a siehe Bd. V, Glechoma; Parthenocissus; Veronica.
Zitat-Empfehlung: *Hedera helix (S.).*
Dragendorff-Heilpflanzen, S. 503 uf. (Fam. A r a l i a c e a e).

Nach Grot-Hippokrates ist Hedera Helix ein Wundmittel. Dioskurides beschreibt im Kapitel vom E f e u 3 Arten (die weiße, schwarze und gewundene), die - nach Berendes - als Spielarten von **H. helix L.** aufzufassen sind (Blüte gegen Dysenterie, mit Wachssalbe bei Brandwunden. Blätter für Milzleiden, äußerlich gegen Geschwüre, Brandwunden, Sonnenflecken. Saft der Blätter und Fruchtdolde als Nasenmittel gegen chronische Kopfschmerzen; gegen Ohren- und Zahnschmerzen. Fruchtdolden befördern die Katamenien als Zäpfchen, innerlich bewirken sie Unfruchtbarkeit. Junge Sproße befördern Menstruation und treiben Embryo aus. Das Gummi entfernt Haare, tötet Läuse. Saft der Wurzel gegen Spinnenbiß). Kräuterbuchautoren des 16. Jh. übernehmen diese Indikationen für den gutbekannten Efeu, der nach Fischer vielfältig in mittelalterlichen Quellen nachzuweisen ist (hedera, e d e r a arborea, e b e h o w, e b i c h, y w e n b a w n, hederbovm, ebechhe, yfeu, eyfeu; Diosk.: k i s s o s, s i l v a m a t e r, hedera); nach Sontheimer kommt der Efeu und seine Drogen bei I. el B. vor. Bock, um 1550, bildet die Pflanze - nach Hoppe - im Kap. Von Ephew oder E p p i c h , ab.

In Ap. Lüneburg 1475 waren vorrätig: Gummi edere (1 lb.). Die T. Worms 1582 führt: [unter Früchten] Hederae grana (C i ß i g r a n a , Ephewkörner); Gummi hederae (Ephewgummi). In T. Frankfurt/M. 1687: Folia Hederae arboreae (Eppichblätter), Gummi Hederae (Epheu Gummi), Semen Hederae arboreae (seu Baccae, Epheusaamen, Eppichkörner); Aqua H. arboreae (Epheuwasser), Extractum H. arb. (Epheu-Extract). In Ap. Braunschweig 1666 waren vorrätig: Herba hederae arboreae (¹/₄ K.), Gummi h. (6¹/₂ lb.), Oleum h. gummi (4¹/₂ Lot).

Die Ph. Württemberg 1741 hat aufgenommen: Herba Hederae arboreae (Hederae communis majoris, Eppheu, B a u m w i n d e , Mauer-Eppheu-Blätter; Spezificum bei Schwindsucht der Kinder, äußerlich in Dekokt als Mundificans, Vulnerarium, zum Auflegen auf Fontanellen), Hederae Baccae (Eppheu-Beer; Purgans, gegen intermittierendes Fieber), Hederae Gummi (Eppheu-Gummi; Resolvens, Attenuans, treibt Harn und Schweiß; als Pillen mit Extrakt). Die Stammpflanze heißt bei Hagen, um 1780: H. Helix (Epheu, Eppich, I m m e r g r ü n); die Blätter (Folia Hederae) „wurden vor Zeiten in Apotheken gebraucht. Vornehmlich in Persien und den morgenländischen Provinzen fließt zu gewisser Zeit aus diesem Epheu entweder von selbst, oder indem man Einschnitte in die Rinde macht, ein Saft heraus, der zu einem Harz erhärtet und Epheuharz oder Epheugummi (Gummi Hederae) genannt wird".

Geiger, um 1830, berichtet über H. Helix (gemeiner, kletternder Epheu); „offizinell sind die Blätter, das Holz und das aus dem Stamm ausfließende Harz, ehedem auch die Beeren . . . Die frischen Blätter werden jetzt gewöhnlich auf Fontanelle und Seidelbastwunden aufgelegt, um gelinde Eiterungen zu unterhalten. Sonst gebrauchte man sie in Abkochung bei Hautausschlägen, Geschwüren usw. äußerlich. Neuerlich sind jedoch auch die getrockneten Blätter in Pulverform mit Erfolg gegen Lungenkrankheiten gebraucht worden. Aus dem Holz dreht man erbsengroße Kügelchen für Fontanelle (Fontanellkugeln); auch verfertigte man sonst Becher daraus und ließ bei Entzündungen usw. daraus trinken. Das Harz wird in Pulver- und Pillenform innerlich verordnet; ferner äußerlich zu Pflaster als wundheilendes Mittel und zum Räuchern verwendet. Es soll die Fische anlocken, wenn man die Angel damit bestreicht. Die Beeren gebrauchte man als Brech- und Purgiermittel".

In Hoppe-Drogenkunde, 1958, ist unter Hedera Helix angegeben, daß das Kraut verwendet wird („in der Homöopathie [wo „Hedera helix" - Essenz aus frischen Sprossen - ein weniger wichtiges Mittel ist] bes. bei Rachitis und Rhinitis. - Früher als Expectorans in der Volksheilkunde, ferner bei Gicht und Rheuma. - Äußerlich gegen parasitäre Krankheiten").

Hedyotis

Nach Geiger, um 1830, waren ehedem von H. Auricularia L. die sehr wohlriechenden Blätter (folia A u r i c u l a r i a e) offizinell. Von dieser Art schreibt Dragendorff-Heilpflanzen, um 1900 (S. 621; Fam. R u b i a c e a e): „Blatt gegen Taubheit, als Emolliens und zu Wundsalben, innerlich bei Nervenleiden und Wechselfieber". Von der Pflanze ist bei Hoppe-Drogenkunde, 1958, vermerkt, daß die Wurzel untersucht wurde.

Helenium

H e l e n i u m siehe Bd. V, Costus; Inula.
Zitat-Empfehlung: *Helenium autumnale (S.).*

Geiger, um 1830, erwähnt **H. autumnale L.**; davon wird das Kraut in Nordamerika als Niesemittel gebraucht. Nach Dragendorff-Heilpflanzen, um 1900 (S. 672; Fam. C o m p o s i t a e), dient das Kraut als Sternutativum und Antifebrile. Nach Hoppe-Drogenkunde, 1958, enthält H. autumnale den Bitterstoff Helenalin, der auch in anderen H.-Arten vorkommt.

Helianthemum

1.) Bock, um 1550, bildet - nach Hoppe - als „Heiden Ysop" (feldt Y s o p) H. nummularium Mill. ab [Schreibweise nach Zander-Pflanzennamen: **H. nummularium (L.) Mill. non Grosser** (= H. chamaecistus Mill., H. vulgare Gaertn.)]; „Bock vermag die Pflanze mit Recht nicht in der älteren Literatur zu identifizieren". Verwendung zu Kräuterbüscheln, Kraut als Breiumschlag oder Badezusatz gegen Schwellungen und Gliederschwäche.

Geiger, um 1830, erwähnt H. vulgare Gärtn. (= C i s t u s Helianthemum L., gemeines S o n n e n r ö s c h e ń ; „davon war ehedem das Kraut (herba Helianthemi, C h a m a e c i s t i vulgaris) offizinell. Es ist gelinde adstringierend". In der Homöopathie ist „Heliantheum vulgare" (Tinktur aus getrockneter Pflanze) ein weniger wichtiges Mittel.

2.) Nach Berendes wird von einigen Autoren das cheironische P a n a k e s des Dioskurides für H. vulgare Pers. gehalten (Wurzel gegen Schlangenbiß, auch das Kraut als Umschlag).

3.) Als wichtiges Mittel der Homöopathie wird „Cistus canadensis" (von H. canadense Mich.; Essenz aus frischer, blühender Pflanze; Hale 1875) angegeben. Anwendung nach Dragendorff, um1900, gegen Skrofeln. Als Stammpflanze wird neuerdings (um 1970) *Crocanthemum canadense (L.) Britton* angegeben.

Dragendorff-Heilpflanzen, S. 447 (Fam. C i s t a c e a e); Peters-Pflanzenwelt: Kap. Das Sonnen-Röschen, S. 66—69.

Helianthus

H e l i a n t h u s siehe Bd. V, Guizotia.
S o n n e n b l u m e siehe Bd. IV, E 139.
Zitat-Empfehlung: *Helianthus annuus (S.).; Helianthus tuberosus (S.).*
Bertsch-Kulturpflanzen, S. 244—246.

Geiger, um 1830, erwähnt 2 H.-Arten:

1.) H. annuus (S o n n e n b l u m e , S o n n e n k r o n e); „eine in Peru und Mexiko einheimische, bei uns häufig als Zierpflanze in Gärten gezogene Pflanze… Man preßt aus den Samen ein mildes reines fettes Öl, Sonnenblumenöl (ol. Helianthi), welches an Speisen, zu Salat, zum Brennen in Lampen usw. benutzt werden kann. In Amerika wird der Same zerstampft und zu Brot verbacken oder auf andere Weise zubereitet genossen. Dient auch als Vogelfutter. Die jungen entschälten Stengel und Blumenknospen können als Gemüse wie Artischocken genossen werden.

2.) H. tuberosus (knollige Sonnenblume, E r d a p f e l , E r d b i r n e , Jerusalems-Artischocke, T o p i n a m b u r). Eine in Brasilien einheimische, bei uns zum Teil auf Feldern gebaute, der vorhergehenden ähnliche perennierende Pflanze... Die Wurzel (rad. Helianthi tuberosi, A d e n e s canadensis) haben gekocht einen süßen Geschmack und widerlich-süßlichen Geruch... und werden hier und da als Nahrungsmittel, mehr aber als Viehfutter benutzt".

Dragendorff-Heilpflanzen, um 1900 (S. 670; Fam. C o m p o s i t a e), führt 8 H.-Arten auf, darunter **H. annuus L.** („Frucht eßbar, liefert fettes Öl") und **H. tuberosus L.** („Knolle eßbar"). In Hoppe-Drogenkunde, 1958, sind 2 Kapitel:

1.) H. annuus. Verwendet werden: 1. die Blütenblätter („Febrifugum, bes. bei Malaria, wenn Chinin versagt. - In der Volksheilkunde"); 2. das fette Öl der Kerne („Speiseöl... zu Hautpflegemitteln").

In der Homöopathie ist „Helianthus annuus - Sonnenblume" (Tinktur aus reifen Samen; Allen 1876) ein wichtiges Mittel.

2.) H. tuberosus. Verwendet wird die Knolle, z. B. für Herstellung von Fruchtzucker; zur Harn- und Blutzuckersenkung in Form von Trockenschnitzel, Mehl und Malz; Gemüse in der Reform-, Diät- und Diabetikerernährung.

Helichrysum

H e l i c h r y s u m siehe Bd. V, Chrysanthemum.
R u h r k r a u t siehe Bd. V, Antennaria; Filago (auch Gnaphalium).
S t o e c h a d o s siehe Bd. II, Anthelmintica; Cephalica.

B e r e n d e s-Dioskurides: - - Kap. E l i c h r y s o n, G n a p h a l i u m S t o e-c h a s L.
F i s c h e r-Mittelalter: - H. arenarium L. (s t i c a d o s citrinum, p o l i u m minus seu montanum, a b s i n t h i u m murinum, w i n t e r b l u m e n, r e i n b l u-m e n, m o t t e n k r a u t, b o c h a r d i s, j ü n g l i n g).
B e ß l e r-Gart: - Kap. Sticados citrinum, **H. arenarium (L.) Moench.**
H o p p e-Bock: - Kap. R h e i n b l u o m, H. arenarium DC.
G e i g e r-Handbuch: - Gnaphalium arenarium - - Gnaphalium Stoechas.
H a g e r-Handbuch: - H. arenarium DC. (= Gnaphalium arenarium L.)
- - H. Stoechas DC. (= Gnaphalium Stoechas L.)
Z i t a t-Empfehlung: **Helichrysum arenarium (S.).**

Dragendorff-Heilpflanzen, S. 667 (Fam. C o m p o s i t a e).

Bock, um 1550, bildet - nach Hoppe - H. arenarium DC. ab und weist auf die Verwandschaft mit dem Elichryson des Dioskurides hin (bei dem es sich nach Berendes um Gnaphalium Stoechas L. handelt); er lehnt sich bezüglich der Indikationen an dieses Kapitel an (Abkochung der Blüten in Wein bei Leber-, Milz-, Nieren-, Blasenbeschwerden; gegen Läuse; zum Dampfbad bei Gebärmutterleiden; zum Mottenschutz. Außerdem Dekokt der Blüten in Wein als Wurmmittel und Diaphoreticum).

In T. Mainz 1618 sind verzeichnet: Herba Stoechas citrina (Reinblumen, Mottenblumen); in T. Frankfurt/Main 1687 als Flores Stoechados citrinae (seu Elichrysi, Rheinblumen, Mutterkraut-Blumen). In Ap. Braunschweig 1666 waren je 1 K. Flores und Herba stoechad. citrini vorrätig. Die Ph. Württemberg 1741 führt: Flores Stoechadis citrinae (Germanicae, A m a r a n t h i lutei, Rheinblumen, Winterblumen, S c h a b e n - , M o t t e n - K r a u t ; bei Brust-, Milz-, Nierenleiden, gegen Würmer; zu Inhalationen bei arthritischen Schmerzen). Nach Hagen, um 1780, sind die Blumen (Flor. Stoechadis citrinae) von Gnaphalium arenarium (gelbe K a t z e n p f ö t c h e n , Mottenkraut, Schabenkraut, Reinblumen) selten mehr im Gebrauch.

Geiger (ebenso Jourdan), um 1830, unterscheiden:

1.) Gnaphalium arenarium; liefern flores Stoechadis citrinae; „man gibt die Blumen im Aufguß. - Präparate hatte man ehedem Essenz und nahm die Blumen zu noch mehreren Zusammensetzungen. Des schönen Aussehens wegen mengte man sie auch unter Species. Jetzt sind sie fast außer Gebrauch... Sie wurden gegen Würmer, Gelbsucht usw. gebraucht".

2.) Gnaphalium Stoechas; „davon waren ehedem die Blumen (flores Stoechadis napolitanae) offizinell".

Auch Hager-Handbuch, um 1930, hat beide Drogen:

1.) Flores Stoechados citrinae (gelbe I m m o r t e l l e n usw.); „Anwendung. Früher als Diureticum, bei Gicht, Gelbsucht, Hautkrankheiten, auch als Anthelminticum, gegen Motten".

2.) Flores Stoechados neapolitanae, „die wie die vorigen verwendet werden".

Hoppe-Drogenkunde, 1958, Kap. H. arenarium (= Gnaphalium arenarium) schreibt über Verwendung der Blüten (Flores Stoechados citrinae, die im Erg. B. 6, 1941, als „Flores Stoechados, Ruhrkrautblüten" aufgenommen sind): „Diureticum, Adstringens. Bei Gallenleiden. Bei chronischen Cholecystiden. — Zur Verschönerung von Teemischungen. - In der Volksheilkunde bei Gelbsucht, Gicht, Rheuma, Nierenleiden, Wassersucht". In der Homöopathie ist „Gnaphalium arenarium - S t r o h b l u m e " (Essenz aus frischer, blühender Pflanze) ein wichtiges Mittel.

Heliotropium

H e l i o t r o p i u m siehe Bd. V, Crozophora; Roccella.
Zitat-Empfehlung: *Heliotropium europaeum (S.); Heliotropium arborescens (S.).*
Dragendorff-Heilpflanzen, S. 560 (Fam. B o r r a g i n a c e a e ; Schreibweise nach Zander: B o r a g i n a c e a e).

Nach Berendes-Dioskurides wird das Große Heliotropion als H. villosum Desf. oder als **H. europaeum L.** identifiziert (führt Schleim und Galle ab; gegen Skorpionbiß; Samen gegen Fieber; Frucht als Kataplasma gegen Warzen und Feigwarzen; Blätter bei Podagra, Verrenkungen, Sonnenstich, befördern die Menstruation, treiben Embryo aus). Bei Sontheimer-Araber ist H. europaeum genannt, auch bei Fischer-Mittelalter (arabische, spanische, altital. Quellen: t o r n a s u l , m i r a - s o l e , v e r r u c a r i a).

Geiger, um 1830, berichtet in seinem Handbuch über Heliotropium (S o n n e n - w e n d e): „H. europaeum (europäische Sonnen-Wende, S c o r p i o n s c h w a n z) . . . Offizinell ist: Das Kraut (herba Heliotropii majoris, Verrucariae) und der Same (semen Heliotropii) . . . Das Kraut wurde innerlich gegen Grieß und Würmer gebraucht, äußerlich frisch gegen Warzen und selbst gegen Krebs aufgelegt oder eingerieben. Ähnlich gebraucht man den Samen; auch innerlich gegen das viertägige Fieber". Als zweite Art erwähnt Geiger: H. supinum; sein Kraut (herba Heliotropii minoris, supini) soll gleiche Eigenschaften wie das vorige haben.

Bei Hoppe-Drogenkunde, 1958, wird bei H. europaeum nur angegeben, daß die Pflanze als Zierpflanze kultiviert wird; 6 weitere Arten werden genannt.

In der Homöopathie ist „Heliotropium" (Essenz aus frischer, blühender Pflanze von H. peruvianum L.) ein weniger wichtiges Mittel. Schreibweise nach Zander-Pflanzennamen: **H. arborescens L.** (= H. peruvianum L., H. corymbosum Ruiz et Pav.).

Helleborus

H e l l e b o r u s siehe Bd. II, Abstergentia; Acria; Antipsorica; Calefacientia; Errhina; Hydropica; Melanagoga; Opomphalica; Purgantia; Vesicantia; Vomitoria. / III, Tinctura Martis helleborata. / IV, A 40; D 1. / V, Actaea; Adonis; Astrantia; Coptis; Eranthis; Polygonatum; Veratrum.
H e l l e b o r i n e siehe Bd. V, Epipactis; Serapias.
N i e s w u r z (e l) siehe Bd. III, Tinctura Martis helleborata. / IV, B 52; C 7, 36; E 338. / V, Actaea; Adonis; Astrantia; Convolvulus; Delphinium; Digitalis; Eranthis; Polygonatum; Veratrum.

G r o t-Hippokrates: - H. officinalis.

B e r e n d e s-Dioskurides: - H. officinalis L. oder H. orientalis oder H. cyclophyllus.

S o n t h e i m e r-Araber. - H. orientalis.

F i s c h e r-Mittelalter: H. niger L., H. viridis L. und H. foetidus L. (g e l i s i a , s p r i n t i l l a , e l l e b e r u s niger, i l l i s i n i c a , v e r a t r u m nigrum, b r i t a n i c a , n i e s e w u r z e , h e m e r a , s u t e r w u r z , s w i n t w u r z , heiligen c r i s t w u r z , h u n i s c h w u r t z , w o l f s w u r z , h u n t s k r a u t , heiligen k r e u t z w u r t z ; Diosk.: helleboros melas, veratrum nigrum, s a r a c a). B e ß l e r-Gart: - - Kap. Elleborus niger, **H. niger L.** (schwartz n y o ß w o r t z , m e l a m p o l i o n); im Kap. Elleborus werden durcheinander abgehandelt: E. albus (→Veratrum) und E. niger (= H. niger L.).

H o p p e-Bock: +++ Kap. C h r i s t w u r z. 1. **H. viridis L.**; 2. (das wild geschlecht) **H. foetidus L.**; 3. (schwartz Nießwurtz) → A d o n i s . Kap. L e ü s s - k r a u t (ein drittes Geschlecht davon), H. foetidus L.

G e i g e r-Handbuch: - **H. orientalis Lam.** (= H. officinalis Salisb.) - - H. niger
(S c h n e e r o s e) + + + H. foetidus L.; H. viridis.

H a g e r-Handbuch: - - H. niger L. + + + H. viridis L.; H. foetidus L.

Z i t a t-Empfehlung: **Helleborus niger** (S.); **Helleborus viridis** (S.); **Helleborus foetidus** (S.); **Helleborus orientalis** (S.).

Dragendorff-Heilpflanzen, S. 221 uf. (Fam. R a n u n c u l a c e a e); Tschirch-Handbuch II, S. 1588; Peters-Pflanzenwelt, S. 80—85 (Kap. Die Christblume oder Nieswurz); H. Leclerc, Histoire des Ellébores et de l'Elléborisme, Janus 22, 223—238 (1917); A. Foucaud, Sur l'ellébore des anciens, Rev. Hist. Pharm. (Paris) 48, 328—330 (1960).

Die schwarze Nieswurz, die in der Antike von H.-Arten gesammelt wurde, war damals ein sehr wichtiges Arzneimittel. Dioskurides beschreibt verschiedene Lokalitäten, von denen die Droge kommt (Purgiermittel; bei Epilepsie, Melancholie, Wutanfällen, Gicht, Paralyse; als Zäpfchen werden Katamenien befördert und Embryo getötet, zum Einlegen in Fisteln, bei Schwerhörigkeit in die Ohren; gegen Krätze, Flechten, Aussatz, Zahnschmerzen, jegliche Fäulnis; Kataplasma für Wassersüchtige). Bock überträgt solche Indikationen auf Adonis vernalis L., die er für die „recht Schwartz Nießwurzel" hält. Als andere Christwurz-Arten bildete er - nach Hoppe - H. viridis L. (volkstümliche Anwendung eines mit Wein bereiteten Wurzelextrakts oder des mit Wein eingenommenen Wurzelpulvers als Purgans) und H. foetidus L. ab. Die letztere kommt noch einmal bei Bock als eines der Leußkräuter vor (gegen Lungenerkrankungen; zum Vergiften von Tieren).
In Ap. Lüneburg 1475 waren als H.-Drogen vorrätig: Radix ellebori nigri (1 qr.), Radix Cristiane (1¹/₂ lb.; vielleicht von Adonis). Handelsformen in T. Worms 1582 sind (außer Rad. Ellebori albi → Veratrum):

1.) Radix Ellebori seu hellebori nigri (Veratri nigri, M e l a m p o d i i , Praetti, E c t o m i Hippocratis, E n t o m i Plinii, Schwartz Nießwurtz, Christwurtz); Radix Ellebori nigri Stiriaci (Steyrische Christwurtz);

2.) Radix Ellebori sive Hellebori nigri Hippocratis et Theophrasti (Hellebori tenui folii, E l l e b o r a s t r i , H e l l e b o r a s t r i , Klein wild Christwurtz) [=Adonis].

In T. Frankfurt/M. 1687:

1.) Radix Hellebori nigri veri (legitimi, Styriaci, schwarze Nießwurtz);
2.) Radix H. vulgaris (adulterini, Pseudohellebori nigri, Helleborastri, Christwurtz) [= Adonis].

Außerdem Radix Hellebori praeparati (bereite Nießwurtz).

In Ap. Braunschweig 1666 waren vorrätig: Radix ellebori nigri (21 lb.), Pulvis e. nigr. (¹/₂ lb.), Extractum e. nigri (13 Lot), Oximelli helleborat. (4 lb.).

Die Ph. Württemberg 1741 führt Radix Ellebori nigri (Hellebori nigri angustioribus foliis, flore roseo, Melampodii, Veratri, schwartze Nieswurtzel, Christwurtzel; die beste wächst in Steiermark; man hüte sich vor der Verwendung von Helleborastrum, die eine Art Helleborus albus ist; selten in Substanz genommen, meist als Infus oder Medizinalwein, zum Abführen von Säften); Extractum H. nigri, dieser Bestandteil von Tinctura Martis elleborata.

Nach Hagen, um 1780, wächst die Schwarze Nieswurz (H. niger) „auf den Pirenäischen und Apeninischen Alpen wild. Die Wurzel, die auch Christwurzel (Rad. Hellebori seu Ellebori nigri, Melampodii) genannt wird, besteht fast aus lauter Fasern . . . Statt dieser echten Nieswurzel wird gemeiniglich aus Frankfurt am Main und Hamburg die Wurzel der Frühlingsadonis (Adonis vernalis), die in Thüringen jährlich in großer Menge gesammelt wird, verschickt, die auch mit jener in Absicht ihrer Bestandteile, Eigenschaften, Kräfte und Wirkungen viel ähnliches hat". Eine Fußnote hierzu besagt: „Außerdem werden statt der echten schwarzen Nieswurz verschiedene andere Wurzeln, so z. B. von der grünen Nieswurz (H. viridis), die bitterer, schärfer und ekelhafter, vom Christophskraute (A c t a e a spicata), Kugelhahnenfuß (T r o l l i u s europaeus), großen Astrantie (A s t r a n t i a maior), die sämtlich schwächer sind, gesammelt. Bisweilen sollen dazu auch die giftigen Wurzeln des Eisenhütleins (A c o n i t u m Napellus) angewandt werden". Als weitere Art führt Hagen: „Stinkende Nieswurz (H. foetidus), wächst im südlichen Europa und Virginien . . . Die Blätter (Hb. Hellebori foetidi, Helleborastri) kommen jetzo in Gebrauch".

Geiger, um 1830, beschreibt folgende Arten:

1.) H. orientalis bzw. officinalis (orientalische, echte offizinelle Nießwurzel oder Christwurzel); „von dieser Pflanze kommt die rechte Nießwurzel der Alten (rad. Hellebori Hippocratis) . . . Wird bei uns nicht gebraucht". In der Homöopathie wurde „Helleborus orientalis" (Tinktur aus getrockneter Wurzel) ein weniger wichtiges Mittel.

2.) H. niger. Anwendung in Pulverform, als drastisches Purgiermittel, ferner im Aufguß; „in neueren Zeiten wird die schwarze Nieswurzel wenig mehr innerlich bei Menschen angewendet. Wahrscheinlich beobachtete man, wegen sorgloser Aufbewahrung und der so häufigen Verwechslung dieser Wurzel, sehr abweichende Wirkungen und sie verlor ihren Kredit. Daher sie mit aller Sorgfalt und die käufliche aufs genaueste untersucht werden muß. Tierärzte gebrauchen die Wurzel häufig, erhalten aber dafür meistens die Wurzel von Actaea spicata".

Die Droge wurde in preußische Pharmakopöen aufgenommen: Ausgabe 1799 bis 1846, Radix Hellebori nigri von H. niger (daraus bereitet Extractum H. nigri). Nach Erg.-B. 6, 1941, kann Rhizoma Hellebori auch von H. niger L. gesammelt werden. Anwendung nach Hager, um 1930: „Die Wurzel wird ebenso wie die grüne Nieswurzel in manchen Gegenden unter den Bezeichnungen F r a n g e n w u r z e l oder Frangenkraut, W r a n g k r a u t, in ganzem Zustande bei gewissen Krankheiten der Schweine als Ableitungsmittel verwendet, indem man 4-5 cm lange Stücke dem Tier in die durchbohrten Ohrlappen steckt, wodurch Eiterung entsteht (‚Nieswurzelstecken')". In der Homöopathie ist „Helleborus - Christwurzel,

schwarze Nieswurz" (H. niger L.; Tinktur aus getrocknetem Wurzelstock mit
Wurzeln; Hahnemann 1825) ein wichtiges Mittel.
3.) H. viridis. „Offizinell ist die Wurzel (rad. Hellebori viridis, Hellebori nigri
florae viride). Sie hat gleiche Eigenschaften wie die vorhergehende, und wird sehr
häufig anstatt derselben angewendet. Doch ist sie heftiger wirkend".
Aufgenommen in Ph. Preußen 1862 als Radix Hellebori, in DAB 1, 1872, als Radix
Hellebori viridis (daraus zu bereiten Tinctura Hellebori viridis). Anwendung nach
Hager, 1874: „Radix Hellebori viridis enthält ein narkotisches und ein scharfes
Prinzip und zwar in weit größerer Menge als Radix Hellebori nigri. Beide Wurzeln
gehören zu den narkotischen Arzneimitteln, welche ihre Wirksamkeit besonders
auf das Gangliensystem erstrecken und die Darmsekretion befördern ... [innerlich]
bei Anschoppung der Unterleibsorgane, hypochondrischen Leiden, Melancholie, Wassersucht etc., äußerlich gebrauchte man sie auch gegen chronische Hautausschläge."
Aufgenommen in Erg. B. 6, 1941, als Rhizoma Hellebori („Der getrocknete Wurzelstock von H. niger L. und H. viridis L."). Anwendung nach Hager, um 1930:
„Wirkt ähnlich wie Digitalis. Große Gaben erzeugen Reizung der Schleimhäute,
sie rufen Erbrechen und Durchfälle hervor ... Früher anstelle der Digitalis (Dekokt) und als Abführmittel, jetzt verlassen. Bisweilen noch in der Tierheilkunde
und als Bestandteil von Niespulvern".
In der Homöopathie ist „Helleborus viridis - Grüne Nieswurz" (Tinktur aus getrocknetem Wurzelstock; Allen 1876) ein wichtiges Mittel.
4.) H. foetidus. „Offizinell war ehedem das Kraut (herba Hellebori foetidi) ... Es
wurde gegen Würmer usw. gebraucht". Noch erwähnt in Hager-Handbuch, um 1930
(Wirkung wie bei H.niger). In der Homöopathie ist „Helleborus foetidus" (Tinktur aus getrockneter Wurzel) ein weniger wichtiges Mittel.
Hoppe-Drogenkunde, 1958, hat zwei Kap.: 1. H. niger (Verwendung der Wurzel:
„Herzmittel und Diureticum ... Zu Schnupfpulvern. - In der Homöopathie bei
Meningitis und Nervenleiden. - In der Volksheilkunde als Brech- und Abführmittel"); 2. H. viridis (Wurzel „herzwirksame Droge ... In der Homöopathie bei bestimmten Nervenerkrankungen"); in diesem Kapitel werden 5 weitere H.-Arten
erwähnt.

Hemerocallis

Hemerocallis siehe Bd. II, Repellentia. / V, Lilium; Pancratium.
Zitat-Empfehlung: *Hemerocallis fulva (S.); Hemerocallis lilio-asphodelus (S.).*
Dragendorff-Heilpflanzen, S. 116 uf. (Fam. Liliaceae).

Im Kap. Hemerokallis wird von Dioskurides eine Lilienart beschrieben, die
nach Berendes nicht mit Sicherheit zu bestimmen ist; „Matthiolus sprach sie als
Lilium bulbiflorum an, neuerdings hat man H. fulva L. hierher gezogen".
Nach Dioskurides führt die Zwiebel Wasser u. Blut ab; Blätter als Umschlag bei

Entzündungen u. Brandwunden. Sontheimer nennt ebenfalls H. fulva [Schreib-weise nach Zander-Pflanzennamen: **H. fulva (L.) L.**] als bei I. el B. vorkommend. Nach Geiger, um 1830, ist diese Art eine Zierpflanze. Von H. flava L. [nach Zan-der: **H. lilio-asphodelus L. emend. Scop.**], der gelben T a g l i l i e , schreibt er, daß die Blumen (flores L i l i o - A s p h o d e l i) gebraucht worden seien.

Hemidesmus

Nach Geiger, um 1830, gebrauchen die Ärzte in Indien die Wurzel von H. indicus R. Br. (= P e r i p l o c a indica L., A s c l e p i a s Pseudocaria Roxb.) anstatt Sar-saparille, nach Dragendorff-Heilpflanzen, um 1900 (S. 546; Fam. A s c l e p i a -d a c e a e), außerdem als Stomachicum. Hoppe-Drogenkunde, 1958, nennt die Droge als Verfälschung der Radix Sarsaparillae.

Hepatica

H e p a t i c a siehe Bd. II, Kap. / IV, A 29. / V, Asperula; Marchantia; Parnassia.
E p a t i c a siehe Bd. V, Asperula; Marchantia; Parnassia; Trifolium.
L e b e r k r a u t siehe Bd. V, Achillea; Marchantia; Parnassia.

F i s c h e r-Mittelalter: H. triloba Gilibert cf. M a r c h a n t i a (a m b r o s i a n a , e p a t i c a , t o r a , l e b e r b l u m e , lebercrut, weysser s a n i k e l l , g ü l -d i n c l e e).
H o p p e-Bock: A n e m o n e hepatica L. (Edel L e b e r k r a u t , Gulden K l e e).
G e i g e r-Handbuch: Anemone hepatica L. (= H. triloba D.C., Leberblümlein).
Z a n d e r-Pflanzennamen: **H. nobilis Mill.**
Z i t a t-Empfehlung: **Hepatica nobilis (S.).**

Dragendorff-Heilpflanzen, S. 228 (Fam. R a n u n c u l a c e a e).

Bock, um 1550, bestimmt - nach Hoppe - das Leberblümchen, das er als Edel Leberkraut abbildet, nicht mit Sicherheit und nennt Indikationen z. T. nach Brun-schwig (Abkochung des Krautes in Wein oder Destillat als Lebermittel, Diureticum, bei Nieren- und Blasenleiden; Kraut als Umschlag oder Destillat zu Einreibungen bei fieberhaften Erkrankungen).
Die T. Worms 1582 führt: [unter Kräutern] Hepatica aurea (T r i n i t a s , H e r b a t r i n i t a t i s , Hepatica nobilis, T r i f o l i u m aureum, Trifolium Hepaticum, Güldenklee, Leberklee, Güldenleberkraut); in T. Frankfurt/M. 1687: Herba Hepatica (Epatica aurea, nobilis, alba trifolia, trifolium hepaticum, aureum, Gülden Leberkraut, Edel Leberkraut). In Ap. Braunschweig 1666 waren

vorrätig: Herba epatic. nobilis (¹/₄ K.), Flores e. nob. (¹/₄ K.), Aqua e. nob. (¹/₂ St.), Conserva e. nob. (1 lb.).

Die Ph. Württemberg 1741 beschreibt: Herba Hepaticae nobilis (Epaticae, Trifolii aurei, Leberkraut, Guldenklee; Vulnerarium, Subadstringens); Flores Hepaticae nobilis (Edel Leberkraut-Blüthe; Eigenschaften wie Kraut, für Conserva gebraucht); Aqua Hepat. nobilis. Die Stammpflanze heißt bei Hagen, um 1780: Anemone Hepatica (Aedelleberkraut, Leberblume); die Blätter sind offizinell. Bei Geiger, um 1830, werden die Blätter und Blumen von Anemone hepatica L. (herba et flores Hepaticae nobilis) nur erwähnt.

In der Homöopathie ist „Hepatica triloba - Leberblümchen" (Essenz aus frischen Blättern; Hale 1867) ein wichtiges Mittel. Die Krautdroge dient nach Hoppe-Drogenkunde, 1958 „in der Homöopathie bei Leberstauungen, bei chronischer Bronchitis. - Hautreizendes Mittel. - In der Volksheilkunde bei Leberleiden und als Wundmittel".

Heracleum

H e r a c l e u m siehe Bd. V, Acanthus; Ferula.

B e r e n d e s-Dioskurides: Kap. B ä r e n k l a u , **H. sphondylium L.**
S o n t h e i m e r-Araber: H. Sphondylium; H. Panaces.
F i s c h e r-Mittelalter: H. sphondylium L., im Süden Acanthus-spec. (b r a n c a
u r s i n a , m e l a g o , s p o n d y l i o n).
H o p p e-Bock: Kap. B e r e n k l a w , H. sphondylium L.
G e i g e r-Handbuch: H. sphondylium (gemeiner oder unechter Bärenklau, H e i l -
k r a u t); H. panaces L. (wolliger Bärenklau); H. sibiricum; H. pyrenaicum Cusson. (= II. gummiferum Willd.).
Z i t a t-Empfehlung: **Heracleum sphondylium (S.).**

Dragendorff-Heilpflanzen, S. 499 (Fam. U m b e l l i f e r a e).

Nach Berendes-Dioskurides wird Bärenklau vielfältig verwendet (Frucht treibt Schleim durch den Stuhlgang aus, heilt Leberleiden, Gelbsucht, Orthopnöe, Epilepsie, Mutterkrämpfe; äußerlich mit Öl gegen Gehirnkrankheiten, Lethargie, Kopfschmerz; zum Umschlag bei Schlangenbiß. Wurzel gegen Gelbsucht und Leberleiden; zum Einlegen bei Fisteln. Saft der Blüten als Ohrenmittel).
Bock, um 1500, lehnt sich - nach Hoppe - mit Indikationen bei Dioskurides an (abgekochte Wurzel als Kataplasma gegen Schwellungen der Gebärmutter, Leber und Milz; Saft des Krautes äußerlich zur Wundheilung). Da auch → A c a n t h u s die Bezeichnung Bärenklau hat (echter Bärenklau, im Gegensatz zu Heracleum, dem deutschen Bärenklau), ist bei der Angabe von Zubereitungen mit „Branca

ursina" nicht klar, welche von beiden Drogen es ist. Im nördl. Europa wird es sich meist um Heracleum gehandelt haben.

Die T. Worms 1582 führt [unter Kräutern, neben Brancha ursina Italica] Brancha ursina (H e r b a r u t i n a l i s, Spondylium, C h a m a e p l a t a n u s, P l a - t a n e l l a, Acanthus germanica, Berenklaw, B e r e n t a t z). In Ap. Braunschweig 1666 waren vorrätig: Herba Branc. urs. (1 K.), Radix Branc. urs. (6 lb.), Aqua (dest.) Branc. urs. (1 St.). Die Ph. Württemberg 1741 nennt Herba Brancae ursinae (Acanthi mollis, Sphondylii, Bärenklauen, Bärentatzen). Hagen, um 1780, schreibt über die Stammpflanze des B a r t s c h (H. Sphondylium): „Das Kraut wird bei uns für den Bärenklau (Hb. Brancae ursi s. ursinae) gesammelt"; dazu Fußnote Hagens: „Eigentlich bekommt die Benennung Bärenklau (Branca ursi) der Linnäische, in Ita- lien und Sizilien wachsende Acanthus mollis, welcher sich vom Bartsch sehr unter- scheidet . . . Der Bartsch wird also unrecht dafür gesammelt".

Nach Geiger, um 1830, sind Herba et Radix Brancae ursinae germanicae obsolet: „ehedem wurde das Kraut und die Wurzel, sowie der ausgepreßte Saft äußerlich und innerlich zu Bähungen, Bädern, gegen Geschwülste, gegen den Weichselzopf usw. gebraucht". Verwendung des Krautes nach Hoppe-Drogenkunde, 1958, Kap. H. Sphondylium: „Hautreizend. - In der Homöopathie [dort ist „Heracleum Sphondylium" (Essenz aus frischem Kraut) ein weniger wichtiges Mittel] . . . Die Wurzel wird in der Volksheilkunde als Mittel gegen Verdauungsbeschwerden ge- braucht. Ferner bei der Behandlung von Geschwüren".

Herniaria

H e r n i a r i a siehe Bd. II, Anticancrosa; Diuretica; Vulneraria. / V, Spergularia.
H a r n k r a u t siehe Bd. IV, G 809. / V, Chimaphila; Drosera; Linaria; Reseda; Spilanthes.

B e r e n d e s-Dioskurides: Kap. E p i p a k t i s, H. glabra L.?
F i s c h e r-Mittelalter: H. glabra L. (h e r n i c o l a, p o l i g o n i o m i n o r e); H. hirsuta L. (a r n i a r i a, a m b r o s i a) [beides altital.].
H o p p e-Bock: H. glabra L. (H a r n k r a u t).
G e i g e r-Handbuch: H. vulgaris Spr. (H. glabra et hirsuta L., B r u c h k r a u t).
H a g e r-Handbuch: **H. glabra L.** und **H. hirsuta L.** (beide Varietäten von H. vul- garis Spr.; Bruchkraut, D ü r r k r a u t, Harnkraut, J u n g f e r n k r a u t, T a u s e n d k o r n).
Z i t a t-Empfehlung: **Herniaria glabra (S.); Herniaria hirsuta (S.).**

Dragendorff-Heilpflanzen, S. 209 (Fam. C a r y o p h y l l a c e a e).

Die Erwähnung bei Dioskurides ist sehr unsicher. Bock kennt H. glabra L. (gegen Steinleiden, Wassersucht). In T. Mainz 1618 stehen Herba Herniaria (Herba H o l - l e r i, Bruchkraut, Körnleinkraut); in T. Frankfurt/Main 1687 heißt die Droge auch Herba M i l l e g r a n a , Tausendkörner, Harnkraut. In Ap. Braunschweig 1666 waren vorrätig: Herba ($^1/_4$ K.) und Aqua ($2^1/_2$ St.) herniariae.

Die Ph. Württemberg 1741 verzeichnet: Herba Herniariae (Millegranae, E m p e - t r i , Harnkraut, Bruchkraut; bei Nieren- und Blasenleiden, harntreibend, bei Bruchschäden). Nach Geiger, um 1830, wird die Droge (herba Herniariae) kaum mehr gebraucht; ehedem als harntreibend, gegen Steinbeschwerden, Brüche der Kinder. Aufgenommen in Erg. B. 6, 1941: Herba Herniariae (von H. glabra L. u. H. hirsuta L.). Verwendung nach Hoppe-Drogenkunde, 1958: „Diureticum, bes. bei Wassersucht, Blasenkatarrh, bei Nierenkoliken und Nierensteinen. - In der Volksheilkunde Blutreinigungsmittel".

In der Homöopathie ist „Herniaria glabra" (Essenz aus der frischen Pflanze) ein weniger wichtiges Mittel.

Hesperis

Nach Fischer kommt **H. matronalis L.** in mittelalterlichen (altital.) Quellen vor (v i o l a moscatella seu damascena seu marina). Geiger, um 1830, erwähnt die Pflanze (rote N a c h t v i o l e); „davon war ehedem das Kraut (herba Hesperidis, Violae matronalis seu damascenae) offizinell". Verwendung nach Dragendorff-Heilpflanzen, um 1900 (S. 260; Fam. C r u c i f e r a e): Kraut und Samen bei Katarrhen, als Diaphoreticum und Diureticum. Nach Hoppe-Drogenkunde, 1958, wird das Samenöl als Brennöl verwandt.

Z i t a t-Empfehlung: **Hesperis matronalis (S.).**

Heuchera

Unter den 7, in Dragendorff-Heilpflanzen, um 1900 (S. 268; Fam. S a x i f r a - g a c e a e), erwähnten H.-Arten befindet sich die nordamerikanische **H. americana L.** (Wurzel als Stypticum bei Geschwüren, Aphthen). Sie ist erwähnt bei Geiger, um 1830; „die Wurzel, amerikanischer S a n i c k e l , ist adstringierend und wird in Amerika gegen hartnäckige Geschwüre gebraucht".

Hevea

K a u t s c h u k siehe Bd. IV, G 446, 449, 529. / V, Artocarpus; Cecropia; Cryptostegia; Ficus; Hancornia; Hura; Landolphia; Manihot; Mimusops; Plukenetia; Sapium; Tabernaemontana; Urceola.
Zitat-Empfehlung: *Hevea brasiliensis (S.).*
Dragendorff-Heilpflanzen, S. 381 (Fam. E u p h o r b i a c e a e).

Nach E. Schmidt, Lehrbuch der pharm. Chemie, [6]1923, wurde der Kautschuk „zuerst im Jahre 1736 von De la Condamine als der eingetrocknete Milchsaft eines in Brasilien heimischen Baumes nach Europa gebracht. Später wurden von Fresneau, Fuset, Aublet, J. Howison, Roxburgh u. a. kautschukliefernde Pflanzen auch in anderen Ländern entdeckt. 1770 empfahl Pri[e]stley das K a u t s c h u k zum Auslöschen von Bleistiftstrichen. Die eigentliche Kautschukindustrie entfaltete sich jedoch erst, als man nach den Beobachtungen von Lüdersdorf (1832), Haywart, Goodyear (1839), Hancock (1842) und Parkes (1846) lernte, dem Kautschuk durch Vulkanisieren die Klebrigkeit und die Veränderlichkeit der Elastizität zu nehmen".

Eine gründliche Beschreibung gibt Hagen, um 1780: „Kaotchoukbaum, Hevea (I a t r o p h a elastica), ist ein ansehnlicher Baum, der im östlicheren Teile von Amerika an den Ufern des Amazonenflusses, in Quito, auf der Insel Kajenne, auch auf Isle de France wächst. Vorzüglich erhält man daraus das in neueren Zeiten bekannt gewordene L e d e r h a r z, elastische Harz, F e d e r h a r z oder das Harz von Kajenne (R e s i n a e l a s t i c a), welches von den Amerikanern C a o t - c h o u c genannt wird, und seiner besonderen elastischen Kraft wegen zur Verfertigung einiger chirurgischer Instrumente angewandt wird. Doch sollen auch verschiedene andere amerikanische Bäume dasselbe Harz liefern, so wie ein ähnliches unsere Mistelbeeren geben. Wenn die Rinde des oben genannten Baumes bis aufs Holz verwundet worden, soll dieses Harz als ein milchiger Saft ausfließen. Man verfertigt auf der Stelle daraus Töpfe, Flaschen und andere Gefäße, die das Wasser halten und nicht zerbrechlich sind, indem man tönerne Formen damit überzieht und in den Rauch hängt, wodurch das Harz die braune Farbe und Härte erhält. Dieses Überziehen und Trocknen wird so oft wiederholt, bis das Gefäß seine gehörige Dicke hat. In Gestalt solcher Gefäße bekommt man es gemeiniglich nach Europa. Es hat das Ansehen eines dicken Leders, einen sehr geringen Geschmack und keinen Geruch, ist braun von Farbe und biegsam. Seine merkwürdigste Eigenschaft aber ist die Elastizität ... Am aller vollkommensten und leichtesten löst es sich in der Naphthe des Vitriols und des gemeinen Salzsauren auf und kann davon durchs Abdunsten der Naphthe oder durch zugegossenes Wasser mit Beibehaltung aller seiner Eigenschaften geschieden werden. Der Auflösung in der Vitriolnaphthe bedient man sich vornehmlich zum chirurgischen Gebrauch".

Geiger, um 1830, schreibt bei S i p h o n i a elastica Pers. (= Jatropha elastica L., Hevea guianensi Aubl., Siphonia Cahuch u. Rich.): „Liefert vorzüglich das seit 1736 zuerst durch Condamine in Europa bekannt gewordene elastische Harz, Cautchuc; Fresnau beschrieb den Baum 1751 zuerst. - Wächst in Guiana, Brasilien ... Offizinell ist: der aus dem Baum erhaltene und erhärtete Milchsaft ... Außer diesem Baum, welcher nach Aublet vorzüglich das im Handel vorkommende amerikanische Cautchuc liefert, geben noch viele milchende Pflanzen, bei gleicher Behandlung, elastisches Harz".

In Marmé, Lehrbuch der Pharmacognosie, 1886, wird über Stammpflanzen ausgeführt: „Als südamerikanische Stammpflanze des Kautschuks wurde zuerst eine Euphorbiacee Brasiliens und Guyanas, H. brasiliensis Müller, bekannt. Wenn dies auch jetzt noch einer der wichtigsten Kautschukbäume ist, so wird doch das Harz noch von anderen Euphorbiaceen, wie M a n i h o t Glazonii in Brasilien und E x - c o e c a r i a gigantea L. in Columbien gesammelt, und auch Angehörige anderer Pflanzenfamilien, so die Apocyneen W i l l u g h b e i a speciosa Martius und H a n c o r n i a speciosa Gomez in Brasilien, P a c o u r i a guianensis Aublet in Guyana und A p o c y n u m cannabium L. in Nordamerika, ferner die Lobeliacee L o b e l i a Kautschuk Humboldt in Columbien, die Artocarpeen F i c u s ellip- tica Kunth und andere Ficusarten in Columbien und Brasilien, C e c r o p i a pel- tata L. in Guyana und Mexico, C a s t i l l o a elastica Cervantes in Mexico, C l a - r i s s a bifolia und racemosa Ruiz et Pavon in Peru liefern Kautschuk. Von man- chen amerikanischen Kautschuksorten sind die Stammpflanzen botanisch noch gar nicht bestimmt. Im Jahre 1810 entdeckte Roxburgh in der ostindischen Artocarpee Ficus elastica Roxb. einen sehr wertvollen Kautschukbaum, neben welchem noch andere ostindische Ficusarten dasselbe Harz ergeben. Ein großes Verdienst hat sich Markham dadurch erworben, daß auf sein Betreiben hin in Ostindien und auf Ceylon Kulturen von Kautschukbäumen mit größter Umsicht und Sorgfalt ange- legt worden sind. In Assam waren 1879 schon 20 000 Ficusbäume angepflanzt. Da diese aber erst von ihrem 25. Jahre an mit Erfolg ausgebeutet werden können, so hat man auch die viel rascher sich entwickelnde ostindische Apocynee C h a v a n - n e s i a esculenta Roxb. angepflanzt, und diese liefert bereits regelmäßig Kaut- schuk zur Ausfuhr nach Europa. Auch die südamerikanischen Euphorbiaceen Si- phonia elastica Persoon und Manihot Glazonii, sowie die amerikanische Artocarpee Castilloa elastica Cervantes sind auf Ceylon mit gutem Erfolge angebaut worden. Auf Java werden Kautschukbäume gleichfalls kultiviert, namentlich Ficusarten, und die auf Madagascar und im östlichen Afrika einheimische Apocynee V a h e a gummifera Lamarck. Die Ausdehnung der Kulturen ist um so wichtiger, weil die rücksichtslose Ausbeutung der amerikanischen Kautschukbäume einen bedenklichen Rückgang und eine Stockung des Importes in nicht allzu ferner Zeit herbeiführen muß ... Das importierte Kautschuk muß, ehe es verarbeitet werden kann, eine Rei- nigung durchmachen. Zu diesem Zwecke wird der Rohkautschuk in warmem Wasser kürzere oder längere Zeit eingeweicht, dann in kleine Stücke zerteilt und diese zwischen Walzen unter stetem Zufließen von Wasser zerquetscht. Darauf folgt eine Wäsche erst mit verdünnter Sodalösung und dann mit warmem Wasser. Das so ge- reinigte Kautschuk wird getrocknet und zwischen erwärmten Walzen zu größeren, gleichmäßigen Massen zusammengepreßt. Die letzteren werden zu Platten ausge- walzt, welche dann endlich zur Herstellung der verschiedensten Utensilien und In- strumente geeignet sind".

Cautschuc - Kautschuk war Anfang 20. Jh. offizinell (zur Herstellung von Empla- strum bzw. Collemplastrum adhaesivum).

DAB 4, 1900: „Kautschuk wird durch Reinigung des eingetrockneten Milchsaftes verschiedener tropischer Bäume aus den Familien der M o r a c e e n, U r t i c a - c e e n, E u p h o r b i a c e e n und A p o c y n a c e e n gewonnen".

DAB 5, 1910: „Kautschuk wird gewonnen durch Reinigung des zum Gerinnen gebrachten Milchsaftes von Hevea-Arten des tropischen Süd-Amerikas, besonders von Hevea brasiliensis (Humboldt, Bonpland, Kunth) Müller Argoviensis".

DAB 6, 1926: „Der zum Gerinnen gebrachte und gereinigte Milchsaft von im tropischen Südamerika heimischen, aber jetzt fast ausschließlich auf der malayischen Halbinsel und den Inseln des malayischen Archipels kultivierten Hevea-Arten, besonders von Hevea brasiliensis (Humboldt, Bonpland, Kunth) Mueller Argoviensis" (abgekürzt nach Zander-Pflanzennamen: **H. brasiliensis (H. B. K.) Muell. Arg.).**

Um 1930, in Hager-Handbuch, wird erklärt: „Der in der Technik Verwendung findende Kautschuk wird von einer größeren Anzahl Pflanzen aus den Familien der Euphorbiaceen, Moraceen, Apocynaceen, A s c l e p i a d a c e e n , C a m p a n u l a c e e n usw. gewonnen. Als pharmazeutisch gebräuchliche Ware ist nur der Para-Kautschuk von Hevea brasiliensis Müll., Brasilien, Peru; Hevea guyanensis Aubl., franz. Guyana bis zum Rio Negro; Hevea discolor. Müll., Hevea Spruceana Müll. und anderen Hevea-Arten zulässig. Neben Hevea-Arten liefern auch M i c r a n d a siphonoides Benth. und Micranda minor Benth. (Euphorbiaceae, heimisch im tropischen Südamerika) den als beste Sorte bekannten Para-Kautschuk".

Es werden unterschieden:

I. Amerikanische Handelssorten; a) südamerikanische, b) zentral-amerikanische Sorten;

II. Afrikanische Handelssorten; a) westafrikanische, b) ostafrikanische Sorten;

III. Ostindische Handelssorten;

IV: Australische Handelssorten.

„Pharmazeutisch wird reiner nicht vulkanisierter Kautschuk besonders zur Herstellung stark klebender Pflaster verwendet. Technisch dient er zur Herstellung zahlloser Gebrauchsgegenstände, von Ringen für Einmachgläser und Flaschen, von Gummischläuchen und -stopfen, chirurgischen Geräten, wasserdichten Stoffen, Luftkissen, Eisbeuteln, von Kinderspielzeug; in der Zahnheilkunde besonders zur Herstellung von Gebißplatten. Alle diese Kautschukgegenstände sind vulkanisiert".

Hibiscus

H i b i s c u s siehe Bd. V, Abelmoschus; Althaea; Thespesia.

H e s s l e r-Susruta: H. cannabinus; H. mutabilis; H. rosa sinensis.
S o n t h e i m e r-Araber: H. ficulneus.
F i s c h e r-Mittelalter: H. syriacus L. (f l o s s i r i a c u s , p a p e l b l u m e n).
G e i g e r-Handbuch: H. Sabdariffa u. a.
H a g e r-Handbuch: H. japonicus Miq.; H. Rosa sinensis L.; H. cannabinus L.

170

Z a n d e r-Pflanzennamen: **H. cannabinus L.**; **H. mutabilis L.**; **H. syriacus L.**; **H. rosa-sinensis L.**; **H. sabdariffa L.**

Z i t a t-Empfehlung: **Hibiscus cannabinus (S.)**; **Hibiscus mutabilis (S.)**; **Hibiscus syriacus (S.)**; **Hibiscus rosa-sinensis (S.)**; **Hibiscus sabdariffa (S.)**.

Dragendorff-Heilpflanzen, S. 424—426 (Fam. M a l v a c e a e).

Drogen von H.-Arten sind in der europäischen Pharmazie ohne Bedeutung. Geiger, um 1830, erwähnt H. Sabdariffa; „davon wird das schleimige Kraut (herba S a b d a r i f f a e) als erweichendes Mittel zu Umschlägen usw. gebraucht. - Von den Arten dieses zahlreichen Geschlechts, welches meistens prachtvolle große Blumen hat, werden besonders H. syriacus, H. Rosa sinensis und H. Trionum [Schreibweise nach Zander: **H. trionum L.**] als Zierpflanzen in Gärten gezogen". In Hager-Handbuch, um 1930, ist Radix Hibisci (von H. japonicus Miq.) als Schleimdroge beschrieben .Nach Hoppe-Drogenkunde, 1958, Kap. H. Sabdariffa, wird die Blüte verwendet („Aromaticum. Zu Teegemischen und Erfrischungsgetränken"); unter weiteren Arten erwähnt er: H. japonicus; liefert Radix Hibisci; „die Wurzel wird wie Radix Althaeae gebraucht". H. Rosa sinensis; „in China als Tonicum benutzt". H. cannabinus; Wurzel in Brasilien arzneilich verwendet; Öl und Faserlieferant. H. mutabilis; Blätter gegen Geschwülste, Wunden und bei Husten.

Hieracium

H i e r a c i u m siehe Bd. IV, E 331. / V, Sonchus; Tragopogon.
H i e r a k i o n siehe Bd. V, Scorzonera; Tragopogon.
A u r i c u l a m u r i s siehe Bd. II, Vulneraria.
M a u s e o h r oder Mauseöhrchen siehe Bd. V, Antennaria; Asperugo; Myosotis; Parietaria; Valerianella.
P i l o s e l l a siehe Bd. IV, G 957.
Zitat-Empfehlung: *Hieracium silvaticum (S.); Hieracium umbellatum (S.); Hieracium pilosella (S.)*.
Dragendorff-Heilpflanzen, S. 694 uf. (Fam. C o m p o s i t a e).

Das Dioskurides-Kapitel vom Großen H i e r a k i o n bezieht Berendes auf → T r a g o p o g o n picroides L. Bei Sontheimer-Araber ist H. Pilosella mit Fragezeichen versehen. Fischer-Mittelalter bezieht „Diosk.: hieracion" auf **H. pilosella** L. (p i l o s e l l a, p i l o s a, c e n t o n i c a, m u r i c u l a, a u r i c u l a mu-ris, a n a g a l l u s, l i n g u a a n s e r i n a, s o l a g o, m u s o r e, w u r m-c r u t, n a g e l c h r a w t, h a s e n o r). Bei Bock, um 1550, ist diese Pflanze - nach Hoppe - im Kap. Von Meüßor der kleinen, abgebildet; er bezieht sie auf ein Diosk.-Kap., das eine unbestimmte Pflanze meint, übernimmt dorther aber keine Indikationen (seine Empfehlung lautet: Dekokt mit anderen Kräutern gegen Wasser- und Gelbsucht). Im Kap. Von Meüßor der grossen, wird H. murorum L. gezeigt [Schreibweise nach Schmeil-Flora: **H. silvaticum (L.) Grufb.**]; Bock deutet hier als ein Diosk.-Kap. mit unbestimmter Pflanze und entnimmt ihm Indikationen

(Trank oder Umschlag gegen fieberhafte Erkrankungen mit Herz-, **Magen-**, Leber-beschwerden; Saft gegen Ohrenschmerzen. Außerdem Vulnerarium).

Die T. Worms 1582 führt: [unter Kräutern] Auricula muris (Pilosella, Meußöhrle, Nagelkraut); Aqua (dest.) Pilosellae (Auriculae muris, Meußöhrlen oder Nagel-krautwasser); die T. Frankfurt/M. 1687, als Simplicium: Herba Auricula muris (P h i l o s e l l a , Maußöhrlein, Nagelkraut). In Ap. Braunschweig 1666 waren vorrätig: Herba auricul. muris (1 K.), Aqua a. muris (¹/₂ St.), Syrup. piloselli (6¹/₂ lb.).

Die Ph. Württemberg 1741 beschreibt: Herba Pilosellae majoris (repentis hirsutae, Auriculae muris, Mausöhrlein, gelbe Mausöhrlein; Pectoralium, Vulnerarium). Die Stammpflanze heißt bei Hagen, um 1780: H. Pilosella (M a u s ö h r l e i n).

Geiger, um 1830, hat in sein Handbuch 3 H.-Arten aufgenommen:

1.) H. Pilosella (langhaariges H a b i c h t s k r a u t , Mausöhrchen, Nagelkraut); man gibt die Pflanze (herba Pilosellae, Ariculae muris) in Substanz, in Pulverform oder im Aufguß. Die Wurzel wurde vor mehreren Jahren gegen das kalte Fieber angerühmt. Jetzt ist sie fast ganz obsolet. Doch gebrauchen sie noch die Tierärzte.

Nach Jourdan, zur gleichen Zeit, wurde die Pflanze ehedem gegen Diarrhöe ge-braucht; zerquetschte frische Blätter gegen Warzen. Nach Hoppe-Drogenkunde, 1958, ist das Kraut von H. pilosella: Diureticum, Grippemittel; Volksheilmittel bei chronischem Darmkatarrh. In der Homöopathie ist „Hieracium Pilosella" (Essenz aus frischer Pflanze) ein weniger wichtiges Mittel.

2.) H. murorum (Mauer-Habichtskraut, französisches L u n g e n k r a u t , großes Mausöhrchen, K o s t k r a u t); offizinell war ehedem das Kraut (herba P u l - m o n a r i a e gallicae, Auriculae muris majoris). Davon (Herba pulmon. Galicae) waren in Ap. Braunschweig 1666 ¹/₂ K. vorrätig.

Nach Dragendorff, um 1900, wird das Kraut als Wundmittel, Anthelminticum und bei Brustkrankheiten benutzt.

3.) **H. umbellatum L.**; offizinell ist nichts davon.

Dragendorff gibt an: Hustenmittel. In der Homöopathie ist „Hieracium umbel-latum - Doldiges Habichtskraut" (Essenz aus frischer, blühender Pflanze) ein wich-tiges Mittel.

Himantoglossum

Die B o c k s o r c h i s , **H. hircinum (L.) Spr.** (= L o r o g l o s s u m hircinum (L.) Rich., S a t y r i u m hircinum L., O r c h i s hircina L.) wird von Geiger, um 1830, erwähnt. „Die ganze Pflanze, besonders die Blumen haben einen widerlichen Bocksgeruch. - Offizinell waren ehedem die Wurzeln (rad. T r a g o r c h i d i s , T e s t i c u l u s h i r c i n u s). Es sind ziemlich große, eirunde orchisartige Knol-len, von widerlichem Geruch; übrigens den anderen Orchisarten ähnlich, und können auch auf S a l a p benutzt werden". Nach Dragendorff-Heilpflanzen (S. 149, Fam. O r c h i d a c e a e), galten die Knollen als kräftiges Aphrodisiacum. Z i t a t-Empfehlung: **Himantoglossum hircinum (S.).**

Hippomane

Geiger, um 1830, erwähnt den westindischen Baum H. Mancinella; „der Dunst der erhitzten Frucht wird als Heilmittel gegen schwammige venerische Auswüchse gebraucht". Dragendorff-Heilpflanzen, um 1900 (S. 385; Fam. E u p h o r b i - c e a e), schreibt zu H. Mancinella L. (= M a n c i n e l l a venenata Tuss.): „Milch- saft zu Pfeilgift benutzt . . . wird gegen syphilitische Wucherungen angewendet. Blatt bei Lähmung, Ausschlag, Krätze, Frucht Diureticum". Nach Hoppe-Drogen- kunde, 1958, Kap. H. Mancinella, dient die Pflanze „in der Homöopathie [wo „Mancinella" (Essenz aus frischen Blättern, Rinde und Früchten; 1849, Buchner 1852) ein wichtiges Mittel ist] gegen Ausschlag. - Die Frucht wird als Diureticum gebraucht. In Birma gewinnen die Eingeborenen ein Pfeilgift aus dem Baum - Die Berührung der Pflanze ruft Blasen und Ätzungen auf der Haut hervor. Die Be- hauptung, daß das Schlafen unter dem Baum tödlich wirken kann, ist nicht er- wiesen". Schreibweise der Pflanze nach Zander: **H. mancinella L.** Z i t a t-Empfehlung: **Hippomane mancinella (S.).**

Hippophaë

H i p p o p h a ë siehe Bd. V, Euphorbia.
Zitat-Empfehlung: *Hippophaë rhamnoides (S.).*

Geiger, um 1830, erwähnt **H. rhamnoides L.** (gemeiner wegdornartiger S a n d - d o r n); „davon hat man die Blätter und Zweige als Blutreinigungsmittel ge- braucht . . . Aus den Beeren verfertigt man ein Mus und setzt sie an einigen Orten zu Saucen der Fische". Dragendorff-Heilpflanzen, um 1900 (S. 460; Fam. E l a e - a g n a c e a e), berichtet von der Pflanze (W e i d e n d o r n), daß man Blätter und Blüten gegen Rheuma, Gicht, Ausschlag etc. verwendet hat, die Früchte als Arznei- und Nahrungsmittel: soll bei I. el B. vorkommen [auch Fischer zitiert einen mittelalterlichen Nachweis]. In Hoppe-Drogenkunde, 1958, ist ein Kap., in dem Fructus Hippophaë rhamnoides (Sanddornbeeren, S e e d o r n , M e e r d o r n) beschrieben ist; „zur Bereitung Vitamin-C-haltiger Konzentrate, Sirupe und Säfte. - In der Lebensmittelindustrie. - Zur C-Vitaminisierung und Aromatisierung zahl- reicher Obst- und einiger Gemüsekonserven. - Bestandteil von Saucen und Würzen, für die Herstellung von Süßwaren, Aromen. Zur Vitaminisierung von Fetten und Ölen. Zu Reform- und Rohkosterzeugnissen etc.".

Holosteum

H o l o s t e u m siehe Bd. V, Cerastium; Polygonum.
H o l o s t e o n siehe Bd. V, Plantago.
Zitat-Empfehlung: *Holosteum umbellatum (S.).*

Die S p u r r e , **H. umbellatum L.**, wird nach Berendes unter anderem auf das
Holosteon des Dioskurides bezogen (mit Wein gegen innere Abszesse). Nach Sontheimer kommt die Pflanze bei I. el B. vor. Fischer-Mittelalter versieht die Pflanze
mit einem Fragezeichen und verweist auf P o l y g o n u m aviculare (s a n -
g u i n a r i a , s p o r i g r a s , w e g e t r e t e , g e n s e k e r s e ; Diosk.: holosteon). Nach Geiger, um 1830, wurde ehedem das Kraut (herba Holostei caryo-
phyllei) benutzt. Dragendorff-Heilpflanzen, um 1900 (S. 208; Fam. C a r y o -
p h y l l a c e a e), erwähnt einstmals arzneiliche Verwendung der Herba C a r y o -
p h y l l i arvensis.

Hordeum

H o r d e u m siehe Bd. II, Abstergentia; Antinephritica; Cicatrisantia; Mundificantia; Succedanea.
G e r s t e siehe Bd. II, Antidysenterica. / IV, C 37; E 232, 237; G 503, 1076, 1475. / V, Cichorium; Glycine;
Humulus; Peucedanum.
G e r s t e n t r a n k siehe Bd. III, Reg.
G e r s t e n z u c k e r siehe Bd. V, Saccharum.
M a l z siehe Bd. IV, E 177, 224, 266; G 316, 317, 318, 354, 503, 788, 861, 964, 1074, 1078, 1083, 1199, 1424,
1684, 1828.
M a l z w ü r z e siehe Bd. IV, Reg.

D e i n e s -Ägypten: G e r s t e .
H e s s l e r -Susruta: H. hexastichon [Schreibweise nach Schmeil-Flora: **H. vulgare
L. ssp. hexastichon (L.) Sch. et K.**].
G r o t -Hippokrates: Gerstenschleim.
B e r e n d e s -Dioskurides: Kap. Gerste, H. vulgare L., H. distichon L., H. hexa-
stichon L.
S o n t h e i m e r -Araber: H. distichum.
F i s c h e r -Mittelalter: H. spec. (o r d e u m , hordeum, g e r s d a , gersten;
Diosk.: k r i t h e).
B e ß l e r -Gart.: H. spec. bes. H. distichon L. (ordeum, gerste, h a b a e r , t r a -
c h i a); H. spec. wird auch angegeben bei C a n t a b r u m , G e t r e i d e k l e i e .
H o p p e -Bock: H. polystichum Haller, Groß Gersten, davon subsp. vulgare L. u.
subsp. hexastichum L.; H. distichum L., Gemein Futter Gerst, Klein Gersten; H. poly-
stichum Haller subsp. vulgare L. var. coeleste L., K e r n s a m e n , Kern; H. distichum L. var. Zeocrithum Sch. et K., T e u t s c h e r R e i ß ; H. murinum, das dritt
G r a ß .
G e i g e r -Handbuch: H. vulgare (Sommer- u. Wintergerste); H. distichon (zweizeilige Gerste); H. hexastichon (sechszeilige Gerste).

H a g e r-Handbuch: H. sativum Jessen (= H. vulgare L.), abstammend von H. spontaneum L. Koch, u. div. Kulturrassen: H. distichum L. (zweizeilige Gerste), H. vulgare L. (vierzeilige Gerste), H. hexastichum L. (sechszeilige Gerste), H. nudum L. (nackte Gerste) u. a.

Z a n d e r-Pflanzennamen: Als Saatgerste (Kulturarten) werden genannt: **H. vulgare L.** (= H. sativum Jess.) **convar. distichon (L.) Alef.** (= H. distichon L.) - zweizeilige Gerste - und **convar. vulgare** - vierzeilige Gerste.

Z i t a t-Empfehlung: **Hordeum vulgare (S.).**

Dragendorff-Heilpflanzen, S. 88 (Fam. G r a m i n e a e); Bertsch-Kulturpflanzen, S. 64—78.

Nach Bertsch sind schon frühzeitig zahlreiche Kulturformen der Gerste entwickelt worden. Alle Hauptformen waren um die Mitte des 4. Jahrtausend v. Chr. ausgebildet; im Spät-Neolithikum sind sie in Mitteleuropa zahlreich vorhanden. In Deutschland spielen die Hauptrolle: 1. die zweizeilige Sommergerste (als Braugerste), 2. die vierzeilige Wintergerste (als Futtergerste).

Dioskurides verwendet Gerste als P t i s a n e (= Schleim; gegen Schärfe, Rauheit und Geschwüre der Luftröhre; mit Fenchel genommen zur Beförderung der Milchabsonderung, harntreibend, gegen Blähungen, reift Ödeme), als M e h l (mit Feigen und Met gegen Geschwüre und Geschwülste; mit Steinklee bei Kopf- und Brustschmerzen; mit Leinsamen, Bockshorn und Raute als Umschlag bei Aufblähungen der Eingeweide; mit Myrrhe u. a. gegen Bauchfluß; mit Quitten oder Essig bei Podagra und Aussatz) und als G r a u p e n (stellen den Bauch und lindern Entzündungen). In die Kräuterbücher des 16. Jh. sind solche Indikationen übernommen worden. In den Arzneitaxen vom 16. Jh. an ist bis zum 19. Jh. regelmäßig Farina Hordei, Gerstenmehl, zu finden. In Ap. Braunschweig 1666 waren vorrätig: Farina hordei (3 lb.), Aqua h. (4½ St.), Semen h. excort. Ulmensi (20 lb.), Semen h. excort. mediocr. (30 lb.), Semen h. excort. comm. (15 lb.).

Die Ph. Württemberg 1741 führt Semen Hordei (Winter- oder Sommergerste; Demulcans, Anodynum, Refrigerans; meist geschält (excorticatus) im Gebrauch; als Dekokt, Ptisane, äußerlich zu Kataplasmen). Hagen, um 1780, schreibt über „Gemeine Gerste (Hordeum vulgare). Hiervon ist in Apotheken die Gerstengraupe (Hordeum excorticatum) im Gebrauch". Aufgenommen sind in Ph. Preußen 1799: Semen Hordei excorticatum (Gerstengraupe, von H. vulgare et H. hexastychon) und M a l t h u m hordei (M a l z von den gleichen Arten). Geiger, um 1830, schreibt über Anwendung: „Die rohe Gerste wird in Abkochungen (Gerstentrank) gegeben; ebenso die geschälte und das Malz (Maltum), d. i. die durch Keimen veränderte Gerste, welches auch zu Bädern benutzt wird. Das Mehl wird mit anderen Ingredienzien zu Umschlägen (in Säckchen usw.) verordnet oder zu präpariertem Gerstenmehl verwendet. - Der große Nutzen der Gerste als Getreide zu nahrhaften Suppen, zu Brot, Bier, Branntwein, als Futter für das Vieh usw. ist bekannt. Die geröstete Gerste dient als Surrogat für K a f f e e ".

Über die offizinellen Gerstenprodukte des DAB 1, 1872, schreibt Hager in seinem Kommentar (1874):

Farina Hordei praeparata: „Dies Präparat ist dem Extrakt aus Gerstenmalz gegenüber recht überflüssig, wird von den Ärzten auch nicht mehr beachtet, jedoch hin und wieder vom Publikum im Handverkauf gefordert".

Extractum Malti, Malzextrakt: „Gerstenmalz wurde in Deutschland von jeher zur Bereitung des Bieres benutzt. Der sog. G e r s t e n z u c k e r (S a c c h a r u m h o r d e a t u m) ist eine alte Arzneiform, welche in neuerer Zeit aber nicht mehr mit Malzaufguß dargestellt wird [nach Jourdan, um 1830, wird Gerste mit Wasser gekocht; Zusatz von Zucker und Eindampfen]. Gegen das Jahr 1840 führten die Zuckerbäcker die Malzbonbons ein, welche aus in Malzaufguß gelöstem Zucker durch Kochen bis zur Tafelkonsistenz dargestellt wurden. Die Ärzte gaben Malzaufguß innerlich und ließen auch schlechtgenährte Kinder darin baden. Nachdem durch Payen und Persoz die Bestandteile der Gerste näher erforscht und darin das Diastas und dessen Eigenschaft, das Stärkemehl in Zucker umzusetzen, erkannt waren, kam man auf den Gedanken, aus dem Malz ein Extrakt zu bereiten und dieses Extrakt als ein die peptische Tätigkeit unterstützendes, leicht verdauliches, die Ernährung verbesserndes, auf die Respirationsorgane reizmildernd einwirkendes Mittel anzuwenden. Von Liebig machte eine Vorschrift zur Bereitung eines Malzextrakts in fester Form bekannt. Von Trommer, Schering, Löfflund u. a. wurde seit mehreren Jahren Malzextrakt in dünner und dickerer Extraktform im Großen dargestellt und in den Handel gebracht ... Das Malzextrakt ist nur ein Handverkaufsartikel. Es ist einerseits ein leicht verdauliches Nahrungsmittel, andererseits ein die Verdauung mild belebendes, bei Reizungszuständen der Verdauung- und Respirationsorgane demulcierendes Mittel".

Eine offizinelle Zubereitung war Extractum Malti ferratum, zuvor aus Malzextrakt und Eisensaccharat hergestellt, nach DAB 1 mit Ferrum pyrosphosphoricum cum Ammonio citrico.

Alle diese Zubereitungen stehen nicht mehr im DAB 2, 1882, aber in den Erg. Büchern. In Erg. B. 2, 1897, außerdem Extr. Malti calcaratum (Malzextrakt mit Kalk, Calciumhypophosphit) und Extr. Malti c. Oleo Jecoris Aselli; in Erg. B. 6, 1941: nur noch Extr. Malti calc., ferrat. u. c. Oleo Jec. Aselli. Im Hager, um 1930, sind im Kap. Maltum alle diese Präparate beschrieben. „Als Malz bezeichnet man angefeuchtet zum Keimen gebrachte und dann getrocknete und von den Wurzelkeimen befreite Getreidefrüchte. In der Regel versteht man unter Malz das Gerstenmalz, den Hauptrohstoff der Bierbrauereien. Für den Gebrauch in der Apotheke bezieht man das Malz aus einer Brauerei oder Malzfabrik"; es werden anschließend zahlreiche Spezialitäten aufgeführt. Im Kap. Hordeum steht noch Fructus Hordei decorticatus, Geschälte Gerste, Gerstengraupen.

Nach Hoppe-Drogenkunde, 1958, Kap. H. sativum, werden verwendet:

1. die Stärke („Nahrungsmittel, zu Pudern. - Gerstenschleim wird bei Magen- und Darmentzündungen, bei Diarrhöen verordnet");

2. das Malz („Hauptrohstoff der Bierbrauereien. Zur Gewinnung des Malzextraktes. [Dieses] bei Bronchitis, Katarrhen und in der Säuglingsernährung").

Hottonia

Nach Geiger, um 1830, war ehedem das Kraut von **H. palustris L.** (herba Hottoniae) offizinell. Dragendorff-Heilpflanzen, um 1900 (S. 512; Fam. P r i m u l a - c e a e), bezeichnet das Kraut als Refrigerans.

Humulus

H o p f e n siehe Bd. II, Amara; Hypnotica; Tonica. / IV, G 1494. / V, Origanum.
L u p u l u s siehe Bd. II, Anodyna.

S o n t h e i m e r-Araber: H. Lupulus.
F i s c h e r-Mittelalter: H. lupulus L. (humulus, l u p u l u s , s t e l a b i u m , v o - l u b i l i s magna, h o p f e n).
H o p p e-Bock: H. lupulus L. (Hopffen).
G e i g e r-Handbuch: H. Lupulus.
H a g e r-Handbuch: **H. lupulus L.**
Z i t a t-Empfehlung: **Humulus lupulus (S.).**

Dragendorff-Heilpflanzen, S. 179 (Fam. C a n n a b a c e a e ; nach Schmeil-Flora: M o r a c e a e); Tschirch-Handbuch III, S. 828 uf.; Bertsch-Kulturpflanzen, S. 234—239.

Nach Bertsch-Kulturpflanzen ist der Hopfen eine unserer jüngsten Kulturpflanzen; es ist wahrscheinlich, daß Mönche ihn erstmalig zur Verbesserung des B i e r e s erprobt haben (den ältesten Bierbrauern, den Ägyptern, war der Hopfen unbekannt, für ihre E m m e r - u n d G e r s t e n b i e r e verwandten sie um 2000 v. Chr. als Bitterstoff die Schalen einer Z i t r o n e ; die Römer waren Weintrinker und verschmähten das Bier; die Germanen lernten Bierbereitung kurz vor der Zeitwende: Zubereitung aus Gerste, Moos- und Preißelbeeren - V a c c i n i u m - A r - t e n -, dazu G a g e l s t r a u c h - M y r i c a gale; seit der Karolingerzeit Verwendung des Hopfens, es ist aber noch unsicher, ob für medizinische oder Brau-Zwecke; letzteres sicher erst um 1000).
Bock, um 1550, versucht, die Hopfenpflanze bei Dioskurides nachzuweisen - wie seine Zeitgenossen - und er glaubt, sie den Kapiteln B r y o n (→ U s n e a) und → S m i l a x zuweisen zu sollen; daran lehnt er auch Indikationen an (junge Sproßspitzen reinigen das Geblüt, führen ab; gegen Leber- und Milzschwellung; Blüten in Wein bei Vergiftungen; als Bähung bei Gebärmutterbeschwerden, Blasen- und Steinleiden; Sirup aus Hopfen gegen Fieber); die Blüten werden in der Bäckerei

und vor allem in der Bierbrauerei verwendet („denn ohne diese Blumen wird man nicht viel gutes Bier mögen machen").

In Ap. Lüneburg 1475 waren 4 St. Aqua lupularum vorrätig. Die T. Worms 1582 hat [unter Kräutern] Lupulus (Lupulus salictarius, L u p u s reptitius, Volubilis mesues, Volubilis magna, H a b i o l a, H a b i l l a, B r u s c a d u l a, Hopffen); Flores Lupuli (Hopffenblumen); Aqua (dest. simpl.) Lupulorum (Hopffenwasser) Die T. Frankfurt/M. 1687 enthält auch Radix Lupuli. In Ap. Braunschweig 1666 waren vorhanden: Herba lupuli (½ K.), Aqua l. (2½ St.), Syrupus de l. (18 lb.).

Die Ph. Württemberg 1741 führt: Flores Lupuli salictarii (Humili Linn., Hopfen; Anodynum, Discutiens, Resolvens, Stein-, Harn- und Menstruation-treibend; äußerlich bei Quetschungen und Geschwülsten). Hagen, um 1780, schreibt: „Hopfen (Humulus Lupulus) ist zureichend bekannt. Die Blumen der weiblichen Pflanze, die mit Fleiß gebaut wird, und die man überhaupt Hopfen (Strobili s. Coni s. Flores Lupuli) zu nennen pflegt, sind offizinell". Die Ph. Preußen 1799 hat: Strobuli Lupuli (v. H. Lupulus), Bestandteil der Species ad Fomentum; ab Ausgabe 1862 treten an die Stelle der Strobili die Glandulae Lupuli (Hopfendrüsen, Hopfenmehl, L u p u l i n u m); diese in DAB's bis Ausgabe 1882, dann Erg.-Bücher (Erg.-B. 6, 1941: „Glandulae Lupuli, Hopfendrüsen. Die Drüsen des Fruchtstandes von Humulus Lupulus Linné"; aufgenommen ist auch ein Extractum Lupuli).

Nach Geiger, um 1830, sind von H. Lupulus gebräuchlich: „die samenlosen Fruchtzapfen der weiblichen Pflanze, welche allein kultiviert wird unter dem Namen Hopfen, ehedem auch die Wurzel und jungen Sprossen (strobili, Coni [Amenta], rad. et turiones Lupuli). Erstere sind leichtere und lockere kätzchenartige Zapfen und bestehen aus dünnen, durchscheinenden, nervigen, biegsamen Schuppen, die an der hohlen Basis mit einem gelben, mit der Zeit schön orangerot werdenden, glänzenden, körnigen Staub, Lupulin, besetzt sind ... Man gibt den Hopfenstaub in Substanz, in Pulver oder Pillenform, die ganzen Hopfen im Aufguß oder Abkochung. - Präparate hatte man Extract, sowohl aus dem Hopfen als dem Staub (extr. Lupuli, Lupulit). Ferner Tinctur von beiden (tinct. Lupuli); auch Syrup und Salbe (syr. et ungt. Lupuli). Der Hopfen macht ferner einen Bestandteil mehrerer Species (spec. ad fomentum, resolventes) aus. Die Wurzel wird nicht mehr gebraucht; man hielt sie der Sassaparil ähnlich wirkend? ... Der Gebrauch des Hopfens als Würze des Biers ist bekannt. Er macht es bitter, gewürzhaft und haltbarer. - Die jungen Sprossen werden als Gemüse wie Spargeln oder als Salat genossen". Wirkung nach Jourdan, aus der gleichen Zeit: „Tonisch, etwas narkotisch, besonders bei skrofulösen Krankheiten, Rachitis und Drüsenverstopfungen gebraucht, aber auch als Fieber- und beruhigendes Mittel gerühmt".

Hager, 1874, schreibt: „Das Lupulin, 1813 von Planche als Arzneisubstanz empfohlen, wird ... gegen Harnblasenlähmung und Incontinentia urinae, als Antaphrodisiacum, bei schmerzhaften Erectionen der Rute, gegen Migräne etc. angewendet". In Hager-Handbuch, um 1930, ist angegeben:

1.) Strobili Lupuli (Hopfenkätzchen). „Anwendung: Nur noch selten als gewürziges Bittermittel bei Verdauungsstörungen im Aufguß, früher zur Füllung von Kopfkissen gegen Schlaflosigkeit. Ihre Verwendung in der Bierbrauerei ist bekannt".
2.) Glandulae Lupuli (Hopfendrüsen). „In Pulver oder Pillen bei Blasenleiden, Harnträufeln u. a., zur Beseitigung der Schlaflosigkeit infolge geschlechtlicher Aufregung und bei schmerzhaften Erectionen (bei Gonorrhöe). Die Wirkung ist unsicher".
3.) Radix Lupuli (Hopfenwurzel), „war früher in Frankreich offizinell".
4.) Oleum Humuli Lupuli (ein ätherisches Öl, gewonnen durch Wasserdampfdestillation). „Sedativum und Narcoticum, gegen nervöse Schlaflosigkeit".
Hoppe-Drogenkunde, 1958, Kap. H. lupulus, gibt über Verwendung an: 1. die weibliche Blüte („Amarum aromaticum, Diureticum, bes. bei harnsaurer Diathese. Bei klimakterischen Beschwerden. Antaphrodisiacum. Beruhigungs- und Schlafmittel ... Bei Blasen- und Harnröhrenschleimhautentzündungen, auch in der Homöopathie [dort ist „Lupulus - Hopfen" (Essenz aus frischen Fruchtzapfen; 1837) ein wichtiges Mittel]; in der Bierbrauerei nicht nur als geschmackverbesserndes, sondern auch als konservierendes Mittel, um das Wachstum schädlicher Bakterien zu unterbinden"); 2. die Drüsenschuppen („Sedativum und mildes Hypnoticum, bes. bei sexueller Übererregbarkeit. - Stomachicum, Amarum. - Äußerlich bei schlechtheilenden Geschwüren, bes. in der Homöopathie").

Huperzia

Nach Zander-Pflanzennamen heißt L y c o p o d i u m selago L. jetzt: **H. selago (L.) Bernh. ex Schrank et Mart.** (früher auch U r o s t a c h y s selago (L.) Herter). Geiger, um 1830, erwähnt die Pflanze: „Lyc. Selago (P u r g i r - B ä r l a p p , K o l b e n m o o s) . . . Offizinell war ehedem das Kraut oder vielmehr die ganze Pflanze (herba S e l a g i n i s , M u s c i e r e c t i , cathartici) . . . Diese Pflanze gehört zu den heftigsten Brech- und Purgiermitteln und zeigt selbst narkotische Eigenschaften, erregt Taumel und Sinnlosigkeit. Seine Anwendung erfordert daher größte Vorsicht. - Äußerlich wird die Abkochung als Waschmittel, zum Töten des Ungeziefers beim Vieh angewendet". Dragendorff-Heilpflanzen, um 1900 (S. 62; Fam. L y c o p o d i a c e a e), gibt an: „Wirkt drastisch und als Emmenagogum, selbst abortiv, und wird immer noch, z. B. in einzelnen Teilen Rußlands, als Volksheilmittel, auch äußerlich z. B. als Pustelsalbe, gegen Augenentzündungen benutzt". In Hager-Handbuch, um 1930, wird über die frühere Verwendung als Emeticum und Anthelminticum berichtet; so auch in Hoppe-Drogenkunde, 1958 (Erwähnung im Kap. Lycopodium clavatum). In der Homöopathie ist „Lycopodium Selago" (Essenz aus frischer Pflanze) ein weniger wichtiges Mittel.
Z i t a t -Empfehlung: **Huperzia selago (S.).**

Hura

Geiger, um 1830, erwähnt die südamerikanische **H. crepitans L.** (S a n d b ü c h - s e n b a u m); der Milchsaft soll als K a u t s c h u k benutzt werden; die Samen wirken heftig purgierend. Dragendorff-Heilpflanzen, um 1900 (S. 385; Fam. E u p h o r b i a c e a e), fügt noch hinzu, daß die Blätter als Antirheumaticum gebraucht werden. Die Pflanze ist nach Dragendorff identisch mit H. brasiliensis Willd., die als Stammpflanze des weniger wichtigen homöopathischen Mittels „Hura brasiliensis" (Essenz aus frischem Milchsaft) angegeben wird.

Hyacinthus

H y a c i n t h u s siehe Bd. II, Succedanea. / V, Muscari; Scilla.
Zitat-Empfehlung: *Hyacinthus orientalis (S.).*
Dragendorff-Heilpflanzen, S. 124 (Fam. L i l i a c e a e); Peters-Pflanzenwelt: Kap. Die Hyazinthe, S. 29—33.

Der H y a k i n t h o s des Dioskurides wird als **H. orientalis L.** gedeutet (die Zwiebel, getrunken, stellt den Bauch, treibt Harn; gegen Biß giftiger Spinnen; auch die Frucht gegen Biß giftiger Tiere; gegen Gelbsucht. Umschlag mit der Zwiebel hält von Kindern die Mannbarkeit fern). Nach Sontheimer kommt die Pflanze bei I. el B. vor. Geiger, um 1830, schreibt von ihr: „Wird bei uns häufig in Gärten gezogen . . . Offizinell ist nichts davon. Die Wurzel soll giftig sein". Nach Hoppe-Drogenkunde, 1958, wird das ätherische Öl der Blüte in der Parfümindustrie verwandt.

Hydnocarpus

G y n o c a r d i a siehe Bd. IV, G 31, 1236.
C h a u l m o o g r a siehe Bd. II, Antisyphilitica.
C h a u l m u g r a ö l siehe Bd. IV, G 1236.

Hager-Handbuch, um 1930, gibt als Stammpflanze des Oleum Gynocardiae (Chaulmugraöl; fettes Öl der Samen) an: H. Kurzii Wrbg. (= T a r a k t o g e - n o s Kurzii King; Schreibweise nach Zander-Pflanzennamen: **H. kurzii (King) Warb.**); das Öl wird innerlich und äußerlich bei Tuberkulose, Rheumatismus, Lupus, Syphilis und besonders bei Lepra angewandt, auch als Emeticum; die entölten Samen dienen als Fischgift; nach dem Auskochen mit Wasser werden sie als Nahrungsmittel verwendet. Nach Hoppe-Drogenkunde, 1958, ist das Öl ein Spezificum gegen Lepra.
Im Hager ist ausgeführt: „Früher wurde fälschlich G y n o c a r d i a odorata R. Brown (= C h a u l m o o g r a odorata Roxb.) bzw. Gynocardia Prainii Desprez, B i x a c e a e , Indien, für die Stammpflanze angesehen. Holmes unter-

180

schied (1900) für indische Chaulmugrasamen die Abstammung von Gynocardia odorata R. Br. ... für Chaulmugrasamen von Siam, L u c r a b o s a m e n , aus Siam nach China importiert, H y d n o c a r p u s anthelmintica Pierol. (nicht mit den Samen von H. Kurzii zu verwechseln) ... und die Samen von H. Wightiana Bl., Westindien".

Dragendorff-Heilpflanzen, um 1900 (S. 448 uf.; Fam. F l a c o u r t i a c e a e), beschreibt:

H. venenata Gärtn. (= H. inebrians Vahl, C h i l m o r i a pentandra Hamilt.); Frucht dient als Fischgift.

H. Wightiana Blume (= H. inebrians W. et A.) und H. heterophylla Bl. (= Taraktogenos Blumei Hassk.) werden ebenso gebraucht, geben wie H. venenatus fettes Öl, das äußerlich und innerlich bei Lepra, Scabies, Geschwüren verwendet wird.

H. odoratus (= Chaulmoogra odorata Roxb., Gynocardia odorata R. Br., Chilmoria dodecandra Ham.); Samen geben fettes Öl, das ähnlich, auch bei Skrofeln, Syphilis, Lepra, Pityriasis, Psoriasis verwendet wird.

H. anthelmintica Pierre liefert „Samen, die Hanbury mit Chaulmogra identifizierte" (Schreibweise nach Zander-Pflanzennamen: **H. anthelmintica Pierre ex Lanessan.**).

Hydrangea

Von der nordamerikanischen **H. arborescens L.** (= H. vulgaris Pursh.) wird nach Dragendorff-Heilpflanzen, um 1900 (S. 268; Fam. S a x i f r a g a c e a e), „Wurzel gegen Blasen- und Steinleiden" verwendet. In der Homöopathie ist „Hydrangea arborescens" (Essenz aus frischer Wurzel) ein weniger wichtiges Mittel.

Hydrastis

H y d r a s t i s siehe Bd. II, Emmenagoga. / IV, G 255, 853, 1032, 1333. / V, Capsella; Jeffersonia; Xanthorhiza.
Zitat-Empfehlung: *Hydrastis canadensis (S.).*
Dragendorff-Heilpflanzen, S. 221 (Fam. R a n u n c u l a c e a e).

Bei Jourdan, um 1830, ist Hydrastes canadensis L. als eine Pflanze der Vereinigten Staaten erwähnt. Aufgenommen in DAB 3, 1890, bis DAB 6, 1926: Rhizoma Hydrastis, von **H. canadensis L.**; Anwendung nach DAB-Kommentar 1892: „Hydrastis besitzt die Eigenschaft, die Gefäße, besonders des Unterleibs und der Genitalien, zu verengern und so eine Blutleere zu erzeugen. Es ist auch gegen Verdauungsstörungen, Katarrhe und Gonorrhöe empfohlen". Nach Hager, um 1930: „In kleinen Gaben bewirkt die Droge Erhöhung des Blutdruckes durch Gefäßkontraktion, größere Gaben bewirken nach kurzer Steigerung Sinken des Blutdruckes. Sie wird verwendet bei Gebärmutterblutungen".

In der Homöopathie ist „Hydrastis - Kanadische G e l b w u r z " (Tinktur aus getrocknetem Wurzelstock mit Wurzeln; Hale 1864) ein wichtiges Mittel.

Hydrocotyle

Geiger, um 1830, erwähnt 2 H.-Arten:

1.) **H. vulgaris L.**; „offizinell war sonst das Kraut (herba C o t y l i d o n i s aquaticae). Die ganze Pflanze ist scharf, giftig, und besonders den Schafen, die davon fressen, schädlich, selbst tödlich". Nach Dragendorff-Heilpflanzen, um 1900 (S. 484; Fam. U m b e l l i f e r a e), dient vom N a b e l k r a u t (V e n u s - n a b e l) das Kraut als Purgans, Diureticum und Wundmittel. Bei Hoppe-Drogenkunde, 1958, als Diureticum erwähnt.

2.) **H. umbellata L.**; „davon wird in Brasilien der Saft des frischen Krauts gegen Leberkrankheiten usw. gebraucht. Er wirkt in größeren Dosen brechenerregend". Ähnliche Angaben bei Dragendorff. Nach Hoppe in der mexikanischen Eingeborenenmedizin als Brechmittel benutzt.

Unter den 9 weiteren H.-Arten bei Dragendorff befindet sich **H. asiatica L.**; „das Kraut frisch als kühlendes, diuretisches und abführendes Mittel bei Leprose, Syphilis und auf Wunden gebracht, getrocknet als Schnupftabak verwendet". Diese Art hat bei Hoppe ein Kapitel; das Kraut wird als Diureticum und herzwirksame Droge benutzt.

In der Homöopathie ist „Hydrocotyle asiatica - W a s s e r n a b e l " (Tinktur aus getrockneter Pflanze; Audouit 1857) ein wichtiges Mittel. Die Pflanze kommt bei Hessler-Susruta vor.

Z i t a t-Empfehlung: **Hydrocotyle vulgaris (S.); Hydrocotyle umbellata (S.)· Hydrocotyle asiatica (S.).**

Hydrophyllum

Nach Dragendorff-Heilpflanzen, um 1900 (S. 601; Fam. H y d r o p h y l l a - c e a e), ist **H. canadense L.** Mittel gegen Hautausschlag, Schlangenbiß, und **H. virginicum L.** (ebenso wie weitere Arten) nützlich zu Kataplasmen auf Geschwüre. Bei Hoppe-Drogenkunde, 1958, hat H. virginicum ein kurzes Kapitel, weil in der Homöopathie „Hydrophyllum virginicum" (Essenz aus frischer, blühender Pflanze) ein (weniger wichtiges) Mittel bildet.

Hymenaea

H y m e n a e a siehe Bd. V, Protium.
C o p a l (oder K o p a l) siehe Bd. IV, G 55. / V, Copaifera; Rhus; Shorea; Vateria.
Zitat-Empfehlung: *Hymenaea courbaril (S.).*
Dragendorff-Heilpflanzen, S. 298 (Fam. L e g u m i n o s a e).

Nach Hagen, um 1780, ist es der „H ü l s e n b a u m (H. C o u r b a r i l) ...
aus dessen Stamm, vornehmlich der Wurzel, das Harz, welches Animengummi,
F l u ß h a r z oder K o u r b a r i l h a r z (Gummi A n i m e) genannt wird,
ausfließt". [Über Anime → P r o t i u m]. Geiger, um 1830, schreibt dazu: „Von
diesem Baume leitete man bisher das seit dem 16. Jh. bekannte westindische Anime
ab (denn das was die Alten unter dem Namen Anime begriffen, kennt man heut
zu Tage nicht mehr). - Nach Martius und Hayne liefert aber dieser Baum, so wie
die übrigen von letzterem beschriebenen Arten Hymenaea, T r a c h y l o b i u m
und V o u a p a kein Anime sondern C o p a l , welchen die Engländer Anime
nennen ... Anwendung. Man gebraucht das Anime bei uns jetzt nur noch zum
Räuchern. - Es macht einen Bestandteil des Räucherpulvers aus. Ehedem nahm
man es zu verschiedenen Salben und Pflastern. In Brasilien gibt man es innerlich
als Emulsion oder Syrup in Lungenkrankheiten ... Man benutzt es ferner zu
Firnis".
Auch Wiggers, um 1850, gibt als Stammpflanze H. Courbaril L. an (Schreibweise
nach Zander-Pflanzennamen: H. courbaril L.). Dragendorff-Heilpflanzen, um
1900, schreibt zu der Pflanze: „Der Balsam bildet das weiche Anime"; das erhärtete
Harz ist amerikanischer Copal. Hoppe-Drogenkunde vermerkt lediglich bei
„Hymenaea-Arten ... liefern Courbaril oder Amerik. Kopal".
Copal kommt gelegentlich in pharmazeutischen Quellen vor (T. Frankfurt/Main
1687); aufgenommen in Ph. Württemberg 1741: Copal (P a n c o p a l ; kommt
von den Antillen; selten in medizinischem Gebrauch, oft für Firnis und Lacke).
Meissner, um 1830, schreibt vom Copal: „jetzt gänzlich obsolet, aber sehr zur
Bereitung der Firnisse gesucht". Es gibt - bis zur Gegenwart - viele Sorten von
vielen Stammpflanzen.
In Hager-Handbuch, um 1930, ist H. Courbaril L. („doch auch von anderen
Hymenaea-Arten und noch unbestimmten Bäumen") als Stammpflanze der
Amerikanischen Kopale genannt; solche waren wohl die im 18. Jh. offizinellen.
Im Hager werden ferner als Handelssorten angeführt: Ostafrikanische, Westafrikanische, Ostindische (Manila-Kopal), Neuseeländische (Kaurie-Kopal), Neu-
kaledonische, von Java. Allgemein wird erklärt: „Mit dem Namen Kopal bezeichnet man eine Anzahl Harze von Bäumen aus verschiedenen Familien, die sich
durch ihre Härte und durch ihren hohen Schmelzpunkt auszeichnen. Daneben
findet sich für sie (besonders im englischen Handel) der Name Anime, den man
anderwärts gegenwärtig mehr für weichere, aromatisch riechende, vielfach von
B u r s e r a c e e n stammende Harze benutzt. Der Name Anime gehört schon
dem Altertum an, der Name Kopal (von Copalli = Weihrauch, aztekischen Ursprungs) wurde erst aus Amerika bekannt und dann allmählich auf in der Alten
Welt vorkommende, früher als Anime bezeichnete oder diesen ähnliche Harze
übertragen"; Stammpflanzen sind hauptsächlich Trachylobium-, Hymenaea-,
Vouapa-, G u i r b u r t i a - , D a m m a r a - und A g a t h i s -Arten; auch von
→ C o p a i f e r a - A r t e n .

Hyoscyamus

Hyoscyamus siehe Bd. II, Anodyna; Antihydrotica; Antipleuritica; Antispasmodica; Hypnotica; Narcotica; Odontica. / IV, G 294, 817. / V, Mandragora; Nicotiana; Populus; Scopolia.
Bilsenkraut siehe Bd. I, Spongia. / II, Antiarthritica. / Nicotiana.

D e i n e s-Ägypten: Hyoscyamus.
G r o t-Hippokrates: H. albus.
B e r e n d e s-Dioskurides: Kap. B i l s e n k r a u t , **H. niger L.** und H. aureus L. und **H. albus L.**
S o n t h e i m e r-Araber: H. albus, H. aureus, H. reticulatus.
F i s c h e r-Mittelalter: H. niger L. u. H. albus L. (j u s q u i a m u s , h i s q u i a -m u m , m i l i c u m , c a n i c u l a t a , d e n s c a b a l l i n u s , d e m o n a -r i a , c a u l i c u l a , a p p o l l i n a r i s , bilsa, p i l s e n k r a w t , t a u b e n -k r a u t ; Diosk.: hyoskyamos, i n s a n a , d e n t a r i a , apollinaris); H. pusillus, muticus, reticularis.
H o p p e-Bock: Kap. Von B ü l s e n , H. niger L. (Bülsenkraut, S a w b o n e n , S c h l a f f k r a u t , D o l l k r a u t) und H. albus L. (Weiß Bülsen, Das weiß und zam Bülsenkraut).
G e i g e r-Handbuch: H. niger L. (schwarzes Bilsenkraut); H. albus (weißes Bilsenkraut).
H a g e r-Handbuch: H. niger L.; **H. muticus L.**
Z i t a t-Empfehlung: **Hyoscyamus niger (S.); Hyoscyamus albus (S.); Hyoscyamus muticus (S.).**

Dragendorff-Heilpflanzen, S. 589 (Fam. S o l a n a c e a e); Tschirch-Handbuch III, S. 293 uf.

Nach Tschirch-Handbuch war das Bilsenkraut im Altertum - hier hauptsächlich H. albus L. - ein berühmtes Zauber- und Heilkraut; wurde zu Liebesbräuchen neben M a n d r a g o r a gern benutzt; auch eine der ältesten Heilpflanzen der europäischen Indogermanen; spielte besonders als Zahnmittel seit Jahrtausenden eine Rolle (im Norden hpt. H. niger L.).
Nach Dioskurides gibt es vom Hyoskyamos 3 Arten, eine mit roten, eine mit gelben und eine mit weißen Blüten. Die ersten beiden bewirken Wahnsinn und Lethargie, sie sind zum medizinischen Gebrauch untauglich, zu nehmen ist die weiße Art (man bereitet Saft aus Frucht, Blättern und Stengeln, er wird getrocknet, dient zu schmerzstillenden Kollyrien, gegen Fluß, Ohren- und Gebärmutterschmerzen, mit Mehl gegen Augen- und sonstige Entzündungen. Der Same leistet dasselbe, ist auch wirksam bei Husten, Katarrh, Fluß und Schmerzen der Augen, Fluß der Frauen und Blutverlust; gegen Podagra, Schwellungen der Hoden und Entzündungen der Brust; zu schmerzstillenden Kataplasmen. Auch Blätter zu schmerzstillenden Arzneien sehr geeignet; mit Wein getrunken gegen Fieber. Die Wurzel, mit Essig gekocht, hindert als Mundspülwasser Zahnschmerzen). Kräuterbuchautoren des 16. Jh. übernehmen solche Indikationen.

In Ap. Lüneburg 1475 waren vorrätig: Semen iusquani ($^1/_2$ lb.), Oleum jusquani (2 lb.). Die T. Worms 1582 führt: [unter Kräutern] Hyoscyamus (D i o s c y a - m u s, T y p h o n i u m, A l t e r c u m, P y t h o n i u m, Apollinaris, M a - n i a, H e r b a c a l i c u l a r i s, F a b u l u m, F a b a s u i l l a, F a b a J o u i s, Bilsenkraut, Bilsen, Dollkraut, Seuwbon, Schlaffkraut); Semen Hyos- cyami vulgaris (gemeiner Bilsensamen), Semen Hyoscyami albi (Weißer Bilsen- samen), Oleum Hyoscyami (Bilsenöle). In T. Frankfurt/M. 1687 sind aufgenom- men: Herba Hyoscyamus (Jusquiamus, Faba suilla, Bilsenkraut, Schlaffkraut, Säu- bonen, Z i e g e u n e r k r a u t, Dollkraut), Radix Hyoscyami (Fabae Suillae, Bilsenwurtzel, R i n d s w u r t z, Saubon), Semen Hyoscyami albi (weiß Pilsen- saamen), Extractum H. (Bilsensaamen-Extract), Oleum Hioscyami e semine ex- pressum (Bilsenöhl). In Ap. Braunschweig 1666 waren vorrätig: Herba hyosciami ($^1/_2$ K.), Radix h. (3 lb.), Semen hyoscyami (9 lb.), Aqua h. ($^1/_2$ St.), Oleum h. coct. ($6^1/_2$ lb.), Oleum h. expr. ($4^1/_2$ lb.).

Die Ph. Augsburg 1640 verordnet, daß als „Hyoscyamus" der weiße zu nehmen sei, bei seinem Fehlen „ P a p a v e r ". Schröder, 1685, schreibt über die Anwen- dung von Hyoscyamus: „In Apotheken hat man die Wurzel, den Samen und die Blätter. Es kühlt im 3. und trocknet im 1. Grad, erweicht, bringt den Schlaf, macht toll, lindert die Schärfe, verdirbt die Vernunft, daher gebraucht man es gar selten innerlich, nur daß man es im Blutspeien gibt. Äußerlich gebraucht mans öfter in hitzigen Geschwulsten, dem Podagra, Zahnweh (man läßt den Rauch vom Samen in den Mund durch einen Trichter gehen) . . . Wenn man das Kraut mit Milch zu einem Kataplasma macht und überlegt, so lindert es des Bauches Schmerzen, die vom Scharbock herrühren, so ist auch das aus dem frischen weißen getrockneten Samen gedrückte Öl ein sonderbares, schmerzenstillendes Mittel in allen Schmerzen der Teile, die von der Hitze herrühren".

Die Ph. Württemberg 1741 beschreibt: Radix Hyoscyami (Jusquiami, Fabae suil- lae vel porcinae, Hyoscyami albi majoris, Bilsenkraut-Wurtzel, Toll- oder Schlaff- kraut-Wurtzel; selten in Gebrauch, gelegentlich zu schlafbringenden Fußbädern), Herba Hyoscyami (Synonyme wie bei der Wurzel; selten in Gebrauch), Semen Hyoscyami albi (weißer Bilsen-Saamen; soll Specificum bei Blutspeien seien; Bestandteil der pilulas de Cynoglossa et Philonium persicum); Oleum Hyoscyami aus Samen gepreßt, Bestandteil des Emplastrum de Hyoscyamo; Unguentum de Hyoscyamo (aus frischen Blättern).

Bei Hagen, um 1780, sind sowohl das Schwarze Bilsenkraut (H. niger - Blätter und Samen werden gesammelt; das Extrakt wird aus dem ausgepreßten Saft der Blätter verfertigt) als auch das Weiße Bilsenkraut (H. albus - aus dem Kraut, Hb. Hyos- cyami albi, wird der eingedickte Saft von neueren Ärzten verordnet) beschrieben. Hyoscyamus - überwiegend die „schwarze" Art - blieb bis Mitte 20. Jh. offizinell. In Ph. Preußen 1799 sind aufgenommen: Herba Hyoscyami (Bilsenkraut, H. niger), gebraucht zur Herstellung von Emplastrum H., Oleum coctum H.; für

Extractum H. sind frische Kräuter zu nehmen. In DAB 1, 1872: Folia Hyoscyami, daraus zu bereiten: Emplastrum H., Oleum H. infusum; Semen Hyoscyami, zur Herstellung von Emulsio Amygdalarum composita; frische Blätter zur Herstellung von Extractum H., dieses zur Herstellung von Unguentum Hyoscyami. In DAB 6, 1926, noch Folia Hyoscyami (die getrockneten Laubblätter von H. niger L.), Extractum und Oleum H., beide aus den getrockneten Blättern herzustellen. In Erg.-B. 6, 1941: Extractum Hyoscyami spissum und Tinctura H. (beide aus den Blättern). In der Homöopathie ist „Hyoscyamus - Bilsenkraut" (H. niger L.; Essenz aus der ganzen, frischen Pflanze; Hahnemann 1818) ein wichtiges Mittel.

Geiger, um 1830, schreibt vom schwarzen Bilsenkraut: „Offizinell ist: Das Kraut und der Same, ehedem auch die Wurzel ... Das Kraut ist der gebräuchlichste Teil. Es wird in Pulver- und Pillenform innerlich, ferner im Aufguß innerlich und äußerlich verwendet. Auch das frische Kraut und Pulver wird äußerlich bei Verhärtungen usw. zu Umschlägen benutzt. Erfordert viele Vorsicht ... Präparate hat man davon: das Extrakt, wird aus dem frischen Kraut durch Auspreßen und Verdunsten bereitet ... ferner hat man ein Pflaster, eine Salbe und gekochtes Öl (die berüchtigte H e x e n s a l b e wurde vorzüglich aus Bilsenkraut verfertigt). - Der Same liefert uns das ausgepreßte Öl".

Über die 2. Art, H. albus, schreibt Geiger: „Wurde von alten Ärzten häufiger als die vorige Art gebraucht ... Offizinell ist: Das Kraut und der Same (herba et semen Hyoscyami albi). Es hat gleiche Eigenschaften und Bestandteile wie die vorhergehende Art, doch soll es schwächer wirken. Bei uns wird es nicht gebraucht; aber im südlichen Europa (besonders Frankreich) wird das Kraut wie bei uns das Schwarzbilsenkraut benutzt. Der Same war ehedem von dieser Pflanze allein gebräuchlich, so wie das davon ausgepreßte Öl, bis er zum Teil durch den Samen der vorhergehenden Art mehr verdrängt wurde".

Hager, 1874, gibt im Kommentar zum DAB 1 bei Folia H. an: „Das Bilsenkraut ist ein der Belladonna verwandtes Narcoticum, dessen Wirkung sich besonders auf den Blutumlauf unter Verminderung der Pulsfrequenz erstreckt. Andererseits wirkt es beruhigend und schlafmachend, dem Opium ähnlich, ohne wie dieses den Stuhlgang zurückzuhalten. Man wendet es daher bei krampfhaften und entzündlichen Leiden der Atmungs-, Verdauungs- und Harnwerkzeuge innerlich und äußerlich an"; zu Semen Hyoscyami schreibt Hager: „Der Bilsensamen gleicht in seiner Wirkung dem Bilsenkraut, aber wegen seines fast drei mal größeren Gehalts an Hyoscyamin ist seine Dosis entsprechend eine kleinere. Gewöhnlich gibt der Arzt den Bilsensamen in Samenemulsionen ... Der Bilsensamen ist in vielen Gegenden ein beliebtes Räucherungsmittel gegen Schmerz hohler Zähne. Auf einem Teller streut man den Samen auf glühende Kohlen und leitet den Dampf mittels eines Blechtrichters gegen und in den hohlen Zahn, aus welchem dann kleine Würmer herausfallen sollen".

In Hager-Handbuch, um 1930, heißt es bei Folia Hyoscyami: „Wirkung und Anwendung wie Belladonnablätter. Äußerlich dient die Droge zu narkotischen Umschlägen, als Rauchmittel bei Atemnot und Zahnweh, häufig zu Asthmakräuter-mischungen"; zu Semen H.: „Die Samen wirken wie das Kraut, doch stärker. Sie werden meist in Form der Emulsion oder in Pulvern verordnet und sind in manchen Gegenden als Räuchermittel gegen Asthma und Zahnweh gebräuchlich". Nach Hoppe-Drogenkunde, 1958, werden von H. niger verwendet: 1. die Wurzel („zur Darstellung der Alkaloide"); 2. das Blatt („besonders als krampflinderndes, reizlinderndes und sekretionsbeschränkendes Mittel bei Erkrankungen der Atmungsorgane. - Schmerzlinderndes und krampflösendes Mittel bei Parkinson-syndrom u. a. Zitterzuständen. - In der Homöopathie gegen zentrale Erregungs-zustände und Psychosen, gegen Reiz- und Krampfhusten, gegen zentrale Seh-störungen. Bei Bronchialasthma und Blasenkrämpfen"); 3. der Same.

Hypecoum

Geiger, um 1830, erwähnt **H. procumbens L.** und **H. pendulum L.** „Von beiden war sonst das Kraut, die Schoten und der Same (herba, siliqua u. sem. Hypecoi) officinell. Dragendorff-Heilpflanzen, um 1900 (S. 247; Fam. P a p a v e r a c e a e), nennt 3 Arten, deren Kraut und Samen narkotisch wirken sollen, H. procumbens L. „wird für das H y p e k o o n des Diosc., Plinius und Galen gehalten". Ent-sprechend nennt Sontheimer-Araber: H. procumbens. Z i t a t-Empfehlung: **Hypecoum procumbens (S.); Hypecoum pendulum (S.).**

Hypericum

H y p e r i c u m siehe Bd. II, Anthelmintica; Cicatrisantia; Diuretica; Emmenagoga; Emollientia; Resol-ventia; Sarcotica; Vulneraria. / III, Tinctura Hyperici. / IV, A 24. / V, Pimenta; Vismia.
J o h a n n i s k r a u t siehe Bd. I, Gallus. / IV, G 957. / V, Sedum.

B e r e n d e s-Dioskurides: - Kap. Gemeines H a r t h e u, **H. perforatum L.** + + + Kap. Hartheu, H. barbatum Jacq. oder H. crispum L. (?); Kap. A n d r o-s a i m o n, H. ciliatum Lam. oder H. perfoliatum Lam. (?); Kap. K o r i s, H. Coris L.; Kap. Keltische N a r d e, **H. hircinum L.**; Kap. T r a g i o n, H. hir-cinum L. (?); Kap. Cheironisches P a n a k e s und Kap. A g e r a t o n, H. origa-nifolium Willd. (?); Kap. P o l e m o n i o n, **H. olympicum L.** (?).
S o n t h e i m e r-Araber: - H. perforatum + + + H. barbatum, H. ciliatum, H. Coris, H. hircinum.
F i s c h e r-Mittelalter: - H. perforatum L. (y p p e r i c o n, h e r b a s. M a-r i a e, c a m e p h i t i s, c o r o n a r e g i s, p e r f o r a t a, h e r b a s a n c t i i o h a n n i s, s o l a r e g i a, h a r t i n h o w i, e r t h o p f e, h a r c w u r z, sant johannskraut, t e u f e l s f l u c h t; Diosk.: a s k y r o n, hypericon) + + + H. coris; H. quadrangulatum L. [= H. maculatum Cr.].

H o p p e-Bock: Kap. Harthaw, genannt Hypericon: - H. perforatum L. (gemein Harthaw) + + + **H. humifusum L.** (klein Harthaw); **H. maculatum Cr.** (das dritt Harthaw); **H. pulchrum L.** (das schön Hypericon).

G e i g e r-Handbuch: - H. perforatum (J o h a n n i s k r a u t , Hartheu) + + + H. quadrangulare; H. dubium; H. hircinum; H. Ascyron.

H a g e r-Handbuch: - H. perforatum L.

Z i t a t-Empfehlung: **Hypericum perforatum (S.); Hypericum hircinum (S.); Hypericum olympicum (S.); Hypericum humifusum (S.); Hypericum maculatum (S.); Hypericum pulchrum (S.).**

Dragendorff-Heilpflanzen, S. 437 uf. (Fam. G u t t i f e r a e).

Nach Berendes sind bei Dioskurides eine ganze Anzahl Kapitel mit H.-Arten zu deuten, darunter das Kap. Hartheu (Hyperikon), das auf 2 griechische H.-Arten bezogen wird (harntreibend, als Zäpfchen zur Beförderung der Menstruation; mit Wein gegen 4- und 3tägige Fieber; Same gegen Ischias; Blätter und Samen für Umschläge bei Brandwunden) und das Kap. Gemeines Hartheu (Askyron), in dem H. perforatum L. gemeint ist (Frucht gegen Ischias; zu Umschlägen gegen Brandwunden). Bock, um 1550, bildet - nach Hoppe - als „Hyperikon" 4 H.-Arten ab - als die gewöhnlichste H. perforatum L. - und lehnt sich mit Indikationen (für alle 4 Arten gemeinsam) an Dioskurides an (Kräuter in Wein gegen Gift; Diureticum, Emmenagogum; gegen Malaria, Ischias, Blutauswurf, innere Verletzungen; Samen gegen Cholera; Kraut mit Samen für Breiumschlag bei verschiedenen Entzündungen. Gebranntes Wasser - nach Brunschwig - bei Schlagfluß und Epilepsie. Zauberkraut gegen Gespenster und Ungewitter).

Die T. Worms 1582 führt: [unter Kräutern] Hypericum (R u t a s o l i s perforata, H e r b a s o l i s , F u g a d a e m o n i s , Sanct Johannskraut, Harthew, T e u f f e l s f l u g); Flores Hyperici (Perforatae, Harthewblumen); Oleum Hyperici cum gummi (Johannsöle mit den Gummi); Aqua (dest.) Hyperici (Perforatae, Harthewwasser); in T. Frankfurt/M. 1687 [als Simplicia] Herba Hypericum (Ascyrum, Perforata, Fuga Daemonis, S. Johannskraut), Semen Hyperici (Fugae Daemonum, Johannskrautsaamen), Flores Hyperici (Ascyri Perforatae, S. Johannskraut-Blumen). In Ap. Braunschweig 1666 waren vorrätig: Herba hyperici (1 K.), Semen h. (1 lb.), Aqua h. (1¹/₂ St.), Balsamum hypericonis (1 lb.), Conserva h. flores (2 lb.), Essentia h. (18 Lot), Oleum h. (14³/₄ lb.), Sal h. (16 Lot), Syrup. h. (3 lb.).

Aufgenommen in Ph. Württemberg 1741: Herba Hyperici (Perforatae caule rotundo, St. Johanneskraut; Vulnerarium, Diureticum, Anthelminticum, ist vorzüglich; Antimagicum), Flores Hyperici (Perforatae, Johannes-Blumen, Hartheu-Blumen; Vulnerarium, Anthelminticum), Semen Hyperici (Johanneskraut-Saamen; Vulnerarium, Diureticum, Antinephriticum, Anthelminticum); Essentia H., Oleum H., Syrupus H. [alle aus Blüten bereitet]. Bei Hagen, um 1780, heißt die Stammpflanze H. perforatum (Johannskraut, S c h e r n e k e l).

In preußischen Pharmakopöen: Ausgabe 1799-1829 Herba Hyperici, Oleum (coctum) H. (dieses Bestandteil von Unguentum Terebinthinae). In den Erg.-Büchern zu den DAB's die Krautdroge (Ausgabe 6, 1941, außerdem Flores Hyperici recentes und daraus bereitetes Oleum Hyperici = J o h a n n i s ö l). Dies alles von H. perforatum L. Auch in der Homöopathie ist „Hypericum - Johanniskraut" (H. perforatum L.; Essenz aus der ganzen, frischen Pflanze; Müller 1837) ein wichtiges Mittel, während „Hypericum pulchrum" (Essenz aus frischer, blühender Pflanze) ein weniger wichtiges Mittel ist.

Über die Anwendung von H. perforatum schrieb Geiger, um 1830: „Man gibt die Pflanze im Aufguß innerlich, auch äußerlich; der Saft der Blumen war als Wundmittel sehr berühmt. - Als Präparat hat man noch das gekochte Öl (ol. Hyperici), welches am vorzüglichsten wird, wenn die Blumen größtenteils verblüht und viele unreife Samenkapseln vorhanden sind. Ehedem hatte man noch Extrakt, Essenz und Sirup und nahm das Kraut zu mehreren Zusammensetzungen. Die Pflanze ist jetzt ziemlich obsolet; sie scheint aber nicht ohne medizinische Kräfte zu sein. Das abergläubische Landvolk gebraucht sie noch gegen vermeintliche Zaubereien. - Liköre lassen sich mit den Blumen rot färben". Als Drogen erwähnt Geiger ferner: summitates Hyperici Ascyri (in Frankreich wie das vorangehende gebraucht) von H. quadrangulare [= H. maculatum Cr.]; folia Hyperici foetidi (gegen Hysterie) von H. hircinum L.; Samen von H. Ascyron [= H. ascyron L.] als Diureticum.

Nach Hager-Handbuch, um 1930, werden Herba Hyperici (Johanniskraut, auch B l u t k r a u t , F e l d h o p f e n k r a u t , H e x e n k r a u t , W a l p u r g i s - k r a u t) „als Volksmittel, innerlich gegen Blutungen, äußerlich bei Verwundungen" gebraucht. Nach Hoppe-Drogenkunde, 1958, „gegen Durchfall und Ruhr, bei Haemorrhoiden, Nieren- und Gallenstörungen, gegen Bettnässen, Neurasthenie, Neuralgien, Schlaflosigkeit. Nervenberuhigungsmittel bei hysterischen Zuständen. - Gegen Oxyuren . . . Äußerlich als Wundheilmittel und bei Geschwüren in Form des Oleum Hyperici".

Hypnum

M u s c u s siehe Bd. V, Cetraria; Cladonia; Corallina; Evernia; Lobaria; Lycopodium; Peltigera; Polytrichum; Usnea.

Nach Fischer ist H. cupressiforme [Schreibweise um 1970: **H. cupressiforme L. ap. Hedw.** (= S t e r e o d o n cupressiformis Brid.)] in mittelalterl. Quellen zu identifizieren (u s n e e , m u s c u s a r b o r e u s , muscus quercus). Dragendorff-Heilpflanzen, um 1900 (S. 52; Fam. H y p n a c e a e), nennt 4 H.-Arten, darunter H. cupressiforme L. und H. triquetrum L. [Schreibweise um 1970: **Rhytidiadelphus triquetrus (L. ap. Hedw.) Warnst.,** Fam. R h y t i d i a c e a e] (Mittel gegen Keuchhusten, Antiperiodica). Das letztere Moos auch bei Geiger, um 1830, erwähnt: „. . . war ehedem unter dem Namen Gemeines Moos (Muscus vulgaris) offizinell. Man hielt es für ein vorzügliches Mittel gegen Keuchhusten".

Hypochoeris

In Ap. Braunschweig 1666 war eine Krautkonserve von C o s t a (Conserva costae herb., 8 lb.) vorrätig. Hagen, um 1780, beschreibt „ K o s t e n k r a u t , F e r - k e l k r a u t (Hypochaeris maculata); das Kraut (Hb. Costae) ist schon außer Gebrauch". Auch Geiger, um 1830, beschreibt Hypochaeris maculata; „man gibt das Kraut und die Blumen [herba et flores Costae] im Aufguß. Jetzt wird es kaum mehr gebraucht". Geiger erwähnt ferner H. radicata (lieferte herba et flores Costae) und H. glabra (lieferte herba H y o s e r i s).
Dragendorff-Heilpflanzen, um 1900 (S. 693; Fam. C o m p o s i t a e), nennt:
1.) **H. glabra L.**; Wurzel (Hyoseris) als Blutreinigungs- und Wundmittel ge-braucht.
2.) **H. radiata L.** (= A c h y r o p h o r u s radiatus Scop. [Schreibweise nach Schmeil-Flora: **H. radicata L.**]; als Mittel bei Brust- und Unterleibsleiden ge-braucht.
3.) **H. maculata L.** (= Achyrophorus maculatus Scop.); wie die vorige, auch als Wundmittel, das Blatt als Gemüse, die Blüte als Ersatz der Arnica benutzt.
Z i t a t-Empfehlung: **Hypochoeris glabra (S.); Hypochoeris radicata (S.); Hypo-choeris maculata (S.).**

Hyssopus

H y s s o p u s siehe Bd. I, Reg. / II, Abstergentia; Expectorantia; Ophthalmica. / IV, A 21; G 957, 1620. / V, Teucrium.
H y s s o p o s siehe Bd. V, Origanum.
H y s o p siehe Bd. V, Satureja.
Y s o p (u s) siehe Bd. IV, E 84. / V, Helianthemum; Satureja; Thymus.
Zitat-Empfehlung: *Hyssopus officinalis (S.).*
Dragendorff-Heilpflanzen, S. 580 (Fam. L a b i a t a e).

Nach Grot kommt bei Hippokrates **H. officinalis L.** vor. Nach Berendes soll es dagegen nicht klar sein, ob diese Pflanze im Dioskurides-Kapitel Hyssopos gemeint ist (gegen Lungenentzündung, Asthma, Husten, Katarrh, Orthopnöe; tötet Wür-mer; zur Reinigung des Bauches; als Kataplasma gegen Milz- und Wassersucht, mit Wein gegen Entzündungen; zum Gurgeln, bei Zahnschmerzen). Fischer erkennt die Pflanze in mittelalterlichen Quellen (y s o p u s , t h y m b r a , h y n i s c u s ; Diosk.: hyssopos). Bock, um 1550, bildet sie - nach Hoppe - im Kap. Von Closter H y s o p ab; er identifiziert mit obigem Diosk.-Kap., führt

aber die Indikationen nach einem anderen Diosk.-Kap., in dem eine O r i g a -
n u m-Art gemeint ist, auf (Krautabkochung gegen Gifte, Eingeweidebrüche;
äußerlich bei Koliken; zu Waschungen bei Hautleiden).

In Ap. Lüneburg 1475 waren vorrätig: Semen isopi (1 qr.), Siropus de isopo (3 lb.),
Ceratum ysopi (ohne Mengenangabe), Aqua ysopi (3 St.), Pulvis dyaysopi (4 oz.).
Eine Vorschrift für Diahissopum Nicolai steht in Ph. Nürnberg 1546.

Die T. Worms 1582 führt: [unter Kräutern] Hyssopus (Hyssopum, I s o p ,
Ysop, Ispen, Klosterysop); Aqua (dest.) Hyssopi (Kloster- oder Winterysopwas-
ser), Sirupus des Hyssopo, Species diahyssopi, Oleum (dest.) Hyssopi (I s p e n
oder Isopöle); die T. Frankfurt/M. 1687, als Simplicia: Herba Hyssopus (Yssop,
Hysop), Semen Hyssopi (Isopsaamen). In Ap. Braunschweig 1666 waren vorrätig:
Herba hyssopi (2 K.), Semen h. (1 lb.), Aqua h. (1¹/₂ St.), Conserva h. (8 lb.),
Extractum h. (5 Lot), Oleum h. (16 Lot), Species diahyssopi (32 Lot), Syrupus h.
(17 lb.).

Nach Ph. Augsburg 1640 soll beim Fehlen von Hyssopus „ S a t u r e g i a " genommen werden. Schröder, 1685, schreibt über die Anwendung von Hyssopus:
„Wird meistens gebraucht in den tartarischen Lungenkrankheiten, dem Husten
und Keuchen. Äußerlich gebraucht man ihn bei blauen Augen, zur Mutterreini-
gung, Sausen der Ohren (wenn man den Rauch davon durch einen Trichter in die
Ohren gehen läßt), zur Mundreinigung (im Gurgelwasser). Etliche ziehen dieses
Kraut zur Stärkung des Magens dem Wermut vor".

Die Ph. Württemberg 1741 beschreibt: Herba Hyssopi (Hyssopi officinarum,
spicatae flore coeruleo, Isop, Ispen, Hyssop; Balsamicum, Incisivum, hilft gegen
viele Krankheiten); Aqua (dest.) H., Oleum H., Syrupus Hyssopi. Nach Hagen,
um 1780, sind von H. officinalis Kraut und Samen offizinell.

Aufgenommen in preußische Pharmakopöen (1799-1829): Herba Hyssopi (zur
Herstellung von Aqua H.); auch in einigen anderen Länderpharmakopöen (z. B.
Ph. Hannover 1861). Danach Erg.-Bücher zu den DAB's, noch Erg.-B. 6, 1941.

Geiger, um 1830, schrieb über H. officinalis: „Offizinell ist: das Kraut, ehedem
auch der Same (herba et semen Hyssopi) ... Man gibt den Isop im Aufguß als
Tee, auch äußerlich zu Umschlägen usw. - Präparate hat man davon: Wasser, ehedem auch Öl, Sirup, Essenz und Konserve. Das Kraut macht ferner einen Bestandteil des Augsburger Brusttees (spec. pector. Augustanor.), des weinigten Mund-
wassers (aq. vulnerar. vinos.) u. a. Zusammensetzungen aus". Nach Jourdan, zur
gleichen Zeit, handelt es sich um ein „reizendes, den Auswurf beförderndes Brustmittel".

Hager-Handbuch, um 1930, gibt an: „Volksmittel bei Brustleiden, innerlich und
äußerlich". Nach Hoppe-Drogenkunde, 1958, werden von H. officinalis verwen-
det: 1. das Kraut („Bei Halsentzündungen, Heiserkeit etc. Als Gurgelwasser.
Innerlich bei Bronchitis, Husten und Asthma. Schweißhemmendes Mittel. - In der
Volksheilkunde als Adstringens und Carminativum"); 2. das ätherische Öl („gegen
Katarrhe und Halsleiden. Zu Augenwässern").

Iberis

1.) Nach Berendes-Dioskurides wird das Kap. Iberis, in dem es sich um **I. amara L.** handeln soll, für unecht gehalten (Wurzel mit Schmalz als Pflaster gegen Ischias). Diese Art spielt in der Homöopathie eine Rolle, „Iberis amara - S c h l e i f e n - b l u m e " (Tinktur aus reifen Samen; Hale 1875) ist ein wichtiges Mittel.

2.) Geiger, um 1830, erwähnt **I. umbellata L.**, von der der Same, sem. T h l a s - p e o s cretici, offizinell war. Diese Art und **I. semperflorens L.** stehen in Dragendorff-Heilpflanzen, um 1900 (S. 253; Fam. C r u c i f e r a e): Samen als Expectorans und Diureticum gebraucht.

3.) Die Herba Iberidis sollen nach Geiger von L e p i d i u m Iberis stammen. Nach Dragendorff ist Lepidium Iberis Poll. = Lepidium graminifolium L. (Kraut gegen Harnsteine, Fieber und Hautausschläge).

Ilex

I l e x siehe Bd. II, Adstringentia.
Zitat-Empfehlung: *Ilex aquifolium (S.); Ilex paraguariensis (S.); Ilex verticillata (S.).*
Dragendorff-Heilpflanzen, S. 402—404 (Fam. I l i c i n e a e ; nach Zander-Pflanzennamen: A q u i f o - l i a c e a e); Tschirch-Handbuch III, S. 434 uf.; Peters-Pflanzenwelt, Kap. Die Stechpalme, S. 100—105.

Geiger, um 1830, nennt 2 I.-Arten:

1.) I. Aquifolium (Gemeiner H ü l s e n , S t e c h p a l m e); „offizinell sind: Die Blätter (folia Ilicis A q u i f o l i i), auch sonst die Beeren (baccae Aquifolii) . . . Die Blätter hat man gegen Wechselfieber empfohlen, die Beeren gegen Epilepsie. - Aus der Rinde verfertigt man guten Vogelleim . . . [dieser] wird auch äußerlich, um Geschwüre zu zeitigen, gebraucht". In Ph. Preußen 1799 waren Folia Ilicis Aquifolii aufgenommen.

Die Pflanze, **I. aquifolium L.**, wird in Fischer-Mittelalter (zusammen mit Q u e r - c u s esculus L. und Quercus Ilex L.) aufgeführt (ilex, d a x u s , t a s s o , a i c h , s p e i s e a i c h). Sie ist - nach Hoppe - bei Bock, um 1550, abgebildet, dabei Angaben über volkstümliche Verwendung (Blattauszug gegen Seitenstechen; zu Kräuterbüscheln als Schutz gegen Blitzschlag; aus der Rinde wird Vogelleim gemacht). Nach Hoppe-Drogenkunde, 1958, werden die Blätter in der Volksheilkunde als Diureticum und Antipyreticum, die Früchte als Laxans benutzt. In der Homöopathie ist „Ilex Aquifolium - Stechpalme" (Essenz aus frischen Blättern; Hendrichs 1871) ein wichtiges Mittel.

2.) Kurze Erwähnung findet I. paraguaiensis Lamb. (= I. Mata St. Hilaire, I. Gongonha Martius); ist „die Pflanze, welche den berühmten P a r a g u a i - T e e liefert. Früher leitete man ihn von I. vomitoria Ait. (= C a s s i n e Peragua Mill.) ab . . . Man trinkt ihn in Südamerika häufig als Tee. In geringen Dosen soll er magenstärkend sein, in größeren aber leicht heftiges Erbrechen und Purgieren erregen".

Nach Tschirch-Handbuch (1923) hat sich der M a t e , obwohl er ein fast vollwertiger Ersatz des schwarzen Tees ist, in Europa doch nicht eingebürgert; der Mate wurde durch die Jesuiten seit 1578 bekannt, sie nannten ihn H e r b a S a B a r t h o l o m e i ; Kenntnis der Matepflanze, die mehrfach umbenannt wurde, erst seit Anfang 19. Jh. [Schreibweise nach Zander-Pflanzennamen: **I. paraguariensis St. Hil.**]. Eine Beschreibung gibt Thon in seinem Waren-Lexikon (1832): Paraguaythee, Südseethee, Mathee, J e s u i t e n t h e e (Folia P e r a g u a e , Folia A p a l a c h i n e s); die Indianer „gebrauchen diesen Tee, der im Aufguß eine berauschende und zum Kriege begeisternde Wirkung besitzt, in großen Gaben aber Erbrechen und Laxieren hervorbringen soll, gegen Magenschmerzen und zur Wiederherstellung des verlorenen Appetits, auch bei Engbrüstigkeit u. a. Krankheiten; bei uns wird derselbe wenig oder nicht angewendet".

In Hager-Handbuch, um 1930, sind viele weitere I.-Arten angegeben, die auch Mate liefern; Hauptlieferant ist jedoch I. paraguayensis, Anwendung. „Als Getränk wie Tee". Folia Mate (u. a. P a r a n a t e e genannt) steht im Erg.-B. 6, 1941. In der Homöopathie ist „Maté - Paraguaytee" (Tinktur aus getrockneten Blättern; Allen 1877) ein wichtiges Mittel.

In der Homöopathie wird außerdem **I. verticillata (L.) A. Gray** unter der Bezeichnung „ P r i n o s verticillatus" (Essenz aus frischer Rinde) als weniger wichtiges Mittel geführt. Nach Hager-Handbuch, um 1930, ist die Rinde dieser nordamerikanischen Art ein tonisches Adstringens.

Illicium

I l l i c i u m siehe Bd. II, Carminativa. / V, Pimpinella.
A n i s u m s t e l l a t u m siehe Bd. IV, E 10.
S t e r n a n i s siehe Bd. IV, E 61, 137, 210, 271, 333; G 1412, 1829.
Zitat-Empfehlung: *Illicium verum (S.); Illicium anisatum (S.).*
Dragendorff-Heilpflanzen, S. 213 uf. (Fam. M a g n o l i a c e a e ; nach **Zander**-Pflanzennamen: I l l i c i a c e a e); Tschirch-Handbuch II, S. 1214.

Nach Tschirch-Handbuch scheinen die Früchte des echten S t e r n a n i s , **I. verum Hook. f.**, bei den Chinesen und Japanern frühzeitig Beachtung gefunden zu haben; nach dem Westen kamen sie erst im 16. Jh. Valentini, 1714, schreibt im Kap. Von dem Anis, nach Abhandlung der üblichen Droge (→ P i m p i n e l l a): „Sonsten ist bei kurzen Jahren ein gewisser Same aus Indien gebracht worden, welcher am Geschmack und Tugend dem Anis fast gleich kommt und deswegen der Stern-Anis genannt wird, weilen er zugleich an der äußerlichen Gestalt einen Stern abbildet ... wird auch von anderen der Sinesische F e n c h e l , Z i n g h i , B a - d i a n , und von L. Ursino A n i s u m Canadense genannt"; es gibt einen Anisbranntwein, den die Holländer Anis-Arak nennen.

In Ap. Lüneburg 1718 waren 1 lb. 8 oz. Semen Anisi Stellati vorrätig. Die Ph. Württemberg 1741 hat aufgenommen: Semen Anisi Indici (stellati, Philippinarum insularum, Badiani, Indianischer Anis, Stern-Anis; wird auch F o e n i c u - l u m und Anisum Siberiense genannt; Kräfte wie Semen Anisi vulgaris, aber von durchdringenderem Geruch, angenehmer und vorzüglicher). Nach Hagen, um 1780, hält man den Baum I. anisatum für die Stammpflanze. So schreibt es auch die Ph. Preußen 1799; sie benutzt die Samen als Zusatz zur Tinctura Colocynthidis. Folgende Ausgaben geben nur „Illicium-Art" an, Ausgabe 1846 versieht I. anisatum L. mit Fragezeichen. Ab Ausgabe 1862 heißt die Droge Fructus Anisi stellati (von I. anisatum Loureiro), so auch in DAB 1, 1872. Dann Erg.-Bücher. In Erg.-B. 6, 1941: Fructus Anisi stellati, Sternanisfrüchte: „Die reifen Sammelfrüchte von Illicium verum Hooker fil., einem 8-10 m hohen, in Südasien heimischen und in Tropengebieten kultiviertem Baume". Nach DAB 6, 1926, kann Oleum Anisi auch von dieser Droge gewonnen werden.

Über die Anwendung schreibt Geiger, um 1830: „Man gibt den Sternanis in Substanz, in Pulverform, häufiger im Aufguß als Tee. Er wird wie der gemeine Anis anderen Teespecies beigesetzt. - Präparate hat man davon das ätherische Sternanisöl (ol. Anisi stellati, Badiani)". Nach Hager, 1874, ist Sternanis „eines der milden blähungstreibenden, magenstärkenden, krampfstillenden, überhaupt aber ein den Geschmack schlecht schmeckender Medikamente verbesserndes Mittel, von welchem auch große Dosen vertragen werden können".

Im Hager, um 1930, wird bei Fructus Anisi stellati (von I. verum Hooker fil.) auf die Verwechslungsmöglichkeit mit den giftigen S h i k i m m i f r ü c h t e n , von *I. anisatum L.* (= I. religiosum Sieb.; Japanischer Sternanis) aufmerksam gemacht.

Hoppe-Drogenkunde, 1958, Kap. I. verum, schreibt über Verwendung: 1. die Frucht („Expectorans, Carminativum, Stomachicum, Geschmackskorrigens"); 2. das äther. Öl („Aromaticum, Carminativum. - Gewürz"); die Shikimifrüchte von I. anisatum L. sind sehr giftig; die Pflanze spielt als Kultpflanze des Buddhismus eine Rolle. In der Homöopathie ist „Anisum stellatum - Sternanis" (Tinktur aus getrockneten Früchten) ein wichtiges Mittel.

Impatiens

Zitat-Empfehlung: *Impatiens noli-tangere (S.); Impatiens balsamina (S.).*
Dragendorff-Heilpflanzen, S. 410 (Fam. B a l s a m i n a c e a e).

1.) Nach Berendes haben einige den E r i n o s des Dioskurides für **I. noli-tangere L.** gehalten. Nach Fischer kommt die Pflanze - ganz selten - in mittelalterlichen Quellen vor (b a l s e m i n a , g l y d c h r a w t , glidwasserfürapfel). Bock, um 1550, bildet sie - nach Hoppe - im Kap. „ B e n g e l k r a u t " (ein wild

Bengelkraut, S p r i n g k r a u t) ab (wirkt brechenerregend). Geiger, um 1830, beschreibt I. Nolitangere (gelbes Springkraut, wilde, gelbe B a l s a m i n e); „offizinell sind: Die Blätter (herba Impatientis, B a l s a m i n a e luteae) . . . wirken brechenerregend und purgierend . . . Man hat die Pflanze als harntreibendes Mittel gebraucht. Ihre Anwendung erfordert Vorsicht". Nach Dragendorff, um 1900, wurde I. Noli tangere L. (= I. palustris Pers.), Springkraut, Balsamine, J u d e n h u t . . . „gegen Hydrops, bei Nieren- und Blasensteinen, Hämorrhoiden und auf Wunden benutzt". Hoppe-Drogenkunde, 1958, gibt an: „Laxans. - In der Volksheilkunde als Laxans und Diureticum. Äußerlich zur Wundbehandlung".

2.) Nach Hoppe werden von **I. balsamina L.** in Ostasien die Samen in der Geburtentherapie gebraucht. Dragendorff gibt als Synonym an: Balsamina hortensis D. C. (Wundmittel). Geiger, um 1830, erwähnt die Pflanze als häufig in Gärten gezogen, in vielen Farbenvariationen.

Indigofera

I n d i g o siehe Bd. III, Reg. / IV, B 4; E 112, 169. / V, Baptisia; Camellia; Isatis; Wrightia.
Zitat-Empfehlung: *Indigofera tinctoria (S.).*
Dragendorff-Heilpflanzen, S. 317 (Fam. L e g u m i n o s a e); Tschirch-Handbuch III, S. 988 uf.; H. Roosen-Runge: Farbgebung und Technik frühmittelalterlicher Buchmalerei, München 1967, Bd. II, S. 38—40.

Nach Tschirch-Handbuch ist es unbekannt, wann die Herstellung von Indigo in Indien erfunden wurde; er wurde im alten Ägypten benutzt, auch etwas medizinisch (Papyrus Ebers, um 1600 v. Chr.). Dioskurides bringt im Zusammenhang mit anderen Farben das Kap. I n d i k o n, ist darüber aber wenig unterrichtet (gehört zu den Mitteln, welche leicht adstringieren und Geschwülste sowie Ödeme aufreißen; reinigt und bringt Geschwüre zurück). Die arabisch schreibenden Autoren des Mittelalters berichten auch über Samen und Blätter der Indigopflanze.
Nach Roosen-Runge läßt sich nicht unterscheiden, ob von der tropischen und subtropischen Indigopflanze (I.-Arten) oder vom europäischen Waid [→ I s a t i s] der in der mittelalterlichen Malerei viel gebrauchte blaue Farbstoff abzuleiten ist (I n d i c u m, I n d i c u s, L u l a x, L u l a c i n, E n d i c u m, U v a t u m, V i t r u m, G l a s t u m, W i s d o, G u a t u m).
Nach Tschirch-Handbuch war die Zeugfärberei mit Indigo den Alten unbekannt, es war auch nicht zu ermitteln, wann die Indigo-Küpenfärberei erfunden wurde; erst Ende des 16. Jh. beginnen Angaben über Wollfärbung damit; die Stofffärbung mit W a i d wurde dann mehr und mehr zugunsten des Indigos zurückgedrängt.
Da in Apotheken meist auch Farbstoffe gehandelt wurden, gehörte Indigo oft zum Warenlager. Die T. Worms 1582 führt [unter „Metallen, Mineren, Erden und andern dingen die man auß der Erden gräbt"] Indicum (L a p i s i n d i c u s pic-

torum, A t r a m e n t u m   i n d i c u m Pauli. I n d i c h b l a w); in Ap. Braunschweig 1666 waren 2¹/₂ lb. Indigum vorrätig. Die T. Braunschweig 1721 verzeichnet die Sorten: Indigo Barbarini (Platt Indig) und [die drei mal so teure] Indigo Quatimalo (Hart Indig).

Die Ph. Württemberg 1741 führt: Indigo (Indicus color, Indig; ein Kunstprodukt, das aus der Pflanze A n i l in beiden Indien bereitet wird; zum Färben und Malen, selten medizinisch gebraucht; adstringiert stark, stillt Bauchflüsse und starke Kindsbettreinigung). Bei Hagen, um 1780, wird angegeben: „Indigpflanze, Anil (Indigofera tinctoria et argentea), wächst in beiden Indien wild, wo sie auch mit Fleiß gebaut wird . . . Aus dieser Pflanze wird das bekannte Farbmaterial, nämlich der Indig, Indigo oder Steinindig bereitet"; Indig wird als ein Setzmehl angesehen, den von Guatemala hält man für den besten; in einer Fußnote fügt Hagen hinzu, daß der sog. Plattindig oder in Tafeln (Indigo in tabulis) der schlechteste ist, weil ihm Sand, Asche, geriebener Schiefer, Kraftmehl usw. beigemischt ist.

Geiger, um 1830, beschreibt bei der Gattung Indigofera 3 Arten; ursprünglich in Ostindien zu Hause, werden dort sowie in Westindien und Südamerika gebaut; 1. I. tinctoria; 2. I. Anil; 3. I. argenica; bekannt sind jetzo 109 Arten. Eine größere Zahl davon führt Dragendorff, um 1900, auf. Nach Hager-Handbuch, um 1930, wird Indicum (Indigo, P i g m e n t u m   i n d i c u m) aus zahlreichen Pflanzen gewonnen, in größter Menge aus **I. tinctoria L.** und anderen zur Gattung I. gehörigen Arten, die namentlich in Ostindien, Afrika, Westindien und Brasilien angebaut werden; „Anwendung. Besonders als Farbstoff".

In der Homöopathie ist „Indigo" (Verreibungen aus Indigo, der von I. tinctoria L., I. Anil L. und anderen I. Arten stammt; Buchner 1840) ein wichtiges Mittel.

Hoppe-Drogenkunde, 1958, macht darauf aufmerksam, daß heute meist synthetischer Indigo verwendet wird: „Farbstoff. Reagenz. - In der Stoffdruckerei. - Zu Aquarell- und Ölfarben. - Zur Darstellung des Indigocarmins . . . - Zu Bühnenschminken und Lidschattenschminken".

Durch die Verwendung als Reagenz ist Indigo (gelöst: S o l u t i o   I n d i c i , Indigo solutum) in Pharmakopöen des 19. Jh. gelangt. In Ph. Hamburg 1835 dient die Lösung zu chlorometrischen Bestimmungen; dann in den meisten Länderpharmakopöen und im DAB 1, 1872 (meist zur Prüfung auf Chlor, auf Salpeter- und salpetrige Säure).

Inga

I n g a   siehe Bd. V, Parkia; Pithecellobium.

Nach Geiger, um 1830, bringt man unter dem Namen A l g a r o v i l l a aus Peru die Früchte einer A c a c i a oder Inga, nach Virey von I. Martae Sprengel; „die

Gattungen Inga, Acacia und M i m o s a warf Linné alle unter dem Namen Mimosa zusammen. Später wurden sie von Willdenow u. a. getrennt. Sie sind äußerst zahlreich an Arten. Man kennt jetzt von allen über 300". In Dragendorff-Heilpflanzen, um 1900 (S. 288; Fam. Leguminosae), sind 13 I.-Arten genannt. Besondere medizinische Verwendungen sind nicht angegeben.

Inula

I n u l a siehe Bd. II, Tonica. / IV, E 287; G 81. / V, Centaurea; Conyza; Pulicaria; Symphytum.
A l a n t siehe Bd. II, Aperientia. / III, Elixir pestilentiale (Crollii). / IV, B 4; C 66; E 235; F 43; G 952, 957, 1281, 1826. / V, Pulicaria; Teucrium; Thymus.
E n u l a siehe Bd. II, Diuretica; Emmenagoga; Expectorantia; Vulneraria.
H e l e n i u m siehe Bd. II, Succedanea.

D e i n e s-Ägypten: I. graveolens.
B e r e n d e s-Dioskurides: Kap. A l a n t, I. Helenium L.; Kap. Großes K e n - t a u r i o n, I. Helenium ?; Kap. K o n y z a, dabei I. brittannica; Kap. B r e - t a n n i k a, I. odora L.?; Kap. A r k t i o n, C o n y z a candida?; Kap. K a - k a l i a, Conyza candida L.? [= I. candida L.].
S o n t h e i m e r-Araber: I. Helenium; I. Britanica; I. saxatilis; I. viscosa.
F i s c h e r-Mittelalter: I. Helenium L. (e n u l a, c a p e d o, e l n a, e l e - n i u m, e l m o n, e l e c t r u m, h i n n o l e t a, e l l e m u m, a l a n t - w u r z; Diosk.: h e l e n i o n, inula campana, t e r m i n a l i u m); I. squarrosa L. (i m p i a, i n c e n s a r i a); **I. salicina L.** u. **I. germanica L.** (inula campana, incensaria, allant); I. crithmoides L. (c a l c i f r a g a).
H o p p e-Bock: **I. helenium L.** (Alantwurzel); **I. conyza DC.** (D ü r w u r t z); I. germanica L. (das dritt W u n d k r a u t).
G e i g e r-Handbuch: I. Helenium (offizineller, echter, großer Alant, H e l e n e n - k r a u t); Conyza squarrosa (gemeine, große Dürrwurzel, F l ö h k r a u t); I. Britannica (S u m p f a l a n t) [Schreibweise nach Schmeil-Flora: **I. britannica** L.]; I. salicina; I. germanica.
H a g e r-Handbuch: I. helenium L.; (im Erg.-Bd. 1949) I. conyza D.C. (= Conyza squarrosa L., Conyza vulgaris Lamk.).
Z i t a t-Empfehlung: **Inula helenium (S.); Inula conyza (S.); Inula salicina (S); Inula germanica (S.); Inula britannica (S.).**

Dragendorff-Heilpflanzen, S. 665 uf. (Fam. C o m p o s i t a e); Tschirch-Handbuch II, S. 1009 uf.

(H e l e n i u m)
Nach Dioskurides wird vom Alant vor allem die Wurzel gebraucht (treibt Urin und Menstruation; gegen Husten, Engbrüstigkeit, innere Brüche, Krämpfe, Blähungen, Blutsturz; gegen Biß giftiger Tiere; die Blätter mit Wein gekocht als Umschlag bei Ischias). Diese Indikationen gehen in die Kräuterbücher des 16. Jh. über.

In Ap. Lüneburg 1475 waren 1/2 lb. Radix enulae campanae vorhanden; in T. Frankfurt/Main 1687 steht, wie in anderen Taxen, Radix Enulae campanae, Helenii, Alantwurtz. In Ap. Braunschweig 1666 waren vorrätig: Herba enulae (1/4 K.), Flores e. (1/4 K.), Radix e. (18 lb.), Aqua e. (2 St.), Aqua ex Succo e. (1 St.), Condita Rad. e. (7lb.), Conserva e. (3/4 lb.), Essentia (in forma extracta) e. (20 Lot), Essentia e. (16 Lot), Extractum e. (10 Lot), Oleum e. (2 Lot), Pulvis e. (41/2 lb.), Sal e. (1 lb., 6 Lot), Spiritus e. (2 lb.), Syrupus e. (6 lb.).
Aufgenommen in Ph. Württemberg 1741: Radix Enulae campanae (Helenii, Elenii, Alantwurtzel; wird auch P a n a x Chironium genannt; Incidans, Resolvens, Alexipharmacum, Stomachicum, Expectorans); Conditum rad. E., Extractum E., Syrupus E., Unguentum Enulatum (aus frischer Wurzel, Schmalz, Öl, Wachs, Terpentin). Die Stammpflanze heißt bei Hagen, um 1780: „Alant (Inula Helenium) . . . Die Wurzel (Rad. Enulae, Helenii, Enulae campanae) ist stark, ästig, fleischig . . . Ein Pfund derselben gibt beinahe ein Quentchen Öl, welches ein butterhaftes Aussehen hat". Geiger, um 1830, schreibt: „Man gibt die Alantwurzel in Substanz, Pulverform oder in Latwergen. Ferner im Aufguß und in Abkochung. Präparate hat man davon Extrakt (extr. Enulae), durch Extrahieren mit kaltem wässerigen Weingeist zu bereiten, um Inulin zurückzuhalten, welches das Extrakt trübe und unhaltbar macht. Ferner Tinktur und Salbe (tinct. et ungt. Enulae); macht einen Bestandteil des elixir. pector. Wedel., der tinct. Rhei Darelii usw. aus. Auch bereitet man an einigen Orten überzuckerten Alant und Alantwein".
Radix und Extractum Helenii sind in deutschen Pharmakopöen bis DAB 2, 1882, aufgenommen; dann Erg.-Bücher (als Rhizoma Helenii bezeichnet). Hager, um 1930, schreibt über Wirkung der Alantwurzel (A l t w u r z e l, D o n n e r - w u r z e l, E d e l h e r z w u r z e l, G l o c k e n w u r z e l, Helenenkrautwurzel, O t t w u r z e l): „Nur noch selten bei Hustenreiz und Brustleiden als Aufguß, häufiger als Extrakt in Pillen. Äußerlich bei Krätze und dgl.". Hoppe-Drogenkunde, 1958, Kap. I. Helenium, gibt über Verwendung des Rhizoms an: „Tonicum, Stomachicum, Expectorans, bei Reizhusten, Vermifugum, Diureticum, Cholereticum. - In der Volksheilkunde. - In der Homöopathie [wo „Inula Helenium - Alant" (Essenz aus frischer Wurzel; Allen 1877) ein wichtiges Mittel ist] bei Reizhusten und Asthma".

(V e r s c h i e d e n e)
Gewisses Interesse, besonders in der Volksmedizin, fand I. conyza DC.; sie wird von Geiger als Conyza squarrosa (Große Dürrwurzel, Flöhkraut) bezeichnet. Er schreibt: „Davon war das Kraut (herba Conyzae majoris) offizinell . . . Es wurde als blähungtreibend, harntreibend usw. angewendet, und auch äußerlich gegen Krätze gebraucht. Die Pflanze ist nicht ohne medizinische Kräfte. Man räucherte damit gegen das vermeintliche Beschreien der Kinder und des Viehs. Auch soll der Geruch und Rauch Mücken und Flöhe vertreiben". Im Erg.-Bd. zum Hager (1949)

sind Herba Conyzae majoris (vulgaris) wieder aufgenommen. Hoppe-Drogen-kunde führt „Conyza squarrosa" und gibt zur Anwendung an: Diureticum, bei Krätze.

Geiger erwähnt weiterhin Herba Inulae germanicae seu palatinae von I. germanica L. u. Radix R u b o n i i lutei von I. salicina L.; die Drogen kommen aber in den üblichen Quellen nicht vor.

Über I. britannica L. weiß Geiger nichts Pharmazeutisches zu berichten, außer, daß die Pflanze mit Arnica verwechselt wird. Einen Zusammenhang mit der antiken Droge B r i t a n n i c a, der vor und nach ihm behauptet worden ist, deutet er nicht einmal an. Nach Hoppe, 1958, wird die Blüte dieser ostasiatischen Art als Depurativum benutzt.

Ionidium

Als Anfang 18. Jh. die I p e c a c u a n h a w u r z e l in der europäischen Pharmazie eine Rolle zu spielen begann, gab es außer der gebräuchlichen, dunkel-gefärbten Sorte (→ C e p h a e l i s) eine weiße. Nach Ph. Württemberg 1741 ist diese, von den Portugiesen „blanca" genannt, seltener. Hagen, um 1780, beschreibt die Stammpflanze als „Amerikanische Viole (V i o l a Ipecacuanha), wächst im Königsreiche Peru, in Brasilien, Kajenne und Guiana . . . Die Wurzel davon soll die weiße B r e c h w u r z e l oder R u h r w u r z e l (Rad. Ipecacuanhae, Ipeca-coanhae, H y p e c a c u a n h a e albae, Braziliensis) sein, die aber bei uns höchst selten vorkommt".

Bei Geiger, um 1830, heißt die Stammpflanze: S o l e a Ipecacuanha (= Viola Ipecacuanha L., Jonidium Ipecacuanha Vent.); „früher hielt man auch diese Pflanze für die Mutterpflanze der wahren Ipecacuanha, später aber leitete man die weiße davon ab"; die Droge heißt „Weiße (holzige) Ipecacuanha (rad. Ipeca-cuanhae albae, lignosae)". Wiggers, um 1850, nennt als Verwechslungen der echten Ipecacuanha außer der Weißen oder mehligen oder wellenförmigen Brech-wurzel (von → R i c h a r d s o n i a scabra St. Hilaire) die Weiße holzige Brech-wurzel von Jonidium Ipecacuanha Ventenat. (= Viola Ipecacuanha L.). In Hager-Handbuch, um 1930, ist unter „Verwechslungen und Verfälschungen" der echten ebenfalls „die weiße Ipecacuanhawurzel, von J o n i d i u m Ipecacuanha St.-Hil., Violaceae, Brasilien, Radix Ipecacuanhae albae (lignosae, flava)" aufgeführt. In Tschirch-Handbuch III, S. 704, heißt die Stammpflanze: I. Ipecacuanha Vent. (auch = P o m b a l i a Ipecacuanha Vandelli, H y b a n t h u s Ip. Taub.); auch andere I.-Arten liefern lokal benutzte Ipecacuanha-Drogen.

Z i t a t-Empfehlung: **Ionidium ipecacuanha (S.).**

Dragendorff-Heilpflanzen, S. 450 uf. (Fam. V i o l a c e a e).

Ip

Ipomoea

I p o m o e a siehe Bd. V, Convolvulus; Exogonium.
T u r b i t (h) siehe Bd. IV, C 34. / V, Convolvulus; Thapsia.
T u r p e t (h) u m siehe Bd. II, Panchymagoga; Phlegmagoga.
Zitat-Empfehlung: *Ipomoea turpethum (S.); Ipomoea batatas (S.); Ipomoea orizabensis (S.); Ipomoea digitata (S.); Ipomoea nil (S.); Calonyction aculeatum (S.).*

1.) Nach Tschirch-Handbuch wird die Turbithwurzel (von O p e r c u l i n a
Turpethum L.) seit undenklichen Zeiten in Indien verwendet [Hessler-Susruta
nennt C o n v o l v u l u s t u r p e t h u m album und nigrum]; die Araber und
Perser benutzten die Droge viel [Tschirch-Sontheimer-Araber geben Convolvulus
Turpethum an; Fischer-Mittelalter: Convolvulus turpethum L. (t u r b i t, bei
Avicenna)]. Beßler-Gart nennt als Stammpflanze für Turbit (c a r i c a m i o n):
M e r r e m i a turpethum (L.) Rendle (= I. turpethum (L.) R. Br.; Schreibweise
nach Zander-Pflanzennamen: **I. turpethum R. Br.**).
In Ap. Lüneburg 1475 waren vorrätig: Turbit electi (1 qr.), Electuarium dyaturbit (¹/₂ lb.), Electuarium Indi (¹/₂ oz.), Pulvis dyaturbit (7 dr.). In T. Worms 1582
steht unter Wurzeln: Turbit (seu Turbet, T u r b e t u m, Turpet, Turpetum,
A l y p dioscoridis, Alypiae actuarii, Turpetum album, Turpetum Alexandrinum.
Weisser Turbit, Alexandrinischer Turbit) und Turbit vulgaris (gemeiner weißer
Turbit). In Ap. Braunschweig 1666 waren vorrätig: Radix turpethi elect. (3 lb.),
Extractum t. (7 Lot), Species diaturbith. cum rheo (5 Lot).
Die Ph. Württemberg 1741 führt: Radix Turbith (Turpethi, Turbithwurzel; für
Wassersüchtige, macht aber Leibschmerzen); Extractum T., Species Diaturbith
cum Rhabarbaro. Hagen, um 1780, nennt die „Turbithpflanze: Conuoluulus Turpethum"; Geiger, um 1830: Convolvulus Turpethum L. (= Ipomea Turpethum
Brown, Turbitwinde); „eine schon von den Arabern als Arzneimittel häufig benutzte Pflanze . . . Ehedem wurde sie häufig als Purgiermittel, in Pulverform, wie
die Jalappe gebraucht. Jetzt ist sie ganz außer Gebrauch".

Dragendorff-Heilpflanzen, S. 555 (Fam. C o n v o l v u l a c e a e); Tschirch-Handbuch II, S. 1338.

2.) Ein wichtiges Nahrungsmittel der Tropen ist die S ü ß k a r t o f f e l (B a -
t a t e), das sind Knollen von **I. batatas (L.) Poir.** Aufgenommen in T. Worms
1582: Radix Batatae (S i s e r i s indici. Indianisch G e y e r l e n, Indianisch
Z u c k e r w u r t z e l). In Hübners Handelslexikon, um 1750, steht bei Battates:
Wurden von Tabernaemontanus S i s a r u m Peruvianum (Persische Zuckerwurzel) genannt, von den Spaniern Battates und C a m o t e s, von den Engländern
P o t a t a s ; „diese anmutigen Wurzeln kommen selten zu uns, können auch
nicht dauern, sondern müssen sofort mit einer guten Brühe gekocht und abgemacht werden; alsdann übertreffen sie die Lieblichkeit der Kastanien und der
gemeinen Zuckerwurzel gar weit". Dragendorff-Heilpflanzen, um 1900, schreibt

über I. Batatas Lam (= B a t a t a edulis Chois., C o n v o l v u l u s Batata L., C. edulis Thbg., I. Catesbaei Meyer): Knolle in Amerika gegessen und zur Bereitung von Amylon und Weingeist verwandt.

3.) Die mexikanische S k a m m o n i u m w u r z e l (Radix S c a m m o n i a e mexicanae, Radix O r i z a b a e) stammt nach Hoppe-Drogenkunde, 1958, und Hager-Handbuch, um 1930, von I. orizabensis (Schreibweise nach Zander-Pflanzennamen: **I. orizabensis Ledenois ex Steud.**). Es ist die Radix Scammoniae des Erg.-B. 6, 1941, aus der das ebenfalls dort aufgenommene Resina Scammoniae (Resina Ipomoeae) gewonnen wird. Dragendorff schreibt über I. orizabensis Leden. (= Convolvulus orizabensis Pellet.), daß die Wurzel als J a l a p p a laevis (Stipites Jalapae) als Purgans angewendet wird.

4.) Bei Hessler-Susruta wird Convolvulus paniculatus genannt, die bei Dragendorff - nach Zander-Pflanzennamen richtig - als **I. digitata L.** geführt wird (= Batatas paniculata Chois., Convolvulus pan. L., Conv. roseus H. et B., Ipom. pan. R. Br.); Wurzel purgiert und soll bei schwachem Wochenfluß Nutzen bringen, wird aber auch gegessen.

5.) Nach Zander hieß **I. nil (L.) Roth** früher P h a r b i t i s nil (L.) Choisy, Convolvulus nil L.; unter letzterer Bezeichnung in Fischer-Mittelalter, auch in Geiger-Handbuch erwähnt (die N i l w i n d e hat man sonst äußerlich gegen Kopfschmerzen usw. aufgelegt). Die Pflanze heißt bei Dragendorff: I. hederacea Jacq. (= I. triloba Thunb., Convolvulus tril. Mach., Conv. Nil L., Pharbitis Nil Chois., I. coerulea Roxb.); Same Abführmittel.

6.) Im homöopathischen Arzneibuch (1958) ist als Stammpflanze des weniger wichtigen Mittels „Convolvulus duartinus" (Essenz aus frischen Blüten) I. bonanox L. angegeben. Bei Zander heißt diese Pflanze: **Calonyction aculeatum (L.) House.**

Iris

B e r e n d e s-Dioskurides: Kap. Iris, **I. germanica L., I. florentina L.**; Kap. X y - r i s , I. foetida; Kap. A k o r o n , I. lutea (?) oder I. Pseudacorus?

S o n t h e i m e r-Araber: I. florentina; I. Pseudacorus.

F i s c h e r-Mittelalter: I. florentina L. cf. **I. pseudacorus L.** (i l i s i r i c a , , i l - l i r y c a , y r i s illirica, y r e o s , m a i o r i s e , w a t w u r z ; Diosk.: iris); I. germanica L. (iris, illirica, g l a d i o l u s hortensis, l i l i u m celeste, gladiolus domesticus, s w e r t e l ; Diosk.: iris, gladiolus); I. pseudacorus L. cf. I. illyrica (gladiola, a c o r u s , yreos, a f f r o d i s i a , a c i r a , c i p i r i o n , g e r e n - t i n a , b a l s a m u s a q u a t i c u s , gladiolus agrestis, s o l d a g i n e , s u e r - t h e l u m , s u e r t u l a , s w e r t e l l a , s w e r t w u r z , gele swertele, gele g y l g e n , m o s l i l i g e n , s l o t t e n k r u t , s t e r c h i s b r o t , d r a - c h e n w u r z).

B e ß l e r-Gart: I. germanica L. u. I. florentina L. (iris, yreos); I. pseudacorus L. (gladiolus); **I. foetidissima L.** (s p a t u l a f e t i d a , w a n t l u ß k r u t).

H o p p e-Bock: I. pseudacorus L. (gäl Schwertel, gael wasser Lilien); I. germanica L. (blawe Schwertel, Himmel Schwertel, V i o l w u r t z); **I. sibirica L.** (klein blo Schwertel); **I. variegata L.** (Himmel Schwertel, Violwurtz); I. foetidissima L. (Welsch Schwertel, Spatula foetida, Wandleußkraut).

G e i g e r-Handbuch: I. florentina; I. germanica (deutsche blaue Schwertlilie); I. Pseudacorus (Wasserschwertlilie); I. foetidissima; I. versicolor; I. tuberosa.

H a g e r-Handbuch: I. florentina L., I. germanica L., **I. pallida Lam.;** I. pseuda- corus L.; **I. versicolor L.**

Z i t a t-Empfehlung: **Iris germanica (S.); Iris florentina (S.); Iris pseudacorus (S.); Iris foetidissima (S.); Iris sibirica (S.); Iris variegata (S.); Iris pallida (S.); Iris versi- color (S.).**

Dragendorff-Heilpflanzen, S. 137 uf. (Fam. I r i d e a e ; nach Schmeil-Flora: Fam. I r i d a c e a e); Tschirch-Handbuch II, S. 1154—1156.

Die wohlriechenden Wurzeln der Iris, die man nach dem Abschneiden und Trock- nen, auf eine Schnur gezogen, aufbewahrt, sind nach Dioskurides zu Vielem nütz- lich (gegen Sonnenbrand- und Leberflecken; füllen Geschwüre mit Fleisch aus; mit Met genommen, nehmen sie verderbenbringenden Mitteln die Kraft; sind schlaf- machend, heilen Leibschneiden; mit Essig genommen, gegen Biß giftiger Tiere, Milzsucht, Krämpfe, Frostschauer, Samenfluß; mit Wein genommen, befördert Menses, zu Bähungen für Frauen; mit Honig als Paste ziehen sie den Embryo her- aus; als Umschlag, gekocht, erweichen sie Drüsen und Verhärtungen; mit Essig u. Rosensalbe gegen Kopfschmerzen; Zusatz zu Zäpfchen, Pflastern, Salben). Nach Berendes wird angenommen, daß hauptsächlich die Arten I. germanica und I. flo- rentina verwandt wurden.

Nach Tschirch-Handbuch hat man I.-Arten seit der Antike kultiviert, vor allem zur Herstellung wohlriechender Salben und Öle; im 3. Jh. v. Chr. zählt Irisöl zu den kostbaren Spezereien; Plinius erzählt, daß man die Wurzeln zahnenden Kin- dern umhänge; durch die Benediktiner kam die Kultur der Iris über die Alpen und die Pflanzen in unsere Gärten; im Mittelalter wurde der Name Iris zeitweilig durch Gladiolus verdrängt; Crescenzi (13. Jh.) kennt von Iris weiße (florent.) und purpurne (german.); Megenberg (14. Jh.) unterscheidet auf trockenem Boden wachsende blaue (I. german.) und im Wasser wachsende gelbe (I. pseudacorus); die illyrische Iris (= I. germanica), von den Venetianern in den Handel gebracht, wurde lange Zeit bevorzugt und der florentinischen vorgezogen. Die Florenzer Kulturen reichen bis ins 13. Jh. zurück; größere Kulturen in Deutschland (Nürnberg) seit 16. Jh.

Da es sich bei der geschätzten Droge bis ins 16. Jh. hinein um eine Importware handelte, andererseits einheimische Iris-Arten auch schon benutzt wurden, herrschte bei den Kräuterbuchautoren des 16. Jh. bezüglich Zuordnung der Stammpflanzen und Indikationen einige Verwirrung, besonders auch deswegen, weil Dioskurides weitere Kapitel geschrieben hatte, die man auf Iris-Arten bezog. So ist seine Xyris die I. foetidissima (Wurzel wirksam bei Kopfwunden und Schädelbrüchen, sie hilft Knochen und Geschoße ohne Schmerzen herauszuziehen; mit Essig gegen Ödeme u. Geschwülste; mit Rosenwein gegen Krämpfe, innere Rupturen und Ischias, Harnzwang und Durchfall; der Same ist harntreibend, mit Essig erweicht er die Milz).

Das Kapitel Akoron wurde vielfach auf I. pseudacorus bezogen (Indikationen des Dioskurides → Acorus).

Nach Hoppe bildet Bock, um 1550, folgende Iris-Arten ab:

1.) Gelbe und blaue Schwertel (I. pseudacorus L. u. I. germanica L.); bezüglich der Indikationen lehnt er sich an die Indikationen für Xyris bei Dioskurides an (bei Wassersucht, Steinleiden, Strangurie, als Emmenagogum; in Wein gegen Diarrhöe, Blasenerkrankungen u. Ischias, als Stypticum; zum Entfernen von Dornen, Splittern, Knochen aus Wunden); Indikationen für gebranntes Wasser nach Brunschwigs Destillierbüchern (gegen Vergiftung, Fieber, Pest, Leber- u. Lungenleiden, Pleuritis, Milz- und Gebärmutterbeschwerden, Leibschmerzen, als Laxans; äußerlich gegen Sehstörungen, Schwellungen, Entzündungen, Geschwüre an Brust und Genitalien, Krebs; gegen Biße giftiger Tiere, Hautflecken. Destillat aus Blüten gegen Augenleiden; Latwerge aus dem Rhizom gegen Steinleiden).

2.) I. foetidissima L. bildet Bock als Welsch Schwertel ab (Wurzelsaft als Salbe gegen Hautflechte).

3.) Die Indikationen für I. variegata L. [Bunte Schwertlilie] sind an das Kapitel Iris des Dioskurides angelehnt (mit Honig oder Wein gegen Lungen- und Bronchialleiden, Husten; Purgans; bei Fieber und Gelbsucht, gegen Leibschmerzen, Gonorrhöe, Schüttelfrost; als Schlafmittel, Emmenagogum; gegen Schlangengift; Vulnerarium, gegen Hautkrankheiten, fleckige Gesichtshaut; als Bähung bei Gebärmutterleiden; zur Geschmacksverbesserung in Wein und Bier; bei der Weißbrotbäckerei benutzt).

In Ap. Lüneburg 1475 waren vorrätig: Yreos (1½ lb.), Radix Yridis (½ lb.), D y a i r e o s Salomonis (1 lb.), Pulvis dyaireos Salomonis (1 oz.). Die T. Worms 1582 enthält: Als teuerste Ware Radix Iridis Illyricae (U r a n i a e , T h a u m a s t i , C h a t a e r i , H i e r i d i s Theophrasti et Athenaei, O p e r t r i t i , Windisch

V e i e l w u r t z); billiger und untereinander vom gleichen Preis: Radix Iridis florentinae (Iridis Apulae s. albae s. Italicae, R a d i x m a r i c a s. c o n s e c r a - t i x s. violacea, S p a t u l a e odoratae, Veielwurtz, Violenwurtz) und Radix Iridis nostratis (Iridis coeruleae, Lilii coerulei s. coelestis, Blauwlilgenwurtz, Himmelschwertelwurtz); Succus Iridis nostratis (Rad. Lilii coelestis); Extractum Ireos (Extract von Veielwurtz), Species Diaireos simplices u. Confectio Diaireos Salomonis, Tabulae Diaireos simplices, Oleum (dest.) Irios, Oleum Irinum. Die Ph. Augsburg 1640 verordnet, daß bei Angabe „Iris" Illyrica oder Florentina zu nehmen ist.

In Ap. Braunschweig 1666 waren vorrätig: Radix ireos Illirici (17 lb.), Aqua i. nostrat. (3 St.), Extractum i. Illir. (6 Lot), Extractum i. nostrat. (5 Lot), Foecul. i. flor. (1 Lot), Foecul. i. nostr. ($2^1/_2$ lb.), Pulvis i. flor. ($2^1/_2$ lb.), Oleum irini ($6^3/_4$ lb.), Species diaireos Salomi (5 Lot), Species diaireos Nie. (17 Lot), Rotuli diaireos simpl. (1 lb.). In Ap. Lüneburg 1718 u. a. Rad. Iridis Florentini (62 lb.), Rad. I. Nostratis (8 oz.). Die T. Frankfurt/M. 1687 enthält neben den anderen Iris-Drogen und -Präparaten Fecula Radicis Iridis nostratis.

Die Ph. Württemberg 1741 hat aufgenommen: Radix Iridis florentina (Iridis albae florentinae C.B., Florentinische Veil- oder Violenwurzel; Odoramentum, Resolvens, bewegt Stuhlgang und Urin, besonders bei Kindern); Radix Iridis nostratis (Iridis vulgaris germanicae sive silvestris C.B., gemeine Veilwurz, blaue Schwertel- oder Lilienwurzel; gegen Wassersucht und Ödeme, als Laxans, führt das Serum aus); Extractum Iridis Florent. et nostratis, Species Diaireos simplices; Bestandteil der Trochisci Bechici albi, citrini, nigri, rubri (Hustenmittel).

In Ph. Württemberg außerdem Radix Acori vulgaris (P s e u d a c o r i , Gladioli lutei, A c k e r m a n n , gelbe Schwertelwurz; Adstringens, Antiscorbuticum; für Electuarium Diacorum). Diese Droge war, wie die vorangehenden, seit 16. Jh. apothekenüblich (T. Worms 1582: Radix Acori vulgaris [weitere Synonyme wie oben]; T. Frankfurt/M. 1687: Radix Acori lutei (adulterini, falsi, palustris, Iridis palustris s. luteae, B l u t w u r z , gelb Schwertelwurz); in Ap. Braunschweig 1666 waren 12 lb. Rad. Acori sylvestris, in Ap. Lüneburg 1718 Rad. Acori vulgaris (23 lb.) vorrätig.

Als gebräuchliche I.-Arten nennt Hagen, um 1780:

1.) „Violenlilie (Iris Florentina), kommt seltener in unseren Gärten vor . . . Sie wächst in Italien. Man unterscheidet die Florentinische Violenwurzel (Rad. Iridis s. Ireos Florentinae) von der Veronesischen (Rad. Ireos Veronensis). Jene ist teurer im Preise und wird dieser mit Recht vorgezogen, da sie größer, dicker, fester, weißer und wohlriechender ist".

2.) „Blaue Lilie (Iris germanica), wächst häufig in unseren Gärten . . . Man braucht davon die Wurzel (Rad. Iridis s. I r e o s nostratis) oder vielmehr den ausgepreßten Saft derselben. Die dunkelblauen in Wasser eingeweichten und schon halb ver-

faulten Blumenblätter geben mit Kalk die g r ü n e   S a f t f a r b e , welche man
L i l i e n g r ü n nennt".

3.) „Wasserlilie oder gelbe Lilie (Iris Pseudacorus), wächst häufig in Gräben und
feuchten Wiesen . . . Die Wurzeln sind ohne Geruch und werden in Apotheken
falscher oder rother Kalmus, A c k e r w u r z e l , Drachenwurzel, gelbe Schwer-
telwurzel (Rad. Acori palustris s. adulterini s. Pseudacori) genannt".

4.) „Stinkende Lilie, W a n d l ä u s k r a u t , Wegläuskraut (Iris foetidissima),
wird in stehenden Wässern, wiewohl sehr selten, bei uns wahrgenommen. In
Frankreich, England und Italien wächst sie häufig . . . Die Wurzel davon (Rad.
Xyridis s. spathulae foetidae) ist offizinell".

Diese und einige weitere Arten beschreibt auch Geiger, um 1830:
1.) I. florentina. „Offizinell ist: Die Wurzel, florentiner Violenwurzel, Veilchen-
wurzel (rad. Ireos seu Iridis florentinae) . . . . Ehedem mehr als jetzt gab man sie
in Pulverform innerlich. Jetzt nimmt man sie mehr des angenehmen Geruchs
wegen zum Bestreuen der Pillen, zu Zahnpulver, Seifenpulver und Seifenkugeln,
Haarpuder und wohlriechender Mandelkleie. Die ausgesuchten gereinigten Stücke
gibt man Kindern zum Kauen beim Zahnen.". Nach Jourdan, zur gleichen Zeit,
wirkt sie „purgierend, auch gilt sie als einschneidendes und als Niesemittel. Man
verordnet sie bisweilen bei Katarrhen".
Die Droge bleibt von Ph. Preußen 1799 an offizinell (Radix Iridis florentinae,
Bestandteil des Pulvis dentifricius und Pulvis sternutatorius, ab DAB 1, 1872:
Rhizoma Iridis, Bestandteil der Species pectorales; so noch DAB 6, 1926). Verwendung nach Hager, um 1930: „Innerlich zu Teemischungen, äußerlich als wohlriechender Zusatz zu Zahnpulvern, Wasch- und Streupulvern, zum Konspergieren
von Pillen. In ausgedehntem Maße zur Bereitung von Essenzen zu Parfümerie-
zwecken"; das ätherische Oleum Iridis, Veilchenwurzelöl, ist gebräuchlich. In der
Homöopathie ist „Iris florentina" (Essenz aus frischem Wurzelstock) ein weniger
wichtiges Mittel.
2.) I. germanica. „Offizinell ist: Die Wurzel, deutsche Violenwurzel (radix Iridis
nostratis) . . . Die Wurzel wird jetzt selten als Arzneimittel gebraucht. Frisch besitzt sie purgierende und selbst brechenerregende, auch diuretische Eigenschaften.
Die trockene Wurzel kann zum Teil die . . . [florentinische Violenwurzel] ersetzen. Der Saft der blauen Blumen ist ein vorzügliches Reagenz auf Säuren und
Alkalien. Man verfertigt daraus mit Kalkwasser oder Alaun eine schöne grüne
Farbe, Liliengrün".
Von DAB 2, 1882, an liefert auch diese Pflanze offizinelle Rhizoma Iridis. In der
Homöopathie ist „Iris germanica" (Essenz aus frischem Wurzelstock) ein weniger
wichtiges Mittel.
3.) I. Pseudacorus. „Offizineller Teil ist: Die Wurzel, unechter Kalmus (rad. Acori
vulgaris seu palustris, rad. Pseudacori) . . . Die Wurzel wird jetzt nur noch in der

Tierarzneikunde benutzt. - Man kann sie auch zum Gerben und Schwarzfärben anwenden. Die Blumen sollen eine gelbe Farbe geben".

Im Hager, um 1930, wird lediglich vermerkt, daß das Rhizom, Radix Acori vulgaris (palustris) früher als Verfälschung von Rhizoma Calami vorkam. In der Homöopathie ist „Iris Pseudacorus" (Essenz aus frischem Wurzelstock) ein weniger wichtiges Mittel.

4.) I. foetidissima. „Offizineller Teil: Die Wurzel (radix Xyridis, Spatulae foetidae) ... Wird jetzt kaum mehr als Arzneimittel gebraucht". In der Homöopathie ist „Iris foetidissima" (Essenz aus frischem Wurzelstock) ein weniger wichtiges Mittel.

5.) I. versicolor. „Davon wird in Amerika die Wurzel (rad. Iridis versicoloris) gegen Wassersucht usw. gebraucht". Im Hager, um 1930, steht bei Rhizoma Iridis versicoloris: „Anwendung. Tinktur bei Nierenleiden und als Purgans". In der Homöopathie ist „Iris - Schwertlilie" (I. versicolor L.; Essenz aus frischem Wurzelstock; Hale 1867) ein wichtiges Mittel.

6.) I. tuberosa. „Wächst in Italien und Griechenland ... Offizineller Teil: Die Wurzel (?). Man leitet davon die H e r m o d a t t e l n ab, die aber eher von einer Art Colchicum kommen."

So weit Geiger. Seit Mitte 19. Jh. wird als Stammpflanze von Radix bzw. Rhizoma Iridis auch I. pallida Lam. genannt (Wiggers, um 1850; DAB's ab 1882). Nach Wiggers werden aus der offizinellen Droge Kügelchen gedreht, P i s a I r i d i s , die bei Fontanellen angewendet werden.

Schließlich Angaben in Hoppe-Drogenkunde, 1958: I.) *Kap. I. pallida;* verwendet werden 1. das Rhizom („Expectorans, Mucilaginosum. - In der Homöopathie bei Migräne, Ischias, Gastroenteritis mit Koliken. - Geruchskorrigens bei Zahnpulvern, Waschmitteln, Riechkissen, Streupudern. - Räuchermittel ... Zur Herstellung von Rhizoma Iridis tornatum = pro infantibus, die aus gedrechselten Stücken bestehen. Früher als Kaumittel für zahnende Kinder verwendet"); 2. das äther. Öl des Rhizoms („Medizinisch als Expectorans"); I. florentina und I. germanica werden ebenfalls zur Gewinnung der Droge herangezogen. II.) *Kap. I. versicolor* (= I. virginica); verwendet wird das Rhizom („In der Homöopathie Catharticum, Emeticum und Diureticum (frisches Rhizom). Bei Migräne mit Leberaffektionen und Migräne an Ruhetagen, sog. „Sonntagsmigräne", bei Hemicranie").

Isatis

I s a t i s siehe Bd. II, Exsiccantia; Succedanea. / V, Indigofera.

G r o t-Hippokrates; B e r e n d e s-Dioskurides (Kap. W a i d); S o n t h e i m e r-Araber; F i s c h e r-Mittelalter: **I. tinctoria L.** (isatis, s a n d i x , w e i t h , a l u t a ; Diosk.: isatis, r u t a).

B e ß l e r-Gart: Die Glosse V i t r u m (g l a s) „gilt sicher für den Waid".
H o p p e-Bock (Kap. Waidt); Geiger-Handbuch: I. tinctoria L. (F ä r b e r -
w a i d , P a s t e l , deutscher Indig).
Z i t a t-Empfehlung: **Isatis tinctoria (S.).**

Dragendorff-Heilpflanzen, S. 254 (Fam. C r u c i f e r a e); Bertsch-Kulturpflanzen, S. 239—243.

Dioskurides unterscheidet 1. gebauten und 2. wilden Waid, die nach Berendes nur
Varietäten der gleichen Art waren (zu 1. Die Blätter des von den Färbern gebauten
Waid zerteilen als Umschlag Ödeme und Geschwüre, verkleben blutige Wunden,
stellen Blutflüsse, heilen fressende, kriechende, faulige Geschwüre, Entzündungen;
zu 2. Hat die gleichen Wirkungen, hilft auch innerlich und äußerlich bei Milz-
leiden). Kräuterbuchautoren des 16. Jh. übernehmen solche Indikationen.
Die Pflanze wurde zur Farbstoffgewinnung in Deutschland angebaut. Bertsch-
Kulturpflanzen schreibt dazu: „Wohl den wichtigsten Farbstoff des deutschen
Mittelalters und der deutschen Frühzeit, ein schönes Indigoblau, lieferte der Waid";
Anbau besonders in Thüringen und am Niederrhein, auch im Brandenburgischen;
Export nach Niederlanden und England; „als im Jahr 1560 der Seeweg nach Ost-
indien entdeckt war, erstand dem Waid im I n d i g o ein gefährlicher Wettbewer-
ber, der nicht nur billiger, sondern auch ergiebiger, lebhafter und beständiger
war"; allmählich wurde der Waid zurückgedrängt; durch Kontinentalsperre noch
einmal kleiner Auftrieb; Todesstoß durch Anilinfarben im 19. Jh.
Als Droge für die offizielle Therapie kaum von Bedeutung. In Ap. Braunschweig
1666 waren 2 lb. Cinis isatidis vorrätig. Geiger, um 1830, schreibt über Herba
Isatidis (auch Hb. G l a s t i genannt): „Ehedem gebrauchte man die Waidblätter
äußerlich und innerlich gegen mancherlei Krankheiten. Jetzt beschränkt sich ihr
Gebrauch mehr auf die Färberei. Man benutzt sie zum Blau- und Grünfärben
(Waidküpe). Auch läßt sich aus ihnen guter Indig bereiten, auf ähnliche Art wie
aus Indigofera".

Jacaranda

Geiger, um 1830, nennt unter den Pflanzen, die in neueren Zeiten als Arzneimittel angepriesen werden: C a r o b b a , Blätter aus Brasilien, ein Wundmittel.
Dragendorff-Heilpflanzen, um 1900 (S. 610 uf.; Fam. B i g n o n i a c e a e), nennt
7 J.-Arten, darunter J. Copaia Don. (= **J. procera Spreng.,** B i g n o n i a Copaia
Aubl.); Blatt (C a r a b a) Tonicum, Diaphoreticum, Diureticum, gegen Gonorrhöe, zu Bädern bei Syphilis, Bubonen, Gicht, Rheuma. In Hager-Handbuch,
um 1930, ist ein Kap. Caraba; Folia Carabae (von J. copaia Don.) sind Diureticum
und Blutreinigungsmittel. Auch von anderen J.-Arten wird diese Droge gewonnen,
sie sind sowohl bei Hager, als auch in Hoppe-Drogenkunde, 1958, im Kap. J. pro-

cera genannt. In der Homöopathie ist „Jacaranda Caroba" (Tinktur aus getrock-
neten Blättern; Mure 1849) ein wichtiges Mittel.
Eine weitere Art bei Dragendorff ist J. acutifolia H. et B. (Schreibweise nach
Zander-Pflanzennamen: **J. mimosifolia D. Don.**, früher: J. ovalifolia R. Br. und
J. acutifolia Humb. et Bonpl.); Frucht Antisyphiliticum und Adstringens, äußer-
lich bei Bubonen. Nach Hoppe liefert diese Art Fructus Jacarandae, ein gerbstoff-
haltiges Adstringens.
Z i t a t-Empfehlung: **Jacaranda procera (S.); Jacaranda mimosifolia (S.).**

Jasminum

J a s m i n (u m) siehe Bd. V, Coffea; Gardenia; Gelsemium; Philadelphus; Plumeria.

H e s s l e r-Susruta: J. zambac; J. arborescens; J. arabicum; J. auriculatum;
J. grandiflorum; J. multiflorum; J. pubescens.
B e r e n d e s-Dioskurides: Kap. Jasminöl, J. officinale L.?
T s c h i r c h-Sontheimer-Araber: J. sambac L.
F i s c h e r-Mittelalter: J. officinale L. (J. fruticans u. J. humile); J. Sambac Vahl
(s a m b a c u s, l e u c o y a); **J. grandiflorum L.** (j a u s e m i n ; Arab. b.
Mesue).
B e ß l e r-Gart: J. sambac (L.) Soland.
G e i g e r-Handbuch: J. officinale L.; J. Sambac Persoon (= N y c t a n t e s
Sambac L.); J. grandiflorum L.
H a g e r-Handbuch: Jasminum.
Z a n d e r-Pflanzennamen: **J. officinale L.; J. sambac (L.) Ait.**
Z i t a t-Empfehlung: **Jasminum officinale (S.); Jasminum grandiflorum (S.); Jas-
minum sambac (S.).**

Das wohlriechende Jasminöl wird nach Dioskurides durch Sesamöl aus den Blüten
ausgezogen (zum Einreiben nach dem Bade zur Erwärmung und Erholung). Oleum
Jasmini ist in Taxen des 17./18. Jh. aufgenommen (T. Frankfurt/Main 1687 - hier
auch Flores Jasmini -; T. Württemberg 1741). Es wird nach Hagen, um 1780,
von J. officinale gewonnen, nach Geiger, um 1830, außerdem von J. Sambac und
J. grandiflorum. Er beschreibt die Herstellung (ebenso wie Hagen): „Man bereitet
es, indem Baumwolle mit Behennußöl getränkt und mit frischen Jasminblumen
geschichtet, einige Zeit in bedeckten Gefäßen der Sonnenwärme ausgesetzt wird.
Dann werden die Blumen weggeworfen, die Baumwolle mit neuen geschichtet,
und dieses so oft wiederholt, bis das Öl einen durchdringenden Jasmingeruch angenommen hat, worauf es von der Baumwolle durch Pressen entfernt wird. Dieses
ist die beste Bereitungsart. Ein minder gutes Jasminöl erhält man durch Infundie-
ren der Blumen mit Behennuß- oder Baumöl und Auspressen . . . Anwendung:

Blos als wohlriechendes Öl, um die Haare oder Haut einzureiben, zur Pomade usw.". Anwendung nach Hager-Handbuch, um 1930: „In der Parfümerie". In Asien und Afrika sind zahlreiche weitere J.-Arten und Anwendungsmöglichkeiten bekannt (Dragendorff-Heilpflanzen, S. 526; Familie O l e a c e a e ; als Synonyme für J. Sambac Ait. gibt er an: Nyctanthes Sambac L., M o g o r i u m Sambac Lam.).

Jateorhiza

C o l o m b o siehe Bd. II, Amara; Antidysenterica; Tonica. / IV, E 104; G 150, 1215. / V, Saussurea.
Zitat-Empfehlung: *Jateorhiza palmata (S.).*
Dragendorff-Heilpflanzen, S. 234 (Fam. M e n i s p e r m a c e a e); Tschirch-Handbuch III, S. 679 uf.;
W. Völksen, Zur Geschichte der Colombowurzel und ihrer Inhaltsstoffe, Arzneimittelforsch. *1* (1951), S. 418—421.

Nach Tschirch-Handbuch wurde J. Calumba Miers [Schreibweise nach Zander-Pflanzennamen: **J. palmata (Lam.) Miers**] „von den Eingeborenen von Mozambique seit langer Zeit als Mittel gegen Dysenterie und als Farbstoff benutzt. Von ihnen lernten die Portugiesen im 16. Jh. die Pflanze kennen . . . Die Portugiesen, die das Monopol besaßen, verheimlichten die Stammpflanze, brachten sie erst nach Indien und von dort nach Europa. Daher glaubte man lange, die Pflanze wachse in Indien, und Colombo auf Ceylon habe ihr den Namen gegeben".
Hagen, um 1780, schreibt über die „ K o l u m b a w u r z e l (Rad. Colombae, C a l u m b a e , C o l u m b o). Die Pflanze davon wächst ursprünglich auf dem festen Lande von Asien, ist aber von da nach Kolumba, einer Stadt auf der Insel Zeilon, verpflanzt worden, die damit ganz Ostindien versieht". Bei Geiger, um 1830, heißt die Pflanze M e n i s p e r m u m palmatum Lam. (= C o c c u l u s palmatus Coleb.): „Die seit 1685 zuerst durch Redi bekannt gewordene Columbowurzel kommt von dieser Pflanze, wovon sich 1770 zuerst Poivre, dann Commerson, später Lamark überzeugten. Aber erst seit Berry 1811 die Richtigkeit der Poivre'schen Erfahrung bewies, nahm man Notiz von derselben . . . Früher leitete man die Wurzel von einer Art B r y o n i a ab. - Wächst im östlichen Afrika, auf den Mascaren-Inseln . . . Officinell ist: die Wurzel, unter dem Namen Columbo-, Kalumba-Wurzel (radix Columbo, Colombo, Columbae, Calumbae) . . . Man gibt die Columbowurzel in Substanz, in Pulverform und Pillen, ferner im Aufguß und Abkochung. - Präparate hat man Extract . . . ferner Tinctur".
Aufgenommen in preußische Pharmakopöen. Ausgabe 1799-1813: Radix Columbo, von ungenügend bekannter Pflanze, etwa einer Bryonia (daraus bereitet Extractum Columbo); 1827-1829, von Menispermum palmatum Lamarck oder Cocculus palmatus Candoll.; 1848, von Cocculus palmatus Dec.; 1862, von Cocculus palmatus De Candolle (= Jateorrhiza palmata Miers.).

Aufgenommen in DAB's. Ausgabe 1872: Radix C o l o m b o , von Jateorrhiza Calumba Miers (= Cocculus palmatus Wallich); nach Hagers Kommentar dazu ist die Droge ein sehr kräftiges bitteres Tonicum, hilfreich bei Magen- und Darmkatarrh, bei Erbrechen Schwangerer, nervösem Erbrechen, chronischer Diarrhöe, Ruhr etc.; man benutzt das Extractum Colombo; Ausgabe 1882-1890, Stammpflanze wie vorher angegeben; 1890, von J a t r o r r h i z a palmata; so auch DAB 4 bis 6 (1926: „Radix Colombo - Kolombowurzel. Die in frischem Zustand in Querscheiben zerschnittenen, getrockneten, verdickten Teile der Wurzel von Jatrorrhiza palmata (Lamarck) Miers"); Zubereitungen daraus in Erg.-B. 6, 1941: Fluidextrakt, Tinktur, Wein. Anwendung der Droge nach Hager, um 1930: „Als schleimig-bitteres Mittel, die Verdauung anregend, auch in großen Gaben ohne Nachteil. Bei Dyspepsie mit Diarrhöe, chronischen Durchfällen der Phthisiker, Cholera infantium, im Dekokt oder als Tinktur". Hoppe-Drogenkunde, 1958, Kap. Jatrorrhiza palmata, gibt an: „Adstringens, Tonicum. Bei Ruhr. Bei Magen- und Darmkatarrhen". In der Homöopathie ist „Colombo - Colombowurzel" (Tinktur aus getrockneter Wurzel) ein wichtiges Mittel.

Jatropha

J a t r o p h a siehe Bd. V, Hevea; Manihot.
Zitat-Empfehlung: *Jatropha curcus (S.); Jatropha gossypifolia (S.); Jatropha multifida (S.).*
Dragendorff-Heilpflanzen, S. 382 uf. (Fam. E u p h o r b i a c e a e).

Nach Fischer-Mittelalter könnte bei I. el B.: J. gossipifolia vorkommen.
Im 19. Jh. fanden die Samen von J.-Arten (B r e c h n u ß) einige Beachtung, besonders von **J. curcas L.** (= C u r c a s purgans Endl., C a s t i g l i o n i a lobata R. et P.), sie wurden - bei drastisch purgierender Wirkung - Semen R i c i n i majoris, F i c u s infernalis, N u c e s c a t h a r t i c a e americanae genannt. Geiger, um 1830, berichtet, daß man in Amerika durch Kochen mit Wasser ein sehr scharfes Öl, H ö l l e n ö l , O l e u m i n f e r n a l e , Ol. C i c c i n u m, als Purgiermittel daraus gewinnt. In der Homöopathie ist „Jatropha Curcas" (Tinktur aus reifen Samen; Buchner 1840) ein wichtiges Mittel geblieben. Außerdem ist in der Homöopathie „Jatropha gossypifolia" (**J. gossypifolia L.**; Tinktur aus reifen Samen) ein weniger wichtiges Mittel. Geiger, um 1830, erwähnt den Gebrauch der Blätter. Außerdem nennt er:
J. multifida L. (= Curcas multifidus Endl., A d e n o r o p i u m multifid. Pohl), deren Samen N u c e s p u r g a n t e s , A v e l l a n a purgatrix Been, genannt werden.
J. opifera Mart. (= J. officinalis Pohl), von der die Wurzel gebraucht wird.

Jeffersonia

Nach Dragendorff-Heilpflanzen, um 1900 (S. 233; Fam. B e r b e r i d e a e ; jetzt
B e r b e r i d a c e a e), wird von der nordamerikanischen J. diphylla Pers. (= P o -
d o p h y l l u m diphyllum L.) die „Wurzel als Diaphoretic. und Diuretic., gegen
Rheuma und Syphilis empfohlen". Hoppe-Drogenkunde, 1958, bemerkt: „Die
Wurzel wird als Falsche H y d r a s t i s angeboten". Bezeichnung nach Zander-
Pflanzennamen: **J. diphylla (L.) Pers.**

Joannesia

Dragendorff-Heilpflanzen, um 1900 (S. 382; Fam. E u p h o r b i a c e a e), nennt
die brasilianische **J. princeps Vell.** (Fruchtschale adstringierend und zum Betäuben
der Fische gebraucht, Same als Purgans und gegen Wassersucht). Nach Hoppe-
Drogenkunde, 1958, ist Fructus Joannesiae „Diureticum. In Brasilien bes. bei
Leberleiden und Gelbsucht. Die Samen werden als Abführmittel benutzt"; das
fette Oleum Joannesiae ist „zur Seifenfabrikation und Firnisherstellung geeignet".
Z i t a t-Empfehlung: **Joannesia princeps (S.).**

Juglans

J u g l a n s siehe Bd. II, Antisyphilitica. / V, Carya.
N u ß siehe Bd. IV, G 957, 1752.
W a l (l) n u ß siehe Bd. II, Adstringentia; Prophylactica. / IV, C 29; G 1553. / V, Chelidonium.

B e r e n d e s-Dioskurides (Kap. W a l l n ü s s e); S o n t h e i m e r-Araber;
F i s c h e r-Mittelalter: **J. regia L.** (n u c i n u s, n u x u s u a l i s s. m a g n a
s. g a l l i c a, w e l s c h n u ß ; Diosk.: k a r y a basilica).
H o p p e-Bock: J. regia L. (B a u m n u ß , Welschnuß).
G e i g e r-Handbuch; Hager-Handbuch: J. regia L., **J. cinerea L.**
Z i t a t-Empfehlung: **Juglans regia (S.); Juglans cinerea (S.).**

Dragendorff-Heilpflanzen, S. 160 uf. (Fam. J u g l a n d a c e a e); Tschirch-Handbuch III, S. 114; Bertsch-
Kulturpflanzen, S. 119—122.

Nach Dioskurides werden W a l n ü s s e vielfältig verwandt (sie erregen Brechen,
sind gegen tödliche Gifte - mit Feigen und Raute genommen -, treiben den Bandwurm; als Umschlag, mit Honig und Raute, gegen entzündete Brüste, Abzesse,
Verrenkungen; gegen Bisse; zerquetschte alte Kerne als Kataplasma gegen Gangrän, Karbunkel, Tränensackleiden; Umschlag mit frischen Schalen auf blutunter-
laufene Stellen); sie werden auch gebrannt (fein zerrieben, mit Wasser, stellt die
Menstruation), ebenfalls die Schale (für Haarpomade); man preßt ein Öl daraus.
Entsprechende Indikationen in Kräuterbüchern des 16. Jh.

In Ap. Lüneburg 1475 waren 3 qr. einer Confectio nucum vorrätig. In T. Worms 1582 stehen Nucum iuglandium nuclei (Baumnußkerne), Cortex Juglandis exteriores (G u l i o c a e , Die grüne eusserste Schale der Baumnüsse), Oleum (express.) Nucum iuglandis (N u ß ö l , Baumnußöl). Die T. Frankfurt/M. 1687 führt ein Oleum Nucum seu Juglandium expressum und Cortex Juglandium viridium (grüne Nußschalen). In Ap. Braunschweig 1666 waren vorrätig: Cortex juglandi (10 lb.), Herba nucum foliorum ($^1/_4$ K.), Aqua nuc. jugland. (2 St.), Condita nuc. j. (22 lb.), Oleum nuc. j. ($4^3/_4$ lb.), Roob nucum (12 lb.).

Die Ph. Württemberg 1741 führt: Conditum Nucum Juglandium, Oleum (expressum) Nucum J., Balsamum Nucistae, Roob Nucum. Die Stammpflanze heißt bei Hagen, um 1780: Wallnußbaum (Iuglans regia); ist in Persien wild und wird bei uns häufig gezogen; die Früchte heißen W a l l n ü s s e oder W ä l s c h e N ü s s e (Fructus Iuglandis, Nuces regiae). Die Ph. Preußen 1799 führt: Nuces juglandes immaturae (unreife Wallnüsse, von Juglans regia; der Baum wird bei uns kultiviert) und Extractum Nucum Juglandis; DAB 1, 1872: Cortex Fructus Juglandis (grüne Wallnußschalen, auch Cortex Nucum Jugl. genannt) u. Folia Juglandis; diese noch in DAB 6, 1926 („Die getrockneten Fiederblättchen von Juglans regia Linné"). In Erg.-B. 6, 1941, stehen Extractum Juglandis Folii (Walnußblattextrakt), Extractum Juglandis Nucis (Walnußschalenextrakt), Oleum Juglandis (Nußöl).

Anwendungen nach Geiger, um 1830: „Man gibt die getrockneten unreifen Nüsse und Nußschalen in Abkochung. - Präparate hat man daraus Extract (extr. nuc. Juglandium), aus dem frischgepreßten Saft zu bereiten. Sie sind auch Bestandteil des Pollinischen Decocts (decoctum Pollini). Die Kerne verordnet man zuweilen als Wurmmittel; durch Auspressen geben sie viel fettes Öl (ol. nuc. Jugland.). Die innere scharfe Rinde wurde als Brechmittel verordnet; auch legte man sie auf die Handwurzel und Fußsohlen, um Blasen zu ziehen. Die Wurzel gab man in Abkochung gegen Fieber, Gicht usw. Die Blätter auch äußerlich gegen Podagra, und das Pulver des Oberhäutchens der Kerne gegen Kolik usw. - Die Kerne sind eine beliebte Speise, das Öl wird in Haushaltungen zu Salat usw. gebraucht, in der Ölmalerei als austrocknendes Öl benutzt. Die unreifen Früchte werden auch, nachdem man sie durch wiederholtes Macerieren mit Wasser eines Teils ihrer Schärfe beraubt hat, mit Zucker und Gewürz eingemacht, zum Teil als Würze an Speisen gebraucht, auch verordnet man sie Rekonvaleszenten. Mit Branntwein übergossen und mit Zucker und Gewürz versetzt, geben sie einen angenehmen, kräftigen, magenstärkenden Likör, Nußliqueur. - Die Abkochung der Blätter und äußeren Schalen färben dauerhaft gelbbraun ... Auch sollen sie die Wanzen vertreiben. Das Laub rauchen einige wie Tabak".

Anwendungen nach Hager, um 1930: Getrocknete grüne Walnußschalen werden nur selten, ähnlich wie die Blätter, angewandt; die frischen Schalen dienen zur Herstellung von Haarfärbemittel. Walnußblätter: „innerlich in der Volksmedizin als Aufguß oder Abkochung bei Scrophulose. Äußerlich (selten) zu Augenbähungen, Umschlägen, Bädern, als Extrakt auch zu Einspritzungen. Waschungen mit Walnußblätteraufguß wendet man bei Haustieren an, um sie vom Ungeziefer zu befreien". Das fette Walnußöl ist ein Speiseöl. Angaben in Hoppe-Drogenkunde, 1958, Kap. J. regia: verwendet werden 1. das Blatt („Adstringens, bes. bei Magen- und Darmkatarrhen, äußerlich bei Hautleiden, Geschwüren, Augenentzündungen. - In der Volksheilkunde als „Blutreinigungsmittel" bei Frostleiden. Gegen Ungeziefer, bes. in Form von Waschungen"); 2. die Fruchtschale (getrocknete, grüne) („Schweißhemmendes Mittel, Adstringens. - Zu Bädern und Umschlägen. - In der Veterinärmedizin. - In der Likörfabrikation. - Frische Walnußschalen in der Kosmetik zu Haarfärbemitteln"); 3. die Nuß („Nahrungs- und Genußmittel"); 4. das fette Öl der Kerne („Speiseöl. - Für kosmetische Zwecke"). In der Homöopathie ist „Juglans - Walnuß" (Essenz aus gleichen Teilen frischer, grüner Fruchtschalen und Blätter; Müller 1847) ein wichtiges Mittel.

Geiger erwähnt als weitere Art J. cinerea L. (graue Wallnuß). „Ein in Nordamerika einheimischer Baum . . . Davon wird nach Kerr die innere Rinde und das Extrakt in Amerika als Arzneimittel gebraucht". Anwendung von Cortex Juglandis cinereae nach Hager, um 1930: „Als Abführmittel bei Magen- und Darmkrankheiten, in Pillen". In der Homöopathie ist „Juglans cinerea - Graue Walnuß" (J. cinerea L.; Essenz aus der inneren, frischen Rinde der Äste, des Stammes und der Wurzel; Hale 1867) ein wichtiges Mittel.

Juncus

Juncus siehe Bd. V, Butomus; Cymbopogon; Luzula; Scirpus.
Binse siehe Bd. V, Butomus; Luzula.

D e i n e s - Ägypten: „Mark der B i n s e ".
B e r e n d e s - Dioskurides: Kap. S u m p f s c h o i n o s , J. maritimus L. u. a. Arten?
S o n t h e i m e r - Araber: Juncus.
F i s c h e r - Mittelalter: J. spec. (a l g a , s i m e z , b i n z , w a s s e r s e m d e n); J. maritimus L. (juncus, b r o l a ; Diosk.: oxyschoinos, i u n c u s marinus).
H o p p e - Bock: Kap. B i n t z e n (S y m p s e n), **J. effusus L.** und J. glaucus Ehrh. [Schreibweise nach Schmeil-Flora: **J. inflexus L.**].
G e i g e r - Handbuch: J. effusus (F l a t t e r b i n s e).
Z i t a t - Empfehlung: **Juncus inflexus (S.); Juncus effusus (S.); Juncus conglomeratus (S.).**

Dragendorff-Heilpflanzen, S. 112 (Fam. J u n c a c e a e).

Vom Sumpfschoinos gibt es nach Dioskurides mehrere Arten (geröstete Frucht stellt den Bauch und roten Fluß, treibt Harn; Blätter als Umschlag gegen Spinnenbisse. Der Schoinos von Euripos hat eine schlafmachende Frucht); nach Berendes lassen sich die Arten nicht sicher identifizieren, er nennt J.-Arten (besonders J. maritimus L.) und → S c i r p u s-Arten.

Nach Hoppe beschreibt Bock, um 1550, 2 Arten von „Bintzen"; Verwendung in Anlehnung an Dioskurides (Samen mit Wein gegen Dysenterie und Menorrhöe).

Bei Geiger, um 1830, wird die Flatterbinse erwähnt; „in neuester Zeit hat man die Wurzel (rad. Junci effusi) dieser lange schon als Volksmittel gegen Gries- und Steinbeschwerden benutzten Pflanze mit Erfolg angewendet". Hoppe-Drogenkunde, 1958, hat ein kurzes Kap. J. conglomeratus [Schreibweise nach Schmeil: **J. conglomeratus L.** = J. leersii Marss.]; verwendet wird die Wurzel (Binsenwurzel) als Mucilaginosum. Erwähnt wird auch J. effusus; Mark der Stengel als Diureticum benutzt. In der Homöopathie ist „Juncus effusus - Binse" (Essenz aus frischem Wurzelstock; Buchner 1852) ein wichtiges Mittel.

Juniperus

J u n i p e r u s siehe Bd. II, Analeptica; Alexipharmaca; Antiarthritica; Antiparalytica; Antisyphilitica; Cephalica; Diuretica; Emmenagoga; Hydropica; Lithontriptica; Nervina; Otica. / III (Essentia Succini juniperina; Pix Juniperi). / IV, A 1; C 62; D 8; E 72; G 873, 957, 967, 1062, 1748. / V, Boswellia; Pimenta; Tetraclinis.

K a d e ö l siehe Bd. IV, E 288.

S a d e b a u m siehe Bd. IV, C 10; E 90.

S e v e n b a u m oder -bom, auch S e w e n b o u m siehe Bd. V, Diphasium; Myricaria; Tamarix.

W a c h o l d e r siehe Bd. II, Carminativa; Diuretica. / IV, B 4; C 23; E 85, 90, 102, 160, 240, 244, 359; G 226, 228, 957, 1553, 1808.

W a c h o l d e r b e e r e n siehe Bd. III (Elixir pestilentiale). Wacholderbeeröl, Wacholdergeist, Wacholdermus, Wacholderöl, Wacholderteer siehe Bd. III, Reg.

S a b i n a siehe Bd. II, Abortiva; Antirheumatica; Catalotica; Diuretica; Emmenagoga; Exsiccantia; Putrefacientia. / IV, A 31; G 1809.

D e i n e s-Ägypten: „ W a c h o l d e r ".

G r o t-Hippokrates: - - J. oxycedrus (Holz, Öl).

B e r e n d e s-Dioskurides: - Kap. C e d e r , J. communis L. und J. excelsa M. B. - - Kap. Wacholder, J. Oxycedrus L. und J. phoenicica L. - - - Kap. S a d e b a u m , J. Sabina L. var. cupressifolia und var. tamariscifolia.

S o n t h e i m e r-Araber: - - J. Oxycedrus - - - J. Sabina + + + J. phoenicea; J. macrocarpa.

F i s c h e r-Mittelalter: - **J. communis L.**, im Süden J. phoenicea und **J. oxycedrus L.** (juniperon, a r c o t i d o s , g e n i p e r u s , w a k a l t e r , r e c o l t e r , s p u r c h a , s p o r a , w e c h o l d e r , kraumetper, wegholler; Diosk.: a r - k e u t h i s , juniperus) - - J. sabina Garcke (s a w i n a , a n t i r o n , b r a - t e o s , s e u i n b o m , savenbom, seuvenbom, seffenpaum, s e g e l p a u m , s i b e n b a u m ; Diosk.: b r a t h y o s , h e r b a s a l i n a) + + + J. excelsa M. Bieberst. (c e d r u s , cederboum; Diosk.: k e d r o s).

B e ß l e r-Gart: Kap. B e r n i x, S a n d a r a k h a r z von → T e t r a c l i n i s, bei den Arabern auch das Harz anderer Cupressaceen, besonders Walcholderharz.
H o p p e-Bock: - Kap. Weckholterbaum, J. communis L. - - - Kap. Sevenbaum, **J. sabina L.**
G e i g e r-Handbuch: - J. communis (K r a m m e t s w a c h o l d e r, K a d-d i g b e e r e n s t r a u c h) - - J. oxycedrus u. J. phoenicica - - - J. Sabina + + + J. virginiana; J. bermudiana; **J. turifera L.**
H a g e r-Handbuch: - J. communis L. - - J. oxycedrus L. - - - J. sabina L. (= S a-b i n a officinalis Garcke) + + + **J. virginiana L.; J. phoenicea L.;** J. thurifera var. gallica.
Z i t a t-Empfehlung: **Juniperus communis** (S.); **Juniperus oxycedrus** (S.); **Juniperus sabina** (S.); **Juniperus turifera** (S.); **Juniperus virginiana** (S.); **Juniperus phoenicea** (S.).

Dragendorff-Heilpflanzen, S. 70 uf. (Fam. C u p r e s s i n e a e ; Schmeil-Flora: Fam. C u p r e s s a-c e a e); Tschirch-Handbuch II, S. 53 (Wacholder); V. J. Brøndegaard, Der Sadebaum als Abortivum, Sudh. Archiv 48 (1964), 331—351.

(J u n i p e r u s c o m m u n i s)
Der gemeine Wacholder hat bei den alten Hochkulturen und bei den Arabern eine untergeordnete Rolle gespielt, man meint, ihn bei Dioskurides im Kap. Ceder als deren kleine Art identifizieren zu können. Dagegen war der Wacholder schon im mittelalterlichen Abendland eine wichtige Arzneipflanze. Bock, um 1550, lehnt sich in der Beschreibung der Wirkung an das Kapitel vom Wacholder bei Dioskurides an, in dem jedoch von anderen J.-Arten die Rede ist; man erkennt die vielartigen Möglichkeiten:
Früchte (bei Magenbeschwerden, Blähungen, Leibschmerzen, Husten, Pest, als Diureticum, Antidotum, Emmenagogum);
Öl aus Beeren und getrocknetem Holz gegen Hauterkrankungen;
Holz- und Rindenasche mit Wein als Diureticum, mit Wasser zur Einreibung bei Lepra.
In Ap. Lüneburg 1475 waren vorrätig: Juniperi [das sind Beeren] (4 lb.) und Oleum Juniperi (½ lb.). In T. Worms 1582 kommen vor: Baccae Juniperi (Baccae Granaturdorum, A r c e u t h i d e s ; K r a m m e t b e e r e n), Lignum Juniperi, Gummi Juniperi (V e r m i x, S a n d a r a c a), Extractum granorum Juniperi, Sirupus extractionis granorum Juniperi Theodori, Oleum stillatitium granorum Juniperi und Ligni Juniperi (Wacholderbeer- und Wacholderholzöl). Die Herstellung dieser beiden Öle - aus den Beeren durch Destillation so, wie Wein destilliert wird, aus dem Holz durch trockene Destillation - schildert Cordus in Ph. Nürnberg 1546.
In Ap. Braunschweig 1666 waren vorhanden: Junip. baccarum (200 lb.), Pulvis granor. J. (4½ lb.), Extractum bacc. J. (20 Lot), Oleum bacc. J. (12 Lot), Oleum J. ex baccis (3 lb., 8 Lot); Lignum J. (49 lb.), Oleum J. ex ligno (1 lb.); Acetum J.

($^1/_4$ St.), Aqua J. ($^1/_2$ St.), Electuarium J. ($6^1/_2$ lb.), Roob J. (11 lb.), Sal J. [aus Asche] (5 Lot), Spiritus J. per se dest. (8 Lot), Spiritus J. cum Spir. vini (9 St.), Sandaraca arabica ($13^1/_2$ lb.).

Die Ph. Württemberg 1741 führt: Baccae Juniperi (Resolvens, Carminativum, Diureticum, Alexipharmacum), daraus Aqua Bacc. J. destillata, Oleum destillatum (mit Wasserdampf), Roob, Spiritus (mit Alkohol destilliert); Lignum juniperinum (Sudoriferum, Diureticum, bei Lymph- und Katarrh-Erkrankungen, als Dekokt; zu Räucherungen); Herba J. (Summitates Juniperi, Wacholder Lympff, Wacholdersprossen; Balsamicum, Antiscorbuticum, Alexipharmacum, Diureticum); Gummi Juniperi (Sandaracha Arabum, Vernix sicca, Wacholderharz; Verwendung wie Mastix, zu Räucherungen, vor allem für Firnis).

Viele dieser Präparate hatten weiterhin Bestand. Die hohe Wertschätzung zeigt die sonst so gekürzte Ph. Preußen 1799. Sie führt: *Fructus Juniperi* (offizinell noch DAB 7, 1968. Nach Hager, um 1930: innerlich schweiß- und harntreibend, als Tee; mit Alkohol digeriert bei Wassersucht, Erkrankungen der Harn- und Geschlechtsorgane, bei Gicht und Rheuma; äußerlich zu Räucherungen, Bädern und Kräuterkissen; Kuchengewürz; zur Herstellung von Schnäpsen, wie S t e i n - h ä g e r , G i n , G e n e v e r , M a c h a n d e l . In der Homöopathie ist „Juniperus communis - Wacholder" (Essenz aus frischen, reifen Beeren; Hale 1875) ein wichtiges Mittel).

Lignum Juniperi (offizinell in Preußen bis 1829, in Hannover bis 1862; in Erg.-B. 6, 1941: „Das getrocknete Wurzel-, Stamm- und Astholz von Juniperus communis L.").

Sandaraca, Wacholderharz von J. communis et J. Oxycedrus (1813 nicht mehr von Wacholder, sondern von T h u j a articulata Vahl.).

Oleum Baccarum Juniperi (später als Oleum Juniperi bezeichnet; offizinell bis DAB 7, 1968; das ätherische Öl der Beeren von Juniperus communis L.; nach Hager hauptsächlich als Volksheilmittel innerlich und äußerlich).

Succus Juniperi inspissatus (= Roob Juniperi; offizinell bis DAB 6, 1926).

Im Hager, um 1930, sind noch folgende weitere Präparate genannt: Spiritus Juniperi — Wacholderspiritus des DAB 6 (aus Wacholderöl, Weingeist u. Wasser; früher, bis DAB 5, 1910, aus Wacholderbeeren mit verd. Alkohol destilliert; in preußischen Pharmakopöen erstmals 1827).

Oleum Juniperi e Ligno, Wacholderholzöl (in Erg.-B. 6, 1941, eine Mischung aus Wacholderöl und gereinigtem Terpentinöl; früher, z. B. Erg.-B. 2, 1897, aus frischem Wacholderholz mit Wasser destilliert; vereinzelt in Pharmakopöen, z. B. Hamburg 1852).

Anwendung von J. communis nach Hoppe-Drogenkunde, 1958: 1. das Holz („Diureticum, Diaphoreticum. - In der Volksheilkunde als ‚Blutreinigungsmittel', bei Hautleiden, Gicht, Rheuma. - Zu Räucherzwecken, oft in gefärbtem Zustand"); 2. das äther. Öl des Holzes („Einreibemittel bei rheumatischen Erkrankungen"); 3. die Frucht („Diureticum . . . Harndesinfizienz. - Stomachicum und Carminativum. - In der Homöopathie Ableitungsmittel auf die Nieren . . . Bei Hydrops. - In der Volksheilkunde. - Magenstärkendes Mittel. - Zu Räucherungen und Bädern"; in Likör- und Schnapsindustrie, Veterinärmedizin, als Gewürz); 4. das Fruchtmus („Diureticum, Roborans, auch in der Homöopathie . . . Blutreinigungsmittel"); 5. das äther. Öl der Frucht („Diureticum. - Zur Herstellung von Einreibemitteln und Hautreizmitteln, bes. bei Rheuma und Gicht"); die Wacholderspitzen werden als Herba Juniperi bes. in der Volksheilkunde als Diureticum und ‚Blutreinigungsmittel' gebraucht. Von Kneipp bei Wassersucht empfohlen.

(J u n i p e r u s   o x y c e d r u s)
Der Wacholder des Dioskurides - er unterscheidet eine große und eine kleine Art - wird als J. oxycedrus L. und J. phoenicea L. gedeutet. Besonders die erste Art dürfte auch der Wacholder der Araber gewesen sein. Über die Wirkung wird berichtet, daß Wacholder scharf, urintreibend und erwärmend ist. Die Frucht ist mäßig erwärmend und zusammenziehend, gut für den Magen; gegen Brustleiden, Husten, Blähungen, Leibschneiden, Biß wilder Tiere; harntreibend, deshalb bei Krämpfen, inneren Zerreißungen und bei Mutterkrämpfen. Diese Angaben wurden später (vgl. Bock) auf J. communis L. übertragen.

Ein Präparat der arabisch-alchemistischen Zeit ist Oleum de Junipero, dessen Herstellung von Pseudo-Mesue im Grabadin (11./12. Jh.) beschrieben wird (trockene, absteigende Destillation von Wacholderholz). Es ist in den Arzneitaxen des 16. bis Anfang 19. Jh. verzeichnet, auch in vielen Pharmakopöen beschrieben. Ernsting, um 1750, vermerkt dazu, daß es meistens nur von den Bauern bei den Pferden gebraucht wird.

Mitte des 19. Jh. gibt es 2 Arten von Wacholderholzöl: das bei J. communis bereits beschriebene Oleum J. e Ligno (vorwiegend ätherisches Öl) und ein Teeröl, das dem alten Oleum Juniperi (Mesue usw.) entspricht. Geiger beschreibt es unter J. oxycedrus u. J. phoenicea; sie „liefern durch trockene Destillation des Holzes ein empyreumatisches Öl, K a d e ö l , O l e u m   C a d i n u m , welches äußerlich gegen Hautausschläge, Taubheit usw., vorzüglich aber gegen die Schafraude mit Erfolg angewendet wird". Im DAB 1, 1872, wird aufgenommen: Oleum Juniperi empyreumaticum (Kadeöl, von J. Oxycedrus L.), in DAB 6, 1926, heißt es P i x Juniperi - Wacholderteer, „durch trockene Destillation aus dem Holz und den Zweigen von Juniperus oxycedrus Linné und anderen Juniperusarten gewonnen". Anwendung (nach Hager, um 1930) selten innerlich als Anthelminticum; äußerlich entweder unvermischt oder in Salben und Linimenten bei Rheuma, Krätze, naßer Flechte, Schuppenflechte.

Hoppe-Drogenkunde schreibt im Kap. J. Oxycedrus über Verwendung des Holzteers: „Bei Hautleiden (Scabies und Flechten), Gicht, Rheuma, zu Salben und Linimenten. - Zusatz zu Haarwässern, Seifen etc.".

(S a b i n a)

Vom Sadebaum gibt es nach Dioskurides 2 Arten; die eine hat cypressenähnliche, die andere tamariskenähnliche Blätter. Bock, um 1550, macht in seiner Abbildung (nach Hoppe) die Heterophyllie sichtbar: junger Zweig mit nadelförmigen, abstehenden Blättern, neben älterem mit schuppenförmigen Blättern. Nach Dioskurides hemmen beide Blattarten um sich fressende Geschwüre; gegen Entzündungen, Karbunkel; sie führen Blut durch Urin ab und treiben den Foetus aus; zu Räucherungen und Salbölen. Bock lehnt sich an diese Beschreibung an.

In T. Worms 1582 ist als Krautdroge aufgenommen: Sabina (Savina, B r a t h y , B a r a t h r u m , B a r y t h o n ; Sevenbaum, Sevenpalme). In Ap. Braunschweig 1666 waren vorrätig: Herba Sabinae (2¹/₂ K.), Extractum S. (12 Lot), Oleum S. (dest.) (8 Lot.). In Ph. Württemberg 1741 sind beschrieben: Herba Sabinae (Herba Savinae vulgaris, Tamarisci folio, Sadebaum, M ä g d e b a u m ; Calefaciens, Incidens, Discutans; harntreibend; Abortivum; äußerlich als Dekokt bei Gliedbrand); Aqua (dest.) S., Extractum (ex Summitatibus) S., Oleum (dest.) Sabinae. Die Ph. Preußen 1799 nimmt auf: Herba Sabinae und Oleum Herbae Sabinae. In DAB 1, 1872, heißt die Krautdroge Summitates Sabinae (von Sabina officinalis Garcke); es gibt ferner Oleum S. und Extractum S., aus dem Unguentum S. bereitet wird. Im DAB 3, 1890, ist nichts mehr davon aufgenommen, aber alles in die Erg.-Bücher gelangt und darin geblieben. Hager, um 1930, schreibt über die Wirkung von Herba Sabinae: „Veraltet. Im Volke wird das Sadebaumkraut als Abortivmittel benutzt, nicht selten mit tödlichem Ausgang; das Kraut darf deshalb ohne ärztliche Verordnung nicht abgegeben werden, auch nicht als angebliches Ungeziefermittel". Im Kommentar zum DAB 1 berichtete Hager noch: Sabina ist ein sehr kräftiges Emmenagogum, weshalb sie im Handverkauf nicht abgegeben werden darf. Man gibt sie bei Mutterblutungen, atonischen Leukorrhöen, Sterilität, gichtigen, rheumatischen Leiden. Auf die kranke Haut appliziert, erzeugt sie Entzündung und wird daher äußerlich zur Zerstörung von Kondylomen, sowie zur Reizung schlaffer Wunden angewendet.

Nach Hoppe-Drogenkunde werden von J. Sabina verwendet: 1. die Zweigspitzen („Äußerlich gegen spitze Condylome, Polypen und Warzen . . . In der Homöopathie [wo „Sabina - Sadebaum" (Essenz aus frischen Zweigspitzen mit Blättern; Stapf 1826) ein wichtiges Mittel ist] bei Knochen- und Gelenkrheumatismus, bei Neigung zu habituellem oder bei drohendem Abortus. Bei sexueller Erregung"); 2. das äther. Öl (wie die Zweigspitzen; „stark hautreizendes Mittel, bei Neuralgien und Lähmungen").

(J u n i p e r u s   v i r g i n i a n a)

Geiger, um 1830, erwähnt diese Art; „das braune wohlriechende Holz dient zur Einfassung der Bleistifte". In der Homöopathie ist „Juniperus virginiana" (J. virginiana L.; Essenz aus frischen Zweigspitzen) ein weniger wichtiges Mittel. Nach

Hoppe-Drogenkunde, um 1950, verwendet man außer dem Holz (Lignum Juniperi virginiana oder Lignum Cedri; zu Räucherzwecken, für Bleistifte und Zigarrenkisten) auch das ätherische Öl (Oleum Ligni Cedri, C e d e r n h o l z ö l ; in Mikroskopie, Parfümerie und Seifenindustrie).

Kalmia

Geiger, um 1830, erwähnt von **K. latifolia L.**, daß die Blätter narkotisch wirken und in Amerika gegen Diarrhöen, äußerlich gegen Herpes gebraucht werden. Dragendorff-Heilpflanzen, um 1900 (S. 507; Fam. E r i c a c e a e), nennt 6 K.-Arten, darunter K. latifolia L. (Anwendung des Blattes wie bei Geiger angegeben, ferner gegen Syphilis, Krätze). Hoppe-Drogenkunde, 1958, hat ein kurzes Kap. K. latifolia; Verwendung der Blätter in der Homöopathie [dort ist „Kalmia - B e r g l o r b e e r " (Essenz aus frischen Blättern; Buchner 1852) ein wichtiges Mittel] bei entzündlichen Herzerkrankungen.
Z i t a t-Empfehlung: **Kalmia latifolia (S.).**

Kandelia

Dragendorff-Heilpflanzen, um 1900 (S. 468; Fam. R h i z o p h o r a c e a e), nennt K. Rheedii W. et Arn. (= R h i z o p h o r a Kandel L.) aus Malabar als tanninhaltige Rindendroge, die gegen Diabetes wirksam sein soll. Nach Hoppe-Drogenkunde, 1958, liefert die Pflanze Gerbrinde.

Knautia

S c a b i o s a siehe Bd. II, Diaphoretica; Expectorantia; Prophylactica; Quator Aquae. / IV, C 52; E 235; G 1752. / V, Centaurea; Succisa.
Zitat-Empfehlung: *Knautia arvensis (S.).*
Dragendorff-Heilpflanzen, S. 646 (Fam. D i p s a c e a e ; nach Schmeil-Flora: D i p s a c a c e a e).

Fischer-Mittelalter führt K. arvensis Coult. auf und verweist zugleich auf S c a b i o s a (a p o s t e m a, h e r b a v e n t i minor, h e r b a m i l i t u m, p a s t e m e n k r u t, g r i n t t w u r z, s c h o r f w o r z). Nach Beßler-Gart ist im Kap. Scabiosa (apostemen krut, s t i b e s, s t i b e o s, schorfworz) K. arvensis (L.) Coult. (=Scabiosa arvensis L.) gemeint. Bock, um 1550, bildet - nach Hoppe - im Kap. Von Pestemenkraut, K. arvensis C. ab (das erst unn fürnembst P e s t e m e n k r a u t, G r i n d k r a u t, Scaviosenkraut); er deutet die Pflanze nicht nach älterer Literatur, preist sie nur als beliebtes Arzneimittel (gegen Schmerzen an Brust- oder Bauchseiten, gegen Brustgeschwüre, Husten, eitrige Abzesse (= Apostemen); Saft gegen Hauterkrankungen, als Waschung gegen Kopfläuse);

entsprechend kann man, den Beschreibungen von Bock nach, auch C e n t a u r e a - Arten und Scabiosa columbaria L. verwenden.

In Ap. Lüneburg 1475 waren vorrätig: Aqua scabiose (8 St.). Die T. Worms 1582 führt: [unter Kräutern] Scabiosa (P s o r a Aetii, Herba apostematica, Scabiosenkraut, Pastemenkraut); Aqua (dest.) Scabiosae (Pastemenwasser). In T. Frankfurt/M 1687, als Simplicia: Herba Scabiosa (Scabiosen, Apostemkraut, Grindkraut), Radix S. (Apostemkrautwurtzel). In Ap. Braunschweig 1666 waren vorrätig: Herba scabiosae (2 K.), Radix s. (9 lb.), Aqua s. (6 St.), Aqua s. cum vino (1¼ St.), Essentia s. (2 Lot), Extractum s. (9 Lot), Syrupus s. (15 lb.).

Die Ph. Württemberg 1741 beschreibt: Herba Scabiosae (vulgaris majoris, pratensis, Scabiosen, Apostemkraut; Alexipharmacum, Traumaticum, Pulmonicum), Flores Scabiosae (Scabiosen-Blumen, Apostemkraut-Blüthe; wirkt wie das Kraut, für Conserva gebraucht); Aqua (dest.) S., Conserva Scabiosae. Die Stammpflanze heißt bei Hagen, um 1780: Scabiosa aruensis (Skabiose, Apostemkraut).

Geiger, um 1830, beschreibt Scabiosa arvensis; „offizinell ist das Kraut (herba Scabiosae). Ehedem waren noch die Wurzeln und Blumen (radix et flores Scabiosae) offizinell . . . Ehedem gebrauchte man die Pflanze innerlich bei Lungenkrankheiten, äußerlich gegen Geschwüre und Hautausschläge, jetzt sehr selten". In Hoppe-Drogenkunde, 1958, ist ein Kap. K. arvensis; das Kraut wird verwendet: „In der Homöopathie [dort ist „Knautia arvensis" (Essenz aus frischer blühender Pflanze) ein weniger wichtiges Mittel]. - In der Volksheilkunde als ‚Blutreinigungsmittel' bei chronischen Hautleiden."

Knowltonia

Geiger, um 1830, erwähnt - ebenso Dragendorff-Heilpflanzen, um 1900 (S. 228 uf.; Fam. R a n u n c u l a c e a e) - K. vesicatorea Sims. (= A d o n i s vesicatorea L., Adonis capensis Lam.); „eine auf dem Cap der guten Hoffnung einheimische, perennierende Pflanze . . . Davon werden die Blätter in Afrika als blasenziehendes Mittel gebraucht".

Krameria

R a t a n h (i) a siehe Bd. II, Adstringentia; Anthelmintica; Antidysenterica. / IV, E 91, 210, 291, 388; G 230, 483, 966. / V, Potentilla.
Zitat-Empfehlung: *Krameria triandra (S.).*
Dragendorff-Heilpflanzen, S. 304 uf. (Fam. L e g u m i n o s a e ; nach Hager-Handbuch: C a e s a l p i - n i a c e a e ; nach Zander-Pflanzennamen: K r a m e r i a c e a e); Tschirch-Handbuch III, S. 109.

Nach Geiger, um 1830, fand der spanische Botaniker H. Ruiz (in Peru) K. triandra „im Jahr 1779 und machte seine Erfahrungen über die Wurzel derselben 1783 in

Spanien bekannt. 1805 machte Willdenow in Deutschland zuerst auf dieselbe aufmerksam, aber erst 1813 und später wurde sie durch die Schriften von Ruiz und die Ärzte Reece, Harford, Hudarto u. a. in Deutschland mehr bekannt. Der Materialist Jobst in Stuttgart trug besonders zur Verbreitung dieses Mittels bei" [in Tschirch-Handbuch sind etwas abweichende und weitere Angaben zur Frühgeschichte gemacht]. Aufgenommen in Ph. Preußen 1829 (Ratanha, Radix; von K. Triandra Ruiz. Daraus bereitet Extractum R. und Tinctura R. saccharata); seit 1846 Stammpflanze **K. triandra Ruiz et Pavon.** - so in allen DAB's (1872-1968). Seit 1882 Schreibweise: Radix R a t a n h i a e . Offizinell blieb die Tinktur; Extrakt im Erg.-Buch.

Anwendung nach Geiger: „Man gibt die Wurzelrinde (der holzige Teil ist zu entfernen) innerlich in Substanz, in Pulverform (auch äußerlich als Zahnpulver usw.), in Latwergen und Pillen; ferner im Aufguß und Abkochung. - Präparate hat man: das Extrakt, welches als Handelsartikel aus Südamerika gebracht wird . . . ferner hat man mehrere Tinkturen (tinct. Ratanhiae simpl., composita et aromatica)".

Nach Hager's Kommentar, 1874, ist R a t a n h a ein kräftiges Adstringens und wird innerlich bei chronischen Durchfällen, atonischen Blutungen, Schleimflüssen der Respirations- und Urogenitalorgane, äußerlich zu Mund- und Zahnmitteln gebraucht. Nach Hager-Handbuch, um 1930: „Anwendung. Als Adstringens, innerlich als Pulver, häufiger als Abkochung oder als Tinktur bei Katarrhen der Schleimhäute, Durchfällen, innerlichen Blutungen. Äußerlich zu Mund- und Zahnwässern, bei Skorbut u. a. Mundkrankheiten. Auch zu Klistieren". In der Homöopathie ist „Ratanhia" (Tinktur aus getrockneter Wurzel; Hartlaub u. Trinks 1831) ein wichtiges Mittel.

Geiger erwähnt ferner K. Ixina (antillische Kramerie); liefert radix Ratanhiae Antillorum; „sie soll gleiche Eigenschaften wie die vorhergehende haben". Bei Dragendorff-Heilpflanzen, um 1900, heißt diese Pflanze: K. tomentosa St. Hil. In Hager-Handbuch wird K. ixina L. unter Verwechslungen und Verfälschungen der in Deutschland offizinellen Droge angegeben, ist - nach Hager-Handbuch, Erg.-Bd. 1949 - jedoch andernorts gebräuchlich, wie auch K. argentea Mart. und K. lanceolata Torr.

Laburnum

Nach Fischer ist in mittelalterlichen Quellen C y t i s u s Laburnum L. mehrfach gemeint (a r b o r t r i f o l i i , a v o r n u s , a n o n u s , c a l e n d i) [Schreibweise nach Zander-Pflanzennamen: **L. anagyroides Medik.**]. Die Pflanze ist - nach Hoppe - bei Bock, um 1550, im Kap. B a u m b o n e n ohne Angabe von Anwendungen abgebildet. Geiger, um 1830, erwähnt Cytisus Laburnum (B o h - n e n b a u m , Alpen-Ebenholz, goldener Regen); ehedem wurden die Blätter (folia Laburni) gebraucht; man hat sie als zerteilend, schleimlösend, treibend usw.

angewendet; die Samen wirken drastisch brechen- und purgieren-erregend; das sehr dauerhafte gelbe, dunkler geaderte Holz dient zu allerlei Gerätschaften, Instrumenten usw. Nach Hoppe-Drogenkunde, 1958, verwendet man die Blüte (zur Darstellung des Cytisins) und Samen („früher als Drasticum, Emeticum, Diureticum. - In der Homöopathie als Nerventonikum. - Zur Darstellung des Cytisins. - C y t i s i n und seine Salze werden bei Angstzuständen, Asthma, Erbrechen verordnet").

In der Homöopathie ist „Cytisus Laburnum - G o l d r e g e n" (Essenz aus frischen Blättern und Blüten) ein wichtiges Mittel.

Z i t a t-Empfehlung: **Laburnum anagyroides (S.).**

Dragendorff-Heilpflanzen, S. 313 (Fam. L e g u m i n o s a e ; unter Cytisus).

Lachnanthes

Nach Dragendorff-Heilpflanzen, um 1900 (S. 131; Fam. H a e m o d o r a c e a e), wird von **L. tinctoria Ell.** (= D i l a t r i s carolinana Lam., Dil. tinct. Pursh.) „Wurzelstock gegen Pneumonie, typhöse Fieber etc. benutzt". Hoppe-Drogenkunde, 1958, Kap. L. tinctoria, gibt über Verwendung der Pflanze an: „Homöopathisch als Antipyreticum. - Das Rhizom wird als Febrifugum gebraucht, sowie technisch als Färbemittel". In der Homöopathie ist „Lachnanthes tinctoria - W o l l n a r z i s s e" (Essenz aus frischer, blühender Pflanze; Hale 1867) ein wichtiges Mittel.

Z i t a t-Empfehlung: **Lachnanthes tinctoria (S.).**

Lactuca

L a c t u c a siehe Bd. II, Aphrodisiaca; Quatuor Semina. / IV, G 525. / V, Alkanna; Chondrilla; Cichorium; Euphorbia; Populus; Prenanthes; Sonchus.
G i f t l a t t i c h siehe Bd. IV, G 1786.
L a t (t) i c h siehe Bd. II, Narcotica. / V, Arctium; Cichorium; Crepis; Taraxacum.
S c a r i o l a siehe Bd. II, Cephalica; Quatuor Semina. / V, Cichorium; Sonchus; Taraxacum.

D e i n e s-Ägypten: - L. sativa.
B e r e n d e s-Dioskurides: - Kap. Gartenlattich, L. sativa L. - - Kap. Wilder Lattich, L. Scariola L.
T s c h i r c h-Sontheimer-Araber: - L. sativa L.
F i s c h e r-Mittelalter: - L. sativa L. (lactuca domestica, t r i d a x , latich, s a l a t k r a u t, w e i ß k r a u t; Diosk.: thridax hemeros, lactuca) - - L. scariola L. oder saligna (lactuca silvestris, l a p a t i u m acutum, s c a r i o l a, wilde laticha, gelb b ö s e n c h r a w t ; Diosk.: thridax agrios, lactuca silvatica) - - - L. virosa L. (lactuca agrestis, scharfflatich).

B e ß l e r-Gart: Kap. Lactuca, vornehmlich L. spec.; die zunächst von Dioskurides ausgehende klare Lattich-Tradition wird später immer verwirrter; einige Quellen behandeln eindeutig L. sativa L., andere haben außer diesem (dem „heymschen" Lattich) noch 3 Arten: „agrestis, wilder" (= L. scariola L. und L. virosa L.), „brant lattich" (= T u s s i l a g o farfara L.) und „unkrut"-Lattich (= R u m e x acetosa L.).

H o p p e-Bock: - Kap. Von Lattich, **L. sativa L. var. capitata L.** (Der erst zam vnd groß Lattich), **L. sativa L. var. longifolia Lam.** (zame Lattich, das ander geschlecht), **L. sativa L. var. crispa L.** (Krauß und breiter Lattich) - - Kap. Von Lattich, **L. serriola L.** (Wild Lattich); dieser auch im Kap. Von E n d i u i a (ander und gemein Endiuiakraut) - - - Kap. Von Endiuia, **L. virosa L.**

G e i g e r-Handbuch: - L. sativa (Garten-Lattig, Garten-Salat) - - L. Scariola L. (= L. sylvestris Lam., wilder Lattig, wilder Salat, Zaumlattig, Ackersalat, Scariol) - - - L. virosa (Gift-Lattig, G i f t - S a l a t).

H a g e r-Handbuch: - - - L. virosa L.

Z i t a t-Empfehlung: **Lactuca sativa (S.); Lactuca serriola (S.); Lactuca virosa (S.).**

Dragendorff-Heilpflanzen, S. 691 uf. (Fam. C o m p o s i t a e); Tschirch-Handbuch III, S. 835 uf.; Bertsch-Kulturpflanzen, S. 187—188.

Dioskurides beschreibt 2 L a t t i c h-Arten:
1.) Gartenlattich, der als L. sativa L. angesprochen wird (gut für den Magen, macht Schlaf, erweicht den Bauch, befördert Milchabsonderung. Same verhindert Pollution und Beischlaf).
2.) Wilder Lattich, der als L. serriola L. anzusprechen ist (ist in der Wirkung dem Mohn ähnlich, deshalb wird er auch von einigen unter das Opium gemischt. Saft führt Wäßriges durch den Bauch ab, entfernt weiße Flecken auf den Augen; bei Verbrennungen; ist schlafmachend und schmerzstillend; befördert Katamenien; gegen Skorpion- und Spinnenstiche. Same verhindert Pollution und Beischlaf. Der Saft wird in irdenen Gefäßen, nachdem er an der Sonne getrocknet worden ist, aufbewahrt). Kräuterbuchautoren des 16. Jh. übernehmen solche Indikationen für die beiden Pflanzen.

(L a c t u c a)
In Ap. Lüneburg 1475 waren vorrätig: Semen lactuce (2 lb.), Aqua lactuce (2¹/₂ St.). Die T. Worms 1582 führt: [unter Kräutern] Lactuca (Thridax, Lattich, S c h m a l t z k r a u t); Semen Lactucae (Lattichsamen), Succus Lactucae (Lattichsafft), Aqua (dest.) Lactucae (Lattichwasser). In T. Frankfurt/M. 1687, als Simplicia: Herba Lactuca (Lattich), Semen Lactucae (Lattich saamen). In Ap. Braunschweig 1666 waren vorrätig: Herba lactucae (¹/₂ K.), Semen l. (³/₄ lb.), Aqua l. (2¹/₂ St.), Condita l. (20 lb.), Candisat. l. hyspan. (3 lb.).
Die Ph. Württemberg 1741 beschreibt: Semen Lactucae sativae (Lattich-Saamen; Refrigerans, für Gallenleiden; gehört zu den Sem. 4 min. frigid.); Aqua Lactuca

(aus Pflanzensaft destilliert). Die Stammpflanze heißt bei Hagen, um 1780: L. sativa (S a l l a t, L a k t u k, L a t t i c h); ist eine in allen Küchengärten bekannte Pflanze, Kraut und Samen (Hb. Sem. Lactucae) sind selten mehr im Gebrauch. Geiger, um 1830, äußert sich über L. sativa: „Eine seit den ältesten Zeiten bekannte und z. T. als Arzneimittel benutzte Pflanze; wurde 1801 besonders von Dunkan wieder angerühmt ... Den Salat verordnet man als diätetisches Mittel. Auch der ausgepreßte Saft wird als Arzneimittel verordnet. - Als Präparat hat man jetzo: den eingedickten Milchsaft und das Extrakt aus den Stengeln und Blättern Lactucarium, T h r i d a c e". Jourdan, zur gleichen Zeit, erklärt, daß der Gartensalat als beruhigend betrachtet wird, daß er aber ohne Zweifel nur erweichend wirkt.

In der Homöopathie ist „Lactuca sativa - Gartenlattich" (Essenz aus frischer, blühender Pflanze) ein wichtiges Mittel, das - nach Hoppe-Drogenkunde, 1958 - bei Impotenz verwendet wird.

(S c a r i o l a)
Im 16./17. Jh. kennt man 2 Endivienarten. Bock beschreibt 1. eine große, „zahme" (→ Cichorium endivia) und eine 2., das „gemeine Endiuiakraut". Entsprechend unterscheidet Schröder, 1685, im Kap. E n d i v i a : „Ist [1.] major latifolia, welches die schlechthin so genannte Endivie ist, [2.] minor angustifolia (wird genannt Scariola), die man statt der ersten gebrauchen kann".

Diese 2. Endivie war in der Regel L. serriola L. [diese Bezeichnung in Zander-Pflanzennamen 1964; in Schmeil-Flora 1965: L. serriola Torn., in Schmeil-Flora 1934 und zuvor: L. scariola L.], es ist aber damit zu rechnen, daß „Scariola" auch die echte Endivie (Cichorium) bedeutet hat, wie zum anderen L. serriola L. auch unter der Bezeichnung „Lactuca sylvestris" in Apotheken vorkam (siehe unten bei Lactuca virosa). Oft genug sind jedoch die Synonyme eindeutig für L. serriola L., so in T. Worms 1582, wo unter Kräutern aufgeführt ist: Scariola (I n - t y b u m satiuum augustifolium, S e r i s satiua minor, S e r i o l a, Scariol, klein weiß Endiuien); ferner gibt es Semen Scariolae (Seriolae, Scariol oder klein weiß Endiuiensamen). Auch in T. Frankfurt/M. 1687: Herba Scariola (Seriola, Endiviola, Intybum sativum, angustifolium, klein weiß Endivien), Semen Scariolae (klein weiß Endiviensaamen). In Ap. Braunschweig 1666 waren $^1/_2$ K. Herba scariolae vorrätig.

Im 18. Jh. verliert die Pflanze pharmazeutisch an Interesse. „Scariola" wird zum Synonym für die echte Endivie. Die Bezeichnungen der Ph. Württemberg 1741 für Semen Endiviae albae stimmen z. T. mit denen für die echte Scariola überein, sprechen aber auch für → Cichorium. Nach Hagen, um 1780, ist von L. Scariola nur das Kraut (Hb. Lactucae sylvestris, Scariolae) gebräuchlich. Nach Geiger, um 1830, wird es angewandt wie L. virosa. Hatte man zuvor noch oft beide Drogen zusammen benutzt, so tritt jetzt der Giftlattich (L. virosa) als Drogenpflanze hervor.

(L a c t u c a   v i r o s a)

Die Bezeichnung von Drogen der L. virosa L. ist in alten Quellen nicht eindeutig. Nach Fischer wird sie mittelalterlich als lactuca agrestis bezeichnet. Nach Beßler-Gart kann: lactuca agrestis, wilder Lattich, außer dieser Pflanze auch L. scariola L. sein. Auch bei Bock geht es etwas durcheinander: Der wilde Lattich ist hier als L. scariola (= serriola) L. zu erkennen, die gleiche Pflanze wird aber auch als eine Endivienart beschrieben; L. virosa L. wird hier als eine 3. Endivienart abgebildet. In Taxen des 16./17. Jh. kommt neben dem einfachen Lactuca eine weitere Art vor: In T. Worms 1582 [unter Kräutern] Lactuca Siluestris (Thridax agria, C h e n o g l o s s u m,   C a r d u u s   hepaticus,   G e n ß z u n g,   wilder Lattich, L e b e r d i s t e l); Aqua (dest.) Lactucae Siluestris (Linguae anserinae, Pseudo-endiuiae, Genßzungwasser). In T. Mainz 1618: Herba Lactuca Sylvestris (Wilder Lattich), in T. Frankfurt/M. 1687: Herba Lactuca sylvestris (Gänßzung, wilder Lattich, Leberdistel).

Die Beziehung dieser Drogen (Lactuca sylvestris) auf L. scariola L. ist insofern unglaubwürdig, weil gleichzeitig Drogen von „Scariola" vorkommen (siehe oben). Es ist daher anzunehmen, daß hier tatsächlich L. virosa L. gemeint war. Lactuca sylvestris verschwindet im 18. Jh. aus den Taxen. Spielmann, 1783, beschreibt dann: „Lactuca virosa (Sylvestris)"; als Stammpflanze gibt er an: L. Scariola et L. virosa L. (der getrocknete Milchsaft ähnelt dem Opium, wird bei Wassersucht gegeben).

Von nun an wird die Bezeichnung eindeutig. Hagen, zur gleichen Zeit wie Spielmann, beschreibt L. virosa (Stinkender Sallat); das Kraut (Hb. Lactucae virosae) wird von neueren Ärzten empfohlen. Geiger, um 1830, gibt bei L. virosa an: „Eine seit alten Zeiten als Arzneimittel benutzte Pflanze; wurde 1780 besonders von Collin wieder angerühmt... Offizinell ist: das Kraut und der Same (herba et semen Lactucae virosae, Intybi angusti) ... Man gibt den Giftlattig selten in Substanz oder im Aufguß. - Am gewöhnlichsten wird das Extrakt angewendet; aus dem frischen Kraut durch Auspreßen und Eindicken zu erhalten ... Die Tinktur, aus dem frischen Kraut mit Weingeist zu erhalten, wird bei uns nicht gebraucht". Nach Jourdan ist der Giftlattich „außerordentlich stark reizend, wirkt auf das Nervensystem und vermehrt die Urinabsonderung".

Die Krautdroge war eine Zeitlang pharmakopöe-üblich. Aufgenommen in preußische Pharmakopöen: (1827-1846) Herba Lactucae virosae, von L. virosa L.; auch u. a. in Ph. Baden 1841, Ph. Hannover 1861. Dann Erg.-Bücher zu den DAB's (noch 1916). In der Homöopathie ist „Lactuca - Giftlattich" (Essenz aus frischer, blühender Pflanze; Hartmann 1852) ein wichtiges Mittel.

Dulk (1829) schreibt im Kommentar zur preußischen Pharmakopöe: „Der Giftlattich wird, vor der Blüte eingesammelt, nur zur Bereitung des Extraktes gebraucht; er ist ein kräftiges Narcoticum und wird zum Keuchhusten angewandt". In Hoppe-Drogenkunde, 1958, ist ein Kap. L. virosa; das Kraut wird verwendet:

„In der Homöopathie bei Laryngitis und Trachitis mit starkem Husten, bei Leberschwellungen und Harnbeschwerden".

(Lactucarium)

Nach Hoppe-Drogenkunde wird von L. virosa auch verwendet: Der eingedickte Milchsaft (Lactucarium); „Sedativum, Narcoticum und Anodynum. Husten-mittel mit sedativer Wirkung, bes. bei Bronchitis. Ersatz für Opiate". Die be-schriebene Sorte ist Lactucarium germanicum; andere L.-Arten liefern gleichfalls Lactucarium, so - nach Hoppe - L. altissima, Frankreich: Lactucarium gallicum; L. virosa var. montana, England (kult.): Lactucarium anglicum; L. canadensis, Nordamerika: Lactucarium canadense. Entsprechende Angaben in Hager-Hand-buch, um 1930.

Im Jahre 1819 berichtete C. W. G. Kastner im Deutschen Jahrbuch für die Phar-macie („Beitrag zur Kenntnis des Lattich-Opiums oder des Lactucariums"), daß Dunkan - nach einer Publikation von 1817 - den eingedickten Milchsaft von L. sativa angewandt habe, wenn O p i u m contraindiziert war; „Dunkan nennt dieses Lattich-Opium: Lactucarium, und meldet, daß einige der davon nach seiner Vorschrift bereiteten Arzneimittel, nämlich Tinctura lactucarii, Pilulae lact. und Trochisci glycyrrhizae cum lactucario, in einer Edinburger Apotheke bereits ein-geführt seien". [Nach Tschirch-Handbuch hat als erster, - nach den antiken Be-richten über die opiumähnliche Wirkung von L.-Arten - Dr. Coxe in Philadelphia (1799) auf das Lattich-Opium wieder hingewiesen; seine Experimente wurden (u. a. von Duncan) in England und Frankreich fortgesetzt; eine deutsche Groß-produktion an der Mosel begann 1847].

Geiger, um 1830, beschrieb Lattigbitter (Lactucarium, Thridace); „aus Lattig (L. sativa) durch Einschnitte in die Stengel, Sammeln des ausfließenden Milch-saftes und Trocknen desselben erhalten ... Wirkt narkotisch-beruhigend. - Wird ähnlich dem Opium als Arzneimittel angewendet". Bei L. virosa schreibt er: „Aus dem Milchsaft ließe sich wohl in beträchtlicher Menge ein weit wirksameres Lac-tucarium bereiten als vom Gartenlattig".

Lactucarium fand Aufnahme in mehreren Pharmakopöen, so z. B. Ph. Baden 1841 (Lactucarium e Lactuca sativa, Lattigbitter, und Lactucarium e Lactuca virosa, Giftlattigbitter), Ph. Hamburg 1852 (Lactucarium, von L. sativa L.), Ph. Hannover 1861 (Lactucarium germanicum, von L. virosa L.); so auch in DAB 1872-1882, dann Erg.-Bücher (noch 1916).

Nach Hager (1874, Kommentar zum DAB 1) unterscheidet man im Handel ein englisches, ein deutsches und ein französisches Lactucarium; „die beiden ersteren sind in therapeutischer Beziehung gleichwertig. Man sammelt es von der ange-bauten Lactuca virosa L. Zur Blütezeit enthält diese Pflanze einen weißlichen dicken Milchsaft, der aus künstlich gemachten Verwundungen ausfließt, sich an der Luft mit einer bräunlichen Haut überzieht und endlich zu einer braunen

Masse eintrocknet ... Das französische Lactucarium, Lactucarium Gallicum, Thridax, Thridace, wird in einigen Gegenden Deutschlands und in Frankreich in ähnlicher Weise oder durch Auspreßen des Saftes einer Varietät der Lactuca sativa L. (gigantea s. altissima) gesammelt und auf Glasscheiben getrocknet in Form dünner schwarzbrauner Scheiben und Plättchen in den Handel gebracht ... Man gibt das Lactucarium anstelle des Opiums, wo die aufregende und stopfende Wirkung desselben vermieden werden soll".

Lagenaria

L a g e n a r i a siehe Bd. V, Cucurbita.
Zitat Empfehlung: *Lagenaria siceraria (S.).*
Dragendorff-Heilpflanzen, S. 651 uf. (Fam. C u c u r b i t a c e a e).

Der F l a s c h e n k ü r b i s heißt nach Zander-Pflanzennamen: **L. siceraria (Mol.) Standl.** (= C u c u r b i t a lagenaria L., L. vulgaris Sér.).
Fischer-Mittelalter bezieht das Dioskurides-Kapitel: k o l o k y n t h a [→ Cucurbita] auf Cucurbita lagenaria L. und Cucurbita Melopepo L. (g e n e l l a , c o l o q u i n t i d a , k u r b e s a , k o r b i s , k ü r b i ß , e r d a p f e l , c u r - b e z). Beßler bezieht das Gart-Kapitel Cucurbita auf „Lagenaria vulgaris Ser. (später auch Cucurbita pepo L.) und C i t r u l l u s vulgaris Schrad. - Die genaue Zeit der Einführung der wahrscheinlich aus der neuen Welt stammenden Cuc. pepo L. ist nicht genau bekannt, zudem unterscheiden die älteren Benennungen nicht scharf genug zwischen dieser, der altweltlichen Lagenaria und C u c u m i s melo L., so daß die bisher so sicher geübte Identifikation mit Cucurbita pepo L., zumindest für die Antike, fraglich ist".
Bock, um 1550, bildet - nach Hoppe - im Kap. Von Kürbs: L. vulgaris Ser. ab; er übernimmt Indikationen von Dioskurides (die für Cucurbita pepo L. gelten sollen), die auch Brunschwig, um 1500, für das Destillat genannt hatte (weiniger Auszug als Purgans; Destillat gegen Fieber, zu Umschlägen bei Kopfschmerzen (z. B. bei Pest und Typhus), gegen Augen- und Ohrenentzündungen, Podagra, entzündliche Schwellungen).
Die Samen des Flaschenkürbis waren bis zum 18. Jh. apotheken-üblich (→ Cucurbita).
Hoppe-Drogenkunde, 1958, hat ein kurzes Kap. L. vulgaris; der Same wird „bei Blasenleiden angewendet".

Lallemantia

Nach Dragendorff-Heilpflanzen, um 1900 (S. 573; Fam. L a b i a t a e), enthält der Same von L. iberica Fisch. (= D r a c o c e p h a l u m aristatum Berth.)

fettes Öl. Hat ein Kapitel bei Hoppe-Drogenkunde, 1958: Lallemantiaöl wird als Speiseöl, Brennöl, zu Firnissen verwandt. Bezeichnung nach Zander-Pflanzennamen: **L. iberica (M. B.) Fisch. et Mey.** (= Dracocephalum ibericum M. B.).

Laminaria

L a m i n a r i a siehe Bd. V, Fucus; Nyssa.
Zitat-Empfehlung: *Laminaria cloustoni (S.).*
Dragendorff-Heilpflanzen, S. 22 uf. (Fam. P h a e o p h y c e a e); Tschirch-Handbuch II, S. 303.

Nach Marmé, 1886, wurde anfangs der 30er Jahre des 19. Jh. der stielförmige Teil der L. Cloustoni Edmonston - statt der bis dahin als Quellmeissel vielfach benutzten Radix G e n t i a n a e [siehe auch Kap. Spongia, Bd. I dieses Lexikons] - empfohlen, doch erst seit etwa 27 Jahren [um 1860] sind die Stipites Laminariae allgemein im Gebrauch. Aufgenommen in DAB's (1872, 1882).
Über die Stammpflanze schreibt Marmé: „Statt der officinellen Alge [L. Cloustoni Edmonston] und ihr bisweilen auch beigemengt, findet man die Laminaria flexicaulis Le Jolis, welche früher mit L. Cloust. unter dem Kollektivnamen L. digitata Lamouroux zusammengefaßt und bis 1883 officinell war"; nicht die Droge, sondern die daraus gedrechselten Sonden und Bougies werden gebraucht.
Angaben der Erg.-Bücher: Laminaria (1897) von L. hyperborea, (1916, 1941) von *L. Cloustoni (Edmonston) Le Jolis* (L a m i n a r i a c e a e).
Über die Verwendung macht Hoppe-Drogenkunde, 1958, Kap. L. digitata, längere Ausführungen (man gewinnt aus Laminaria A l g i n s ä u r e und Alginate, die viel für technische Zwecke benutzt werden); „die Stiele von Laminarien, insbesondere von L. digitata, werden als Stipites Laminariae, Laminariastiele, in der Chirurgie und Gynäkologie als Quellstifte benutzt".

Lamium

L a m i u m siehe Bd. IV, Reg. / V, Leonurus; Melissa; Stachys.
T a u b n e s s e l siehe Bd. IV, G 957.

B e r e n d e s-Dioskurides: Kap. L e u k a s , L. maculatum L.?, L. striatum?
S o n t h e i m e r-Araber: L. maculatum, L. purpureum.
F i s c h e r-Mittelalter: L. album L. cf. M e l i s s a (a p i a g o , a p i u m rusticum, ercantilla, u r t i c a mortua, b a r o c u s , b i n s u g a , biwurz, b i e n w u r z , d o u b n e s s e l , t o o t n e s s e l); L. maculatum L. (erba del latte); L. purpureum (urtica mortua fusca, todnessel).
B e ß l e r-Gart: Kap. B a r o t u s , **L. album L.** (bynßauge).
H o p p e-Bock: Kap. Von den Nesseln, L. album L. (Binsaug, H a n e n k o p f ; mit weißen Blumen), L. galeobdolon Cr. [Schreibweise nach Zander-Pflanzennamen (1964): L. galeobdolon (L.) L. = G a l e o b d o l o n luteum Huds., L. luteum (Huds.) Krock.; nach Zander (1972): **Lamiastrum galeobdolon (L.) Ehrend.**

et Polatsch.] (mit gelben Blumen), **L. maculatum L.** (mit braunroten Blumen); **L. purpureum L.** (Todt Nesselen, daub N e s s e l ; mit braunroten Blumen); L. purpureum L. f. albiflorum G. (mit bleichgelben Blümlein).
G e i g e r-Handbuch: L. album (weiße T a u b n e s s e l , weisser Bienensauch); L. maculatum (gefleckte Taubnessel); L. purpureum (rother Taubnessel).
H a g e r-Handbuch: L. album L.; L. galeobdolon Crantz.
Z i t a t-Empfehlung: **Lamium album (S.); Lamium maculatum (S.); Lamium purpureum (S.).**

Dragendorff-Heilpflanzen, S. 574 (Fam. L a b i a t a e).

Bock, um 1550, beschreibt L.-Arten unter den Nesseln, und zwar kennt er, nach Blütenfarbe unterschieden, 3 Bienensaug- bzw. Hahnenkopfarten und 2 Totnesseln; er identifiziert - nach Hoppe - mit einem Dioskurides-Kapitel, in dem S c r o p h u l a r i a peregrina L. besprochen ist; er bevorzugt äußerliche Anwendungen (gegen Schwellungen, Gebärmutterbeschwerden, Panaritium).
Die T. Mainz 1618 nennt [unter Kräutern] Urtica fatua (Lamium, Taubnässlein), die T. Frankfurt/M. 1687: Herba Urtica iners (mortua, G a l e o p s i s , Lamium, taube Nessel, H ä u b l e i n). Die Ph. Württemberg 1741 hat aufgenommen: Herba Urticae mortuae (inertis, Galeopsidis, Lamii flore albo, weisse, todte Nessel; Spezificum bei weißem Fluß und Skrofeln), Flores Urticae mortuae (Galeopsidis, Lamii albi, taube Nesselblumen; Spezificum bei weißem Fluß). Die Stammpflanze heißt bei Hagen, um 1780: L. album (weiße, todte oder taube Nessel).
Geiger, um 1830, schreibt über die Verwendung von L. album: „Die Blumen gibt man in Teeaufguß. Das Kraut wurde ehedem als Wundmittel, bei Blutflüssen, Ruhr usw. innerlich und äußerlich gebraucht; jetzt ist es obsolet"; von L. maculatum war ehedem das Kraut (herba Lamii Plinii, M i l z a d e l l a e) offizinell, auch von L. purpureum war das Kraut und die Blüten (herba et flores Lamii rubri, purpurei) offizinell, es wurde wie die vorige Pflanze gebraucht.
Aufgenommen in Ph. Sachsen 1820: Lamii albi Flores (Taubennesselblüthen). Diese auch in den Erg.-Büchern zu den DAB's. In der Homöopathie ist „Lamium album - Bienensaug" (Essenz aus frischen Blättern und Blüten; Stapf 1833) ein wichtiges Mittel.
Nach Hoppe-Drogenkunde, 1958, werden die Blüten von L. album verwendet als „Mucilaginosum, Adstringens, Expectorans. Bei Schlaflosigkeit empfohlen. - In der Volksheilkunde bei Katarrhen und Frauenkrankheiten. Blutreinigungsmittel"; die Kräuter sind Adstringens und Mucilaginosum.

Landolphia

Nach Dragendorff-Heilpflanzen, um 1900 (S. 537; Fam. A p o c y n e a e ; nach Zander-Pflanzennamen: A p o c y n a c e a e), und nach Hoppe-Drogenkunde, 1958, liefern zahlreiche L.-Arten K a u t s c h u k .

Lantana

Dragendorff-Heilpflanzen, um 1900 (S. 565 uf.; Fam. V e r b e n a c e a e), nennt 14 L.-Arten, darunter L. Camara L. [Schreibweise nach Zander-Pflanzennamen: **L. camara L.**] (Diaphoreticum, Stimulans, bei Gallenfiebern, Brustkrankheiten, zu Rheumabädern), die bei Hoppe-Drogenkunde, 1958, ein Kapitel hat (Herba C a m a r a e sind Aromaticum, Expectorans, besonders in Brasilien in Form des Fluidextraktes).

Lappula

L a p p u l a siehe Bd. V, Agrimonia.
Zitat-Empfehlung: *Lappula squarrosa (S.).*

Nach Fischer kommt beim mittelalterlichen Simon Januensis „lappula" (L. myosotis L.) vor. Geiger, um 1830, erwähnt E c h i n o s p e r m u m Lappula Lehm (= M y o s o t i s Lappula L.); „davon war sonst das Kraut (herba C y n o - g l o s s i minoris) offizinell". Nach Dragendorff-Heilpflanzen, um 1900 (S. 561; Fam. B o r r a g i n a c e a e ; nach Schmeil-Flora: B o r a g i n a c e a e), soll die Pflanze wie Cynoglossum wirken. Bezeichnung nach Schmeil-Flora: L. myosotis Moench.
Die L. echinata Gil. ist nach Hoppe bei Bock, um 1550, zum Kap. K l e t t e n - k r a u t abgebildet; Indikationen sind angelehnt an eine andere Pflanze des Dioskurides (vielleicht eine L i n a r i a-Art: gegen Ruhr, Augenentzündung; Gurgelmittel).
Nach Zander-Pflanzennamen sind L. myosotis Moench und L. echinata Gilib. identisch mit **L. squarrosa (Retz.) Dumort.**

Larix

L a r i x siehe Bd. V, Cedrus; Polyporus; Viscum.

F i s c h e r-Mittelalter: **L. decidua Mill.** (larix, a r e x e ; t e r e b e n t i n a , lerchenpech).
H o p p e-Bock: Kap. L e r c h e n b a u m , L. decidua Mill.
G e i g e r-Handbuch: P i n u s Larix L. (= L. europaea H. paris., Lerchenfichte, Lerche, T e r p e n t i n b a u m).
H a g e r-Handbuch: L. decidua Mill. (= L. europaea D. C.).
Z i t a t-Empfehlung: **Larix decidua (S.).**

Dragendorff-Heilpflanzen, S. 69 (Fam. C o n i f e r a e ; nach Schmeil-Flora: Fam. P i n a c e a e).

Nach Hager, um 1930, liefert die europäische L ä r c h e in Südtirol T e r e - b i n t h i n a laricina (veneta), Lärchenterpentin. Anwendung wie gewöhnlicher T e r p e n t i n , besonders zu Lacken und Firnissen. War früher allgemein offizinell und in allen Apotheken vorhanden. In Listen und Taxen des 15./16. Jh. steht meistens nur „Terebinthina" (in Ap. Lüneburg 1475 waren 40 lb. davon vorhanden; Berendes meint übrigens, daß der Terpentin der Alten Lärchenterpentin war). In T. Worms 1582 findet man bei Terebinthina vulgaris den Hinweis auf Resina laricis (Lacrymae laricis, Lerchenhartz, gemeiner Terpentin). Auch in T. Frankfurt/M. 1687 heißt Terebinthina communis, vulgaris, Resina Laricis. Eine zweite Sorte ist hier Terebinthina Veneta seu Cypria (→ Pinus).

Im 18. Jh. ist dann ein Wandel zu erkennen. Von den 3 Sorten Terpentin der Ph. Württemberg 1741 stammt von der Lärche: Terebinthina Veneta (T. officinalis, Venetischer Terpentin; Calefaciens, Emolliens, Abstergens, Incarnans; innerlich bei Gonorrhöe, treibt Harn; gegen Geschwüre in Niere und Blase); durch Kochen mit Wasser bereitet man daraus Terebinthina cocta, das in die Pilulae de Terebinthina kommt. Von Terebinthina communis seu Resina Laricis waren in Ap. Lüneburg 1718 52 lb., von gekochtem Terpentin 1 lb., 8 oz. vorhanden.

Hagen, um 1780, schreibt beim Lerchenbaum (Pinus Larix): „Man erhält davon vornehmlich den Venedischen Terpentin, Terebenthina Veneta seu larigna, wenn er gleich keineswegs durch die Venetianer allein verführt wird. Er fließt entweder von selbst aus der Rinde oder auch vornehmlich, indem man den Baum einige Schuhe über der Erde anbohrt und ihn [den Balsam] in untergesetzte Gefäße ablaufen läßt". Die Ware bleibt bis DAB 1, 1872, in den Pharmakopöen, dann Erg.-Bücher. Über Verwendung von Terpentin schreibt Hoppe-Drogenkunde, 1958, Kap. L. decidua: „Antisepticum, Diureticum. - Bestandteil von Salben"; Cortex Laricis wurde früher als Adstringens benutzt.

Laser

L a s e r siehe Bd. V, Ferula; Laserpitium; Peucedanum.
R o ß k ü m m e l siehe Bd. V, Laserpitium; Seseli; Selinum (auch Oenanthe).
Zitat-Empfehlung: *Laser trilobum (S.).*

In Berendes-Dioskurides ist beim Kap. S i l p h i o n angegeben, daß Plinius die Stammpflanze Laserpitium nennt und ihren Saft Laser. In Hager-Handbuch, um 1930, sind als Synonyme für Asa foetida angegeben: Laser foetidum seu medicum seu syriacum.

Die Gattung Laser (R o ß k ü m m e l) mit der Art **L. trilobum (L.) Borkh.** (so in Schmeil-Flora 1965) hieß in Schmeil-Flora 1934: S i l e r , mit der Art: Siler trilobum Scopoli. So heißt die Pflanze schon bei Dragendorff, um 1900 (auch L a s e r p i t i u m aquilegiaefolium; S. 493, Fam. U m b e l l i f e r a e); „Volksheilmittel in Perm". Hoppe-Drogenkunde, 1958, hat ein Kap. Siler trilobum;

Verwendung der Frucht (Fructus Sileris, Fructus S e s e l i , Roßkümmel) „in der Veterinärmedizin als Carminativum".

Laserpitium

L a s e r p i t i u m siehe Bd. V, Ferula; Laser; Levisticum; Peucedanum; Seseli.
B e r g k ü m m e l siehe Bd. V, Anethum; Seseli; Tordylium.
S i l e r siehe Bd. V, Laser; Seseli.

B e r e n d e s-Dioskurides: - Kap. L i g u s t i k o n , L. Siler?
T s c h i r c h-Araber: - - L. latifolium L.
F i s c h e r-Mittelalter: - L. siler L. cf. S e s e l i (c r i m i u m b a r b a t u m , s y l e r seu siler montanum, siselema) und S i l e r montanum Crantz. (siler montanum, siselis, criminum barbarum, siseleos, g r o ß f e n i c h e l , gayß-fenchel, f e l t k u m m e l).
B e ß l e r-Gart: - Kap. S i s e l e o s , L. siler L.
H o p p e-Bock: - Kap. Sesel [2. Art] „das ander mit dem langen samen", Siler montanum Cr. - - Kap. Sesel [3. Art] „das ander mit breiten Samen", L. lati-folium L.
G e i g e r-Handbuch: - L. Siler (Berg-Laserkraut, Großer R o ß k ü m m e l) - - L. latifolium (breitblättriges L a s e r k r a u t).
S c h m e i l-Flora: - **L. siler L.** (= Siler montanum Cr.) - - **L. latifolium L.**
Z i t a t-Empfehlung: **Laserpitium siler (S.); Laserpitium latifolium (S.).**

Dragendorff-Heilpflanzen, S. 501 uf. (Fam. U m b e l l i f e r a e).

Das Ligustikon ist bei Dioskurides so mangelhaft beschrieben, daß die Identifi-zierung unsicher bleibt, neben → L e v i s t i c u m kommt L. siler L. infrage (Samen und Wurzel befördern Verdauung; gegen Eingeweideleiden, Ödeme und Blähungen, Biß giftiger Tiere; befördern Harn und Menstruation; Samen als Ge-würz anstelle von Pfeffer). Kräuterbuchautoren des 16. Jh. übernehmen diese Indikationen (Bock schreibt sie - nach Hoppe - L. siler L., L. latifolium L. u. a. Umbelliferen zu). Später unterscheidet man die beiden genannten L.-Arten ge-nauer, doch ist es bis zum 17. Jh. unsicher, wenn von „Siler montanum" die Rede ist, ob Drogen von L. siler L. oder von Seseli tortuosum gemeint sind.
Hagen, um 1780, unterscheidet:
1.) Seselkraut, L. Siler, wächst in Österreich und Frankreich; der Samen wird Roß-kümmel (Sem. Sileris montani) genannt. (Über Vorkommen von „Siler monta-num" in Taxen und Pharmakopöen → Seseli). Geiger, um 1830, erwähnt diese Pflanze; „offizinell ist die Wurzel und der Same (die Frucht) (rad. et sem. Sileris montani, Seseleos) . . . Ehedem wendete man besonders letzteren als Arzneimittel

232

an. Jetzt ist die Pflanze mit Unrecht ganz außer Gebrauch. Die Alpenbewohner benutzen den Samen als Gewürz und kauen die Wurzel gegen Zahnweh". Hoppe-Drogenkunde, 1958, gibt bei L. Siler (Berglaserkraut) an, daß sie in gleicher Weise gebraucht wird wie L. latifolium. An anderer Stelle erwähnt er S. montanum (echter B e r g k ü m m e l) als Gewürz und Mittel zur Likörbereitung.

2.) Weisser E n z i a n , L. latifolium, findet sich auf Bergen und in Wäldern; die Wurzel wird auch weiße H i r s c h w u r z e l (Rad. G e n t i a n a e albae) genannt. In Ap. Braunschweig 1666 waren vorrätig: Radix gentian. albi (15 lb.), Pulvis g. albi (¹/₂ lb.). Geiger, um 1830, beschreibt diese Pflanze ausführlicher; „eine schon von alten Zeiten her beim Landvolk als Arzneimittel geschätzte Pflanze, wurde von Linné und einigen anderen Ärzten in den Arzneischatz aufgenommen . . . Offizinell ist: Die Wurzel, weißer Enzian (rad. Gentianae albae, C e r v a r i a e albae) und der Same (die Frucht) (semen Seselcos acthiopici) . . . Die Wurzel gibt man in Pulverform; ferner im Aufguß mit Bier (als Magenmittel, besonders vom Landvolk gebraucht). Sonst wird sie nur in der Tierarzneikunde verwendet. Der Same wurde ehedem anstatt des Seselsamens wie jener und zwar vorzugsweise verwendet". Nach Hoppe-Drogenkunde, 1958, dient die Wurzel von L. latifolium als „Diureticum und Carminativum in der Volksheilkunde".

Lathraea

Nach Fischer kommt **L. squamaria L.** in einigen mittelalterl. Quellen vor (a s t r i c u s , m a y w u r z).

Aufgenommen in Ph. Württemberg 1741: Radix D e n t a r i a e majoris (S q u a m a t a e , S q u a m a r i a e , A n b l a t i , S c h u p p e n w u r z e l , S t r e u b e l w u r t z , C r e u t z w u r t z ; selten in Gebrauch; dest. Wasser als Antepilepticum), Aqua (dest.) Squamaria. In Ap. Braunschweig 1666 waren ¹/₂ St. Aqua dentariae vorrätig, die wahrscheinlich von dieser Droge stammen und nicht von → P l u m b a g o . In T. Frankfurt/M. 1687 sind aufgenommen: Radix Dentariae (Schupenwurzel), Aqua (dest.) Dentariae (Zahnkrautwasser).

Geiger, um 1830, erwähnt die Pflanze (Schuppenwurzel, Z a h n w u r z e l); „davon war die Wurzel (rad. Squamariae, Dentariae majoris, Anblati) offizinell . . . Sie wurde gegen Kolik, Epilepsie usw. gebraucht". Nach Dragendorff-Heilpflanzen, um 1900 (S. 614; Fam. O r o b a n c h a c e a e ; nach Schmeil-Flora Fam. S c r o p h u l a r i a c e a e), wird die Wurzel von L. Squamaria L. (= C l a n d e s t i n a rectiflora Lam., L. Clandestina L.) gegen weibliche Unfruchtbarkeit benutzt. Kurze Erwähnung bei Hoppe-Drogenkunde, 1958.

Z i t a t-Empfehlung: **Lathraea squamaria (S.).**

La

Lathyrus

L a t h y r u s siehe Bd. II, Purgantia.
L a t h y r i s siehe Bd. V, Euphorbia.
O r o b u s siehe Bd. II, Mundificantia. / V, Tragopogon; Vicia.
Zitat-Empfehlung: *Lathyrus montanus (S.); Lathyrus vernus (S.); Lathyrus sativus (S.); Lathyrus cicera (S); Lathyrus ochrus (S.); Lathyrus tuberosus (S); Lathyrus aphaca (S.).*
Dragendorff-Heilpflanzen, S. 331 uf. (Fam. L e g u m i n o s a e ; nach Schmeil-Flora: P a p i l i o n a -
c e a e ; nach Zander: Leguminosae).

Geiger, um 1830, erwähnt 6 Lathyrus- bzw. O r o b u s-Arten [die im folgenden zuerst genannten Pflanzennamen sind aus Schmeil-Flora und Zander-Pflanzennamen entnommen]:

1.) **L. montanus Bernh.;** heißt bei Geiger Orobus tuberosus L. (knollige W a l d - e r b s e oder B e r g e r b s e); „davon wird die Wurzel in gebirgigen Ländern (Schottland usw.) als Nahrungsmittel gebraucht ... Man läßt sie im Herbst durch Schweine aufsuchen". Nach Berendes wird diese Art (Orobus tuberosus) für die Walderbse des Dioskurides gehalten (Wurzel, in Wein getrunken, stellt Bauchfluß, treibt den Harn; trocken auf alte Geschwüre zu streuen, blutstillend).

2.) **L. vernus (L.) Bernh.;** bei Geiger Orobus vernus L.; davon „waren ehedem die Samen (semen G a l e g a e nemorensis vernae) offizinell".

3.) **L. sativus L.;** (eßbare weiße P l a t t e r b s e, weiße deutsche K i c h e r n); „werden in manchen Gegenden wie Erbsen benutzt". Nach Fischer in mittelalterlichen Quellen (c i c e r c u l a, k i c h e r l i n). Bei Bock abgebildet (K e - c h e r n); Gemüse, auch Diureticum. Hat ein Kap. in Hager-Handbuch, Erg.-Bd. 1949 (Syn.: Cicercula alata Münch.; Platterbse, Kicherling, E r b i s, Spannische L i n s e, Deutsche Kichererbse). In der Homöopathie ist „Lathyrus sativus - Platterbse" (Tinktur aus reifen Samen; Allen 1877) ein wichtiges Mittel. Anwendung der Samen nach Hoppe-Drogenkunde 1958: „In der Homöopathie bei Rükkenmarkserkrankungen, bei Gastroenteritis. - Als Futtermittel (im gekochten Zustand ungiftig)".

4.) **L. cicera L.;** (rothe Platterbsen); „davon werden die Früchte an einigen Orten wie die vorhergehenden benutzt". Erwähnt bei Fischer-Mittelalter, in Hoppe-Drogenkunde.

5.) **L. ochrus (L.) DC.;** bei Geiger L. Ochrus Lam. (= P i s u m Ochrus L., O c h - r u s pallida Pers); „davon waren die erbsengroßen, gelben und weißgestreiften, etwas platten Samen (sem. Ochri, E r v i l i a e sylvestris) offizinell". Soll nach Dragendorff-Heilpflanzen, um 1900, Ochros des Hippokrates sein.

6.) **L. tuberosus L.;** (A c k e r n u ß, E r d e i c h e l); „davon war die Wurzel, Erdeichel (g l a n d e s t e r r e s t r e s) offizinell". Nach Fischer in mittelalterlichen Quellen (c h r i s t i a n a, a s s a d u l c i s, c h r i s t i a n s w u r z; Diosk.: a s t r a g a l o s). Bock, um 1550, bildet nach Hoppe die Pflanze ab (E r d n u ß, S e w b r o t, E r d f e i g e n, E r d m a n d e l); er identifiziert jedoch mit einem

Diosk.-Kap., in dem **E u p h o r b i a** apios L. gemeint ist (Saft aus Früchten als Purgans). Nach Sontheimer kamen Glandes terrae bei I. el B. vor.

Eine weitere, nennenswerte Art (nicht bei Geiger) ist **L. aphaca L.**; wird in Berendes-Dioskurides Kap. **O r o b a n c h e**, genannt; soll Theophrast's Orobanche sein und auch bei Plinius vorkommen. In altitalienischen, mittelalterl. Quellen nach Fischer (cicera).

Laurelia

Nach Dragendorff-Heilpflanzen, um 1900 (S. 246; Fam. **M o n i m i a c e a e**), werden von L. aromatica Juss. (= L. sempervirens Tul.) „Blätter und Früchte als Gewürz und Stomachicum" verwendet. Im Kap. L. sempervirens beschreibt Hoppe-Drogenkunde, 1958, die „Chilenische **M u s k a t n u ß** ", die als Ersatz für Muskatnüsse Verwendung findet.

Laurus

L a u r u s siehe Bd. II, Adstringentia; Alexipharmaca; Analeptica; Antiparalytica; Antirheumatica; Calefacientia; Digerentia; Emmenagoga; Exsiccantia. / V, Boswellia; Cinnamomum; Haematoxylum; Persea; Ruscus; Sassafras; Styrax; Tetranthera.
L o r b e e r siehe Bd. I, Vipera. / II, Carminativa. / IV, B 4; C 34; E 322; G 1827.

D e i n e s-Ägypten: „Lorbeer".
G r o t-Hippokrates: (Lorbeeröl).
B e r e n d e s-Dioskurides: Kap. Lorbeer und Kap. Lorbeeröl; T s c h i r c h - S o n t h e i m e r-Araber; Fischer-Mittelalter: L. nobilis L. (laurus, c i p r o , d a m p n i d o n , o r b e g a , l o r p i r ; Diosk.: d a p h n e).
H o p p e-Bock: Kap. Lorbeerbaum; Geiger-Handbuch; Hager-Handbuch: **L. nobilis L.**
Z i t a t-Empfehlung: **Laurus nobilis (S.).**

Dragendorff-Heilpflanzen, S. 245 (Fam. L a u r a c e a e); Tschirch-Handbuch III, S. 699 uf.; Peters-Pflanzenwelt: Kap. Der Lorbeerbaum, S. 135—140.

Der Lorbeerbaum, von den Griechen Apollo geweiht und im kultischen Brauchtum eine wichtige Rolle spielend, wurde nach Dioskurides auch medizinisch vielartig benutzt (1. Blätter: sie erwärmen und erweichen; zu Sitzbädern bei Gebärmutter- und Blasenleiden; grün, zerrieben, gegen Insektenstiche, gegen Entzündungen. 2. Früchte: gegen Phthisis, Orthopnöe, Brustrheumatismus; gegen Skorpionstiche, weiße Hautflecken; der ausgepreßte Saft gegen Ohrenschmerzen und Schwerhörigkeit, zu Salben und Umschlägen. 3. Wurzelrinde: gegen Stein- und Leberleiden, als Abortivum. 4. Lorbeeröl wird aus reifen Beeren durch Kochen mit Wasser hergestellt; gegen Neuralgien, Ohrenleiden, Katarrhe; wirkt emetisch). Kräuterbuchautoren des 16. Jh. übernehmen diese Indikationen.

In Ap. Lüneburg 1475 waren vorrätig: Folia lauri (1¹/₂ lb.), Baccae lauri (10 lb.); Oleum lauri (10 lb.). Die T. Worms 1582 führt [unter Kräutern] Laurifolia (Daphnidis folia, Lorbeerbaumbletter), [unter Früchten] Lauri baccae (Daphnidis, Lorbeeren) und Lauri baccae decorticatae (Gescheelt Lorbeern), [unter ausgepreßten Ölen] Oleum Laurinum (L o r ö l). Die Ap. Braunschweig 1666 hatte: Herba Lauri folior. (¹/₄ K.), Lauri baccarum longi (9 lb.), L. bac. rotundi (120 lb.), Pulvis baccar. l. (30 lb.), Oleum laurini (40 lb.; wird unter Oleis coctis et expressis geführt), Oleum baccar. l. (1 Lot; unter Oleis destillatis), Oleum l. ex baccis (1 Lot; unter Oleis destillatis), Electuarium de baccis l. (1 lb.), Emplastrum de baccis l. (3¹/₂ lb.).

In Ph. Württemberg 1741 sind verzeichnet: Folia Lauri (Lorbeerblätter; mehr im Küchengebrauch als pharmazeutisch; als Infus Diureticum und Carminativum), Lauri Baccae (Lorbeeren; treiben Menses und Urin, gegen Koliken); Aqua Bacc. L., Electuarium Bacc. L., Emplastrum de Bacc. L., Oleum Laurinum, Oleum (dest.) L. e. Baccis. Bei Hagen, um 1780, heißt die Stammpflanze L. nobilis; so bis zur Gegenwart.

Die Ph. Preußen 1799 führt: Baccae Lauri, Oleum laurinum unguinosum [aus frischen Beeren ausgepreßt oder mit Wasser ausgekocht; Bestandteil von Ungt. Roris marini compositum (= Ungt. nervinum)].

DAB 1, 1872: Fructus Lauri, Oleum Lauri.

DAB 6, 1926: Fructus Lauri („Die getrockneten reifen, beerenartigen Steinfrüchte von Laurus nobilis Linné"), Oleum Lauri (aus Früchten gepreßt oder ausgekocht); in Erg.-B. 6, 1941, Folia Lauri und Ungt. Lauri compositum.

Anwendung nach Geiger, um 1830: „Die Lorbeerblätter gibt man im Aufguß. Sie kamen sonst zu Species zu Umschlägen. Die Beeren werden (mit Vorsicht) in Substanz, auch im weinigten Aufguß innerlich verordnet; äußerlich zu Salben. In der Tierarzneikunde werden sie noch häufig gebraucht . . . Die Blätter dienen außerdem als Gewürz in der Küche. Ihr Gebrauch zu Kränzen (Lorbeerkränze), um berühmte Männer zu ehren, ist seit den ältesten Zeiten herkömmlich".

In Hager, 1874, heißt es: „Die Lorbeeren, obgleich seit undenklichen Zeiten als Medikament benutzt, werden von den Ärzten nicht mehr beachtet. Das ländliche Publikum benutzt sie dagegen noch häufig als ein Amarum und Aromaticum gegen Wechselfieber, bei Amenorrhoe, zur Beförderung der Wehen, Kolik, äußerlich in Salbenform gegen Scabies".

Nach Hager-Handbuch, um 1930, dient Fructus Lauri „früher als Bittermittel und als Gewürz, heute fast nur noch in der Tierheilkunde, selten gegen Krätze. Zur Gewinnung des fetten Öles"; für dieses (Ol. Lauri expressum) wird angegeben: „Das Lorbeeröl dient für sich oder als Bestandteil anderer Salben zu Einreibungen bei Geschwulsten, Rheuma, Krampf, Kolik und Hautkrankheiten (Krätze), auch in der Tierheilkunde (A l t e l o r i e ist die volkstümliche Bezeichnung für ein häufiger angewandtes Gemisch aus Oleum Lauri und Unguentum flavum). Einreibungen der unbedeckten Körperteile mit Lorbeeröl sollen Insekten fernhalten". Nach Hoppe-Drogenkunde, 1958, Kap. L. nobilis, werden verwendet: 1. das Blatt („Aromaticum. - In der Homöopathie [wo „Laurus nobilis" (Essenz aus frischen Blättern) ein weniger wichtiges Mittel ist]. - Gewürz. - In der Likörindustrie"); 2. das äther. Öl des Blattes („medizinisch als Hautreizmittel"); 3. die Frucht („Magenmittel, Appetitanregungsmittel"); 4. das ausgepreßte Öl der frischen Frucht („Einreibemittel bei Geschwülsten, Rheuma, Koliken. Hautreizmittel"); 5. das äther. Öl der Frucht („zu Einreibemitteln").

Lavandula

L a v a n d u l a siehe Bd. II, Acopa; Alexipharmaca; Antapoplectica; Aromatica; Cephalica; Cosmetica; Vulneraria; / IV, E 64; G 796, 1273. / V, Nardostachys; Valeriana.
L a v e n d e l siehe Bd. I, Scincus. / III, Spiritus Salis ammoniaci vinosus lavendulatus. / IV, B 4, 52; C 34, 50, 65; E 14, 43, 74, 79, 93, 135, 141, 160, 171, 178, 202, 276, 277; G 643, 957, 1267, 1340, 1695, 1823, 1827.
L a v e n d e l g e i s t , Lavendelöl, Lavendelspiritus siehe Bd. III, Reg.
S p i c a siehe Bd. II, Antiparalytica; Cephalica; Succedanea. / V, Asarum; Cymbopogon; Nardostachys; Syzygium; Valeriana.
S t i c a d o s siehe Bd. V, Helichrysum; Sempervivum.

B e r e n d e s-Dioskurides: - - Kap. S t o i c h a s , L. Stoechas L.
T s c h i r c h-Sontheimer-Araber: - - L. Stoechas.
F i s c h e r-Mittelalter: - a) L. spica L. (s p i c a , n a r d u s spicata, s a m - s u c u s , m a r a c u s , a m a r a c u s , l a v e n d u l a , l a u e n d u l a); b) L. latifolia (nardo italiano) - - L. Stoichas L. u. N a r d o s t a c h y s Jatamansi (s t i c a d o s arabicum, g r a e g a n i c a e , blumen von arabien).
B e ß l e r-Gart: - Kap. Lauendula, L.-Arten, besonders L. officinalis Chaix et Vill. u. L. latifolia Vill. - - Kap. Sticados arabicum, L. stoechas L.
H o p p e-Bock: - Kap. L a f a n d e r , a) L. officinalis Chaix (Teutsche C a s - s i a); b) L. latifolia Vill. (Teutscher Nardus) - - Kap. S t e c a d e , L. stoechas L.
G e i g e r-Handbuch: - a) L. Spica W. (= L. angustifolia Ehrh.); b) L. latifolia Ehrh. - - L. Stoechas.
H a g e r-Handbuch: - a) L. spica L. [b) L. latifolia Villars] - - L. stoechas L.
Z a n d e r-Pflanzennamen: a) **L. angustifolia Mill.** (= L. spica L.p.p., L. officinalis Ch., L. vera DC.); b) **L. latifolia (L.f.) Medik.** (= L. spica L.p.p.) - - **L. stoechas L.**
Z i t a t-Empfehlung: **Lavandula angustifolia (S.); Lavandula latifolia (S.); Lavandula stoechas (S.).**

Dragendorff-Heilpflanzen, S. 571 (Fam. L a b i a t a e); Tschirch-Handbuch II, S. 831 uf.

Nach Tschirch-Handbuch kannten die Alten unseren L a v e n d e l (L. officinalis Chaix) nicht, sondern verwendeten L. Stoechas L.; Cordus [um 1530] meint, daß die Alten den Lavendel gekannt, als Varietät der Stoechas betrachtet, aber wegen des weniger kräftigen Geruchs nicht geschätzt hätten; die im Mittelalter gebräuchlichen Namen P s e u d o n a r d u s , Nardus italica, umfaßten alle L.-Arten, bezogen sich aber vorwiegend auf L. Stoechas; gleichzeitig mit der ziemlich spät im Mittelalter beginnenden Beachtung des Lavendels tritt auch sein Name in Italien auf; sowohl Lavendel wie Spica kamen wohl durch die Benediktiner nach dem Norden; im 16. Jh. wurden von Spica L. schon verschiedene Spielarten in Mitteleuropa, besonders Frankreich, gezogen; die Alten kannten nur ein fettes S p i k ö l ; aber auch später wurden Spik-, Stoechas- und Lavendelöl vielfach durcheinandergeworfen; die scharfe Trennung zwischen Spiköl und Lavendelöl erfolgt noch im 16. Jh., früher heißen beide Spiköl.

Es soll im folgenden versucht werden, die Drogen und Präparate in 3 Abschnitten aufzugliedern:

1.) Lavandula: von L. angustifolia Mill.
2.) Spica: von L. latifolia (L. f.) Medik.
3.) Stoechas arabica: von L. stoechas L.

(L a v a n d u l a)

Da der heute übliche Lavendel in der antiken Literatur nicht sicher belegt ist, hat Bock, um 1550, Schwierigkeiten der Zuordnung bei Dioskurides; nach Hoppe hält er L. officinalis für eine Verwandte einer bei Dioskurides beschriebenen, heute als C i n n a m o m u m cassia Bl. gedeuteten Pflanze, bleibt aber unsicher (Diureticum, Emmenagogum, gegen Magenschmerzen, Blähungen, Gelbsucht; in Anlehnung an Brunschwig: gegen Schlaganfall, Zahnschmerzen, Mundentzündungen; zu Einreibungen bei Kopfschmerzen, Schwindel, gegen Zittern und Gliederversteifung).

In Ap. Lüneburg 1475 waren ½ lb. Flores lavendule vorrätig. Die T. Worms 1582 führt: Flores Lauandulae (Lauandae, Lauendulae, Lauandelblum); Aqua (dest.) Florum Lauandulae (Lauandelblumenwasser); Conserva Florum Lauandulae (Lauanderblumenzucker); Oleum (dest.) Lauandulae (Lauanderöle). In Ap. Braunschweig 1666 gab es: Herba lavendulae (2 K.); Acetum l. (¼ St.), Aqua l. (2 St.), Aqua l. cum vino (¼ St.), Balsamum l. (4 Lot), Conserva l. (2 lb.), Extractum l. (2 Lot), Oleum l. (4 Lot).

Schröder, 1685, nennt im Kap. Spica außer Spica mas noch „Spica foemina, Lavandula"; „Sie sind in nichts unterschieden, als in der Größe sowohl der Blätter als auch der Blumen, die an der Spik größer, am Lavendel aber kleiner sind; so ist auch der Spiken Geruch stärker, des Lavendels aber angenehmer, drum man beide ohne Unterschied gebrauchen kann.

Das Männlein wird genannt Lavendula latifolia C.B. . . . Das Weiblein wird genannt Lavendula angustifolia C.B. . . . Man pflanzt beide in Gärten, und ist bei uns das Weiblein gemeiner. In Apotheken hat man die Blumen von beiden.

Sie wärmen und trocknen im 3. Grad (doch ist der Spik stärker), haben einen scharfen bitterlichen Geschmack, dünne Teilchen; dient dem Haupt, den Nerven, wird gebraucht in Katarrhen, Gicht, Gliederverkrümmung, Schwindel, Schlafsucht, Zittern der Glieder; treibt den Harn, Monatsfluß und Geburt (daher man sie auch den gebärenden Frauen gibt), in windigen Bauchgrimmen; äußerlich in Laugen, Haupt- und Gliederkrankheiten, in Masticatoriis (die Katarrhe aufzutrocknen und in den Mund herabzuziehen, damit sie nicht auf die Lungen fallen); ihr Geruch vertreibt die Läuse". Bereitete Stücke sind: 1. Conserve von Lavendelblumen; 2. Confect der Blumen; 3. Destilliertes Wasser aus den mit Wein oder Wasser befeuchteten Blumen; 4. Spiritus; dieser hat große Kraft in Lähmung der Zungen.

In Ph. Württemberg 1741 ist verzeichnet: Herba Lavendulae angustifoliae (foeminae, Lavendel; ihre Tugenden kommen mit denen vom Spick überein; meistens werden die Blüten verwandt; Nervinum, Uterinum); Flores Lavendulae foeminae (angustifoliae, Lavendelblumen; Cephalicum, Nervinum; für Riechmittel und Kräuterkissen); [aus Blüten bereitet:] Acetum L., Oleum L., Spiritus L.; [aus Kraut:] Aqua dest. L.; [Öl:] Balsamum L. (mit Nußöl).

Um 1800 wird die Stammpflanze - irreführend - L. spica genannt. Angaben der Ph. Preußen 1799: Flores Lavendulae (Lavendelblumen, Spieke, von L. Spica; daraus bereitet Oleum Flores Lavendulae, Spiritus L.); u. a. in: Aqua aromatica, Aqua vulneraria vinosa, Species aromaticae, Species ad Fomentum, Species resolventes externae, Species ad suffiendum; mit Öl bereitet: Mixtura oleosa balsamica. Die Stammpflanze heißt in preußischen Pharmakopöen bis 1829: L. Spica Linné; in Ausgabe 1846: L. vera Dec.; 1862: L. officinalis Chaix. In DAB 1, 1872, stehen: Flores Lavandulae (von L. officinalis Chaix); [daraus bereitet:] Spiritus L.; [u. a. in:] Acidum aceticum aromaticum, Aqua aromatica, Aqua vulneraria spirituosa, Species aromaticae. Bei Oleum Lavandulae ist keine Stammpflanze angegeben, es ist in Mixtura oleosa-balsamica enthalten. Weitere Bezeichnungen der Stammpflanze: Ausgabe 1882-1900: L. vera; 1910-1926: L. spica Linné.

Nach Geiger, um 1830, werden L. Spica W. und L. latifolia gleichartig benutzt; „Officinell sind: die Blumen, auch das Kraut (flores et herba Lavendulae, Spicae) ... Die Blumen der breitblättrigen Art [L. latifolia] riechen durchdringender und angenehmer als die der schmalblättrigen . . . Die Lavendelblumen (selten das Kraut) werden nur äußerlich zu Bähungen, Umschlägen, aromatischen Bädern usw. gebraucht... Bestandteil mehrerer aromatischer Zusammensetzungen".

Nach Hager, 1874, finden Lavendelblüten „nur äußerlich Anwendung im Aufguß, in Bädern und Waschungen oder in der häuslichen Wirtschaft zum Einlegen zwischen Wäsche und wollene Zeuge, teils des Geruchs wegen, teils zur Abhaltung von Würmern und Insekten". Beim Lavendelöl ist vermerkt, daß es im südlichen Frankreich aus den Blüten von L. officinalis Chaix durch Destillation mit Wasser gewonnen wird.

Anwendung von Flores L. nach Hager, um 1930: „Im Aufguß zu Bädern und Waschungen, zu Kräuterkissen, zu Räuchertee, zu Einlagen in Wäscheschränke". Nach Hoppe-Drogenkunde, 1958, Kap. L. spica (= L. vera = L. officinalis): „Sedativum bei Migräne, Neurasthenie und nervösem Herzklopfen. Cholereticum. - Hautreizmittel in Form von Einreibungen, zu Bädern und Kräuterkissen. - Geruchskorrigens. - In der Homöopathie [wo „Lavandula" (Essenz aus frischen Blüten) ein weniger wichtiges Mittel ist]. - In der Volksheilkunde als Antispasmodicum, Carminativum, Stomachicum, Diureticum . . . Mottenmittel"); das äther. Öl der Blüten (Lavendelöl) wird verwendet: „Zu Einreibemitteln bei neuralgischen und rheumatischen Schmerzen. - Sedativum").

(S p i c a)

Bock bildet als „Spica" L. latifolia ab; er deutet die Pflanze mit Vorbehalt als eine Dioskurides-Pflanze, die heute als V a l e r i a n a-Art bestimmt wird; medizinische Anwendung ebenso wie bei Lavandula (siehe oben). Wie dort ebenfalls ausgeführt, läßt sich auch in der folgenden Zeit (siehe z. B. Geiger, um 1830) nicht immer streng zwischen Lavandula und Spica unterscheiden, manchmal ist es aber möglich, besonders wenn neben Drogen und Präparaten von Spica entsprechende von Lavandula in Quellen vorkommen, so in T. Worms 1582: Flores Spicae nostratis (Spicae hortulanae, Spicanardenblumen), Aqua dest. Florum spicae (Spickenblumenwasser), Oleum dest. Spicae nostratis (Gartenspicköle), Oleum (praeparat.) Spicae (Spickenöle). In Ap. Braunschweig 1666 waren vorrätig: Flores spicae (½ K.), Oleum (coct.) s. (29 lb.), Oleum (dest.) s. nostratis (4 Lot).

Das Kap. Spica bei Schröder, 1685, wurde bereits vorn zitiert; es hieß dort: „Das Männlein [Spica mas] wird genannt Lavendula latifolia C.B.". In Ph. Württemberg 1741 ist [außer Lavendel] aufgenommen: Herba Lavendulae latifolia (maris vulgaris, Pseudonardi, Spica, Spick; Tugenden wie L. angustifolia).

Hagen, um 1780, schreibt in einer Fußnote zu L. Spica: „Eine Abänderung von diesem Lavendel ist der sog. Spik, der breitere Blätter, einen nicht so angenehmen und dabei schwächeren Geruch hat. Die Blumen (Flor. Spicae) sind auswärts offizinell. Das Spiköl (Ol. Spicae) soll das aus diesen Blumen destillierte Öl sein. Meistenteils bekommt man aber bloßes T e r p e n t i n ö l unter diesem Namen, das manchmal mit etwas Lavendelöl vermischt ist".

Geiger, um 1830, beschreibt L. latifolia Ehrh.: „Wird lange schon wie die vorhergehende [L. Spica] benutzt. Wächst an denselben Orten"; Ol. Spicae wird vorzüglich von der breitblättrigen Art im südl. Frankreich gewonnen.

In Hager-Handbuch, um 1930, ist L. latifolia Vill. (Spiklavendel, Narde) als Lieferant des ätherischen Oleum Spicae (Spiköl) angegeben; „Anwendung. Als billiges Ersatzmittel für Lavendelöl in der Parfümerie, der Seifenfabrikation, sowie in der Porzellanmalerei". In Erg.-Büchern ist Oleum Spicae zu finden (Ausgabe 1897: von L. Spica; 1916 u. f. von L. latifolia V.).

(S t o e c h a s a r a b i c a)
Die in der Antike und von den Arabern sicher benutzte L.-Art ist die von Dioskurides im Kap. Stoichas beschriebene L. stoechas L. (Abkochung bei Brustleiden,
Zusatz zu Antidoten; öffnet und erleichtert die Eingeweide). Bock, um 1550,
widmet der Pflanze (Stecade) ein spezielles Kapitel (bei Bronchial- und Lungen-
erkrankungen, Stärkungsmittel; Riechmittel bei Schwindel; als Dekokt oder
Räucherung für Wöchnerinnen).
In Ap. Lüneburg 1475 waren vorrätig: 1½ lb. Sticados Arabice; Sirupus de Sti-
cade (2 lb.). In T. Worms 1582 stehen: Flores Stoechadis (stichadis arabicae, S y n -
c h o p a e , S t y p h o n i a e Alcibiadis, Stechasblumen); Sirupus e staechade
(Stechasblumensyrup). Die Ph. Augsburg 1640 verordnet, daß für „Stoechas" die
„Flos Stoechados Arabicae" zu nehmen sind. In Ap. Braunschweig 1666 waren
vorrätig: Flores stoechad. Arab. (¼ K.), Syrupus de s. simpl. (2 lb.), Syr. de s.
comp. (6 lb.). Aufgenommen in Ph. Württemberg 1741: Flores Stoechadis Arabicae (Stoechadis purpureae C.B., Stoechas-Blumen, Welscher Lavendel; Nervinum, Pulmonicum, Diureticum, Uterinum, Carminativum); Syrupus de Stoechade
(aus 12 Drogen bereitet).
Bei Hagen, um 1780, heißt die Stammpflanze des Arabischen Stöchas: Lauendula
Stoechas. Geiger, um 1830, erwähnt die Art; „davon waren sonst die ganzen
Blumenähren (flores Stoechadis arabicae) offizinell". Erwähnt auch in Hager-
Handbuch, um 1930: Flores Stoechadis arabicae (purpureae, Flores Lavandulae
romanae); „im Gebrauch wie die Blüten von L. spica L.". Entsprechend in
Hoppe-Drogenkunde.

Lawsonia

L a w s o n i a siehe Bd. V, Alkanna; Ligustrum.

D e i n e s-Ägypten: „Radix alkannae".
B e r e n d e s-Dioskurides: Kap. Lawsonia, L. alba L.
T s c h i r c h-Sontheimer-Araber: L. inermis.
F i s c h e r-Mittelalter: L. inermis L. u. L. spinosa L. (a l c a n n i a , c i p r u s ,
h e n n e , c a n n a).
B e ß l e r-Gart: Kap. A l c a m i a (a l c a n n a), L. inermis L., „mit den For-
men f. alba (= L. alba Lam.) und f. spinosa (= L. spinosa L.), Nomenklatur nach
Berger".
G e i g e r-Handbuch: L. alba Lam. (L. inermis et spinosa L., Alkanne, Alt-Henna).
Z i t a t-Empfehlung: **Lawsonia inermis (S.).**

Dragendorff-Heilpflanzen, S. 462 (Fam. L y t h r a c e a e); Tschirch-Handbuch III, S. 948 uf.

Nach Tschirch-Handbuch ist der Hennastrauch im Altertum vielfach kultiviert
worden, als eins der ältesten Färbemittel (Bibel, Ägypter, Chinesen usw.). Dios-

kurides beschreibt den Baum K y p r o s , der nach Berendes die weiße Lawsonia ist (adstringierende Blätter gegen Soor, als Umschlag bei Karbunkeln; zu Bähungen gegen Verbrennungen; zum Gelbfärben der Haare; Blüten, mit Essig auf Stirn gerieben, gegen Kopfschmerzen).

Hagen, um 1780, erwähnt als Fußnote bei Radix Alkannae [→ A l k a n n a]: „Die wahre oder Orientalische Alkanne (Alkanna vera seu orientalis), die man auch M u n d h o l z nennt, kommt von einem Strauche (Lawsonia inermis), welcher in Ostindien, Syrien, Ägypten und anderen Morgenländern wächst. Die Wurzel ist stärker und färbt dunkelröter. Sie wird selten in Apotheken gefunden und kann, da ihr Gebrauch sich bloß auf die Farbe einschränkt, auch ohne Schaden entbehrt werden". Geiger, um 1830, beschreibt die Pflanze und ihre Radix Alkanae verae; „bei uns wird diese Wurzel nicht gebraucht. Im Orient benutzt man sie z. T. als ein adstringierendes Mittel. Vorzüglich wird sie aber zum Färben von Leder (Maroquin), auch zum Färben der Haut, Nägel usw. gebraucht". Nach Hoppe-Drogenkunde, 1958, haben die Blätter (Folia H e n n a e) Interesse: Zur Herstellung von Haarfärbemitteln. - In Marokko zusammen mit Artemisia-Arten als Fiebermittel. Die Wurzel ist nicht mehr im Handel.

Lecythis

L e c y t h i s siehe Bd. V, Bertholletia.

Dragendorff-Heilpflanzen, um 1900 (S. 463 uf.; Fam. L e c y t h i d i a c e a e), nennt 12 L.-Arten, darunter die brasilianische **L. urnigera Mart.** (ölhaltiger Same wird als einhüllendes Mittel gebraucht), die bei Hoppe-Drogenkunde, 1958, ein Kapitel hat (das fette Samenöl ist Speiseöl. - P a r a d i e s n ü s s e werden auch nach Europa exportiert).

Ledum

L e d u m siehe Bd. V, Cistus.
Zitat-Empfehlung: *Ledum palustre (S.); Ledum latifolium (S.).*

Nach Fischer-Mittelalter war **L. palustre L.** dem nordgermanischen Arzneischatz eigentümlich. Beßler meint, daß das Gart.-Kapitel: M i r t u s (p o r s) im Norden auch auf diese Pflanze bezogen werden kann. Hagen, um 1780, beschreibt L. palustre (P o r s c h); „das Kraut, welches man auch P o s t , K u h n r o s t oder wilden R o s m a r i n (Hb. Rosmarini syluestris) nennt, fängt an offizinell zu werden". Aufgenommen in deutsche Länderpharmakopöen des frühen 19. Jh., z. B. in Preußen (1799-1829) Herba Ledi palustris (Wilder Rosmarin, Porsch). Geiger, um 1830, berichtet von L. palustre (Sumpfporst, wilder Rosmarin, M o t -

t e n k r a u t): „Eine schon von älteren Ärzten als Arzneimittel gebrauchte Pflanze; wurde in der Mitte des vorigen Jahrhunderts, besonders von schwedischen Ärzten, Linné, Hartmann u. a. angerühmt . . . Man gibt den Porst im Aufguß innerlich, auch äußerlich zu Gurgelwasser, Waschwasser und Bädern. Auch wird die Abkochung als Waschmittel zum Vertreiben des Ungeziefers, der Läuse, Wanzen usw. angewendet. Das Kraut zwischen die Kleider gelegt, soll die Motten abhalten. - Man soll es anstatt Hopfen in das Bier tun, wodurch dieses stark berauschende Eigenschaften, Schwindel, heftigen Kopfschmerz und andere gefährliche Zufälle erregen soll? Die jungen Zweige, vor dem Ausbruch der Knospen abgeschnitten, sollen sehr gut zum Gerben zu gebrauchen sein". Nach Jourdan, zur gleichen Zeit, wendet man „die Spitzen (Herba s. folia Ledi palustris cum floribus s. Rosmarini sylvestris s. A n t h o s sylvestris) an . . . Diese Pflanze wird für narkotisch gehalten und in convulsivischen und Krampfkrankheiten gepriesen".

Hager-Handbuch, um 1930, schreibt über die Anwendung von Herba Ledi palustris: „Früher bei Keuchhusten, bei Rheuma; äußerlich zu Umschlägen und Bädern bei Hautkrankheiten. Das Kraut wirkt als Abortivum. Als „Mottenkraut" wird es auch gegen Motten verwendet, ist aber wenig wirksam". Hoppe-Drogenkunde, 1958, gibt über diese Anwendungen hinaus an: Diureticum, Diaphoreticum, Emeticum. In der Homöopathie ist „Ledum - Porst" (Tinktur aus getrockneten, jungen Sprossen; Hahnemann 1818) ein wichtiges Mittel.

Geiger erwähnt ferner die nordamerikanische L. latifolium; „davon wurden die Blätter als gesunder Tee, unter dem Namen J a m e s t e e oder L a b r a d o r - t e e, getrunken". Dieser Tee wird - nach Hager-Handbuch, um 1930 - bei Keuchhusten und Bronchialkatarrh angewendet. Schreibweise der Pflanze dort: L. latifolium Ait. (bei Dragendorff-Heilpflanzen, S. 506 - Fam. E r i c a c e a e - L. latifolium L.).

Lemna

L e n t i c u l a siehe Bd. II, Exsiccantia; Humectantia. / V, Lens.

B e r e n d e s-Dioskurides (Kap. W a s s e r l i n s e); T s c h i r c h-Araber; F i s c h e r-Mittelalter, **L. minor L.** (l u p i n i c u m, l e n t i c l a aquarum, l e n t i g o, l e n s paludum s. aquatica, m e r l i n s e n, w a s s e r l y n s e n; Diosk.: p h a k o s to epi ton telmaton, v i p e r a l i s).
H o p p e-Bock; Geiger-Handbuch, L. minor (kleine Wasserlinse).
Z i t a t-Empfehlung: **Lemna minor (S.).**

Dragendorff-Heilpflanzen, S. 108 (Fam. L e m n a c e a e).

Die Wasserlinse hat nach Dioskurides kühlende Kraft und ist daher ein gutes Mittel gegen Entzündungen, Rose, Podagra; Darmbrüche der Kinder werden verklebt. Obwohl Bock, um 1550, die Pflanze gegen mancherlei empfiehlt (innerlich gegen Entzündungen, wie zu Pestzeiten; man soll das davon gebrannte Wasser trinken; äußerlich ist das Meerlinsenwasser gut für die entzündete Leber zu Umschlägen), blieb die Anwendung gering. Das Aqua lentium der Ap. Braunschweig 1666 könnte von Meerlinsen gebrannt sein. Die sehr ausführliche T. Frankfurt/M. 1687 führt Herba Lens sive L e n t i c u l a palustris s. aquatica, Meerlinsen, Wasserlinsen, und ein Aqua Lenticulae palustris. Geiger, um 1830, erwähnt, daß man Folia Lentis palustris sive Lenticulae aquaticae äußerlich bei Entzündungen auflegte; die Verwendung als Diureticum versieht er mit einem Fragezeichen. Nur in der Homöopathie ist „Lemna minor - Wasserlinse" (Essenz aus frischer Pflanze; Clarke 1902) ein wichtiges Mittel geworden.

Lens

L e n s siehe Bd. II, Antidysenterica. / V, Lemna; Vicia.
E r v u m siehe Bd. II, Cephalica.
L i n s e siehe Bd. II, Resolventia. / V, Lathyrus.

G r o t-Hippokrates: Linsen.
B e r e n d e s-Dioskurides: Kap. L i n s e, E r v u m Lens L.
T s c h i r c h-Araber: Ervum Lens.
F i s c h e r-Mittelalter: L. esculenta Moench (m i c u l a, linsen; Diosk.: p h a -
k o s, lens, l e n t i c u l a).
H o p p e-Bock: Kap. Linsen, L. culinaris Med.; L. culinaris Med. var. macro-
sperma Baumg.
G e i g e r-Handbuch: Ervum Lens L. (= Cicer Lens W., gemeine Linse).
Z a n d e r-Pflanzennamen: **L. culinaris Medik.**
Z i t a t-Empfehlung: **Lens culinaris (S.).**

Dragendorff-Heilpflanzen, S. 330 uf. (Fam. L e g u m i n o s a e); Bertsch-Kulturpflanzen, S. 170—174.

Die Linse ist schon in den alten Hochkulturen (vgl. Esau's Linsengericht in der Bibel) zu Nahrungszwecken angebaut worden, sie wurde zugleich, wie Dioskurides belegt, zu Arzneizwecken gebraucht (Adstringens, stillt Durchfall; äußerlich gegen podagrische Schmerzen; zum Reinigen und Heilen von Geschwüren und Geschwülsten; gegen Frostbeulen). Die Kräuterbücher des 16. Jh. übernehmen die Indikationen. In Arzneitaxen findet man Farina Lentium (Linsenmehl; so T. Worms 1582, T. Frankfurt/Main 1687), auch unter Früchten oder Samen: Lentes (Lenticulae, Phaci; so die T. Worms). In Ap. Braunschweig 1666 waren 11 lb. Semen Lentium, in Ap. Lüneburg 1718 4 lb. davon vorrätig. Im 19. Jh. wurden sie kaum noch arzneilich verwandt. Meissner, um 1830, schreibt: Die Abkochung der Linsen wurde zur Beförderung des Ausbruchs der Masern und der

Blattern angewendet, jetzt noch so in der Volksheilkunde; aus Linsenmehl kann man erweichende und verteilende Kataplasmen bereiten; „im allgemeinen wird es aber wenig benutzt".

Leontice

L e o n t i c e siehe Bd. V, Bongardia; Caulophyllum.
L e o n t o p e t a l o n siehe Bd. II, Digerentia.
Zitat-Empfehlung: *Leontice leontopetalum (S.).*

Das L e o n t o p e t a l o n des Dioskurides (Wurzel gegen Schmerzen nach Schlangenbiß; Klistier gegen Ischias) ist nach Berendes nicht eindeutig zu identifizieren, er gibt u. a. L. Leontopetalum L. an. Dragendorff-Heilpflanzen, um 1900 (S. 233; Fam. B e r b e r i d e a e ; jetzt B e r b e r i d a c e a e : **L. leonto-petalum L.**, L ö w e n t r a p p), schreibt dazu: „Wurzelknolle als Gegengift gegen Opium und Schlangenbiß, als erweichendes und austrocknendes Mittel"; soll die A r t h u n i t h a des I. el B. sein; kommt bei Dioskurides und Galen vor. Dementsprechend nennt Sontheimer-Araber: Leontopetalum.

Leonotis

Dragendorff-Heilpflanzen, um 1900 (S. 573; Fam. L a b i a t a e), nennt 3 L.-Arten, darunter L. nepetaefolia R. Br. (= P h l o m i s nep. L.) - Kraut gegen Harnbeschwerden, Blattsaft gegen Wechselfieber und Typhus -, die bei Hoppe-Drogenkunde, 1958, ein kurzes Kapitel hat (Verwendung der blühenden Pflanze in Brasilien in Form galenischer Präparate). Hager-Handbuch, Erg.-Bd. 1948, gibt Vorschriften für Fluidextrakt und Sirup.

Leonurus

L e o n u r u s siehe Bd. V, Ballota; Filago.
Zitat-Empfehlung: *Leonurus cardiaca (S.); Leonurus lanatus (S.).*
Dragendorff-Heilpflanzen, S. 574 uf. (Fam. L a b i a t a e).

Nach Fischer kommt **L. cardiaca L.** in mittelalterlichen Quellen vor (c o r d i a - c a , b r a n c h a l u p i , h e r t z g e s p a n n). Hoppe findet bei Bock, um 1550, die Pflanze nicht; das „wild M u t t e r k r a u t , Hertzgespörr, Hertzkraut" im Kap. Von Melissen, wird, mit Fragezeichen, als L a m i u m galeobdolon Cr. gedeutet, obwohl andere Autoren hier L. cardiaca L. angezogen haben.
Aufgenommen in T. Worms 1582: [unter Kräutern] C a r d i a c a (H e r b a

p e c t o r a l i s , H e r t z k r a u t , Hertzgespann); in T. Frankfurt/M. 1687: H e r b a C a r d i a c a (Herba pectoralis, A g r i p a l m a , Hertzgespannkraut). Schröder, 1685, schreibt zu Cardiaca: „In Apotheken hat man die Blätter ... Es taugt besonders beim Herzgesperr der Kinder, treibt den Harn und Monatsfluß, reinigt die Brust vom Schleim und befördert die Geburt ... der gemeine Mann schlägt selbe auch äußerlich bei dergleichen Affekten über, als ein Epithema. Bereitete Stück sind: 1. das Wasser aus dem Kraut, das man insonderheit gebraucht. 2. Herzgespannsalbe".

Die Ph. Württemberg 1741 beschreibt: Herba Cardiacae (M a r r u b i i Cardiaca dicti, Brancae seu Patae lupinae, L y c o p i s , wild Mutterkraut, Hertzgespannkraut, Hertzgesperrkraut; treibt Harn und Menstruation, tötet Würmer; Pectoralium). Die Stammpflanze der Krautdroge heißt bei Hagen, um 1780: L. Cardiaca (Herzgespann). Geiger erwähnt die Pflanze; „war ehedem als Wundkraut, gegen Verschleimung der Lunge, als magenstärkendes Mittel usw. berühmt. Ist jetzt obsolet".

Aufgenommen in Erg.-B. 6, 1941, Herba Leonuri cardiacae (von L. cardiaca L. var. villosus (Desf.) Bentham). In der Homöopathie ist „Leonurus Cardiaca" (Essenz aus frischem Kraut) ein weniger wichtiges Mittel. Hoppe-Drogenkunde, 1958, schreibt über Verwendung des Krautes: „Die Droge soll herzwirksam sein, besonders bei Neurosen. Beruhigungsmittel bei nervösen und funktionellen Herzstörungen, bei klimakterischen Beschwerden. Aromaticum, Emmenagogum. - In der Homöopathie, bes. bei Angina pectoris, bei klimakterischen Beschwerden".

In Hoppe-Drogenkunde gibt es auch ein Kap. L. lanatus (= B a l l o t a lanata [Schreibweise nach Zander-Pflanzennamen: **L. lanatus (L.) Pers.**]); verwendet wird das Kraut „bei Rheuma, Gicht, Wassersucht. - In der Homöopathie". Dort ist „Ballota lanata - Woll-Ballote" (Tinktur aus getrocknetem Kraut) ein wichtiges Mittel.

Lepidium

L e p i d i u m siehe Bd. II, Vesicantia. / V, Iberis; Nasturtium; Satureja; Thlaspi.
K r e s s (e) siehe Bd. V, Barbarea; Cardamine; Cressa, Nasturtium; Tropaeolum.
P i p e r i t a siehe Bd. II, Antiscorbutica.

G r o t-Hippokrates: - L. sativum - - L. latifolium.
B e r e n d e s-Dioskurides: - Kap. K a r d a m o m , L. sativum L. oder L. latifolium (?); Kap. G a r t e n k r e s s e (Lepidion), L. sativum L. - - Kap. Wilder K o h l , L. latifolium L.?
T s c h i r c h-Sontheimer-Araber: - L. sativum - - L. latifolium.
F i s c h e r-Mittelalter: - L. sativum L. s. N a s t u r t i u m [→ R o r i p p a] (nasturtium, c a r d a m o n i u m , c a r d o m u s , s t r i d u l a , c r i s s o n

agrestis, d a m a s o n i u m, c r a s s o, k e r s e, g a r t e n s a m e n, k r e s -
s e n ; Diosk.: lepidion, g i n g i d i o n, kardamon, nasturtium) - - L. latifolium
L. (p e r p e r e o n, piperita, p i p i r e l l a, p f e f f e r k r a u t ; Diosk.:
lepidion, gingidion).
B e ß l e r-Gart: - Kap. N a s t u r c i u m (kresse, c a r d a m u s), L. sativum L.
H o p p e-Bock: - **L. sativum L.** (Garten Creß) - - **L. latifolium L.** (Pfefferkraut,
S e n f f k r a u t) + + + **L. ruderale L.** (im Kap. S e c k e l oder T e s c h e l -
k r a u t und im Kap. Cressen; B e s e m k r a u t); **L. campestre (L.) R. Br.** (im
Kap. T h l a s p i und L e u c h e l : das gemein Thlaspi, groß Seckelkraut).
G e i g e r-Handbuch: - L. sativum - - L. latifolium + + + L. ruderale; L. cam-
pestre R. Br. (= Thlaspi campestre L.).
Z i t a t-Empfehlung: **Lepidium sativum (S.); Lepidium latifolium (S.); Lepidium
ruderale (S.); Lepidium campestre (S.).**

Dragendorff-Heilpflanzen: S. 252 (Fam. C r u c i f e r a e), Bertsch-Kulturpflanzen; S. 185—187.

Nach Berendes wird das Kardamon des Dioskurides von den meisten Autoren
für L. sativum L. gehalten (als beste Sorte gibt Diosk. die babylonische an; Same -
auch Kraut, aber schwächer - erwärmt, regt den Bauch auf, treibt Würmer ab,
verkleinert die Milz, tötet die Leibesfrucht, befördert Menstruation, reizt zum
Beischlaf; vertreibt Aussatz und Flechten; zu Kataplasmen; gegen Schlangenbiß,
Haarausfall, zu Umschlägen bei Ischias, gegen Ödeme und Geschwüre).
Auch das Lepidion wird für L. sativum L. gehalten (nach Diosk. ist es ein bekanntes Pflänzchen, das mit Milch in Salzlake eingeweicht wird; Blätter zu Umschlägen gegen Ischias, Milzschmerzen, Aussatz).
Kräuterbuchautoren, wie Bock, um 1550, lehnen sich mit den Indikationen für
Gartenkresse [L. sativum L.] an das Kardamon des Dioskurides an; das Lepidion
identifiziert er, der Abbildung nach, mit L. latifolium L.
1.) Gartenkresse hatte bis Ende 18. Jh. einige Bedeutung. In Ap. Lüneburg 1475
waren Semen nasturcii (1¹/₂ qr.) vorrätig. In T. Worms 1582 waren verzeichnet:
[unter Kräutern] Nasturtium hortense (Cardamum, Creßio, Kreß, Gartenkreß);
Semen Nasturtii (Gartenkreßsamen); auch T. Frankfurt/M. 1687 hat Herba und
Semen Nasturtii hortensis. In Ap. Braunschweig 1666 waren vorrätig: Semen
nasturtii (¹/₄ lb.), Aqua n. (2¹/₂ St.). Die Ph. Württemberg 1741 führt: Semen
Nasturtii hortensis (K r e ß i g, Garten-Kressen-Saamen; Diureticum, bei Brust-
schäden, Skorbut); aus dem frischen Saft der Pflanze wird Aqua Nasturtii destilliert.
Hagen, um 1780, gibt als Stammpflanze L. sativum an; „wird in Küchengärten
gebaut". Geiger, um 1830, schreibt über L. sativum: „Die Kresse wird frisch als
antiscorbutisches, harntreibendes Mittel verordnet. - Als Präparat hatte man:
dest. Wasser (aqua Nasturtii hortensis). - Ihre Anwendung in Haushaltungen als
Würze an Speisen, zu Salat usw. ist bekannt. Die Samen können wie Senf benutzt

werden. Sie kamen ehedem zu mehreren Zusammensetzungen". Bei Jourdan, zur gleichen Zeit, heißt die Stammpflanze: Thlaspi sativum Cand. Nach Hoppe-Drogenkunde, 1958, werden das Kraut (Herba Lepidii sativi; in Frankreich) und das fette Öl der Samen (für Speisezwecke, zur Seifenfabrikation, als Brennöl) benutzt.

2.) Die breitblättrige Kresse war, nach Geiger, als Herba Lepidii offizinell; „es wird als antiscorbutisches Mittel usw. ähnlich wie Kresse angewendet; auch benutzt man es auf gleiche Weise als Würze an Speisen, zu Salat"; nach Jourdan heißt die Droge auch: Herba Piperitidis.

3.) Das bei Bock abgebildete L. ruderale L. liefert nach Geiger die an einigen Orten gebräuchlichen herba Lepidii ruderalis; „sie wird schon lange in Rußland gegen Wechselfieber gebraucht und wurde 1815 besonders von Ruhl anstatt China angerühmt. - Der starke Geruch soll die Wanzen vertreiben".

4.) Von dem bei Bock abgebildeten L. campestre R. Br. waren, nach Geiger, ehedem die scharfen Samen (sem. Thlaspeos) wie die von Thlaspi arvense offizinell.

5.) Über L. bonariense Mill. → C o r o n o p u s .

6.) Über L. graminifolium L. → I b e r i s .

Leucaena

L e u c a e n a siehe Bd. V, Castanea.

Dragendorff-Heilpflanzen, um 1900 (S. 294; Fam. L e g u m i n o s a e), nennt 2 L.-Arten, darunter L. glauca Benth.; „Blatt und unreife Frucht (wilde T a m a - r i n d e) eßbar, der Same liefert Amylon. Es soll bei einzelnen Tieren nach Genuß von Blüte und Same ein Ausfallen der Haare bemerkt werden". Nach Hoppe-Drogenkunde, 1958, sind die Blätter dieser Art (Folia Leucaenae, Wilde Tama-rindenblätter) Enthaarungsmittel; Samen zur Stärkegewinnung.

Schreibweise nach Zander-Pflanzennamen (1964): L. glauca (L.) Benth. (= M i - m o s a glauca L., A c a c i a glauca (L.) Moench, Acacia frondosa Willd.), nach Zander (1972): **L. leucocephala (Lam.) De Wit** (= Mimosa glauca L. 1763, non 1753, L. glauca (Moench) Benth., Acacia glauca Moench, Mimosa leucocephala Lam.).

Z i t a t-Empfehlung: **Leucaena leucocephala (S.).**

Leucojum

L e u c o j u m siehe Bd. II, Cicatrisantia; Emmenagoga. / V, Cheiranthus.
Zitat-Empfehlung: *Leucojum vernum (S.).*
Dragendorff-Heilpflanzen, S. 131 (Fam. A m a r y l l i d e a e ; Schmeil-Flora: Fam. A m a r y l l i d a - c e a e).

Nach Hoppe bildet Bock, um 1550, Leucoium vernum L. als weiß H o r n u n g s -
b l u o m e n , M e r t z e n b l u o m e n , ab und übernimmt von Dioskurides
Indikationen, die dort einem unbestimmten Liliengewächs gelten (zerquetschte
Wurzel und Kraut zu Umschlägen bei geschwollenen Brüchen und Brandschäden).
Wurde ebenso wie das verwandte S c h n e e g l ö c k c h e n , G a l a n t h u s
nivalis L., keine Arzneipflanze. Bei Tabernaemontanus, 1731, ist unter Leucojum
bulbosum, Weiß Hornungsblumen, zu lesen: „Dodonaeus schreibt, daß weder die
alten noch neuen Medici etwas von ihrer Natur und Wirkung geschrieben haben,
daß also ihre Kräfte noch unbekannt seien". Geiger, um 1830, erwähnt die
F r ü h l i n g s l e u c o i e (M e y g l ö c k c h e n , Großes Schneeglöcklein);
„Offizinell war sonst die weißliche, eiförmige Zwiebel (rad. Leucoii bulbosi,
N a r c i s s o - L e u c o i i , V i o l a e albae). Sie ist schleimig und nur wenig
scharf; wirkt aber brechenerregend". Hoppe-Drogenkunde, 1958, bezeichnet
L. vernum als herzwirksame Droge, Galanthus nivalis als Emeticum. Schreibweise
nach Zander-Pflanzennamen: **L. vernum L.**

Levisticum

L e v i s t i c u m siehe Bd. II, Diuretica; Splenetica. / IV, A 15. / V, Laserpitium; Peucedanum.
L i b y s t i c u m siehe Bd. II, Diuretica; Emmenagoga.
L i e b s t ö c k e l siehe Bd. IV, E 102; G 1789.
L i g u s t i c u m siehe Bd. V, Peucedanum; Thaspium; Trachyspermum.

B e r e n d e s-Dioskurides: Kap. L i g u s t i k o n , L. officinale Koch?
T s c h i r c h-Sontheimer-Araber: Ligusticum Levisticum.
F i s c h e r-Mittelalter: L. officinale Koch (levisticum, l u b i s t i c u m , p a -
n a c u s h e r b a , p a n a c e , ligustica, l i g u r i a , l u b e s s t u c k e l , lieb-
stückel, l a u b s t u k e l , l e v e r s t o c k ; Diosk.: ligustikon, p a n a k e s).
H o p p e-Bock: L. officinale Koch (Lybstöckel).
G e i g e r-Handbuch: L i g u s t i c u m Levisticum L. (= L. officinale Koch,
L i e b s t ö c k e l).
H a g e r-Handbuch: L. officinale Koch (= Ligusticum Lev. L., A n g e l i c a
Levisticum Baill.).
Z a n d e r-Pflanzennamen: **L. officinale W. D. J. Koch** (= L. paludapifolium
(Lam.) Aschers.), M a g g i k r a u t .
Z i t a t-Empfehlung: **Levisticum officinale (S.).**

Dragendorff-Heilpflanzen, S. 494 (Fam. U m b e l l i f e r a e); Tschirch-Handbuch II, S. 920; H. Leclerc,
La livèche, Janus 37, 281—292 (1933).

Nach Berendes hat Dioskurides im Kap. Ligustikon die Pflanze so mangelhaft
beschrieben, daß die Bestimmung nicht eindeutig ist, es muß außer an L. officinale
Koch auch an L a s e r p i t i u m Siler gedacht werden [Tschirch hält die erste

Deutung für die wahrscheinlichere] (Wurzel und Same wirken erwärmend, Verdauung befördernd, gegen Eingeweideleiden, Ödeme und Blähungen, Biß giftiger Tiere; befördern Harn und Menstruation). Kräuterbuchautoren des 16. Jh. übernehmen solche Indikationen.

In Ap. Lüneburg 1475 waren vorrätig: Radix levistici ($^1/_2$ lb.), Semen l. (2 lb.). Die T. Worms 1582 führt: [unter Kräutern] Leuisticum verum (Lygusticum, L y b i s t i c u m , Leuisticum Italicum, Panacea, Welscher Liebstöckel) und Leuisticum (Pseudoligusticum, Liebstöckel, B a d k r a u t) [gegenüber der in Italien wild wachsenden Pflanze ist die letztere wahrscheinlich die in Deutschland angebaute]; Semen Ligustici veri (Welschliebstöckelsamen) und Semen L. vulgaris (Liebstöckelsamen), Radix Leuistici vulgaris (Liebstöckelwurtz); in T. Frankfurt/M. 1687 als Simplicia: Herba Levisticum vulgare (Laserpitii species, Lybisticum, Ligusticum vulgare, Liebstöckel, Badkraut), Radix L. vulgaris (Liebstöckelwurtz), Semen L. vulgaris (Liebstöckelsaamen).

In Ap. Braunschweig 1666 waren vorrätig: Herba levistici ($^1/_4$ K.), Radix l. (12 lb.), Semen l. ($^1/_4$ lb.), Aqua l. (2 St.), Essentia l. ex rad. (2 Lot), Oleum l. ($3^1/_2$ Lot), Pulvis l. (2 lb.).

Die Ph. Württemberg 1741 hat aufgenommen: Radix Levistici (Lybistici, Ligustici, Laserpitii germanici, Liebstöckel, Badkraut, S a u e r k r a u t - W u r t z e l ; Alexipharmacum, Carminativum, Uterinum, Diureticum), Semen Levistici (Ligustici, Liebstöckel-Saamen; Alexipharmacum, Diureticum, Carminativum, Hystericum); Aqua (dest.) L. (aus frischer Pflanze), Essentia Levistici. Bei Hagen, um 1780, heißt die Stammpflanze Ligusticum Leuisticum.

Die Wurzeldroge blieb offizinell bis zur Gegenwart. In Ph. Preußen 1799: Radix Levistici, Extractum Levistici. Stammpflanze: Ligusticum Levisticum; in Ausgabe 1846 auch L. officinale Koch; so bis DAB 7, 1968. Im Erg.-B. 6, 1941, noch Extractum L. In der Homöopathie ist „Levisticum officinale - Liebstöckel" (Essenz aus frischem Wurzelstock) ein wichtiges Mittel.

Geiger, um 1830, schrieb über die Anwendung: „Man gibt die Wurzel im Aufguß (wohl auch in Pulverform). - Präparate hat man davon das Extrakt (extractum Levistici); ehedem auch eine Tinktur, Wasser und ätherisches Öl ... Man brauchte sie noch zu mehreren Kompositionen. In der Tierarzneikunde wird sie so wie das Kraut häufig gebraucht. Die Samen werden jetzt kaum mehr angewendet. Der hohlen Stengel [Caules cavi Ligustici] bediente man sich, um durch dieselbe das Getränke zu ziehen und bei Halsweh, Brustbeschwerden usw. sich Erleichterung zu verschaffen!? Die jungen Zweige und Blätter können wie Sellerie benutzt werden. - Diese kräftige Pflanze ist in neueren Zeiten mit Unrecht bei Menschen wenig gebräuchlich".

Anwendung nach Hager, um 1930: „Als harntreibendes Mittel bei Wassersucht, eitrigen Entzündungen der Lungen und Harnwege, Herzleiden u. dgl. in Form des Aufgusses nur noch selten gebraucht; meist zusammen mit anderen diuretischen Drogen". Nach Hoppe-Drogenkunde, 1958, werden verwendet: 1. die Wurzel („Diureticum, Stomachicum, Carminativum, Expectorans und Emmenagogum, bes. in der Volksheilkunde. - Gewürz. - In der Likörindustrie zu Magenschnäpsen, Kräuter- und Bitterlikören"); 2. das äther. Öl der Wurzel (Diureticum, Expectorans); 3. das Kraut (Gewürz); 4. die Frucht (Gewürz. Zur Darstellung des äther. Öls).

Liatris

Dragendorff-Heilpflanzen, um 1900 (S. 659; Fam. C o m p o s i t a e), nennt T r i l i s a odoratissima Cass. (= L. odoratissima Willd.); Blatt als Ersatz der Tonca. Diese Art hat bei Hoppe-Drogenkunde, 1958, ein Kapitel; verwendet werden die Blätter (H i r s c h z u n g e n b l ä t t e r) als Stimulans, Tonicum; in der Tabakindustrie, besonders zum Aromatisieren von Schnupftabak; in der Parfümerieindustrie. In der Homöopathie ist „Liatris odoratissima" (Essenz aus frischer Wurzel) ein weniger wichtiges Mittel. Als Stammpflanze wird neuerdings (um 1970) T r i l i s i a odoratissima Cass. angegeben.
Unter den 7 L.-Arten bei Dragendorff befindet sich auch L. spicata Willd. (= S e r r a t u l a spicata L.); Diureticum, Antigonorrhoicum (auch andere Arten werden so angewandt). Diese Art ist bei Hoppe erwähnt, weil in der Homöopathie „Liatris spicata" (Essenz aus frischer Wurzel; Clarke 1902) ein wichtiges Mittel bildet. Schreibweise nach Zander-Pflanzennamen: **L. spicata (L.) Willd.**

Ligustrum

L i g u s t r u m siehe Bd. V, Calystegia; Convolvulus.
Zitat-Empfehlung: *Ligustrum lucidum (S.); Ligustrum vulgare (S.).*

In Bretschneider-China kommt **L. lucidum Ait.** vor. Ansonsten spielt **L. vulgare L.** eine bescheidene Rolle. In Fischer-Mittelalter ist diese Art - nicht ganz eindeutig, es wird außerdem P h i l l y r e a variabilis genannt - für altital. Quellen nachgewiesen (c r e v o r i u m , a l c a n a , scalostici, rovissico). Bock, um 1550, bildet - nach Hoppe - L. vulgare L. im Kap. B e i n h ü l t z e n (R e i n w e i d e , M u n d h o l t z , G e i ß h o l t z) ab; Indikationen gibt er nach einem Dioskurides-Kapitel an, in dem eigentlich L a w s o n i a alba L. gemeint ist (Destillat aus Blättern oder Blüten als Spülung gegen Mundgeschwüre, zur Einreibung gegen Kopfschmerzen; blaue und schwarze Farbe der Brief- und Kartenmaler).
Die T. Worms 1582 führt: Flores Ligustri (Cypri, alba ligustra, H a r t r i e g e l - b l ü h e , R h e i n w e i d e n , Mundweiden, Mundholtz, K e r n g e r t e n , Beinhöltzlen, Keelhöltzlenblühe); in T. Frankfurt/M. 1687: Flores Ligustri (Hart-

riegel-Blumen), Herba Ligustrum (Hartriegel, B e i n h o l t z , Mundholz). Aufgenommen in Ph. Württemberg 1785: Herba Ligustri vulgaris (Ligustri Germanici, C. B. Phillyreae, Hartrigel, Reinweide, Mundholz; Adstringens, früher häufig für Gurgelwässer gebraucht).

Geiger, um 1830, beschreibt L. vulgare (gemeiner Hartriegel, R a i n w e i d e); „offizineller Teil sind die Blätter (folia Ligustri), Blumen und Beeren (flor. et baccae Ligustri) . . . Ehedem gebrauchte man die Blätter im Aufguß und den Saft der Beeren. Jetzt wird nichts davon angewendet. Die Beeren besitzen purgierende Eigenschaften, sie sollen den Harn dunkel färben. Man benutzt sie (mit Unrecht) zum Färben des Weins; auch zum Kartenmalen. Das harte Holz dient zu Drechslerarbeiten".

Nach Dragendorff-Heilpflanzen, um 1900 (S. 526; Fam. O l e a c e a e), dient von L. vulgare L. und Var. italicum „Blatt und Blüte bei Mund- und Halsgeschwüren, als Antiscorbuticum. Ist vielleicht die Phillyrea des Diosc., die dem K y p r o s (Lawsonia spinosa) ähnlich sein soll". Die Blattdroge wird in Hager-Handbuch, Erg.-Bd. 1949, und bei Hoppe-Drogenkunde, 1958, kurz erwähnt.

Lilium

L i l i u m siehe Bd. II, Antinephritica; Antispasmodica; Cicatrisantia. Cosmetica; Emmenagoga; Emollientia; Exsiccantia; Maturantia. / V, Asphodelus; Calystegia; Convallaria; Hemerocallis; Iris; Lonicera; Nymphaea. L i l i e siehe Bd. IV, C 60. / V, Polygonatum.

G r o t-Hippokrates: Lilienöl.

B e r e n d e s-Dioskurides: Kap. L i l i e , **L. candidum L.**; Kap. H e m e r o - k a l l i s , L. bulbiferum?

S o n t h e i m e r-Araber: L. candidum.

F i s c h e r-Mittelalter: L. candidum L. (i r e o s , e l i z o n i u m , l i l i g e n ; Diosk.: k r i n o n , lilium); **L. martagon L.** cf. Iris (n a r c i s s u s , a f f o - d i l l u s , b a l b u t i u m , c e n t u m c a p i t a , c a u d a b o v i s , lilium con-vallium s. silvestre s. purpureum, h e r b a s a n c t a e M a r i a e , a m o r a t u s , h o l z l i l i e , g o l d e , g o l d w u r z , w i l d s u e r t e l , g o l d z u y b e l , wilde lilien).

H o p p e-Bock: L. candidum L. (weiß G i l g e n); L. martagon L. (G o l t - w u r t z , H e i d n i s c h b l u o m e n , Hiacinctum der Poeten); **L. bul-biferum L.** subspec. croceum Sch. et K. (rot Goltgilgen).

G e i g e r-Handbuch: L. candidum (weiße Lilie); L. Martagon (t ü r k i s c h e r B u n d).

Z i t a t-Empfehlung: **Lilium candidum (S.); Lilium martagon (S.); Lilium bulbi-ferum (S.).**

Dragendorff-Heilpflanzen, S. 121 uf. (Fam. L i l i a c e a e); Peters-Pflanzenwelt, S. 43—48.

(Lilium album)
Für die weiße Lilie, das königliche Krinon, weiß Dioskurides viele Indikationen anzugeben (aus der Blüte wird ein Salböl gemacht, das Sehnen und Verhärtungen der Gebärmutter erweicht. Die Blätter als Umschlag bei Schlangenbiß; Vulnerarium. Saft gegen alte Geschwüre u. frische Wunden. Die geröstete Wurzel gegen Brandwunden, erweicht Gebärmutter, befördert Menstruation. Vernarbt Wunden, heilt Verrenkungen, Aussatz, Schorf; säubert das Angesicht und macht es runzelfrei; mit Essig gegen Hodenentzündungen. Der Same Antidot gegen Schlangenbisse. Äußerlich als Kataplasma bei roseartigen Entzündungen). Entsprechend ausführlich ist die Indikationsliste in den Kräuterbüchern des 16. Jh. Nach Hoppe fügt Bock dabei aus der Volksmedizin und aus Brunschwigs Destillierbüchern einiges hinzu (Verwendung der Zwiebel als geburtsförderndes Mittel; Destillat bei Sprachstörungen, Ohnmacht, gegen Leberleiden, Wassersucht, Schmerzen; zur Förderung der Geburtswehen).
In Ap. Lüneburg 1475 waren vorrätig: Flores lilie (3 oz.), Oleum liliorum (3¹/₂ lb.), Aqua liliorum (1 St.). In T. Worms 1582 sind neben Flores Liliorum alborum (Weißlilien) aufgenommen: Radix Lilii (Lilii albi, C r i n i, Livii, R o s a e J u n o n i s sive Junoniae, C r i n a n t h e m i Nicandri, Gilgen- oder Lilgenwurz, weiß Lilgenwurtz). Apothekenüblich bis Ausgang des 18. Jh. Wird nur Lilium verordnet, so ist nach Ph. Augsburg 1640 Lilium album zu verstehen. In Ap. Braunschweig 1666 waren vorrätig: Flores lilior. albor. (¹/₂ K.), Semen anther. l. alb. (¹/₂ lb.), Radix l. alb. (30 lb.), Pulvis l. alb. rad. (¹/₂ lb.), Aqua l. alb. (3 St.), Oleum l. alb. (12 lb.). In Ph. Württemberg 1741 sind aufgenommen: Radix Liliorum alborum (Lilium candidorum, weiße Lilienwurzel; innerlicher Gebrauch ist selten; häufig zu erweichenden Klistieren und Kataplasmen), Flores Liliorum alborum (Anodynum, Digerans, Humectans, Maturans; die Antheren treiben Menstruation und Foetus); Aqua dest. aus frischen Blüten, Oleum Liliorum alborum (mit Olivenöl ausgezogen).
Geiger, um 1830, schreibt über L. candidum: „Offizinell ist: Die Wurzel (Zwiebel) und die Blumen, ehedem auch die Staubbeutel (antherae s. crocus Liliorum alborum) ... Die Wurzel soll frisch gegen Wassersucht dienlich sein. Äußerlich wird sie als erweichendes Mittel gegen Brandschäden usw. aufgelegt ... Die Staubbeutel werden jetzt nicht mehr gebraucht". Flores und Radix Lilii albi (L. candidum L.) stehen noch in Ph. Sachsen 1820, verschwinden aber bald aus den offiziellen Quellen. In der Homöopathie ist „Lilium album - Lilie" (Essenz aus frischer, blühender Pflanze) ein wichtiges Mittel.

(Verschiedene)
Hoppe-Drogenkunde, 1958, hat ein Kap. L. bulbiferum (F e u e r l i l i e); die Blüten werden in der Volksheilkunde bei Lungenkrankheiten benutzt. Die Pflanze ist bei Bock, um 1550, zu finden; angebaut als Zierpflanze.

Hoppe-Drogenkunde erwähnt ferner: L. tigrinum (Große T ü r k e n b u n d - l i l i e); in Ostasien wird die Zwiebel als Hustenmittel empfohlen. In der Homöo-pathie ist „Lilium tigrinum - T i g e r l i l i e " (Essenz aus frischer, blühender Pflanze; Hale 1875) ein wichtiges Mittel.

Auch die gewöhnliche Türkenbundlilie (L. martagon L.) ist bei Bock abgebildet; er entnimmt Indikationen einem Diosk.-Kap., in dem A s p h o d e l u s ramo-sum L. gemeint sein soll (Zwiebel in Wein als Diureticum, Emmenagogum; zu Pflastern bei Geschwüren und Schwellungen, bes. der Brüste oder Genitalien; Zwiebelasche mit Honig als Salbe bei Haarausfall). Die Droge wurde nicht offizi-nell, wenn auch Geiger von einstiger Verwendung der Wurzel (Goldwurzel, radix M a r t a g o n) schreibt; „häufig wird diese Wurzel mit der Asphodillwurzel ver-wechselt".

Limonia

Nach Zander-Pflanzennamen hieß **L. acidissima L.** früher: F e r o n i a limonia (L.) Swingle, und: Feronia elephantum Corrêa - E l e f a n t e n a p f e l. Die Pflanze wird mehrfach bei Hessler-Susruta erwähnt. Nach Dragendorff-Heil-pflanzen, um 1900 (S. 360; Fam. R u t a c e a e), wird von der ostindischen Feronia elephantum Corr. Blatt und Blume als Stomachicum, Frucht gegen Dysen-terie verwandt; liefert Gummi. Nach Hoppe-Drogenkunde, 1958, Kap. Feronia elephantum, wird dieses Gummi (F e r o n i a g u m m i, O s t i n d i s c h e s G u m m i) wie Gummi arabicum, besonders bei der Herstellung von Wasser-farben benutzt; von Feronia Limonia sind die Früchte magenstärkend und stimu-lierend.

Limonium

L i m o n i u m siehe Bd. II, Refrigerantia. / V, Centaurea; Pyrola.

T s c h i r c h-Sontheimer-Araber; F i s c h e r-Mittelalter: S t a t i c e Limoni-um L.

B e ß l e r-Gart: **L. vulgare Mill.** (= Statice limonium L.).

G e i g e r-Handbuch: Statice Limonium (M e e r n e l k e, r o t e r B e h e n, W i d e r s t o ß).

Z i t a t-Empfehlung: **Limonium vulgare (S.).**

Dragendorff-Heilpflanzen, S. 515 (unter Statice, Fam. P l u m b a g i n a c e a e).

Drogen der arabischen Medizin waren die weiße (→ C e n t a u r e a) und die rote Behenwurzel. Von der letzteren, B e n rubrum, waren in Ap. Lüneburg 1475

254

2 oz. vorrätig. Bestandteil zahlreicher Composita, überwiegend mit weißer Behenwurzel zusammen verschrieben (in Ph. Nürnberg 1546 z. B.: Diamoschum Mesuae, Diaxyloaloes Mesuae, Electuarium Ducis Nicolai, Elect. de Gemmis Mesuae, Confectio Liberantis, Confectio Cordialis, Elect. laetificans Rasis, Tryphera Saracenica Mesuae, Diasatyrium Mesuae). In T. Worms 1582 steht: Radix Behen rubrum (H e r m o d a c t y l u s rubeus actuarii et Nicolai Myrepsi. Rot Behenwurtzel). In Ap. Braunschweig 1666 waren davon 10½ lb. vorrätig. Die Wirkung der weißen und roten Behenwurzel wird für gleich erachtet. So in Ph. Württemberg 1741: Been rubri (rother Behenwurtzel; ist exotisch, hat gleiche Tugenden wie B e e n albi: Cordialium, Alexipharmacum). Bei Hagen, um 1780, heißt die Stammpflanze Statice Limonium, „wächst an den Seeküsten in Europa und Nordamerika . . . Sie wird fast gar nicht mehr gebraucht". Nach Geiger, um 1830, wurde außer der Wurzel auch Kraut und Samen benutzt; „ehedem wurden Wurzel und Kraut als ein stärkendes Mittel, gegen Durchlauf, Blutungen usw. gebraucht. Jetzt ist die Pflanze fast ganz obsolet".

Nach Berendes-Dioskurides ist die Pflanze von älteren Botanikern zur Deutung des L i m o n e i o n und des T r i p o l i o n herangezogen worden.

Linaria

L i n a r i a siehe Bd. V, Cymbalaria; Lappula.

B e r e n d e s-Dioskurides: + + + Kap. E l a t i n e , L. Elatine oder L. spuria Willd. oder L. graeca Bory.

S o n t h e i m e r-Araber: + + + L. Elatine.

F i s c h e r-Mittelalter: - L. vulgaris L. (g r a t i a d e i , g r a t i o s a , l i n a r i a , h e r b a u r i n a l i s , v r o u w e n f l a s , o m k r u t , h a r n k r a u t , u n s e r f r a w n h a r , f l a ß k r u t).

B e ß l e r-Gart: - **L. vulgaris Mill.** (Kap. Linaria u. Kap. Herba urinalis).

H o p p e-Bock: - L. vulgaris Mill. (L y n k r a u t , Harnkraut, N a b e l k r a u t , S c h e i s s k r a u t , F l a c h s k r a u t) + + + L. tenuifolium L.

G e i g e r-Handbuch: - L. vulgaris Bauh. (= A n t i r r h i n u m Linaria L., L e i n k r a u t , Flachskraut, gelbes L ö w e n m a u l) + + + L. Elatine Desf. (=Antirrhinum Elatine L., C y m b a l a r i a Elatine Pers.); L. spuria W. (= Antirrhinum spurium L.); L. triphylla W. (= Antirrhinum triphyllum L.).

H a g e r-Handbuch: - L. vulgaris Mill.

Z i t a t-Empfehlung: **Linaria vulgaris (S.).**

Dragendorff-Heilpflanzen, S. 602 uf. (Fam. S c r o p h u l a r i a c e a e).

Die Elatine des Dioskurides wird nach Berendes als eine L.-Art identifiziert (Blätter als Umschlag gegen Entzündungen und Flüsse der Augen; gekocht und getrunken gegen Dysenterie). Eine L. Elatine Desf. liefert nach Geiger, um 1830, „herba Elatines", eine L. spuria W. lieferte „herba Elatines folio subrotundo". Beide Arten sind bei Dragendorff-Heilpflanzen, um 1900, genannt.

Etwas größere Bedeutung erlangte das Gemeine Leimkraut, L. vulgaris Mill. Bock, um 1550, bildet es ab; nach Hoppe schließt er sich aber nicht der üblichen Deutung seiner Zeitgenossen an, die die Pflanze auf das Kap. Osyris bei Dioskurides bezogen (nach Berendes ist hier die S a n t a l a c e e O s y r i s alba L. zu erkennen; Mittel gegen Gelbsucht); als Anwendungen werden verzeichnet: zu harntreibendem Destillat, gegen Wassersucht; Abkochung in Wein als Laxans, gegen Gelbsucht; Destillat und Saft bei Augenentzündung und gegen Hautausschläge.

In T. Worms 1582 ist aufgenommen [unter Kräutern]: Linaria (Osyris, Herba urinalis, L i n u m beatae Mariae, Leinkraut, Unser lieben Frawenflachß, K r o t - t e n f l a c h ß , Nabelkraut); in T. Frankfurt/M. 1687: Herba Linaria vulgaris (Osyris, Stall- oder Harnkraut, Leinkraut, wilder Flachs). In Ap. Braunschweig 1666 waren vorrätig: Herba linariae (¹/₄ K.), Aqua l. (¹/₂ St.), Unguentum l. (8 lb.).

Die Ph. Württemberg 1741 führt: Herba Linariae vulgaris flore luteo (Osyridis, Leinkraut, Harnkraut, Stallkraut; Diureticum; Salbe daraus gegen Hämorrhoidalschmerzen). Aufgenommen in preußische Pharmakopöen: Ausgabe 1799: Herba Linariae (von Antirrhinum Linaria); Unguentum Linariae. Bis Ausgabe 1829 (von L. vulgaris Desfont.). DAB 1, 1872: Herba Linariae (zur Herstellung von Unguentum Linariae, von L. vulgaris Miller); dann Erg.-Bücher (Kraut und Salbe noch Erg.-B. 6, 1941). In der Homöopathie ist „Linaria" (L. vulgaris Mill.; Essenz aus frischer, blühender Pflanze) ein weniger wichtiges Mittel.

Über die Anwendung schrieb Geiger, um 1830: „Man gebrauchte die Pflanze ehedem innerlich als harntreibendes und Abführungsmittel, gegen Gelb- und Wassersucht usw.; äußerlich in Umschlägen. Die Blumen wurden als Tee gegen Hautausschläge getrunken. - Als Präparat hat man jetzt noch eine Salbe (ung. Linariae), durch Kochen der frischen Pflanze mit Fett zu erhalten. - Milch, worin die Pflanze mazeriert wurde, soll die Fliegen töten. Die Blumen soll man zum Gelbfärben gebrauchen können".

Hager, 1874, gibt an: „Das frische Kraut wird zur Bereitung der Unguentum Linariae, einem gebräuchlichen Volksheilmittel bei schmerzhaften Hämorrhoidalknoten, gebraucht". Hager-Handbuch, um 1930: „Anwendung. Zur Herstellung der Leinkrautsalbe". Hoppe-Drogenkunde, 1958: Herba Linariae (Herba Antirrhini) dienen als „Diureticum, Laxans. - Bei Hämorrhoiden in Form einer Salbe aus dem frischen Kraut. - In der Homöopathie, bes. bei Diarrhöen, Enuresis nocturna".

Linnaea

Nach Geiger, um 1830, ist **L. borealis L.** „eine schon längere Zeit in Schweden und Norwegen als Arzneimittel benutzte Pflanze . . . Offizinell sind: die Blätter (fol.

Linneae) ... In Schweden werden die Blätter als Umschlag gegen Rheumatismen und Hautausschläge gebraucht. - Die wohlriechenden Blumen werden als Tee getrunken; auch nimmt man sie zum Backwerk". Dragendorff-Heilpflanzen, um 1900 (S. 642; Fam. C a p r i f o l i a c e a e), gibt als Verwendung der Blätter (der M o o s g l o c k e) an: Diaphoreticum, Diureticum, Antirheumaticum, gegen Gicht, auch als Teesurrogat. Z i t a t-Empfehlung: **Linnaea borealis (S.).**

Linum

L i n u m siehe Bd. II, Calefacientia; Defensiva; Diuretica; Emollientia. / IV, D 8. / V, Cuscuta; Linaria.
L e i n siehe Bd. IV, G 957.
L e i n ö l siehe Bd. III, Reg. / IV, C 43.
L e i n s a m e n siehe Bd. II, Antiarthritica; Antidysenteria. / IV, C 71; G 481. / V, Cinnamomum.

D e i n e s-Ägypten: „Flachs".
H e s s l e r-Susruta; Grot-Hippokrates: - L. usitatissimum.
B e r e n d e s-Dioskurides: - Kap. L e i n , **L. usitatissimum L.**
T s c h i r c h-Sontheimer-Araber: - L. usitatissimum.
F i s c h e r-Mittelalter: - L. usitatissimum L. (f l a s , lein, f l a c h s , f l a ß ; Diosk: l i n o n , linum agreste).
H o p p e-Bock: - Kap. Von Teütschem Flachs, L. usitatissimum L. var. humile Pers. und var. vulgare Boenn. + + + **L. tenuifolium L.** (Heiden Flachs).
G e i g e r-Handbuch: - L. usitatissimum (gemeiner Flachs, Lein) - - **L. catharticum L.** (P u r g i r l e i n).
H a g e r-Handbuch: - L. usitatissimum L. - - L. catharticum L.
Z i t a t-Empfehlung: **Linum usitatissimum (S.); Linum catharticum (S.).**

Dragendorff-Heilpflanzen, S. 342 (Fam. L i n a c e a e); Tschirch-Handbuch II, S. 325—327; Bertsch-Kulturpflanzen, S. 201—210; P. Cuttat, Beiträge zur Geschichte der offizinellen Drogen [dabei Semen Lini] (Dissertation) Basel 1937.

Nach Bertsch-Kulturpflanzen gehört der Flachs „mit Emmer und Gerste zu den ältesten Kulturpflanzen. Fast gleichzeitig in der 1. Hälfte des 3. Jahrtausends v. Chr. erscheint er bei den Pfahlbauern am Bodensee, bei den Bandkeramikern des württembergischen Neckarlandes, in Ägypten und Mesopotamien". Wichtigste Verwendung war die Herstellung von Geweben aus den Fasern, aber auch die Verwendung der Samen für Arzneizwecke ist uralt (Indien, Ägypten; seit Antike).
Nach Dioskurides ist der Lein allgemein bekannt (Samen zerteilen und erweichen innere und äußere Geschwulste; zu Umschlägen gegen Sonnenbrandflecken, Drüsen und Verhärtungen; mit Wein gekocht gegen Geschwüre, mit Honig als Leckmittel reinigt er die Brust und lindert Husten; mit Honig und Pfeffer als Aphro-

disiacum; Abkochung zum Klistier bei Verwundungen der Eingeweide, der Gebärmutter; zu Sitzbad bei Gebärmutterentzündung). Kräuterbuchautoren des 16. Jh. übernehmen diese Indikationen; bekannt ist auch das Öl der Samen.

In Ap. Lüneburg 1475 waren vorrätig: Semen lini (20 lb.), Oleum lini (¹/₂ lb.). In T. Worms 1582 stehen: Semen Lini (Flachßsamen, Leinsamen), Oleum Lini (L i n e l a e o n, Leinöle); die T. Frankfurt/M. 1687 hat außer den Samen: Oleum Lini e sem. express. (Leinöhl) und dasselbe depuratum (das best Leinöhl). In Ap. Braunschweig 1666 waren vorrätig: Semen lini (¹/₄ lb.), Pulvis sem. l. (2 lb.), Oleum l. (1000 lb.).

Die Ph. Württemberg 1741 verzeichnet: Semen Lini sativi (Leinsaamen, Flachssaamen; Anodynum, Emolliens, Maturans; Dekokt oder Schleim bei Husten, Phthisis, Pleuritis; äußerlich als Kataplasma, als Mitigans, Emolliens, Discutans und zum Abtreiben des toten Foetus); Oleum Lini expressum. Stammpflanze nach Hagen, um 1780: L. usitatissimum.

Leinsamen und Leinöl offizinell in allen Pharmakopöen bis DAB 7, 1968. In Ph. Preußen 1799 sind die Samen Bestandteil der Species ad Cataplasma und der Species ad Enema; in DAB 1, 1872, Samen in Species emollientes; dort auch aufgenommen: Placentae Seminis Lini (Leinkuchen).

Über die Anwendung schreibt Geiger, um 1830: „Man gibt den Leinsamen in Abkochung als Schleim, innerlich und äußerlich . . . Ferner zerstoßen als Leinsamenmehl (farina sem. Lini), zu Umschlägen. - Präparate hat man das obengenannte Öl, welches zu Schwefelbalsamen (ol. Lini sulphuratum, ol. Terebinthinae sulphuratum und ol. Anisi sulphuratum; zu Philosophenöl) verwendet wird. - Die wichtige Anwendung des Flachses zu Gespinsten, Leinwand usw. ist bekannt". Hager-Handbuch, um 1930: Semen Lini „innerlich bei katarrhalischen Leiden, auch bei Zuckerkrankheit in Form des Schleimes, weniger zweckmäßig als Abkochung. Äußerlich in Pulverform zu erweichenden, schmerzlindernden Umschlägen. In Teemischungen, bei denen es auf den Schleim ankommt, verwendet man den unzerkleinerten Samen. Sie wirken durch den großen Schleimgehalt auch abführend"; Placenta Seminis Lini „zu Breiumschlägen. Leinkuchen sind ein wertvolles Viehfutter"; Oleum Lini „als Zusatz zu eröffnenden Klistieren, äußerlich rein oder mit Kalkwasser als Brandliniment bei Verbrennungen. Für Tiere als Abführmittel. Technisch besonders zur Herstellung von Ölfarben, Firnissen und Buchdruckerschwärze. Zur Herstellung von Kaliseife. Auch als Speiseöl".

In der Homöopathie ist „Linum usitatissimum" (Essenz aus frischer, blühender Pflanze) ein weniger wichtiges Mittel.

Als 2. L.-Art beschreibt Geiger L. catharticum. „Diese Pflanze ist schon von älteren Botanikern, vorzüglich aber von Linné als Arzneimittel angepriesen, bis jetzt aber meistens als Hausmittel angewendet worden". War aufgenommen in Ph. Württemberg 1741: Herba Lini cathartici (Purgier-Flachß, klein Leinkraut; Catharticum, führt seröse Säfte ab). Bei Hagen, um 1780, Stammpflanze vom Purgirflachs, Bergflachs, Wiesenflachs: L. catharticum. Erwähnt in Hager-Handbuch, um 1930: „findet als Volksmittel Verwendung". In der Homöopathie ist „Linum catharticum" (Essenz aus frischer, blühender Pflanze) ein weniger wichtiges Mittel. Anwendung nach Hoppe-Drogenkunde, 1958: „Laxans. Diureticum. - In der Homöopathie bei Bronchitis, Amenorrhöe, Diarrhöen, Hämorrhoiden. - In der Volksheilkunde als Abführ- und Brechmittel".

Lippia

L i p p i a siehe Bd. V, Verbena.

Geiger, um 1830, erwähnt L. citriodora Kunth. (= A l o y s i a citriodora Orteg., V e r b e n a triphylla L.); „davon ist das wohlriechende Kraut (herba Aloysiae) in Spanien offizinell". Nach Dragendorff-Heilpflanzen, um 1900 (S. 564; Fam. V e r b e n a c e a e), wird das Blatt als Antispasmodicum, Confortativum, Digestivum benutzt. Hager-Handbuch, um 1930, schreibt über L. citriodora (Lam.) Kunth.: „In Südamerika trinkt man den Aufguß der Blätter wie Tee, verordnet sie auch arzneilich. In Frankreich sind die Blätter, Folia Aloysiae, offizinell. Die Pflanze liefert das echte Verbenaöl". Entsprechende Angaben in Hoppe-Drogenkunde, 1958, im Kap. L. citriodora (= Verbena tryphylla). Die Art heißt nach Zander-Pflanzennamen (1964): L. triphylla (L'Hérit). O. Kuntze, nach Zander (1972): **Aloysia triphylla (L'Hérit.) Britt.** (= L. citriodora (Ort.) H.B.K.); Z i t r o n e n s t r a u c h.
Dragendorff nennt außer dieser noch 8 L.-Arten, Hager 4 (L. dulcis Trev. var. mexicana. - L. scaberrima Sonder; gegen Hämorrhoiden, als Tonicum und Laxans. - L. nodiflora Rich.; gegen Verdauungsbeschwerden. - L. adoensis Hochst.; gegen Fieber als Diaphoreticum), Hoppe 6 L.-Arten.

Liquidambar

L i q u i d a m b a r siehe Bd. V, Boswellia; Styrax.

D e i n e s-Ägypten: L. orientalis; (Storaxbaum).
S o n t h e i m e r-Araber: (S t y r a x liquida).
F i s c h e r-Mittelalter: L. orientalis Miller u. A l t i n g i a spec. (s t o r a x).
B e ß l e r-Gart: **L. orientalis Miller** (Storax, s u g i a , melachac) [→ Styrax].
G e i g e r-Handbuch: L. Styraciflua (virginischer A m b e r b a u m).
H a g e r-Handbuch: L. orientalis Miller; **L. styraciflua L.** u. a. Arten.
Z i t a t-Empfehlung: **Liquidambar orientalis (S.); Liquidambar styraciflua (S.).**

Dragendorff-Heilpflanzen, S. 270 uf. (Fam. H a m a m e l i d a c e a e); Tschirch-Handbuch III, S. 1057-1060.

Nach Tschirch-Handbuch wird ein flüssiger Styrax „wie es scheint, zuerst von Aetius im VI. Jahrh. und dann von Paulus Aegineta im VII. Jahrh. erwähnt. Um diese Zeit scheint man also bereits Liquidambar als Styrax liefernden Baum in Isaurien im südlichen Kleinasien entdeckt zu haben ... Auch die Araber müssen den flüssigen Styrax gekannt haben".

In Ap. Lüneburg 1475 waren 1½ lb. Storax liquidum vorrätig. Bei dem vorhandenen Storax ruber (2½ lb.) kann es sich um eine Harzsorte (→ Styrax) gehandelt haben, wahrscheinlicher - des geringen Preises wegen - um ein Produkt, das später allgemein Cortex Thymiami genannt wurde (s. u.). Die T. Worms führt außer Storax calamita [→ Styrax]:

1.) Storax liquida officinarum (Styrax liquidus, S t a c t e , Weycher J ü d e n - w e y r a u c h);

2.) Cortex Thymiama (T h y m i a n a , N a s c a p t h u m , T h y m i a n, Schwartzer W e y r a u c h oder Thimianrinden).

Beide Drogen auch in T. Frankfurt/M. 1687: Storax liquida (fliessender Storax), Cortex Thuris (Thymiama, T h u s Judaeorum, Storax rubra, Weyrauch-Rinden, schwartzer Weyrauch). In Ap. Braunschweig 1666 waren vorrätig: Styraci liquidi (4 lb.), Cortex thymiani (7 lb.). Schröder, 1685, schreibt:

1.) Im Kap. Styrax liquidus: „Ist ein fetter Liquor, so dick als Balsam, und riecht stark. Wegen dieses fliessenden Storax wird unter vielen Autoren sehr gestritten. Nach der einen Meinung ist er nichts anderes als Stacte, das ist ein Colamen-myrrhae. Wie andere wollen, so wird er aus Storax calamit., der in Öl und Wein solviert, mit Lärchenbaumharz vermischt und gekocht worden, bereitet ... Nach Serapionis Meinung ist der fliessende Storax ein Öl, das aus den Körnern des Baumes, woraus der Storax fließt, gepreßt [wird], die Rinde und Frucht aber, woraus man das Öl gepreßt hat, ist seiner Meinung nach der trockene Storax. Avicennae fliessender Storax wird durch die Kochung der Rinden bereitet und ist schwarz [→ Styrax]. Diosc. nennt ihn Storax-Oel und ist solches, wie er sagt, in Syrien aus dem Storax bereitet worden. Davon sagt er weiter, daß es sehr hitze und erweiche, doch dabei einen Kopfschmerzen verursache und schlafend mache, welche Kraft man auch in dem fliessenden Storax findet".

2.) Im Kap. Thymiama: „Wird in Apotheken, wiewohl verderbt, genannt Thymiana oder Thuris Cortex oder Thus Judaeorum, weil es die Juden gar oft zum Räuchern gebrauchen; ist etwas rindiges, das aus Indien gebracht wird, und scheint zu sein Styrax rubra, Bellon. Nascaphtum Cord. hist. Storax rubra officinar. C.B. Er wird gebraucht zur Zusammenziehung des Zäpfleins, wenn man sich mit räuchert, seines lieblichen Geruchs halber kommt er auch unter die Räucherwerk. Etliche nennen den auserlesenen Ammoniacum, Thymiamam".

Die Ph. Württemberg 1741 führt:

1.) Styrax Liquida (flüssiger Storax; man weiß nicht, ob er ein Natur- oder Kunstprodukt ist, der in den Apotheken ist meist das letztere; Calefaciens, Siccans; selten in Gebrauch, in Krätzesalben und Pflastern);

2.) Cortex Thuris (Thymiamatis, Thuris Judaeorum dicti, Weyrauchrinden, Juden-Weyrauch; man nimmt an, daß es die Rinde des Storaxbaumes ist, aus dem man flüssigen Storax preßt; Räuchermittel, gegen Gebärmuttervorfall).

Bei Hagen, um 1780, heißt der „Amberbaum (Liquidambar styraciflua), gehört zu den höchsten und ansehnlichsten Bäumen in Amerika und wächst in den sumpfigen Wäldern in Virginien, Karolina und in Mexiko oder Neuspanien. Es fließt ein Balsam daraus, wovon es zwei Arten gibt, von denen man aber noch nicht gewiß weiß, ob sie beide von diesem Baum ihren Ursprung ziehen oder nicht. Einen nennt man flüssigen Amber (Liquidambar, A m b r a liquida). Er soll aus dem angezeigten Baume in Mexiko, von wo er zu uns gebracht wird, entweder von selbst oder aus gemachten Einschnitten ausfließen . . . Mit der Zeit verhärtet er zu einem trockenen, zerbrechlichen Harze. Der andere Balsam wird flüssiger Storax (Storax liquida) genannt und ist in ungleich wohlfeilerem Preise. Man ist nicht einig, ob er von einem anderen Baume oder durch Auskochen der Äste eben desselben erhalten werde . . . Der bei uns gebräuchliche scheint bloß gekünstelt zu sein".

Fußnote zu diesem Abschnitt von Hagen: „Die so genannte Weirauchrinde (Cort. Thymiamatis, Thuris) scheint nicht, wie Linnee will, mit der K a s k a r i l l einerlei, sondern vielmehr die Rinde des Amberbaumes zu sein, welche vom Waschen, Kochen und Auspressen des flüssigen Storax zurückgeblieben . . . Die Weirauchrinde hat nicht die Gestalt anderer Rinden, sondern besteht aus kleineren und größeren Stücken, zwischen denen oft verdorrte Blätter bemerkt werden, und hat das Ansehen, als wenn ein flüssiges Harz darüber ausgegossen wäre".

Nach Tschirch-Handbuch war der amerikanische Styrax schon seit dem 16. Jh. in Europa bekannt. Die amerikanische Ware des Styrax liquidus ist um 1800 offizinell (Ph. Preußen 1799-1829; von L. Styraciflua Linn.). So führt auch Geiger, um 1830, den flüssigen Storax unter dieser Stammpflanze. Man hat im Handel 2 Arten:

1.) „Flüssigen Amber (Ambra liquida, Liquidambar), der durch gemachte Einschnitte in die Rinde von selbst ausfließt und aus Mexiko zu uns kommt . . . Diese Sorte kommt selten in Apotheken vor.

2.] Gewöhnlicher flüssiger Storax, die jetzt fast allein vorkommende Sorte. Wird durch Auskochen aus der Rinde und den Zweigen des Baumes erhalten . . .

Außer diesen beiden Sorten führt Guibourt in seiner Warenkunde noch den orientalischen flüssigen Storax an, der schon früher den Arabern bekannt war und vielleicht von Liquidambar orientale Ait., einer in Kleinasien, bei Smyrna, vorkommenden Art . . . oder Altingia excelsa kommt . . . Die Sorte, welche Guibourt als flüssigen Storax beschreibt, zweifelhaft, ob er asiatischen oder amerikanischen Ursprungs sei, ist der oben zuletzt beschriebene gewöhnliche. Die Weihrauchrinde scheint der Rückstand nach dem Auskochen des flüssigen Storaxes zu sein [wird in Hoppe-Drogenkunde, 1958, noch erwähnt als Cortex Styracis oder Thymiamatis]. Anwendung: Man benutzt den flüssigen Storax nur äußerlich zu Pflaster, Salben und Rauchwerk. - Präparate hat man: die Storaxsalbe (ungt. de Styrace). Er ist ferner Bestandteil des Ofenlaks, Ofenstorax (massa ad fornacem) und der Räucherkerzchen (candelae fumales)".

Entsprechend diesen Angaben beschreibt Ph. Hamburg 1852 einen Styrax liquidus von L. styraciflua L., „Arbor Javae et Americae", während z. B. Ph. Baden 1841 ausdrücklich nur die amerikanische Ware (von L. styraciflua L.) fordert, und nicht von dem javanischen Baum L. Altingiana Blume oder Altingia excelsa Noronha. In den DAB's ist 1872-1890 Styrax liquidus, 1900 Styrax, 1910 Styrax crudus der durch Auskochen und Pressen der Rinde von L. orientalis Miller erhaltene Balsam. In DAB 5, 1910, gibt es außer dem rohen Storax noch Styrax depuratus, der auf dem Wasserbad getrocknet, in Weingeist gelöst und nach Filtration wieder zur Trockne gebracht wird.

Hager-Handbuch, um 1930, schreibt über Anwendung des Storax von L. orientalis Miller: „Zum Räuchern, als Bestandteil von Räucherpapieren, -pulvern und -essenzen. In der Parfümerie. Der gereinigte Storax wird wie Perubalsam als sicher wirkendes Mittel gegen Krätze angewandt ... Wenn Styrax oder Styrax liquidus verordnet ist, ist stets gereinigter Storax, Styrax depuratus, abzugeben". Hoppe-Drogenkunde, 1958, Kap. L. orientalis, schreibt über Verwendung von Styrax („der durch Verwundung entstehende Balsam des Holzes"): „Krätzemittel, Wundheilmittel. Bei Bronchialleiden ... Zu Räuchermitteln".

Besonders erwähnt wird im Hager Amerikanischer Storax (Ambra liquida, Balsamum indicum album) von L. styraciflua L.; „ist sehr selten und schwer zu beschaffen ... Auch die anderen Arten der Gattung, nämlich L. macrophylla Oerst. in Zentralamerika und L. formosana Hance in Südchina und auf Formosa, die übrigens beide wahrscheinlich spezifisch von L. styraciflua nicht verschieden sind, liefern Balsame, ebenso die Arten der verwandten Gattung Altingia".

Interessant ist die Mitteilung von Marmé, 1886: „Manche Preislisten deutscher Drogenhandlungen führen auch einen Styrax calamitus oder calamita oder calamites auf. Dies ist nicht etwa der einst als Räucherwerk beliebte Storax der Alten, ... sondern nur ein Kunstprodukt. Es wird meistens in Europa, Triest, Venedig und Marseille, aus einer Mischung von 3 T. zerkleinerter Rinde oder von Sägemehl des Liquidambar orientale oder von 2 T. Storax liquidus hergestellt".

Liriodendron

Zitat-Empfehlung: *Liriodendron tulipifera (S.)*.
Dragendorff-Heilpflanzen, S. 213 (Fam. M a g n o l i a c e a e).

Nach Geiger, um 1830, wurde die Rinde des T u l p e n b a u m e s, **L. tulipifera** L., schon lange in Nordamerika als Arzneimittel angewandt. Diese Cortex T u l i -

p i f e r a e war anfangs 19. Jh. als Tonicum und gegen Fieber anstelle von China in Deutschland etwas in Gebrauch. In der Homöopathie blieb „Liriodendron tulipifera" (Essenz aus frischer Rinde) ein weniger wichtiges Mittel. Verwendung nach Hoppe-Drogenkunde, 1958, als Febrifugum, Antiperiodicum.

Liriosma

M u i r a   P u a m a   siehe Bd. IV, Reg.
Zitat-Empfehlung: *Liriosma ovata (S.)*.

Nach Dragendorff-Heilpflanzen, um 1900 (S. 372; Fam. O l a c i n e a e ; nach Zander-Pflanzennamen: O l a c a c e a e), wird **L. ovata Miers** (M u i r a   P u - a m a) gegen Nervenschwäche und Impotenz empfohlen. Hoppe-Drogenkunde, 1958, Kap. L. ovata, gibt an: „Tonicum, Aphrodisiacum"; verwendet wird Holz und Rinde; als Stammpflanzen werden auch A c a n t h e a virilis oder P t y - c h o p e t a l u m-Arten (alle aus Brasilien) angegeben.
Aufgenommen in Erg.-Bücher (1916, 1941): Lignum Muira-puama, P o t e n z - h o l z (Holz der Stämme und Wurzeln von L y r i o s m a ovata Miers); daraus Fluidextrakt. In der Homöopathie ist „Muira Puama" (Tinktur aus getrocknetem Holz und Wurzelrinde) ein weniger wichtiges Mittel.

Lisianthus

L i s i a n t h u s   siehe Bd. V, Gelsemium.

Geiger, um 1830, erwähnt 3 L.-Arten, 1. L. chelonoides („davon ist das sehr bittere Kraut (herba Lisianthi) offizinell. Es ist ein heftiges Purgiermittel. Bei uns wird es nicht gebraucht"); 2. L. pendulus Martius; 3. L. amplissimus Mart. („beide in Südamerika einheimische Pflanzen, von denen . . . die sehr bitteren Wurzeln in Amerika gegen Fieber und Magenschwäche angewendet" werden). Dragendorff-Heilpflanzen, um 1900 (S. 531; Fam. G e n t i a n a c e a e), bemerkt zu 2. und 3., daß sie wie Gentiana verwendet werden, zu 1., L. chelonoides L. (= L. viridiflorus Mart.) gibt er an: Tonicum, Amarum, Purgans. In Zander-Pflanzennamen wird von L. auf E u s t o m a verwiesen (dort findet man: Eustoma russelianum (Hook.) G. Don = L. russelianus Hook.).

Listera

L i s t e r a   siehe Bd. V, Neottia; Orchis.
Zitat-Empfehlung: *Listera ovata (S.)*.

Das große Z w e i b l a t t , **L. ovata (L.) R. Br.**, ist den Kräuterbuchautoren des 16. Jh. bekannt. Die Pflanze wird - nach Hoppe - bei Bock, um 1550, als „Zweiblat" (wild D u r c h w a c h s) abgebildet und in dem Kapitel der Orchideen als „das zehend und letst S a t y r i o n " beschrieben (Anwendung wie die anderen in Anlehnung an Dioskurides; → O r c h i s). Fuchs, zur gleichen Zeit, schreibt über Kraft und Wirkung: „Dies Kraut zeucht zusammen, darum heilt es Wunden und Geschwär wie das Knabenkraut oder kleine Monkraut". Geiger, um 1830, ist die Verwendung noch bekannt. Er schreibt von N e o t t i a latifolia Rich. (= O p h r i s ovata L.), daß davon das Kraut (herba O p h r y o s bifoliae) offizinell war. Nach Dragendorff-Heilpflanzen, um 1900 (S. 150; Fam. O r c h i d a - c e a e), war diese Droge (von L. ovata R. Br. = Ophrys ovata L., Neottia latifolia Rich.) ein Wundkraut.

Lithospermum

L i t h o s p e r m u m siehe Bd. II, Lithontriptica. / V, Saxifraga; Thymelaea.

B e r e n d e s - Dioskurides: Kap. S t e i n s a m e n , L. tenuiflorum L. (oder L. officinale L.?); Kap. O n o s m a , L. purpureo-coeruleum?; Kap. weitere A n - c h u s a , L. fruticosum?
T s c h i r c h - Araber: L. erythrorhizon.
F i s c h e r - Mittelalter: L. officinale L., im Süden L. tenuiflorum L. und L. arvense L. (g r a n a s o l i s , m i l i u m s o l i s , c a u d a p o r c i n a , s a x i - f r a g a alba, s u n n e n k o r n , m e r h i r s e , w e y ß s t e i n b r e c h ; Diosk.: lithospermon, c o l u m b a).
H o p p e - Bock: Kap. Meerhirsen, 1. **L. officinale L.** (Steinsamen, M e e r g r i e ß , der rechte weiße Steinbrech); 2. **L. arvense L.** (Wild Meerhirsen).
G e i g e r - Handbuch: L. officinale (offizineller Steinsame, Stein- oder Meerhirse); L. arvense; L. purpureo-coeruleum; L. tinctorium.
Z i t a t - Empfehlung: **Lithospermum officinale (S.); Lithospermum arvense (S.).**

Dragendorff-Heilpflanzen, S. 563 (Fam. B o r r a g i n a c e a e ; Schreibweise nach Schmeil-Flora: B o r a g i n a c e a e ; zur Zeit von Berendes Zuordnung zur Fam. A s p e r i f o l i a c e a e).

Dioskurides beschreibt das Lithospermon, dessen Samen gebraucht werden (mit Weißwein, zum Zertrümmern des Steins und zum Harntreiben). Kräuterbuchautoren des 16. Jh. übernehmen diese Indikation.
In Ap. Lüneburg 1475 waren $2^{1}/_{2}$ lb. Semen milii solis vorrätig. Die T. Worms 1582 führt: Semen Milii solis (Lithospermi, G o r g o n i i , D i o s p o r i , S e - m e n l e o n i n u m . Meerhirß, Steinhirß, P e r l e n k r a u t s a m e n , Steinsamen); diese auch in T. Frankfurt/M. 1687. In Ap. Braunschweig 1666 waren $4^{3}/_{4}$ lb. Semen milii solis vorrätig.
Die Ph. Württemberg 1741 beschreibt Semen Milii solis (Lithospermi majoris Cretici, Merhirse, Steinsaamen, P e r l e n h i r s e ; Diureticum, Lithontripti-

cum; hilft bei der Geburt; gegen Febris quotidianus). Stammpflanze nach Hagen, um 1780: L. officinale. Geiger, um 1830, beschreibt diese Pflanze; der Same (semen Milii Solis, Lithospermi) „wurde sonst innerlich als Emulsion gegeben, gegen Steinbeschwerden usw.". Als weitere L.-Arten erwähnt er: L. arvense (lieferte einst semen Lithospermi nigri), L. purpureo-coeruleum (man benutzt die Blätter, herba Lithospermi repentis; die Samen anstelle der richtigen von L. officinale) und L. tinctorium (Wurzel zum Rotfärben benutzt). Nach Hoppe-Drogenkunde, 1958, ist Samen von L. officinale (Semen Milii solis, Fructus Lithospermi) „Diureticum, Volksheilmittel bei Nieren- und Blasenleiden"; die Blätter kommen als B ö h m i s c h e r o d e r K r o a t i s c h e r T e e in den Handel; L. officinale var. erythrorhizon ist ostasiatisches Volksheilmittel; L. arvense lieferte früher Semen Lithospermi nigri, „wird aber jetzt arzneilich nicht mehr verwendet".

Lithraea

Nach Dragendorff-Heilpflanzen, um 1900 (S. 396; Fam. A n a c a r d i a c e a e), soll die chilenische L. caustica Miers (= M a u r i a simplicifolia H. et B., R h u s caustica Hook.) wie R h us Toxicodendron wirken. Nach Hoppe-Drogenkunde, 1958, dient das Kraut (L i t r e - K r a u t) als hautreizendes Mittel.

Litsea

L i t s e a siehe Bd. V, Tetranthera.
Zitat-Empfehlung: *Litsea calophylla (S.)*.

In Hoppe-Drogenkunde, 1958, ist L. sebifera aufgenommen (Fett der Früchte und Samen wird in Kerzen- und Seifenfabrikation verwandt). In Dragendorff-Heilpflanzen, um 1900 (S. 243; Fam. L a u r a c e a e), ist L. sebifera Bl. ein Synonym für L e p i d a d e n i a Wightiana Nees. Dragendorff nennt insgesamt 7 L.-Arten. Schreibweise nach Zander-Pflanzennamen: **L. calophylla (Miq.) Mansf.** (= L. sebifera Bl. non Pers., Javanischer T a l g b a u m).

Loasa

Nach Dragendorff-Heilpflanzen, um 1900 (S. 455), sind aus der Familie der L o a s e a e (nach Zander-Pflanzennamen: L o a s a c e a e) 160 Arten bekannt: Kräuter häufig mit Brennhaaren, wie Nessel, die zur Urtication verwendbar sind. Solche haben namentlich L. tricolor Lindl. (= L. nitida β Hook.; Bezeichnung nach Zander-Pflanzennamen: **L. tricolor Ker-Gawl.**) und L. hispida L. (= L. urens Lindl.; Bezeichnung nach Zander: **L. urens Jacq.**). In der Homöopathie ist „Loasa tricolor" (Essenz aus frischer Pflanze) ein weniger wichtiges Mittel.
Z i t a t-Empfehlung: **Loasa tricolor (S.).**

Lobaria

Beßler zitiert für das Gart-Kapitel Pulmonaria (Lungenkrut): Sticta pulmonacea Achard (= L. pulmonacea Hffm., Lichen pulmonarius L., Lungenmoos). Bock, um 1550, bildet - nach Hoppe - L. pulmonaria Hoffm. [Schreibweise um 1970: **L. pulmonaria (L.) Hoffm.**] im Kap. Von Lungen-kraut ab (bei Lungen- und Leberleiden, gegen fieberhafte Erkrankungen, Haupt-fluß; zu Umschlägen; mit anderen Drogen zusammen gegen Husten, Atembe-schwerden).

Die T. Worms 1582 führt: [unter Kräutern] Pulmonaria (Lichen arboreus, Impetiginaria arborea, Pulmonaria arborea. Baumflechten, Lungen-kraut); in T. Frankfurt/M. 1687 Herba Pulmonaria arborea (Muscus pul-monarius, Lichen arboreus, Lungenkraut, Baum-Lungenkraut, so an Eich-bäumen wächst). In Ap. Braunschweig 1666 waren 6 K., in Ap. Lüneburg 1718 9 lb. davon vorrätig. Verwendung der Herba Pulmonariae arboreae nach Ph. Württemberg 1741 als Siccans, Adstringens, gegen Lungenleiden. Stamm-pflanze nach Hagen, um 1780: Lungenmoos (Lichen pulmonarius).

Geiger, um 1830, erwähnt Sticta pulmonacea Ach. (= Lichen pulmonarius L., Lungen-Punktflechte, Lungenmoos); war unter dem Namen Lungenmoos offizi-nell; „mit Unrecht ist diese gewiß kräftige Flechte durch das isländische Moos ganz verdrängt". Hager-Handbuch, um 1930, führt Herba Pulmonariae arboreae als Volksmittel bei Lungenleiden auf. Hoppe-Drogenkunde, 1958, Kap. L. pulmonaria, gibt über Verwendung des Flechtenthallus an: „In der Homöo-pathie [dort ist „Sticta - Lungenflechte" (Essenz aus frischer Flechte; Hale 1867) ein wichtiges Mittel] bei Erkältungskrankheiten (Rhinitis). - Volksheilmittel bei Lungenleiden. Adstringens".

Zitat-Empfehlung: **Lobaria pulmonaria (S.).**

Dragendorff-Heilpflanzen, S. 46 (Fam. Parmeliaceae; um 1970: Stictaceae).

Lobelia

Lobelia siehe Bd. II, Antisyphilitica; Expectorantia; Vesicantia. / IV, E 216; G 220. / V, Hevea.
Zitat-Empfehlung: *Lobelia siphilitica (S.); Lobelia cardinalis (S.); Lobelia inflata (S.).*
Dragendorff-Heilpflanzen, S. 656 (Fam. Campanulaceae); Tschirch-Handbuch III, S. 712.

Hagen, um 1780, berichtet über „Virginianische Lobelie (Lobelia siphilitica), wächst in Virginien. Die Wurzel (Rad. Lobeliae) ... ist in neuen Zeiten sehr ange-rühmt, bei uns [in Preußen] aber nicht eingeführt worden".

Geiger, um 1830, beschreibt bzw. erwähnt 4 Arten:

1.) L. syphilitica; „diese Pflanze ist seit 1772 als Arzneimittel bekannt. - Sie wächst in Nordamerika und wird bei uns in Gärten gezogen ... Offizinell ist: Die

Wurzel (radix Lobeliae) . . . Man rühmte die Wurzel als ein vorzügliches Mittel gegen Syphilis, sie soll brechenerregende und drastisch-purgierende Eigenschaften besitzen . . . Sie wird jetzt kaum mehr gebraucht".

Diese Art, Schreibweise nach Zander-Pflanzennamen: **L. siphilitica L.**, erwähnt Hoppe-Drogenkunde, 1958, als Diaphoreticum. In der Homöopathie ist „Lobelia syphilitica" (Essenz aus frischer Pflanze; Millspaugh 1887) ein wichtiges Mittel.

2.) L. longiflora; „in Cuba zu Hause; sie ist in Amerika unter dem Namen Q u e b e c bekannt, ist sehr scharf und giftig, erregt, innerlich angewendet, heftiges Laxieren . . . wird mit Vorsicht gebraucht". Nach Zander-Pflanzennamen heißt die Pflanze jetzt: **Isotoma longiflora (L.) K. B. Presl.**

3.) L. Cardinalis; diese, wegen ihrer schönen hochroten Blumen beliebte und in Gärten gezogene C a r d i n a l s b l u m e soll giftige Eigenschaften besitzen. In der Homöopathie ist „Lobelia cardinalis" (Essenz aus frischen Blättern von **L. cardinalis L.**) ein weniger wichtiges Mittel.

4.) L. inflata; „davon wird das Kraut in Amerika gegen Asthma gerühmt. Es erregt leicht Brechen und kann in beträchtlichen Dosen selbst tödlich wirken".

Nach Tschirch-Handbuch sind die antiasthmatischen Eigenschaften der **L. inflata L.** von Cutler in Massachusetts 1813 entdeckt worden; in Europa wurde die Droge 1829 bekanntgemacht.

Aufgenommen in Ph. Hamburg 1852: Herba Lobeliae inflatae (von L. inflata L.). Dann pharmakopöe-üblich geworden (Herba Lobeliae, Lobelienkraut, zuletzt in DAB's: 1926).

Hager, 1874, schrieb über Anwendung im Kommentar zum DAB 1: „Von den Ureinwohnern Amerikas wurde sie schon als Emeticum und als harn- und schweißtreibendes Mittel gebraucht. 1829 wurde sie nach Europa gebracht und als Arzneimittel empfohlen . . . Die Lobelia gehört zu den scharf-narkotischen Mitteln, ist jedoch milder wirkend als Tabaksblätter . . . wirkt Erbrechen erregend, abführend, schweißtreibend, krampfstillend, reizmildernd. Speziell wandte man sie bei Asthma, Kroup, Diphteritis, Keuchhusten an".

In Hager-Handbuch, um 1930, heißt es: „Das Kraut wirkt narkotisch. Es wird als Pulver oder meist in Form der Tinktur angewandt, auch zusammen mit Bittermandelwasser, seltener als Infus . . . Anwendung findet es besonders bei Asthma (auch in Form von Zigaretten), ferner bei Diphtherie und Keuchhusten". Entsprechende Angaben bei Hoppe-Drogenkunde, 1958; in der Homöopathie [wo „Lobelia inflata" (Essenz aus frischer, blühender Pflanze; 1841) ein wichtiges Mittel ist] bei Vagusstörungen, Asthma bronchiale und Bronchitiden, bei Heufieber.

Lodoicea

Nach Valentini, 1714, gibt es außer der gemeinen und runden C o c o s n u ß noch eine andere, aber seltene Art, die M a l d i v i e r - C o c o s n u ß oder Cocum

Maldivensem; sie hat die Form eines Herzens. Haller, um 1750, hat die Angaben Valentinis für sein Lexikon benutzt, er schreibt: „Man nennt sie auch sonsten T a v a r c a r e ; die Sineser bewahren sie in ihren Häusern wie einen Abgott, und man bekommt sie daher selten, schreibt ihr aber vor andern eine besondere Kraft wider allerlei Gift zu, selbst Bauhin nennt sie daher Indianische G i f t - n u ß , nux indica ad venena celebrata; vorzüglich noch hält man das, was sich in der Mitte des Kerns als ein Auge, daraus sie wieder sproßt, zeigt, es heißt: gemma nucis Maldivensis, und wird für eine Panacee wider allerlei Gift der gefährlichsten hitzigsten Krankheiten, Fleckfieber und anderer gehalten, doch ist nicht allen solchen Lobeserhebungen zu trauen".

Nach Dragendorff-Heilpflanzen, um 1900 (S. 100; Fam. P r i n c i p e s-Palmae; nach Zander-Pflanzennamen: P a l m a e), heißt die Stammpflanze L. callipyge Comm., nach Zander: **L. maldivica (J. F. Gmel.) Pers.** (=L. sechellarum Labill.).
Z i t a t-Empfehlung: **Lodoicea maldivica (S.).**

Loeselia

Nach Dragendorff-Heilpflanzen, um 1900 (S. 601; Fam. P o l e m o n i a c e a e), sind die mexikanischen L. coerulea Cavan. und **L. coccinea G. Don.** (= H o i t z i a coccinea Cavan.) als Diaphoreticum, Emeticum, Catharticum, Diureticum zu brauchen. In der Homöopathie ist „Hoitzia coccinea" (Tinktur aus getrockneter Wurzel) ein weniger wichtiges Mittel.

Lolium

L o l i u m siehe Bd. II, Discutientia. / V, Agrostemma; Nigella; Rhinanthus.

B e r e n d e s-Dioskurides: Kap. T a u m e l l o l c h , **L. temulentum L.**; Kap. P h o i n i x , **L. perenne L.**
S o n t h e i m e r-Araber: L. temulentum; L. perenne.
F i s c h e r-Mittelalter: L. temulentum L. cf. Nigella u. A g r o s t e m m a (z i - z a n i a , n i g e l l a , g i t , l o l i u m , a c a l l i s , l i l i o , s p o r g r a s , t r e s p , r a t e n , t w a l m w u r z ; Diosk.: a i r a , lolium, a k a k a l l i s); L. perenne var. italicum (l i l i s i r i n a).
H o p p e-Bock: L. temulentum L. (vierdt Q u e c k e n g r a s , S a n c t P e - t e r s k o r n , wilder D i n c k e l).
G e i g e r-Handbuch: L. temulentum (Schwindellolch, S c h w i n d e l h a b e r); L. perenne (englisches R a y g r a s).
Z i t a t-Empfehlung: **Lolium temulentum (S.); Lolium perenne (S.).**

Dragendorff-Heilpflanzen, S. 86 uf. (Fam. G r a m i n e a e).

Nach Dioskurides wird der Taumellolch bzw. seine Samen gegen Geschwüre, Flechten, Aussatz angewandt; mit Met getrunken oder als Umschlag gegen Ischias; zu Räucherungen. Vom Phoinix (Raigras) berichtet Dioskurides: Mit Wein gegen Durchfall und Blutfluß aus der Gebärmutter, Urin hemmend, blutstillend. Beide Lolium-Arten, von den Arabern noch benutzt, spielten in der späteren Therapie kaum eine Rolle. Geiger, um 1830, erinnert sich bei den Semen Lolii: „Ehedem wurde das Mehl äußerlich als schmerzstillendes Mittel benutzt, bei kaltem Brand, hartnäckigen Hautausschlägen. - Der Genuß des Lolchs erregt Schwindel, Kopfschmerz, Übelkeit, Erbrechen, Schlafsucht, Konvulsionen, und in großer Menge kann er selbst tödlich wirken ... In nassen Jahren findet sich der Lolch oft so häufig, daß er das Getreide fast verdrängt, und man hat sich dann vor dem damit vermengten sehr zu hüten". Das Raygras erwähnt Geiger nur, ohne med. Verwendung anzugeben. In der Homöopathic ist „Lolium temulentum - Taumellolch" (Tinktur aus reifen Früchten; Clarke 1902) ein wichtiges Mittel. Dient dort - nach Hoppe-Drogenkunde, 1958 - „bei neuralgischen und rheumatischen Schmerzen".

Lonchocarpus

Nach Dragendorff-Heilpflanzen, um 1900 (S. 328 uf.; Fam. L e g u m i n o s a e), dienen L.-Arten, von denen er 7 nennt, hauptsächlich als Fischgifte. Sein L. Nicou D. C. (= R o b i n i a scandens Willd., L. rufescens Benth.) hat ein Kapitel bei Hoppe-Drogenkunde, 1958 (die Wurzel davon - B a r b a s c o w u r z e l - ist Insektenbekämpfungsmittel); erwähnt werden darin weitere Arten: L. Peckoltiiwasora (bei Dragendorff als L. Peckoltii Wawra bezeichnet; Fischgift) liefert T i m b o w u r z e l ; L. violaceus (bei Dragendorff als L. violaceus Kth. = Robinia violaceus Jacq.) liefert das Fischgift „ S t i n k h o l z ". Hoppe bemerkt zusammenfassend: „Barbasco" ist eine Sammelbezeichnung für pflanzliche Fischgifte der Eingeborenen Südamerikas. Verwendung zu Insektenbekämpfungsmitteln (wie Derris).

Lonicera

L o n i c e r a siehe Bd. V, Cuscuta; Diervilla; Symphoricarpos; Asperula.
J e l ä n g e r j e l i e b e r oder Y e l e n g e r y e l i e b e r siehe Bd. V, Ajuga; Solanum; Veronica; Viola.

B e r e n d e s-Dioskurides: - Kap. P e r i k l y m e n o n , L. Caprifolium (oder L. Periclymenon? oder L. etrusca Savi?) - - Kap. Der andere K y k l a m i n o s , L. Periclymenum L.

S o n t h e i m e r-Araber: - - L. Periclymenum.

F i s c h e r-Mittelalter: **L. caprifolium L.** (cf. A s p e r u l a odorata) und **L. periclymenum L.** (c a p r i f o l i u m, m a t e r s i l v a r u m, p e r i d e m o n, l i c e o s, m a t r i s i l u a, o c u l u s l u c i d u s, o c h a, periclemenon, h e r b a l i c i i, geisbladt, s u g e; Diosk.: periklymenon, v o l u c r u m maius) + + + **L. implexa Ait.** (h e r b a c r a n e i, s p l e n a r i a, mater silva, c l i - m e n u s, l i e n a t i s, caprifolium).

B e ß l e r-Gart: - Kap. Caprifolium, **L. caprifolium L.** (geyßbladt, liceos); ursprünglich im Süden auch andere L.-Arten.

H o p p e-Bock: - - Kap. Von Waltgilgen/G e i ß b l a t t, **L. periclymenum L.** (S p e c k l i l g e n, z e u n l i n g) + + + Kap. S a n t J o h a n s t r e ü b e l, **L. xylosteum L.**

G e i g e r-Handbuch: - L. Caprifolium (italienisches Geisblatt, Specklilie) - - L. Periclymenum (deutsches G e i s b l a t t, deutsche S p e c k l i l i e) + + + L. Xylosteum (Hecken-Geisblatt, H u n d s k i r s c h e).

Z i t a t-Empfehlung: **Lonicera caprifolium (S.); Lonicera periclymenum (S.); Lonicera implexa (S.); Lonicera xylosteum (S.).**

Dragendorff-Heilpflanzen, S. 642 uf. (Fam. C a p r i f o l i a c e a e).

Nach Berendes werden 2 Kapitel bei Dioskurides auf L.-Arten bezogen:
1.) Kap. Periklymenon (Frucht oder Blätter erweichen Milz, heben Erschlaffung, helfen bei Orthopnöe und Schlucken, treiben Harn, beschleunigen Geburt; äußerlich als Salbe gegen Schüttelfrost).
2.) Kap. Der andere Kyklaminos (Frucht erweicht Milz, gegen Orthopnöe, zur Reinigung der Wöchnerinnen).
Bock, um 1550, überträgt - nach Hoppe - solche Indikationen auf das Geißblatt; er bildet dabei L. periclymenum L. ab und fügt weitere Indikationen, z. T. nach Brunschwig, hinzu (Früchte gegen Milzleiden; harntreibend, den Geburtsvorgang beschleunigend; Destillat aus Blüten gegen Atembeschwerden, Husten, Magenleiden; zu Umschlägen bei Augenentzündung und Lebererkrankung).
In T. Worms 1582 sind aufgenommen: [unter Kräutern] Perclymenum (Caprifolium, C a r p a t h o n, A e g i n e, Siluae mater, Volucrum maius, P i l e u s V e n e r i s, I n u o l u c r u m maius, Matrisylua, Syluae mater Scribonii, C y - t i s u s Marcelli, L i l i u m caprinum, Lilium inter spinas, V i n c i b o c c u m, Speckgilgen, Geyßlilgen, Geyßblat, G i l g e n Confort, Waldlilgen, Zeunling); Flores Periclymeni (Caprifolii, Speckgilgen), Aqua (dest.) Caprifolii (Periclymeni, Specklilgenwasser). In T. Frankfurt/M. 1687, als Simplicia: Herba P e r i c l y - m e n u m (Caprifolium, Lilium inter spinas, Volucrum majus, Speck-Gilg oder Lilien, Wald-Lilien, Geißblat, Z a u n g i l g, W a l d w i n d e), Flores Caprifolii (periclymeni, Speck- oder Wald-Lilien). In Ap. Braunschweig 1666 waren vorrätig: Herba caprifolii (¹/₄ K.), Aqua c. (2¹/₂ St.).

Spielmann, 1782, beschreibt Caprifolium (H a h n e n f ü s l e i n), L. Periclymenum L. (Blätter als Roborans, Abstergens, zu Gurgelmitteln; Blüten und Stengel als Blutreinigungsmittel, zum Harntreiben). Geiger, um 1830, beschreibt L. Caprifolium und L. Periclymenum; „Offizinell von beiden Arten sind: Die Rinde, Blätter, Blumen und Beeren (cortex, folia, flores et baccae Caprifolii italici et germanici) . . . Die Rinde gab man sonst innerlich in Abkochung als schweißtreibend usw. Die Blätter sollen stark harntreibend sein; sie wurden ferner als Gurgelwasser gebraucht und der ausgepreßte Saft gegen Geschwüre usw.; auch die Beeren sollen purgierend und harntreibend sein. - Präparate hat man von den wohlriechenden Blumen: Das Wasser (aqua florum Caprifolii). Jetzt wird nichts mehr von diesen Pflanzen gebraucht".

Erwähnt wird bei Geiger noch L. Xylosteum; lieferte ehedem baccae X y l o s t e i in die Apotheken; diese Beeren erregen Brechen und Purgieren. Diese Art beschrieb schon Bock, um 1550.

Bei Hoppe-Drogenkunde, 1958, gibt es ein Kap. L. caprifolium; verwendet wird die Blüte (Flores Lonicerae, Geißblattblüten, J e l ä n g e r j e l i e b e r b l ü t e n); „Diureticum und Diaphoreticum in der Volksheilkunde"; ferner wird L. Xylosteum verwendet (in der Homöopathie bei Blutandrang, Schlaflosigkeit, Krämpfen).

In der Homöopathie sind „Lonicera Caprifolium" (Essenz aus frischer Pflanze) und „Xylosteum" (Essenz aus frischen, reifen Beeren von L. xylosteum L.) weniger wichtige Mittel.

Lophophora

A n h a l o n i u m siehe Bd. IV, G 1289.
Zitat-Empfehlung: *Lophophora williamsii (S.).*

Nach Dragendorff-Heilpflanzen, um 1900 (S. 458; Fam. C a c t e a e ; nach Zander-Pflanzennamen: C a c t a c e a e), dient A n h a l o n i u m (A r i o c a r p u s) Lewinii Henning (= L. Lew.) - Mexiko (Pellote, sprich Peyote) „den Indianern als Berauschungsmittel, gegen Angina pectoris, Pneumothorax, Dyspnöe und zu schmerzlindernden Kataplasmen"; die Pflanze soll dem gleichbenutzten Anhalonium Williamsii Lem. (= E c h i n o c a c t u s Williamsii, L. Will. var. Lewinii Coult.) ähnlich, vielleicht eine Var. desselben sein.

Hoppe-Drogenkunde, 1958, hat ein Kap. Echinocactus Lewinii (= Anhalonium Lewinii); verwendet werden die Kakteenköpfchen (P e y o t l , P e l l o t e , M e s c a l   B u t t o n s); „Herzanregungsmittel. Peyotl wird vielfach, bes. in südlichen Teilen Nordamerikas und Mexikos als Rauschgift benutzt".

Nach Zander heißt die Pellote: **L. williamsii (Lem. ex Salm-Dyck) Coult.** = Anhalonium williamsii (Lem. ex Salm-Dyck). Sie liefert für die Homöopathie als „Anhalonium Lewinii" (Essenz aus frischer Pflanze) ein weniger wichtiges Mittel.

Loranthus

Loranthus siehe Bd. V, Viscum.

B e r e n d e s-Dioskurides: Kap. I x o s , L. europaeus L.
T s c h i r c h-Sontheimer-Araber: L. europaeus.
F i s c h e r-Mittelalter: L. europaeus Vaill.
G e i g e r-Handbuch: L. europaeus (R i e m e n b l u m e , E i c h e n m i s t e l).
Z a n d e r-Pflanzennamen: **L. europaeus Jacq.** (= H y p h e a r europaeus (Jacq.)
Danser).
Z i t a t-Empfehlung: **Loranthus europaeus (S.).**

Dragendorff-Heilpflanzen, S. 182 (Fam. L o r a n t h a c e a e).

Die Geschichte der Eichenmistel ist von der Geschichte der Mistel nicht zu trennen
und wird daher bei → V i s c u m mit behandelt. Die Anwendung war gleichartig, auch Bezeichnungen. Zwar wird L. europaeus bevorzugt als Eichenmistel,
Viscum quercinum, bezeichnet, doch heißt auch Viscum album gelegentlich
Eichenmistel. Rein sachlich sind die Drogen selten eindeutig unterscheidbar gewesen.
In der Homöopathie ist „Loranthus europaeus" (Essenz aus gleichen Teilen Beeren
und Blätter) ein weniger wichtiges Mittel. Hoppe-Drogenkunde, 1958, nennt als
Verwendung nur „Verwechslung von Viscum album".

Lotus

L o t u s siehe Bd. I, Reg. (Lota) II, Calefacientia. / V, Dorycnium; Melilotus; Nitraria; Trifolium; Trigo-
nella; Ziziphus.
L o t u s siehe Bd. V, Celtis; Medicago; Melilotus; Nymphaea.
Zitat-Empfehlung: *Lotus ornithopodioides (S.); Lotus corniculatus (S.); Lotus edulis (S.).*
Dragendorff-Heilpflanzen, S. 316 (Fam. L e g u m i n o s a e ; nach Schmeil-Flora: Papilionaceae).

Nach Berendes ist der Niedrige S c h o t e n k l e e (Kap. bei Dioskurides; K o -
r o n o p u s) L. ornithopodioides L. (adstringierende Wurzel gegen Kolik). Wird
nach Dragendorff, um 1900, gegen Wasserscheu (= Tollwut) benutzt; soll bei
Galen und I. el B. nachweisbar sein.
Nach Fischer kommt in einigen mittelalterlichen Quellen **L. corniculatus L.** vor
(o r i o l a , t r i p u l i , t r i f u l i , angelschlusselpluemel). Nach Hoppe abgebildet bei Bock, um 1550, als ein S t e i n k l e e (Edler Steinklee, V o g e l s -
w i c k e n); Anwendung wie die anderen Steinkleesorten (→ M e l i l o t u s).
Zu den offizinellen Flores Genistae (→ C y t i s u s) bemerkt Hagen, um 1780:
„werden bei uns hin und wieder vom Schotenklee (Lotus corniculatus), den man
auch falsche G e n i s t e zu nennen pflegt, gesammelt". Geiger, um 1830, be-

richtet: „Offizinell war ehedem [von L. corniculatus]: das Kraut und die Blumen (herba et flores Loti sylvestris, T r i f o l i i corniculati) ... Man benutzte die Pflanze ehedem wie den Steinklee".

Geiger erwähnt ferner als Gemüsepflanze **L. edulis L.** In Hoppe-Drogenkunde, 1958, ist ein Kap. L. arabicus (Futtermittel).

Lunaria

L u n a r i a siehe Bd. V, Adenostyles; Botrychium.
Zitat-Empfehlung: *Lunaria annua (S.); Lunaria rediviva (S.).*

Nach Fischer-Mittelalter kommt **L. annua L.** in altital. Quelle vor (herba lunaria greca). Geiger, um 1830, erwähnt als L.-Arten (M o n d k r a u t , M o n d - v i o l e , S i l b e r b l a t t):
1.) L. biennis Mönch. (= L. annua L.); die Samen (semen V i o l a e lunariae rotunda siliqua, Violae latifoliae) haben die Eigenschaften wie die Samen von
2.) **L. rediviva L.**: Semen Violae lunariae. Nach Dragendorff-Heilpflanzen, um 1900 (S. 258, Fam. C r u c i f e r a e), werden die Samen wie Senf gebraucht.

Lupinus

L u p i n u s siehe Bd. II, Abstergentia; Antipsorica; Digerentia; Emmenagoga; Mundificantia. / V, Aconitum.

G r o t-Hippokrates: (Lupine).
B e r e n d e s-Dioskurides: Kap. L u p i n e , **L. hirsutus L.**; Kap. Wilde Lupine, L. angustifolius L.
T s c h i r c h-Araber: **L. albus L.**, L. Termes. Sontheimer-Araber, L. Termes (Schreibweise nach Zander-Pflanzennamen: **L. termis Forsk.**).
F i s c h e r-Mittelalter: L. albus L. (lupinum, m a r s i l i u m , f i c u s l u p i , l e p o r i n a , l u p a r i a , t e r m o s , v i c h b o n a , f i c p o n e , w i k g e n , w o l f f k r a u t , w e i s p o n e n , b r e i t e r b s s e n , w e l s c h b o n i n ; Diosk.: t h e r m o s , lupinus).
B e ß l e r-Gart: Kap. Lupinus, L. albus L. und L. angustifolius L.
H o p p e-Bock: F e i g b o n e n , L. albus L.
G e i g e r-Handbuch: L. albus L. (weiße Feigbohne oder Lupine, weiße T r i e b - v i o l e); **L. luteus L.**; L. pilosus L. [nach Zander = **L. varius L. ssp. orientalis Franco et Pinto**]; L. angustifolius L., L. varius [bei Zander wird von L. varius Savi verwiesen auf: **L. angustifolius L.**].

Lu

Z i t a t-Empfehlung: **Lupinus hirsutus (S.); Lupinus albus (S.); Lupinus termis (S.); Lupinus luteus (S.); Lupinus varius (S.); Lupinus angustifolius (S.).**

Dragendorff-Heilpflanzen, S. 310 (Fam. L e g u m i n o s a e).

Nach Dioskurides wirken die kultivierte und die gebaute Lupine in gleicher Weise (gegen Würmer, Milzleiden; Krebs und Geschwüre, Krätze, Hautflecken, Muttermale, Ausschlag, Grind; treibt Menstruation und den Fötus aus; zur Hautreinigung, gegen Entzündungen, Ischiasschmerzen, Skrofeln, Furunkeln. Die Wurzel treibt Harn; entbitterte Samen mit Essig gegen Appetitlosigkeit). Kräuterbuchautoren des 16. Jh. übernehmen solche Indikationen für die weiße Lupine, die unter den L.-Arten die gebräuchlichste wird.

In Ap. Lüneburg 1475 waren ¹/₂ lb. Semen fabe lupini vorrätig, in Ap. Braunschweig 1666 5 lb. Semen lupini. Die T. Frankfurt/M. 1687 führt Semen lupinorum (Feigbohnensaamen). In Ph. Württemberg 1741 sind aufgenommen: Semen Lupinorum sativorum, flore albo (Feigbohnen, Wolffsbohnen; innerlich selten oder niemals gebraucht; als Discutiens für Kataplasmen, als Adstringens für Cosmetica). Bei Hagen, um 1780, heißt die Stammpflanze L. albus (weisse Triebviole). Geiger, um 1830, nennt an erster Stelle als Stammpflanze der Semen Lupini: L. albus und gibt dann mehrere weitere an; das Mehl „wurde zu Umschlägen gebraucht; auch innerlich gegen Würmer, Kröpfe"; bei den Alten waren die Lupinen eine gewöhnliche Speise, sie wurden in Wasser mazeriert, wodurch sie ihre Bitterkeit verloren, und dann als Gemüse zubereitet; Kaffeesurrogat.

Hoppe-Drogenkunde, 1958, hat ein Kap. L. luteus, in dem viele weitere Arten und Rassen erwähnt werden, ohne eigentliche medizinische Verwendung (Nahrungsmittel, Gründüngung).

Luzula

Fischer nennt nach mittelalterlicher, altital. Quelle L. multiflora Lej. (e r b a l u c i o l a). Schreibweise nach Schmeil-Flora: **L. campestris (L.) DC. ssp. multiflora (Retz.) Lej.**

Geiger, um 1830, erwähnt L. vernalis (spadicea, maxima, alba Decand.); „von Linné als Varietäten seines J u n c i pilosi angesehen (W a l d b i n s e n) ... Die faserige Wurzel einer dieser Pflanzen ist vor mehreren Jahren gegen rheumatische Übel als Arzneimittel angerühmt worden".

Bei Dragendorff-Heilpflanzen, um 1900 (S. 111; Fam. J u n c a c e a e), heißt die H a i n s i m s e : L. pilosa Lk. (= L. vernalis D. C., Juncus pil. L.); „Stolonen bei Nieren- und Steinleiden". In der Homöopathie ist „Juncus pilosus" (Essenz aus frischer Wurzel) ein weniger wichtiges Mittel. Schreibweise nach Schmeil: **L. pilosa (L.) Willd.**

Z i t a t-Empfehlung: **Luzula campestris (S.); Luzula pilosa (S.).**

274

Lychnis

L y c h n i s siehe Bd. II, Succedanea. / V, Agrostemma; Silene.

B e r e n d e s-Dioskurides: Kap. K r a n z n e l k e , A g r o s t e m m a coronaria L. (= L. coronaria Lam.).

S o n t h e i m e r-Araber: L. coronaria.

F i s c h e r-Mittelalter: L. coronaria L. (o c u l u s C h r i s t i); L. chalcedonica L. und L. Flos cuculi L. in altital. Quellen.

H o p p e-Bock: L. coronaria Desr. (zam Geschlecht der M a e r g e n r o e ß l i n) [Schreibweise nach Zander-Pflanzennamen: **L. coronaria (L.) Desr.** = C o r o - n a r i a tomentosa A. Br.].

G e i g e r-Handbuch: L. Viscaria (P e c h n e l k e); L. chalcedonica.

Z i t a t-Empfehlung: **Lychnis coronaria (S.); Lychnis viscaria (S.); Lychnis chalcedonica (S.); Lychnis flos-cuculi (S.).**

Dragendorff-Heilpflanzen, S. 207 uf. (Fam. C a r y o p h y l l a c e a e).

Dioskurides gibt bei der Kranznelke an, daß ihr Same, mit Wein getrunken, gegen Skorpionstich hilft. Bock, um 1550, berichtet mehr vom Märgenrößlein, dessen 2 zahme Geschlechter mit roten und weißen Blüten (nach Hoppe) als Kranzlicht- nelke zu identifizieren sind (innerlich: Samen treibt Galle durch den Stuhlgang aus; gegen Skorpionstich; befördert Milchabsonderung. Äußerlich: Vulnerarium; Wurzelsaft macht Niesen, reinigt das Haupt; Zäpfchen mit dem Saft befördert Menses; Samen zu Augenumschlägen). In Ap. Braunschweig 1666 waren $1/4$ K. Herba lychnidis vorrätig.

Geiger, um 1830, erwähnt folgende Arten:

1.) L. dioica [→ S i l e n e];

2.) L. Viscaria [Schreibweise nach Zander: **L. viscaria L.**] und

3.) L. chalcedonica [nach Zander: **L. chalcedonica L.**]; diese beiden „werden bei uns in Gärten gezogen".

In Hoppe-Drogenkunde, 1958, wird nur L. Flos cuculi [nach Zander: **L. flos- cuculi L.** = Coronaria flos-cuculi (L.) A. Br.] genannt; enthält Saponin mit an- geblich nierenschädigender Wirkung.

Lycium

L y c i u m siehe Bd. II, Antidysenterica. / V, Berberis; Rhamnus.
Zitat-Empfehlung: *Lycium europaeum (S.); Lycium afrum (S.); Lycium barbarum (S.).*

Nach Fischer-Mittelalter ist bei I. el B. Lycium afrum feststellbar; **L. europaeum L.** ist das l i c i u m des Gart.

Geiger, um 1830, erwähnt L. afrum (afrikanischer B o c k s d o r n); „davon leiten einige den Bocksdornsaft (succus Lycii) wiewohl sehr unwahrscheinlich ab". Dragendorff-Heilpflanzen, um 1900 (S. 588; Fam. S o l a n a c e a e), beschreibt 10 L.-Arten, darunter

[1.] *L. afrum L.*; „Blatt gegen Erysipel und Flechten, jung auch als Gemüse gebraucht. Angeblich R h a m n u s leucotera des Diosc. Ähnlich gebraucht man

[2.] L. europaeum L. und

[3.] L. mediterraneum Dun. [2 und 3 sind nach Zander-Pflanzennamen dasselbe, nämlich L. europaeum L.], die auch diuretisch und abführend wirken soll und deren letzteres Einige mit dem L y k i o n des Diosc. und Lycium des Plin. identifizieren ... Auch bei den Autoren der arab.-pers. Zeit geht die Unsicherheit fort".

[4.] **L. barbarum L.**; „soll im Blatt ein mydriatisch wirkendes Protein enthalten". Diese Art ist in der Homöopathie als „Lycium Berberis - Bocksdorn" (Essenz aus frischer, blühender Pflanze) ein wichtiges Mittel. Hoppe-Drogenkunde, 1958, hat ein Kap. Lycium barbarum (= L. halimifolium); verwendet wird das Kraut; Purgans und Diureticum.

Lycopersicon

Geiger, um 1830, erwähnt Lycopersicum esculentum Dun. (= S o l a n u m Lycopersicum L., L i e b e s a p f e l); „in Südamerika zu Hause, wird häufig bei uns in Gärten gezogen ... Davon waren sonst die Früchte (Mala Lycopersica, aurea) offizinell. Man schrieb ihnen die Eigenschaft zu, verliebten Wahnsinn zu erregen. Sie wirken kühlend, haben einen nicht unangenehmen Obstgeschmack, und werden im südlichen Europa roh und gekocht gegessen". Dragendorff-Heilpflanzen, um 1900 (S. 595; Fam. S o l a n a c e a e), bemerkt zu Lycopersicum esculentum Mill. (= Solanum Lycop. L.), Liebes- oder P a r a d i e s - A p f e l , T o m a t o e s : „Frucht gegen Anthrax, innerlich bei Leberkrankheiten und als Aphrodisiacum angewendet. Auch als Speise und zur Herstellung der Conserva di Pomodoro verbraucht". In Hoppe-Drogenkunde, 1958, wird das (fette) Tomatensamenöl beschrieben. In der Homöopathie ist „Solanum Lycopersicum" (Essenz aus frischem Kraut) ein weniger wichtiges Mittel. Schreibweise nach Zander-Pflanzennamen: **L. lycopersicum (L.) Farw.** (= Solanum lycopersicum L., L. esculentum Mill.).

Z i t a t-Empfehlung: **Lycopersicon lycopersicum (S.).**

Bertsch-Kulturpflanzen, S. 192-194.

Lycopodium

Lycopodium siehe Bd. II, Exsiccantia./ IV, E 304; G 686. / V, Caesalpinia; Corylus; Diphasium; Huperzia.
Bärlapp siehe Bd. V, Diphasium; Huperzia.
Zitat-Empfehlung: *Lycopodium clavatum (S.).*
Dragendorff-Heilpflanzen, S. 61 uf. (Fam. Lycopodiaceae); Tschirch-Handbuch II, S. 481.

Nach Hoppe identifiziert Bock, um 1550, den keuligen Bärlapp unzutreffend mit dem Meerlattich (→ Ulva) des Dioskurides und nennt danach die Indikationen (fieberhafte Krankheiten, Hautleiden, Podagra); „außerdem empfiehlt Bock das Dekokt oder das Destillat bei Steinleiden; er berichtet von der volkstümlichen Verwendung des Krautes zum Klären von Wein und spielt mit dem Satz „die Junckfrawen machen kraentz unn gürtel darauß" wohl auf das Brauchtum um die Zauber abwehrende Pflanze an".

Nach Tschirch-Handbuch tauchen die Semen Lycopodii in der 2. Hälfte des 17. Jh. in Arzneitaxen auf (T. Ulm 1664); T. Frankfurt/M. 1687 führt Semen Lycopodii (Gurtelkraut oder Waldmoßsaamen). In Ap. Lüneburg 1718 waren 3 oz. davon vorhanden. In Ph. Württemberg 1741 gibt es zwei Drogen:

1.) Muscus terrestris (Clavatus, Lycopodium dictus; Spezialmittel gegen Weichselzopf; Traumaticum, Scorbuticum, Antiphthisicum, Antasthmaticum; gegen Husten, Blutspeien, Steinleiden; als Infus mit Wasser oder Weißwein). Schon in Ap. Braunschweig 1666 finden sich ¼ K. Herba Musci terrestris. Sonst war die Krautdroge wenig gebräuchlich; sie steht wieder im Erg.-B. 6, 1941 (Herba Lycopodii).

2.) Semen Lycopodii (Musci clavati, squamosi, vulgaris, repentis, Beerlappen-, Gürtelkraut-, Truttenfußsaamen; fast eine Panacee bei allen Kinderkrankheiten; Diureticum, Roborans, Anodynum, Antihecticum, Antepilepticum, Traumaticum; äußerlich gegen Wundsein mit Tutia gemischt). Pausenlos offizinell bis DAB 7, 1968 („Lycopodium. Die reifen Sporen verschiedener Arten der Gattung Lycopodium im weiteren Sinne, insbesondere Lycopodium clavatum Linné").

Geiger, um 1830, berichtet über **L. clavatum L.** (gemeiner oder keulenförmiger Bärlapp, Kolbenmoos, Streupulvermoos, Schlangenmoos, Gürtelkraut, Sautanne): „Eine längst bekannte Pflanze ... Offizinell ist: das Kraut, vielmehr die ganze Pflanze (herba Musci clavati, terrestris), vorzüglich aber der Samenstaub, Keimkörner unter dem Namen Bärlappsamen, Streupulver, Blitzpulver, Hexenmehl, Wurmmehl (Lycopodium, semen, pulvis, farina Lycopodii, sulphur vegetabile)... Das Kraut gibt man in Abkochung, jetzo höchst selten. Man gebrauchte es äußerlich und innerlich gegen den Weichselzopf usw. Es soll brechenerregend wirken. - Den Samen gibt man in Substanz, als Pulver oder mit Wasser abgerieben, als eine Art Emulsion; äußerlich mit Fett zur Salbe angemacht usw. Jetzt beschränkt sich sein Gebrauch größtenteils auf das Bestreuen wunder Teile der Haut bei Kindern usw. und Bestreuen der Pillen. - Auf dem Theater dient es als Blitzpulver".

Nach Hoppe-Drogenkunde, 1958, Kap. L. clavatum, werden verwendet: 1. das Kraut („In der Homöopathie bei chron. Verdauungsstörungen, Leber- und Steinleiden sowie Blasenerkrankungen ... In der Volksheilkunde bei Nieren- und Blasenleiden"); 2. die Sporen („Bei Beschwerden des Urogenitaltraktes. - Wundstreupuder, Gleitpuder. - In der Pharmazie zum Bestreuen von Pillen, zu Emulsionen. - In der Homöopathie [wo „Lycopodium - Bärlappsamen" (Tinktur aus Sporen; Hahnemann 1828) ein wichtiges Mittel ist] bei chronischen Erkrankungen der Lunge, des Magens, der Blase und der Niere. Bei Neuralgien. - In Mischung mit Carmin zum Sichtbarmachen von Fingerabdrücken. - In der Feuerwerkerei. Zu Theaterblitzen etc. Streupulver für Gußformen".

Lycopsis

Nach Hoppe bildet Bock, um 1550, **L. arvensis L.** im Kap. O c h s e n z u n g ab (als Walt Ochsenzung, wild O., S c h a f f z u n g); er entnimmt Dioskurides (aus einem Kapitel über eine E c h i u m-Art?) die Anwendung als Wundheilmittel; Wurzel in Pflaster gegen Hautentzündungen. Geiger, um 1830, erwähnt A n - c h u s a arvensis (= L. arvensis L., Ackerochsenzunge, A c k e r - K r u m m - h a l s); „davon war sonst die ... Wurzel unter dem Namen radix B u g l o s s i sylvestris offizinell". Nach Dragendorff-Heilpflanzen, um 1900 (S. 561; Fam. B o r r a g i n a c e a e ; Schreibweise nach Schmeil-Flora: B o r a g i n a c e a e), wurde L. arvensis L. (= Anchusa arvensis M. Bieb.) wie Anchusa gebraucht.

Z i t a t-Empfehlung: **Lycopsis arvensis (S.).**

Lycopus

Nach Berendes ist das T a u b e n k r a u t bei Dioskurides (Wundmittel; gegen Gebärmutterschmerzen) nicht eindeutig zu identifizieren (L. exaltatus L.?).

Bock, um 1550, bildet - nach Hoppe - L. europaeus L. ab (W a s s e r - A n d o r n, Weiher Andorn, Der 4. A n d o r n). Geiger, um 1830, beschreibt diese Art (europäischer W o l f s f u ß, Wasserandorn, Z i g e u n e r k r a u t); benutzt wird das Kraut (herba M a r r u b i i aquatici); „ehedem wurde die Pflanze häufig als Arzneimittel gebraucht. Neuerlich rühmte der Prof. Ree in Turin das Kraut wieder als Fiebermittel an. Die Landleute in Italien bedienen sich dessen häufig gegen Fieber, und nennen die Pflanze C h i n a k r a u t ... Mit dem Safte sollen

die Zigeuner aufgefangene Kinder braun färben, daher der Name Zigeunerkraut".
Nach Dragendorff-Heilpflanzen, um 1900 (S. 583; Fam. L a b i a t a e), sind
L. europaeus L. und **L. exaltatus L.** „Fiebermittel, auch gegen Gebärmutterfluß
gebraucht"; L. virginicus Mich. ist „Adstringens, Stypticum". Hoppe-Drogenkunde, 1958, Kap. L. virginicus, beschreibt zunächst die Verwendung des Krautes
(Herba Lycopi virginica): „Tonicum, Adstringens. - In der Homöopathie [wo
„Lycopus virginicus" (**L. virginicus L.**; Essenz aus frischer, blühender Pflanze;
Hale 1867) ein wichtiges Mittel ist], bei organ. Herzleiden, Herzneurosen, Basedow". Erwähnt wird L. europaeus; „In der Homöopathie [dort ist „Lycopus europaeus" (Essenz aus frischem, blühenden Kraut) ein weniger wichtiges Mittel] ...
als Spezificum bei Hyperthyreosen und bei nervösen Herzstörungen angewendet,
ferner gegen Kropfbildung. - In der Volksheilkunde als Febrifugum".
Z i t a t-Empfehlung: **Lycopus europaeus (S.)**; **Lycopus exaltatus (S.)**; **Lycopus
virginicus (S.)**.

Lysimachia

L y s i m a c h i a siehe Bd. II, Adstringentia; Antidysenterica. / V, Epilobium; Lythrum.

B e r e n d e s-Dioskurides: - Kap. L y s i m a c h i o n , L. vulgaris L. oder
L. punctata L. oder L. atropurpurea L.?
S o n t h e i m e r-Araber: - L. vulgaris.
F i s c h e r-Mittelalter: - - L. nummularia L. (c e n t i m o r b i a , c e n t i t u r -
b i a , y d r o p i p e r , d e n a r a r i a , e g i l g r a s).
H o p p e-Bock: - **L. vulgaris L.** (W e i d e r i c h mit goltgälen Violen) - - **L. num-
mularia L.** (E g e l k r a u t , S c h l a n g e n k r a u t , P f e n n i g k r a u t).
G e i g e r-Handbuch: - L. vulgaris - - L. Nummularia + + + **L. nemorum L.**;
L. ephemerum L.
Z i t a t-Empfehlung: **Lysimachia vulgaris (S.)**; **Lysimachia nummularia (S.)**; **Lysi-
machia nemorum (S.)**; **Lysimachia ephemerum (S.)**.

Dragendorff-Heilpflanzen, S. 512 uf. (Fam. P r i m u l a c e a e).

(L y s i m a c h i a l u t e a)
Nach Berendes wird das Lysimachion des Dioskurides unter anderen auf L. vulgaris L. bezogen (Blattsaft ist adstringierend, gegen Blutauswurf und Dysenterie
als Trank und Klistier; als Zäpfchen gegen Fluß der Weiber; Tampon bei Nasenbluten, ein Wundmittel, blutstillend; zur Räucherung gegen Fliegen und giftige
Tiere). Bock, um 1550, übernimmt diese Indikationen für den gelben Weiderich.
In Ph. Württemberg 1741 sind aufgenommen: Herba Lysimachiae luteae (majoris
vulgaris, Weiderich, gelber Weiderich; Vulnerarium, aber selten im medizini-

schen Gebrauch). Stammpflanze bei Hagen, um 1780: L. vulgaris. Geiger, um 1830, schreibt über Anwendung des Krautes: „Ehedem wurde das Kraut gegen Blutflüsse, äußerlich zum Heilen der Geschwüre usw. gebraucht. Der Rauch von angezündetem Kraut soll Fliegen töten; auch soll man mit dem Kraut gelb färben können". Nach Dragendorff-Heilpflanzen, um 1900, wird „Kraut bei Scorbut, Blutflüssen, Diarrhöe, Fieber gebraucht". Die Pflanze wird in Hoppe-Drogenkunde, 1958, als rutinhaltig erwähnt.

(N u m m u l a r i a)
Nach Hoppe nennt Bock, ohne sich auf eine Autorität zu berufen, die Indikationen des Egelkrautes (Abkochung in Wein gegen Lungenleiden, Husten, Atembeschwerden, Frauenleiden, Ruhr; Dekokt zu Waschungen; Blätter als Umschlag oder Destillat als Wundheilmittel - letzteres auch bei Brunschwig). In T. Mainz 1618 steht unter Kräutern: N u m u l a r i a (centummorbia, Pfennigkraut, Schlangenkraut). In Ap. Braunschweig waren ¼ K. Herba numulariae vorrätig. Die Ph. Württemberg 1741 führt: Herba Nummulariae (Centummorbiae, Pfennigkraut, Egelkraut, Schlangenkraut; Antiscorbuticum, Vulnerarium, Antiphthisicum). Bei Hagen heißt die Stammpflanze: L. Nummularia. Geiger schreibt über die Anwendung des Krautes: „Ehedem gegen Blutflüße usw. wie das vorhergehende Kraut".
Nach Dragendorff wird das Kraut wie L. vulgaris angewandt. Hoppe-Drogenkunde hat ein Kapitel; danach werden Herba Lysimachiae in der Homöopathie bei Wunden und Ulcera, Diarrhöe und Dysenterie verwandt. In der Homöopathie ist „Lysimachia Nummularia - Pfennigkraut" (Essenz aus frischer, blühender Pflanze) ein wichtiges Mittel.

(V e r s c h i e d e n e)
Geiger nennt noch 2 weitere L.-Arten:
L. nemorum; liefert „herba A n a g a l l i d i s luteae".
L. ephemerum L.; liefert „radix E p h e m e r i Matthioli".
Nach Dragendorff soll L. atropurpurea L. die Lysimachios Galen's sein.

Lythrum

W e i d e r i c h siehe Bd. V, Epilobium; Lysimachia.
Zitat-Empfehlung: *Lythrum salicaria (S.).*

Fischer-Mittelalter kennt eine Erwähnung von **L. salicaria L.** (herba y t i s). Hagen, um 1780, nennt: Rother W e i d e r i c h , B l u t k r a u t (L. Salicaria); „das Kraut (Hb. S a l i c a r i a e seu L y s i m a c h i a e purpureae), welches keinen Geruch und einen krautartigen, etwas zusammenziehenden Geschmack hat und im Munde schleimig wird, wird von neueren Ärzten verordnet". Geiger, um 1830, schreibt über die Pflanze (Weiderich-Blutkraut, roter Weiderich): „diese schon in alten Zeiten als Arzneimittel gebrauchte Pflanze haben besonders Dale, Zorn und 1760 Haen angerühmt . . . Offizinell ist: Das Kraut mit den Blumen, ehedem auch die Wurzel . . . Man gibt die Pflanze in Substanz, in Pulverform, im Aufguß und Abkochung. Sie wird vorzüglich in hartnäckigen Diarrhöen und Ruhren gelobt, und verdient als eine schleimig-adstringierende Pflanze auch jetzt mehr Aufmerksamkeit. Möglich ist es, daß Verwechslungen mit anderen Kräutern ihren Ruf in späteren Zeiten verminderten. Der Saft der frischen Blätter soll, auf offene Schäden gelegt, und bei Entzündungen sehr heilsam sein".

Nach Dragendorff-Heilpflanzen, um 1900 (S. 461; Fam. L y t h r a c e a e), dient die gerbstoffreiche Wurzel und das Kraut innerlich und äußerlich gegen Durchfall, Ruhr, Katarrh, chronische Entzündung der Schleimhäute, Dysenterie. Nach Hoppe-Drogenkunde, 1958, werden Herba Salicariae verwendet: Als „Antidiarrhoicum auch bei Ruhr und Typhus, Adstringens, Haemostypticum. In der Homöopathie als Antidiarrhoicum. - Blutstillmittel in der Volksheilkunde". In der Homöopathie ist „Lythrum Salicaria" (Essenz aus frischer Pflanze) ein weniger wichtiges Mittel.

Macaranga

Dragendorff-Heilpflanzen, um 1900 (S. 380; Fam. E u p h o r b i a c e a e), nennt fünf M.-Arten, die in den indo-malayischen Gebieten verwendet werden. Nach Hoppe-Drogenkunde, 1958, liefern M.-Arten K i n o .

Machilus

Von den 4 M.-Arten, die Dragendorff-Heilpflanzen, um 1900 (S. 241; Fam. L a u r a c e a e), aufführt, nennt Hoppe-Drogenkunde, 1958: M. Thunbergii; verwendet wird das fette Öl der Samen.

Madhuca

Nach Zander-Pflanzennamen sind f r ü h e r e Bassia-Arten (zeitweilig I l l i p e - Arten genannt) der Gattung M. zugeordnet worden: **M. butyracea (Roxb.) Macbr.** (früher = Bassia butyracea Roxb.), **M. indica J. F. Gmel.** (= Bassia latifolia Roxb.), **M. longifolia (L.) Macbr.** (= Bassia longifolia L.).

Bei Dragendorff-Heilpflanzen, um 1900 (S. 517; Fam. S a p o t a c e a e), werden 8 Bassia-Arten genannt, darunter die indische Bassia butyracea Roxb. (Fettlieferant). Bei Hoppe-Drogenkunde, 1958, heißt ein Kap.: Illipe butyracea (verwendet wird das Kernfett: Indische Pflanzenbutter, F u l w a f e t t); hier werden noch 7 weitere Illipe-Arten genannt, darunter Illipe latifolia (= Bassia latifolia; auch bei Dragendorff: B. latifolia Roxb); liefert Illipefett. Dieses ist nach Hager-Handbuch, um 1930, ein Pflanzentalg und kommt von Bassia longifolia L. und Bassia latifolia Roxb. Nach Dragendorff wird das Fett von Bassia longifolia L. gegen Rheuma, Krätze, Hautkrankheiten etc. gebraucht.

Magnolia

M a g n o l i a siehe Bd. V, Galipea.
Zitat-Empfehlung: *Magnolia grandiflora (S.); Magnolia virginiana (S.).*

Nach Geiger, um 1830, wird die aromatische Rinde von M. grandiflora und M. glauca in Nordamerika als Fiebermittel gebraucht. Dragendorff-Heilpflanzen, um 1900 (S. 211 uf.; Fam. M a g n o l i a c e a e), nennt 15 M.-Arten, darunter **M. grandiflora L.** („Rinde gegen Malaria und Rheuma") und M. glauca L. [Schreibweise nach Zander-Pflanzennamen: **M. virginiana L.**]; wird ähnlich der vorigen, „sowie gegen Epilepsie verwendet und virgin. C h i n a genannt".
In der Homöopathie ist „Magnolia glauca" (Essenz aus frischen Blüten; Allen 1877) ein wichtiges Mittel. Aufgeführt in Hoppe-Drogenkunde, 1958, Kap. M. glauca; dort wird auch M. grandiflora erwähnt („Extrakt wird als blutdrucksenkendes Mittel empfohlen") und 4 weitere M.-Arten.

Mahonia

M a h o n i a siehe Bd. V, Berberis.
Zitat-Empfehlung: *Mahonia aquifolium (S.).*

Dragendorff-Heilpflanzen, um 1900 (S. 232; Fam. B e r b e r i d e a e ; jetzt B e r b e r i d a c e a e), nennt berberinhaltige M.-Arten, dabei die nordamerikanische M. aquifolium Nutt. (= B e r b e r i s aquifolium Pursh.). Unter letzterer Bezeichnung aufgenommen in Hager-Handbuch, um 1930 (Cortex radicis Berberidis aquifoliae). Name nach Zander-Pflanzennamen: **M. aquifolium (Pursh.) Nutt.** Hoppe-Drogenkunde, 1958, Kap. M. aquifolia, schreibt über Verwendung der Wurzelrinde: „In der Homöopathie [wo „Berberis aquifolium" (Tinktur aus getrockneter Rinde) ein wichtiges Mittel ist], bes. bei Psoriasis u. a. Hautleiden, bei Harnsäure-Diathese".

Maianthemum

Die S c h a t t e n b l u m e , **M. bifolium (L.) F. W. Schmidt,** wird (nach Hoppe) von Bock, um 1550, als E i n b l a t (w a l t C o t y l e d o n , wild D u r c h - w a c h s) abgebildet; er weiß die Pflanze nicht sicher zu identifizieren und gibt als Anwendungen an: mit Wein oder Essig als Schwitzkur bei Pest; Kraut und Wurzel äußerlich als Vulnerarium.

Nach Geiger, um 1830, wird von M. bifolium Decand. (= C o n v a l l a r i a bi-folia L., Einblatt) die Wurzel, Radix U n i f o l i i benutzt. Hoppe-Drogenkunde, 1958, gibt als Verwendung an: „Diureticum in der Volksheilkunde".

Z i t a t-Empfehlung: **Maianthemum bifolium (S.).**

Dragendorff-Heilpflanzen, S. 126 (Fam. L i l i a c e a e).

Majorana

M a j o r a n a siehe Bd. II, Antihysterica; Antiparalytica, Cephalica; Emmenagoga. / IV, A 20; B 52. / V, Mentha; Origanum; Teucrium.

B e r e n d e s-Dioskurides: Kap. Majoran, O r i g a n u m Majorana L.; Kap. Bereitung des Majoranöls; Kap. A m a r a k i n o n (Majoransalböl).

T s c h i r c h-Sontheimer-Araber: „Oleum Majoranae".

F i s c h e r-Mittelalter: Origanum Majorana L. (a m a r a c u s , s a m p s u c u s , maiorana; Diosk.: s a m p s u c h o n , amaracon, majorana).

H o p p e-Bock: Kap. Von M a i e r o n , **M. hortensis Moench.** (zamer Maieron, M e y l e , Edel klein B a s i l g e n).

G e i g e r-Handbuch: Origanum Majorana (Majoran, W u r s t k r a u t).

H a g e r-Handbuch: Origanum majorana L. (= M. hortensis Moench.).

Z i t a t-Empfehlung: **Majorana hortensis (S.).**

Dragendorff-Heilpflanzen, S. 582 (unter Origanum; Fam. L a b i a t a e).

Im Kap. Sampsuchon schreibt Dioskurides über den Majoran, der sehr wohl-riechend und erwärmend ist und auch zu Kränzen geflochten wird (gegen Was-sersucht, Harnverhaltung, Krämpfe; als Zäpfchen zur Beförderung der Men-struation, gegen Skorpionstich, Verrenkungen, Ödeme, Augenentzündungen; Zu-satz zu stärkenden und erwärmenden Salben); in 2 besonderen Kapiteln wird die Herstellung von Majoranölen beschrieben (Ölauszüge aus Drogen, dabei Majoran). Kräuterbuchautoren des 16. Jh. übernehmen die Indikationen.

In Ap. Lüneburg 1475 waren vorrätig: Maiorane (1 lb.), Semen maiorane (ohne Mengenangabe). Die T. Worms 1582 führt: [unter Kräutern] Maiorana (Sampsychus, Sampsuchus, Amaracum aeginetae, M a i e r a n , M a s e r a n , Meylen, Meyran); Succus Maioranae (Sampsychi, Maieransafft), Aqua (dest.) M. (Maieranwasser), Extractio M. (Extract von Maieran), Oleum (dest.) M. (Maieranöle), Oleum (coct.) Sampsuchinum (Maioranae, Maieranöle). In T. Frankfurt/M. 1687, als Simplicia: Herba Majorana (Sampsuchus, Amaracus, Majoran, Mayron, Meyeran, Masseran, Maseran), Semen M. (Amaraci, Majoransaamen, Meyeransaamen). In Ap. Braunschweig 1666 waren vorrätig: Herba maioranae (2 K.), Semen m. (4 lb.), Aqua m. ($^1/_2$ St.), Balsamum m. ($1^1/_2$ Lot), Conserva m. (3 lb.), Elaeosaccharum m. (10 Lot), Extractum m. (4 Lot), Oleum (coct.) m. (6 lb.), Oleum (dest.) m. (1 Lot).

Die Ph. Württemberg 1741 beschreibt: Herba Majoranae (Majoranae aestivae, Amaraci, Sampsuchi, Majoran, Maseran; Balsamicum, Cephalicum, Uterinum); Aqua (dest.) Majoranae, Balsamum M., Conserva (ex herbis) M., Oleum (coct.) M., Ol. M. dest., Unguentum Majoranae (aus frischem Kraut und Butter). Die Stammpflanze heißt bei Hagen, um 1780: Origanum Majorana.

Die Krautdroge blieb im 19. Jh. pharmakopöe-üblich. Man findet in Ph. Preußen 1799: Herba Majorana (von Origanum Majorana), zur Herstellung von Pulvis sternutatorius, Species aromaticae, Ungt. Majoranae (= Butyrum M.), Ungt. Roris marini comp., Oleum Herbae Majoranae, dieses zur Herstellung von Mixtura oleosa-balsamica. In DAB 1, 1872: Oleum Majoranae (Meiranöl), Herba Majoranae (von Origanum Majorana L.), diese zur Herstellung der Species aromaticae und der Ungt. Majoranae. Krautdroge, ätherisches Öl und Salbe kamen dann in die Erg.-Bücher (in Erg.-B. 6, 1941: Herba Majoranae, von M. hortensis Moench., Oleum M., Ungt. M.). In der Homöopathie ist „Majorana - Majoran" (Essenz aus frischer, blühender Pflanze; Allen 1878) ein wichtiges Mittel.

Über die Anwendung von Origanum Majorana schrieb Geiger, um 1830: „Man gibt den Majoran im Aufguß innerlich (selten). Äußerlich wird er in Substanz, in Pulverform als Niesemittel, als Überschlag zu Bähungen, Bädern usw. wie Dosten u. a. angewendet. - Präparate hat man davon: das ätherische Öl, Wasser, aufgegossenes Öl und Butter. Ehedem noch Essenz und Conserve. Der Majoran macht ferner einen Bestandteil mehrerer Zusammensetzungen aus, als: spec. aromaticae, pulv. sternutatorius, aq. vulneraria u. a. - In Haushaltungen benutzt man ihn häufig als Würze an Speisen, in Würsten usw."

In Hager-Handbuch, um 1930, ist zu Herba Majoranae ausgeführt: „Das Kraut ist ein selten gebrauchtes magenstärkendes, katarrhwidriges Mittel, das im Aufguß gegeben wird. Äußerlich dient es zu Bädern, Kräuterkissen und als Zusatz zu Niesepulvern. Hauptsächlich findet das Kraut aber im Haushalt und in der Schlächterei als beliebtes Gewürz zur Wurst Anwendung". Entsprechende Angaben in Hoppe-Drogenkunde, 1958.

Mallotus

K a m a l a siehe Bd. II, Anthelmintica. / V, Flemmingia.
Zitat-Empfehlung: *Mallotus philippinensis (S.).*
Dragendorff-Heilpflanzen, S. 380 (Fam. E u p h o r b i a c e a e); Tschirch-Handbuch III, S. 31 uf.

Nach Dragendorff-Heilpflanzen, um 1900, werden von M. philippinensis Müll.
(= C r o t o n philipp. Lam., Croton coccineus Vahl, R o t t l e r a tinctoria
Roxb.) die roten Drüsen, die an der Frucht vorkommen, als Bandwurmmittel
(K a m a l a) und als Farbe (C a p i l o p o d i i , W u r r u s) verwendet, das
Blatt und die Frucht gegen Schlangenbiß, die Wurzel bei Contusionen äußerlich;
bei den Indern (Susruta) und Arabern (I. el B.) bekannt.
Kamala ist aufgenommen in die DAB's 1 bis 6. Stammpflanze nach Ausgabe 1872:
Rottlera tinctoria Roxb.; (1882) Mallotus Philippinensis; (1890-1900) M. philip-
pinensis; (1910-1926) M. philippinensis (Lamarck) Müller Argoviensis (Abkür-
zung nach Zander-Pflanzennamen: **M. philippinensis (Lam.) Muell. Arg.**).
Anwendung nach Hager, 1874: „wirkt drastisch abführend und spezifisch band-
wurmtreibend. Man gibt sie in Latwergenform oder als Pulver mit Wasser. Sie bewirkt gewöhnlich Übelkeit nach dem Einnehmen"; die Stammpflanze ist in
Australien, China und Vorderindien, besonders auf Malabar und Zeilon einheimisch; Hanbury verdanken wir, daß diese Droge (1853) auch in Europa bekannt wurde". Angaben in Hager-Handbuch, um 1930, über die Anwendung: „Als
gutes, von unangenehmen Nebenwirkungen ziemlich freies Mittel gegen Bandwürmer, gegen Spul- und Madenwürmer, besonders bei Kindern und schwäch-
lichen Personen ... In Gallertkapseln, Tabletten, in Pulver- oder Latwergenform.
Die Würmer werden getötet; Abführmittel sind in der Regel unnötig, da Kamala
an und für sich abführend wirkt. Auch in der Tierheilkunde viel gebräuchlich.
Äußerlich gegen Flechten. Im Orient dient Kamala zum Färben der Seide". In der
Homöopathie ist „Kamala - Kamala" (Tinktur aus DAB-Ware; Clarke 1902) ein
wichtiges Mittel.

Malpighia

Geiger, um 1830, erwähnt M. glabra und M. punicifolia (Früchte werden als Obst
gegessen). Bei Dragendorff-Heilpflanzen, um 1900 (S. 345; Fam. M a l p i g h i a -
c e a e), sind 6 M.-Arten genannt, dabei **M. glabra L.** und **M. punicifolia L.**, deren
Früchte (B a r b a d o s k i r s c h e n) bei Gallenfiebern usw. verordnet werden.
Bei Hoppe-Drogenkunde, 1958, ist von M. punicifolia die gerbstoffhaltige Rinde
- M a n q u i t t a r i n d e , N a n c i t t e r i n d e - genannt, Früchte als Nah-
rungsmittel (A c e r o l a - F r ü c h t e).
Z i t a t-Empfehlung: **Malpighia glabra (S.).**

Ma

Malus

M a l u s siehe Bd. II, Antidysenterica; Humectantia. / III, Extractum Malatis Ferri. / V, Citrus; Prunus.
A p f e l siehe Bd. IV, E 223, 238, 371.
A p f e l b a u m siehe Bd. V, Viscum.
A p f e l k r a u t siehe Bd. V, Marrubium.

G r o t-Hippokrates: (A p f e l).
B e r e n d e s-Dioskurides: Kap. Apfelbaum, P i r u s Malus L.
T s c h i r c h-Sontheimer-Araber: P y r u s Malus.
F i s c h e r-Mittelalter: Pirus malus L. (malus, a f f a l d r a , apffel); Pirus acerba
H.C. (h o l z a p f e l ; Diosk.: m e l e a).
B e ß l e r-Gart: Kap. P o m a , M. silvestris Miller; Kap. M a l a m a c i a n a ,
Wilde Form von M. silv. Mill. (mala silvestria, holzepffel).
G e i g e r-Handbuch: Pyrus Malus L. (= M. sylvestris Tournef., und M. mitis
Wallr.).
Z a n d e r-Pflanzennamen: **M. sylvestris Mill.** (früher Pyrus malus L.).
Z i t a t-Empfehlung: **Malus sylvestris (S.).**

Dragendorff-Heilpflanzen, S. 274—276 (Fam. R o s a c e a e); Bertsch-Kulturpflanzen, S. 93—104.

Nach Berendes war der Apfelbaum in Griechenland weit weniger verbreitet und
kultiviert, als in Italien. Dioskurides weist auf die adstringierende Kraft der Blätter, Blüten, Zweige und Früchte, besonders der unreifen, hin.
Nach Bertsch-Kulturpflanzen wurden Apfelbäume in Deutschland schon in vor-
geschichtlicher Zeit gezogen; als die Römer am Rhein mit den Germanen zu-
sammentrafen, hatten diese schon längst ihre eigenen Kulturäpfel, aber der Anbau war bis zur merowingischen Zeit noch nicht bedeutend; in der karolingischen
Zeit wurden die Äpfel zahlreicher, im Capitulare (um 830) „werden süße und
saure Daueräpfel genannt, wie G o s m a r i n g e r , G e r o l d i n g e r , C r e -
v e d e l l e r und S p e r a u k e r , daneben Frühäpfel und drei bis vier Sorten
Obst zum Dörren, Kochobst und Spätobst. Doch sind diese Apfelsorten heute
nicht mehr zu identifizieren. Von da an steigt die Zahl der Sorten beständig.
Valerius Cordus beschreibt im 16. Jh. 33 Sorten, darunter den B o r s d o r f e r
und den R o s e n a p f e l . Wenig später führt Bauhin aus Südwestdeutschland 70
Sorten an".
In T. Worms 1582 sind verzeichnet: Rob pomorum (Gesottener öpffelsafft), Sirupus de pomis simplex (öpffelsyrup), Sir. de pomis saboris. Die Ap. Braunschweig
1666 hatte Syrupus de pomis simpl. (17 lb.), Syr. de pomis laxativus (13$^{1}/_{2}$ lb.),
Syr. de pomis regis saborum (10 lb.).
Schröder, 1685, unterscheidet Poma domestica (Gartenäpfel) und Poma sylvestria
(wilde Äpfel); „die sauren Äpfel sind kalter, adstringierender Natur, allein wenn

286

man sie mit Butter kocht, so taugen sie den Febricitanten sehr wohl. Die süßen sind wärmerer Natur und laxieren. Die säuerlichen oder weinigen haben eine vermischte Natur und taugen dem Magen und Herzen. Die wilden adstringieren. Äußerlich stillen die süßen (wenn man sie in der Asche brät) die Augenschmerzen, das Seitenstechen (wenn mans mit Myrrhen überlegt). Die Borsdorffer-Äpfel sind dem Geruch und Geschmack nach die besten.

Die bereiteten Stück (jezuweilen hat man das Wasser, besonders von den Borsdorffern und dann auch von den wilden, sauren, wie auch den Spiritus).

1.) Der fermentierte Saft oder Apfelwein ...

2.) Der einfache Apfelsirup aus dem Saft der süßen und weinigen Äpfel. Er taugt zu Herzkrankheiten, Ohnmachten, Herzklopfen und anderen Zufällen, die von der schwarzen Galle herrühren, er ist auch dem Magen sehr angenehm, löscht den Durst und taugt in Fiebern.

3.) Apfelsirup Regis Saborum ...

4.) Der Extrakt oder dickgemachte Saft von süßen wohlriechenden Äpfeln.

5.) Der Extrakt aus der Wurzel des Baumes, der saure Äpfel trägt; man bereitet ihn mit destilliertem Wasser von des Baumes eigenen Äpfeln. Ist ein vortreffliches Mittel wider den Bauchfluß, die rote Ruhr und den Leberfluß".

Die Ph. Württemberg 1741 gibt Rezepte für Extractum Martis pomatum und Tinctura M. pomata (beide aus frisch gepreßtem Apfelsaft).

Bei Hagen, um 1780, heißt der Apfelbaum: Pyrus Malus; „in Apotheken werden nur die so genannten Borsdorferäpfel (Poma Borsdorphiana) gebraucht, deren ausgepreßter Saft zur Verfertigung einer Eisentinktur (Tinct. martis pomata) gebraucht wird". Nach Geiger, um 1830, wählt man zu medizinischem Gebrauch „die sauren, vom Holzapfel abstammenden Arten, auch die Borsdorfer und R e i n e t t e n . . . Man verordnet die edlen Äpfelarten als kühlende diätetische Mittel, teils roh, teils gekocht. - Präparate hat man davon: den Apfelsaft, Sirup und Gallerte (succus, syrupus et gelatina Pomorum). Die Rosenstein'sche Lippenpomade, Borsdorferäpfelpomade, wird mit Borsdorfer Äpfeln bereitet . . . Die Rinde wird in Abkochung gegeben; man bereitet daraus ein Extrakt (extr. corticis Mali sylvestris), welches (wohl nicht mit Unrecht) gegen Wechselfieber gerühmt wurde. Die Blumen wurden als Teeaufguß verwendet. - Die Äpfel werden übrigens als Obst ebenso wie die Birnen benutzt. Die feineren Sorten (auch die wilden) liefern durch Gärung einen angenehmen lieblichen Wein (Äpfelwein, C y d e r). Sie können ferner auf Branntwein und Essig, die Kerne auf Öl wie die Birnen benutzt werden".

Hoppe-Drogenkunde, 1958, hat ein Kap. Pirus Malus; im Handel ist die Fruchtschale (Cortex Piri mali fructi); „rohe unreife Äpfel wirken ... als Antidiarrhoicum. Bei Diarrhöen, Dyspepsien, Ernährungsstörungen, bei Hauterkrankungen, bes. auch in der Kindertherapie angewandt".

Ma

Malva

Malva siehe Bd. II, Adstringentia; Anonimi; Antinephritica; Antiscorbutica; Emollientia; Sarcotica. / IV, E 235; G 711, 957, 1620. / V, Althaea.

G r o t-Hippokrates: (Malve).

B e r e n d e s-Dioskurides: Kap. Malve - M. silvestris L. und - - M. vulgaris Fries (= M. rotundifolia L.).

T s c h i r c h-Sontheimer-Araber: - - M. rotundifolia.

F i s c h e r-Mittelalter: - M. silvestris L. cf. A l t h a e a (malva asiniana seu agrestis seu silvestris, o c u l u s j u d a i c u s, m e l a c h i a, p a p p e l, k e s t s k r a u t; Diosk.: m a l a c h e, malva hortensis und malva agrestis) - - M. rotundifolia L. (bei Avic., altital. Quellen) - - - M. alcea L. cf. T a r a x a c u m officinale L. (d e n s l e o n i s, a l c e a, f e l r e i ß) + + + M. mauritiana L. (malva hispanica, m o l o c h i a agria, gartenpapel).

H o p p e-Bock: - M. silvestris L. (R o ß p a p p e l) - - **M. neglecta Wallr.** (gemeine keß Pappel, Hasen oder G e n ß p a p p e l) - - - **M. alcea L.** (S y g m a r s - w u r t z, S y m o n s w u r t z e l, das wild geschlecht der H e r b s t r o s e n).

G e i g e r-Handbuch: - M. sylvestris (Wald- oder wilde Malve, Roßpappel) - - M. rotundifolia (K ä s e p a p p e l, G ä n s e p a p p e l) - - - M. Alcea (R o - s e n p a p p e l, S i e g m a r s k r a u t, S t u d e n t e n b l u m e) + + + M. mauritanica; **M. moschata L.**

H a g e r-Handbuch: - M. silvestris L. - - M. neglecta Waller - - - M. alcea L.

Z a n d e r-Pflanzennamen: **M. sylvestris L.** (die übrigen wie oben).

Z i t a t-Empfehlung: **Malva sylvestris (S.); Malva neglecta (S.); Malva alcea (S.); Malva moschata (S.).**

Dragendorff-Heilpflanzen, S. 421 (Fam. M a l v a c e a e); Tschirch-Handbuch II, S. 363.

(M a l v a)
Dioskurides beschreibt im Kap. Malache die Gartenmalve (sie wird von Berendes mit M. silvestris L. identifiziert) und die Ackermalve (M. vulgaris Fries, das ist M. neglecta Wallr.); die erste ist besser für den Genuß [Gemüsepflanze!] als die andere (Stengel ist gut für den Bauch; heilsam für Eingeweide und Blase; Blätter zu Umschlägen bei Tränenfistel, zur Vernarbung; gegen Insektenstiche, Schorf, Brandwunden, Entzündungen; zu Sitzbädern bei Gebärmutterleiden, zu Klistieren; mit Wurzeln gekocht gegen tödliche Gifte (brechenerregend); befördert Milchabsonderung; Frucht bei Blasenschmerzen). Kräuterbuchautoren des 16. Jh. übernehmen solche Indikationen für beide M.-Arten.

In Ap. Lüneburg 1475 waren vorrätig: Aqua malve (1 St.), Radix m. (4 oz.), Semen m. (¹/₂ lb.). Die T. Worms 1582 führt: [unter Kräutern] M a l u a (Malache, Pappelen); Semen Maluae (Pappelensamen), Radix M. (Pappelenwurtzel), Aqua M. (B a p p e l l e n w a s s e r). In T. Frankfurt/M. 1687: Aqua Malvae (Hasen-

288

pappelnwasser), Conserva M. vulgaris e floribus (Hasenpappelnblumen Zucker), Flores M. vulgaris sylvestris (Hasen- oder Käßpappeln-Blumen), Herba M. sylvestris (pumila, supina, minor, Hasenpappeln, Pappeln, Käßpappeln), Radix M. (Pappelnwurtz). In Ap. Braunschweig 1666 waren vorrätig: Herba malvae vulg. (2 K.), Radix m. (9 lb.), Semen m. (2½ lb.), Aqua m. (2 St.).

Die Ph. Württemberg 1741 hat aufgenommen: Radix Malvae (Malvae vulgaris, flore minore, folio rotundo, Papelwurtzel; Anwendung wie Radix Altheae, selten im Gebrauch), Semen Malvae (folio sinuato rotundo, Pappeln-Saamen, Käß-Pappeln; Demulcans, Antinephriticum; als Dekokt oder in Pulverform); Unguentum Malvae (aus frischem Kraut mit Butter). Bei Hagen, um 1780, heißt die Stammpflanze der Käspappel (Gänspappel, H a s e n p a p p e l , K a t z e n k ä s): Malua rotundifolia; „Wurzel, Kraut, Blumen und Samen (Rad., Hb., Flor., Sem., Maluae seu Maluae vulgaris) werden gesammelt".

Aufgenommen in preußische Pharmakopöen: 1799-1813, Flores Malvae vulgaris (gemeine Pappelblumen, von M. rotundifolia und M. silvestris), Herba Malvae (Pappelkraut, Käsepappeln, von M. rotundifolia), diese Bestandteil von Species ad Cataplasma; 1827-1829, Malva vulgaris Flores (von M. sylvestris L.), Malva Folia (von M. rotundifolia L.). Blüten und Blätter (bzw. Kraut) blieben in verschiedenen Länderpharmakopöen. In DAB 1, 1872: Flores Malvae vulgaris (von M. silvestris L.), Folia Malvae (von M. vulgaris Fries = M. rotundifolia Bauhin und M. silvestris L.); Blüten Bestandteil von Species ad Gargarisma, Blätter von Species emollientes. Offizinell bis DAB 6, 1926: Flores M. (von M. silvestris L.) und Folia M. (von M. silvestris L. und M. neglecta Wallroth). In DAB 7, 1968: Malvenblüten („Die getrockneten Blüten von Malva silvestris Linné, Malva mauritiana Linné [syn.: Malva silvestris Linné ssp. mauritiana (Linné) Ascherson et Graebner]").

Geiger, um 1830, beschreibt die ähnlichen M. rotundifolia und M. sylvestris zusammen; „offizinell ist: von Malva rotundifolia das Kraut (herba Malvae, Malvae minoris, vulgaris); von Malva sylvestris die Blumen (flores Malvae sylvestris). Ehedem hatte man noch von M. rotundifolia die Wurzel, Blumen und Samen (rad., flores et semen Malvae minoris). Auch wurde das Kraut von Malva sylvestris eingesammelt ... Man gibt das Kraut und die Blumen im Aufguß oder Abkochung. Äußerlich werden sie zu Überschlägen, zu Bädern usw. gebraucht. - Sie machen einen Bestandteil der spec. ad Cataplasma aus. Ehedem nahm man sie noch zu mehreren Kompositionen. Wurzel und Samen werden nicht mehr gebraucht. Die Blumen dienen als empfindliches Reagens auf Alkalien. Das mit dem Saft oder der geistigen Tinktur getränkte fast ungefärbte Papier wird davon schön grün gefärbt. - Die alten Ägypter, Griechen und Römer benutzten die Pflanze häufig als Gemüse. - Mit Malva mauritanica, einer im südlichen Europa, auch hier und da in Deutschland (verwildert) vorkommenden, als Zierpflanze in Gärten gezogenen jährigen Pflanze, kann Malv. sylvestr. verwechselt werden".

Nach Hager-Handbuch, um 1930, dienen Flores Malvae „als schleimreiches reiz-milderndes und erweichendes Mittel innerlich und äußerlich im Aufguß und in Teemischungen", Folia Malvae „zu erweichenden Umschlägen in Teemischungen". Nach Hoppe-Drogenkunde, 1958, Kap. M. silvestris, werden verwendet: 1. das Blatt („Mucilaginosum. Mildes Adstringens, bei Katarrhen des Rachens und der oberen Luftwege, bei Angina und Gastroenteritis. - In der Volksheilkunde als Wundmittel"); 2. die Blüte („Mucilaginosum, bes. bei Katarrhen der oberen Luft-wege, mildes Adstringens. - Färbemittel, bes. in der Lebensmittelindustrie"). In der Homöopathie ist „Malva silvestris - Käsepappel" (Essenz aus frischer blühen-der Pflanze) ein wichtiges Mittel.

(A l c e a)
Bock, um 1550, bildet - nach Hoppe - im Kap. „Von Herbst oder Ernrosen" als deren „wildes Geschlecht" M. alcea L. ab; er deutet sie nach einem Diosk.-Kap., in dem vielleicht eine andere Malvacee gemeint ist, und gibt danach Anwendun-gen (Abkochung des Krautes und der Wurzel gegen Leibschmerzen und Ein-geweidebrüche; gegen schmerz- und fieberhafte Erkrankungen).
In Ap. Lüneburg 1475 waren vorrätig: Semen f i e l r o s (4 oz.). Die T. Worms 1582 verzeichnet: [unter Kräutern] Alcea (H e r b a e S i m e o n i s, A u g e n - p a p p e l, S i g m a n s w u r t z, F e l l r i ß); in T. Frankfurt/M. 1687: Herba Alcea (Herba Simeonis, Sigmarswurtz, Fellriß), Aqua Alceae (Fellrißwasser).
In Ap. Braunschweig 1666 waren 6 lb. Radix alceae vorrätig. Die Ph. Württem-berg 1741 hat aufgenommen: Radix Alceae vulgaris (majoris, Malvae silvestris folio cannabino. Fellriß-Wurzel, Sigmars-Kraut, Sigmunds-Wurzel; Eigenschaf-ten wie Radix Malvae, bei Augenkrankheiten, in der Tiermedizin), Herba Alceae (Sigmars Simeons-Kraut; Tugenden wie Malva; zu Kataplasmen bei Geschwülsten). Bei Hagen, um 1780, heißt die Stammpflanze vom Siegmarskraut, Augenpappel, W e t t e r r o s e: Malua Alcea. Nach Geiger, um 1830, waren davon Wurzel und Kraut (radix et herba Alceae) offizinell; beide sind schleimig. Nur noch erwähnt in Hager-Handbuch („lieferte früher Herba et Radix Alceae, die letztere soll zur Verfälschung von Radix Althaeae dienen") und Hoppe-Drogenkunde, 1958 („heute noch in der Volksheilkunde als Schleimdrogen gebraucht").

Mammea

Geiger, um 1830, erwähnt **M. americana L.,** einen westindischen Baum, dessen Früchte als Obst verspeist werden; Rinde als Arzneimittel gebraucht; aus den Blumen wird ein Likör (eau de Créole) gemacht; aus den Ästen erhält man durch Einschnitte einen weinigen Saft (M o m i n - o d e r T o d d y - W e i n), der harntreibend wirkt. Nach Dragendorff-Heilpflanzen, um 1900 (S. 438; Fam.

G u t t i f e r a e), ist der M a m m e y - A p f e l eßbar und wird zu alkoholischem Getränk benutzt; Rindenabkochung gegen Geschwüre, Harz bei Hautkrankheiten, Same als Anthelminticum. Hoppe-Drogenkunde, 1958, hat ein Kap. M. americana; liefert Mammeyäpfel, die Samen werden in Brasilien arzneilich gebraucht; Verwendung des Harzes in der Homöopathie, wo „Mammea americana" (Tinktur aus Harz) ein weniger wichtiges Mittel ist.

Z i t a t-Empfehlung: **Mammea americana (S.).**

Mandragora

M a n d r a g o r a siehe Bd. I, Spongia. / II, Anodyna; Narcotica. / IV, G 1215. / V, Hyoscyamus; Populus; Scopolia; Solanum.
A l r a u n siehe Bd. IV, E 259. / V, Allium; Bryonia.

D e i n e s-Ägypten: Mandragora.
G r o t-Hippokrates: A t r o p a Mandragora.
B e r e n d e s-Dioskurides: Kap. A l r a u n , Atropa Mandragora.
T s c h i r c h-Sontheimer-Araber: Atropa Mandragora (Radix, Fructus).
F i s c h e r-Mittelalter: Atropa Mandragora L. (mandragora, a p o l l i n a r i s , t w a l m , a l a r u n , alrune, f r e i d e l w u r z ; Diosk.: mandragora).
B e ß l e r-Gart: Kap. Mandragora, M. spec.; Kap. A p p o l l o n a r i a (s c h y r - l i n g), M. officinarum L.?
H o p p e-Bock: Kap. Alraun/Mandragora, *M. autumnalis Spr.* (S c h l a a f f - ö p f f e l , das Mennlin) und M. officinarum L. (des Weiblins bletter).
G e i g e r-Handbuch: **M. vernalis Bertol.** (= M. officin. Mill., Atropa Mandragora L., Alraun).
Z i t a t-Empfehlung: **Mandragora vernalis (S.); Mandragora autumnalis (S.).**

Dragendorff-Heilpflanzen, S. 597 (Fam. S o l a n a c e a e); Tschirch-Handbuch III, S. 306 uf.; Peters-Pflanzenwelt, S. 49—55; Gilg-Schürhoff-Drogen, S. 136—140; L. Tercinet, Mandragore, qui es-tu?, Paris 1950.

Dioskurides unterscheidet bei der Mandragora eine weibliche Art (mit schmaleren, kleineren Blättern, gelben Früchten, sehr großen, außen schwarz, innen weißen Wurzeln) und eine männliche (mit großen, breiten Blättern, safrangelben Früchten; die Wurzel ist größer und weißer als die vorige); beide Arten haben die gleichen Wirkungen (gegen Schlaflosigkeit, übermäßiges Schmerzgefühl, zur Narkose bei chirurgischen Eingriffen; für Augenarzneien, erweichende Zäpfchen - für alle diese Zwecke nimmt man vor allem Saft bzw. Extrakt. Die Wurzel, als Zäpfchen eingelegt, treibt Menstruation und Embryo aus, macht Schlaf. Blätter zu Umschlägen bei Augenentzündungen und Geschwüren, zerteilen Drüsen und Geschwülste. Samen reinigt Gebärmutter). Kräuterbuchautoren des 16. Jh. übernehmen solche Indikationen. Bock, um 1550, bildet - nach Hoppe - als weibliche

Mandragora M. officinarum L. [= M. officinalis Mill., Atropa Mandragora L.] ab, als männliche beschreibt er M. autumnalis Spr. Diese Deutung gibt auch Berendes.

In Ap. Lüneburg 1475 waren vorrätig: Cortex mandragorae (1½ qr.) und Oleum m. (1 lb.). Die T. Worms 1582 führt: Radix Mandragorae (A n t i m e l i , A n t h r o p o m o r p h i , Alraunwurtzel), Cortex Radicis mandragorae (Alraunwurtzelrinden), Oleum (coct.) Mandragorae (Alraunöle). Simplicia in T. Frankfurt/M. 1687: Cortex Mandragorae radicis (Alraunwurtzel Rinden), Radix Mandragorae excorticatae (Alraunwurtzel). In Ap. Braunschweig 1666 waren vorrätig: Cortex mandragor. (8 lb.), Oleum m. (1 lb.). Als Ersatz für Mandragora kann nach Ph. Augsburg 1640 genommen werden: H y o s c y a m u s , S o l a n u m , P a p a v e r .

Schröder, 1685, schreibt über Mandragora: „Ist ein beerentragendes Kraut, hat eine Wurzel, die schier dem Menschen gleicht. Es gibt ein Männlein und Weiblein, doch ist das erste gebräuchlicher ... Etliche haben dieses Kraut C i r c e a m genannt, von der berühmten Hexe Circe, weil selbe sich dieses Krautes zur Liebe bedienet. Pythagoras hat sie Antropomorphin genannt, Columella aber S e m i h o m i n e m ... In Apotheken hat man die Rinden von der Wurzel, und diese wird meistens aus Italien zu uns gebracht. Sie kühlt und trocknet, erweicht wunderbar, legt die Schmerzen und macht schlafen, wird innerlich gar selten gebraucht. Äußerlich aber dient sie für rote Augen, Rotlauf, harte Geschwülste und Kröpfe. Daher auch der Wein, darin diese Rinde infundiert worden, in Schmerzen und Wachen, auch vor den Sectionen unterweilen kann gebraucht werden. Man bedient sich aber dessen gar selten. Äußerlich dient sie in einem zugeeigneten Wasser in Augenschmerzen. Bereitete Stücke sind: Das Öl wird aus dem Dekokt der Rinde und anderen schlafbringenden Säften und Ölen bereitet".

Aufgenommen in Ph. Württemberg 1741: Radix Mandragorae (Mandragorae fructu rotundo vel Maris, Alraunwurtzel; medizinischer Gebrauch ist selten, weil gefährliche Droge; zu Fußbädern bei Kopfschmerz und zum Schlafbringen). Bei Hagen, um 1780, heißt die Stammpflanze: Atropa Mandragora; weil man in der Gestalt der Wurzel eine Ähnlichkeit mit einem Menschen zu finden glaubte, nannte man sie Alraunwurzel (Rad. Mandragorae); sie hat meistens eine graubräunliche Farbe [Fußnote Hagens: Die schwärzere pflegt man Mandragora femina zu nennen] ... Die so sehr betäubende und einschläfernde Eigenschaft, welche der ganzen Pflanze eigen ist, soll der Wurzel im höchsten Grade zukommen.

Bei Geiger, um 1830, wird die Alraune nur kurz erwähnt: „Davon war sonst die Wurzel und das Kraut (radix et herba Mandragorae) gebräuchlich. Die ganze Pflanze ist narkotisch giftig und wirkt der Belladonna ähnlich. Mit der Wurzel treibt man allerlei Quacksalbereien, hielt sie für ein Zaubermittel, trug sie als Amulett usw.". Jourdan, zur gleichen Zeit, schreibt über die Wurzel: „Sie ist schwach narkotisch und galt ehedem als den Geschlechtstrieb kräftig aufregend. Man gebraucht sie nur noch höchst selten und immer äußerlich".

In der Homöopathie ist „Mandragora - Alraun" (M. officinarum L.; Essenz aus frischem Kraut; Allen 1877) ein wichtiges Mittel. Sie dient hier - nach Hoppe-Drogenkunde, 1958 - als schmerzstillendes Mittel bei Gicht und Rheuma; die Wurzel als Anästheticum, Hypnoticum, Aphrodisiacum.

Manettia

Nach Geiger, um 1830, hat v. Martius in seiner Dissertatio de emeticis als Wurzeln, die unter dem Namen I p e c a c u a n h a gehen, die Wurzeln von M. cordifolia Mart. beschrieben; wird besonders bei Ruhr und Wassersucht gebraucht. Entsprechende Angabe bei Dragendorff-Heilpflanzen, um 1900 (S. 630; Fam. R u - b i a c e a e).

Bei Hoppe-Drogenkunde, 1958, gibt es eine M. ignita; mit ihrer Wurzel (Radix Ipecacuanha striata minor) wird Radix Ipecacuanhae (→ C e p h a e l i s) verfälscht.

Mangifera

Nach Hessler kommt M. indica bei Susruta mehrfach vor. Dragendorff-Heilpflanzen, um 1900 (S. 393; Fam. A n a c a r d i a c e a e), nennt 7 M.-Arten, darunter M. indica L. (= M. domestica Gärtn.); in den Tropen kultiviert; Frucht eßbar, soll aber auch Diarrhöe und Ausschlag veranlassen können; der Same ist wurmwidrig, die Rinde gegen Durchfall, Ruhr, Leucorrhöe etc., Blatt gegen Asthma, Husten und zu Mundwässern; der Stamm liefert scharfes Öl gegen Syphilis und auch Gummi; Genuß der Blätter färbt den Harn intensiv gelb; aus solchem Kuhharn wird ein Farbstoff (P i u r i, I n d i s c h g e l b) gewonnen. Hoppe-Drogenkunde, 1958, bemerkt zu M. indica (M a n g o b a u m) nur: Wichtige Obstpflanze der Tropen; Rinde als Gerbmaterial; liefert Gummiharz ohne Klebkraft; zur Herstellung von Indischgelb. Das Hauptkapitel gilt M. gabonensis; die Samen liefern D i k a f e t t, das dem Kakaofett ähnlich ist; für Kerzenfabrikation und Seifenindustrie.

Manihot

M a n i h o t siehe Bd. IV, G 363. / V, Hevea; Metroxylon.
Zitat-Empfehlung: *Manihot esculenta (S.); Manihot glaziovii (S.).*
Dragendorff-Heilpflanzen, S. 383 (Fam. E u p h o r b i a c e a e); Tschirch-Handbuch II, S. 174.

Nach Tschirch-Handbuch hat sich die Manihotpflanze schon in vorkolumbischer Zeit über Mittelamerika und die Inseln verbreitet; Autoren des 16. Jh. geben

Auskunft über sie; nach Indien Ende 16. Jh. durch die Portugiesen gebracht und in Kultur genommen.

Um 1830 berichtet Geiger über J a n i p h a Manihot Kunth. (= J a t r o p h a Manihot L.): „Davon wird die frische Wurzel geschabt auf faule unreine Geschwüre gelegt. - Vorzüglich benutzt man sie aber als ein wichtiges Nahrungsmittel. Man zerreibt sie, preßt den giftigen Milchsaft aus, wäscht den mehligen Rückstand wiederholt mit Wasser, erhitzt ihn auf steinernen oder eisernen Platten, wodurch die flüchtige Schärfe verjagt wird. Der Rückstand ist ziemlich reines Satzmehl, C a s s a v e , Manihot, M a n d i o k a . Aus dem Abwaschwasser setzt sich ein feineres Stärkmehl, T a p i o k a , ab. Diese Satzmehlarten dienen den südamerikanischen Völkern zum Teil fast als alleinige Speise, auf mancherlei Weise zubereitet, als Brot verbacken usw. - Auch die Blätter werden als Gemüse genossen, und selbst der giftige Milchsaft, von dem eine halbe Drachme hinreichend ist, einen Mann zu töten, wird mit Pfeffer gekocht, als Würze an Fleischspeisen benutzt; denn durch Kochen wird der giftige Stoff, weil er flüchtig ist, verjagt, und die Rückstände sind unschädlich, nahrhaft. Durch Gärung erhält man aus dem frischen Saft der Wurzel ein berauschendes Getränk".

Zur gleichen Zeit steht in Thon's Warenlexikon bei Tapioca: „heißt das aus der K a ß a v e w u r z e l [von Jatropha Manihot] in Westindien bereitete sehr nahrhafte Satzmehl, welches wie Sago benutzt wird". Nach Dragendorff-Heilpflanzen, um 1900, liefert M. utilissima Pohl (= Jatropha Manihot L., Janipha Man. Kth.) aus der fleischigen, übrigens frisch sehr giftigen Wurzel, Stärkmehl (A r r o w R o o t aus Brasilien) und Tapioca-Sago. In Hager-Handbuch, um 1930, Kap. A m y l u m , ist Amylum Manihot (M a n i o c , Mandioca, Cassave, Tapiocastärke, Bahia-, Rio-, Para- oder brasilianisches Arrowroot) als Produkt von M. utilissima Pohl, M. Aipi Pohl u. a. Arten aufgeführt; „fast aller S a g o des Handels besteht gegenwärtig aus dieser Stärke". Nach Zander-Pflanzennamen heißt M. utilissima jetzt: **M. esculenta Crantz.** In der Homöopathie ist „Manihot" (M. utilissima Pohl; Tinktur aus dem Milchsaft frischer Wurzeln) ein weniger wichtiges Mittel.

In Hoppe-Drogenkunde, 1958, ist außer dieser Pflanze noch M. Glaziovii (nach Zander-Pflanzennamen: **M. glaziovii Muell. Arg.**) aufgeführt; Lieferant von K a u t s c h u k , fettem Manihot- oder M a n i c o b a nußöl.

Manilkara

A c h r a s s a p o t a , C h i c l e g u m m i siehe Bd. II, Masticatoria.
S a p o t i l l b a u m siehe Bd. II, Masticatoria.
Zitat-Empfehlung: *Manilkara zapota (S.)*.

Nach Zander-Pflanzennamen hieß **M. zapota (L.) van Royen** zuvor Achras zapota L. (im folgenden bedeutet A. = Achras).

Nach Geiger, um 1830, waren von A. Sapota „sonst die Kerne, Sapotillkörner (grana S a p o t i l l a e) offizinell ... wirken harntreibend; die Rinde (cort. Sapotae) wird in Amerika wie China gebraucht. - Die Früchte ... werden häufig verspeist". Dragendorff-Heilpflanzen, um 1900 (S. 518; Fam. S a p o t a c e a e), berichtet über A. Sapota L. (= S a p o t a Achras Mill.): „Rinde Adstringens, Stimulans, Antiperiodicum, Ersatz für China. Der Same bei Blasenkatarrh und sonstigen Harnkrankheiten, die Frucht als Obst und zur Bereitung der C h i k l e virigen benutzt (Chikle commun ist der eingedickte Saft der Rinde)". In Hager-Handbuch, um 1930, ist erwähnt: C h i c l e, der eingetrocknete Milchsaft von A. sapota L., Sapodillbaum, Z a p o t e b a u m. „Chiclegummi wird fast ausschließlich in Amerika zur Herstellung des Kaugummi (chewing gum) und von Bonbons verwendet; nach Deutschland gelangte es nur selten." Ähnliche Angaben in Hoppe-Drogenkunde, 1958, Kap. A. Sapota.

Maranta

M a r a n t a siehe Bd. V, Alpinia; Canna.
A m y l u m M a r a n t a e siehe Bd. III, Reg.
Zitat-Empfehlung: *Maranta arundinacea (S.).*
Dragendorff-Heilpflanzen, S. 147 (Fam. M a r a n t a c e a e); Tschirch-Handbuch II, S. 170 uf.

Nach Tschirch-Handbuch wird **M. arundinacea L.** „zuerst von Sloane 1696 erwähnt, der sie C a n n a indica radice alba alexipharmaca nennt. Sie wurde in Dominica entdeckt und schon 1756 in vielen Gärten auf Jamaica kultiviert". Geiger, um 1830, schreibt: „Diese schon lange bekannte Pflanze ist erst zu Ende des vorigen Jahrhunderts in England, in Deutschland aber besonders seit 1819 als Arzneipflanze wichtig. - Wächst in Surinam; wird bei uns in Gewächshäusern gezogen ... Offizineller Teil ist das aus der Wurzel erhaltene S t ä r k e m e h l, amerikanisches Stärkemehl, westindischer S a l a p, was vom Kartoffelstärkemehl kaum verschieden ist". Meissner, zur gleichen Zeit, berichtet: „A r r o w - R o o t, A m y l u m Marantae, F e c u l a Marantae s. Sagitariae ... Dieses feine westindische Satzmehl, welches von einer Art P f e i l w u r z (S a g i t a r i a) oder wahrscheinlicher von Maranta arundinacea kommt, ist dem Kartoffelsatzmehle sehr ähnlich, aber teurer, und hat sich neuerlich als nährendes und schleimiges Mittel durch seinen Wohlgeschmack und durch seine leichte Verdaulichkeit empfohlen. Es dient, mit Wasser, Milch, Fleischbrühe, Chocolade usw. zu einem dünnen Brei gekocht, als mildes, leichtes Nahrungsmittel nach Blut- und Säfteverlust, nach allzulange fortgesetztem Stillen, bei Auszehrungen, besonders bei Atrophien der Kinder und zarten Individualitäten überhaupt; auch bei Lungenkrankheiten als abspannendes Mittel".
Die Ph. Preußen 1827 nimmt Amylum Marantae (von M. Arundinacea L.) auf; in Ausgabe 1848 entfallen, aber wieder in DAB 1, 1872; dann in den Erg.-Büchern.

Nach Erg.-B. 6, 1941, ist Amylum Marantae, Marantastärke, Westindisches oder St. Vincent Arrowroot „Die Stärke aus den Rhizomknollen von Maranta arundinacea Linné und deren Kulturformen, die … durch Ausschlämmen mit Wasser gewonnen wird. Die Pflanze wird in fast allen Tropengebieten angebaut".
In der Homöopathie ist „Maranta arundinacea" (Tinktur aus getrocknetem Wurzelstock) ein weniger wichtiges Mittel.

Marchantia

Marchantia siehe Bd. V, Hepatica.
Zitat-Empfehlung: *Marchantia polymorpha (S.).*
Dragendorff-Heilpflanzen, S. 51 (Fam. Marchantiaceae).

Nach Fischer-Mittelalter kommt **M. polymorpha L.** als e p a t i c a, h e p a t i c a, l e b e r k r u t, in spätmittelalterlichen Quellen vor. Bock, um 1550, bildet die Pflanze als B r u n n e n l e b e r k r a u t ab. In den Arzneitaxen des 16./Anfang 19. Jh. ist verzeichnet: Herba Hepaticae fontanae (Hepatica saxatilis, I m p e t i g i n a r i a petraea seu saxatilis, L i c h e n petraeus seu saxatilis; Leberkraut, S t e i n f l e c h t e, M o o ß f l e c h t e). Die Ph. Augsburg 1640 vermerkt, daß bei der Verordnung von Hepatica dieses Lichen zu geben ist. Anwendung nach Ph. Württemberg 1741: Siccans, Adstringens, Abstergens. Nach Geiger, um 1830, ist das L e b e r m o o s ebenso wie M. conica ein Lebermittel. In der Homöopathie blieb „Marchantia polymorpha" (Essenz aus frischer Pflanze) ein weniger wichtiges Mittel.

Marrubium

Marrubium siehe Bd. II, Abstergentia; Digerentia; Emmenagoga; Resolventia. / V, Ballota; Leonurus; Lycopus; Stachys.
Andorn siehe Bd. IV, E 14, 33, 84. / V, Ballota; Lycopus; Sideritis; Stachys.
Prassium siehe Bd. II, Mundificantia.

G r o t-Hippokrates: M. vulgare.
B e r e n d e s-Dioskurides: Kap. P r a s i o n, **M. vulgare L.**; Kap. D i p t a m, M. acetabulosum L.?
T s c h i r c h-Sontheimer-Araber: M. vulgare (oder M. plicatum?).
F i s c h e r-Mittelalter: M. vulgare L. (u r t i c a matura, b a l a c h i a, h e r b a s e r a p i o n i s, a n d o r n, a p f e l k r a u t, m a r o b e l, e s e l o r n, t o d - n e s s e l; Diosk.: prasion, marrubium).
H o p p e-Bock: M. vulgare L. (Kap. Von Andorn, Der ander und gemein, Weiß Andorn).

G e i g e r-Handbuch: M. vulgare (gemeiner weißer Andorn); **M. peregrinum L.** (fremder Andorn) [dieser ist nach Dragendorff-Heilpflanzen = M. candidissimum L.].

H a g e r-Handbuch: M. vulgare L.; M. paniculatum L., M. creticum Mill., M. peregrinum L.

Z i t a t-Empfehlung: **Marrubium vulgare (S.); Marrubium peregrinum (S.).**

Dragendorff-Heilpflanzen, S. 571 uf. (Fam. L a b i a t a e).

Das Prasion des Dioskurides ist der Andorn (gegen Phthisis, Asthma, Husten; zur Beförderung der Menstruation und Geburt; Antidot; zu Kataplasmen für Wunden, gegen Seitenschmerzen; gegen Ohrenschmerzen). Kräuterbuchautoren des 16. Jh. übernehmen diese Indikationen.

In Ap. Lüneburg 1475 waren vorrätig: Aqua prassii (8 St.). Die T. Worms 1582 führt: [unter Kräutern] Marrubium (Praßium, L i n o s t r o p h o n , P h y l l o - p h a r i s , C a m e l o p o d i u m , Marrubium seu praßium album officinarum, Andorn, Marobel, weisser Andorn, G o t t e s v e r g e ß); Aqua (dest.) Marrubii (Praßii. Andornwasser), Succus M. (Pr., Andornsafft). In T. Frankfurt/M. 1687: Herba Marrubium album (Prasium, weiß Andorn), Aqua M., Cineres M., Conserva M. (weiß Andorn-Zucker), Extractum M. In Ap. Braunschweig 1666 waren vorrätig: Herba prassii (½ K.), Aqua p. (2 St.), Conserva p. (8 lb.), Species diaprassii (10 Lot), Syrupus de p. (5 lb.), Extractum marrubii (5 Lot), Essentia m. (14 Lot).

Die Ph. Württemberg 1741 beschreibt: Herba Marrubii albi (Prassii, weisser Andorn; Calefaciens, Siccans, Uterinum, Pectoralium). Die Stammpflanze heißt bei Hagen, um 1780: M. vulgare (weisser Andorn, M a r i e n n e s s e l).

Die Krautdroge, zum Teil nebst Extrakt, bleibt im 19. Jh. pharmakopöe-üblich (Ph. Preußen 1799-1862: Herba Marrubii, von M. vulgare L.); dann in den Erg.-Büchern zu den DAB's (noch 1941). In der Homöopathie ist „Marrubium album" (Essenz aus frischer Pflanze) ein weniger wichtiges Mittel.

Geiger, um 1830, schrieb über die Anwendung: „Man gibt den weißen Andorn im Aufguß oder Abkochung, auch der frische Saft wurde früher häufig angewendet. - Präparate hat man davon: das Extrakt . . . ehedem hatte man noch destilliertes Wasser und Syrup und nahm das Kraut zu mehreren Zusammensetzungen". Außerdem erwähnt Geiger M. peregrinum; „davon was sonst das Kraut (herba Marrubii cretici) offizinell".

In Hager-Handbuch, um 1930, sind Herba Marrubii albi beschrieben; „Anwendung. Früher als Bittermittel, heute veraltet". Drei andere M.-Arten, darunter M. peregrinum L., liefern Herba Marrubii peregrini. Hoppe-Drogenkunde, 1958, äußert sich über die Verwendung von M. vulgare ausführlicher: „Expectorans . . . In der Homöopathie bei chronischen Katarrhen der Luftwege und des Darmes.

Bei Hautausschlägen. - In der Volksheilkunde gegen chron. Durchfälle, bei Magen-, Leber- und Gallenleiden. Äußerlich bei Wunden, Geschwüren, Hautleiden".

Marsdenia

Marsdenia siehe Bd. V, Cynanchum.
C o n d u r a n g o siehe Bd. IV, G 374, 771, 1075, 1546.
Zitat-Empfehlung: *Marsdenia cundurango (S.)*.
Dragendorff-Heilpflanzen, S. 551 (Fam. A s c l e p i a d a c e a e); Tschirch-Handbuch II, S. 1547.

Nach Tschirch-Handbuch „benutzten südamerikanische Volksstämme seit langem C o n d u r a n g o als Heilmittel gegen Schlangenbiß"; Anfang der 70er Jahre des 19. Jh. wurde die Droge in Europa allgemeiner bekannt, sollte gegen Krebs und Syphilis helfen.
Cortex Condurango in DAB 2 bis 6. In Ausgabe 1882 ist angegeben: von G o n o - l o b u s Cundurango; seit 1900: von M. Cundurango bzw. cundurango Reichenbach fil. [Schreibweise nach Zander-Pflanzennamen: **M. cundurango Rchb. f.**]. In Erg.-B. 6, 1941, als Zubereitungen: Extractum und Extr. aquosum, Tinctura und Elixir cum Peptono.
Anwendung nach Hagers Kommentar, 1883: „Diese Rinde wurde vor einem Dicennium als ein Spezificum gegen Carcinoma empfohlen. Viele Ärzte konnten diese Heilwirkung nicht bestätigen, einige andere, wie Friederich und Obalinski, erzielten damit, wie sie angeben, perfecte Heilerfolge, ersterer bei Magenkrebs, letzterer bei Epithelialkrebs im Gesicht ... Äußerlich wird die Rinde ebenfalls im Dekokt oder als Pulver angewendet, bei Uteruscarcinom im Dekokt als Injektion. De Renzi spricht dieser Rinde jede physiologische Wirkung ab". Hager-Handbuch, um 1930: „Die Rinde wurde ursprünglich als Specificum gegen Magenkrebs empfohlen, ist hiergegen aber wirkungslos, sie vermag aber bei Magenleiden manche Symptome zu mildern und besonders Appetit und Verdauung günstig zu beeinflussen. Sie wird nur in Form flüssiger Zubereitungen (Abkochung, Fluidextrakt und Wein) angewendet". In der Homöopathie ist „Condurango - Condurangorinde". (Tinktur aus DAB-Ware; Hale 1873) ein wichtiges Mittel. Hoppe-Drogenkunde, 1958, bezeichnet die Rinde als „Stomachicum".

Matricaria

M a t r i c a r i a siehe Bd. II, Analeptica; Antihysterica; Emmenagoga; Vesicantia. / V, Anthemis; Artemisia; Centaurium; Chrysanthemum.
C h a m i l l e siehe Bd. V, Anthemis.
C h a m o m i l l a siehe Bd. II, Antihysterica; Antiparalytica; Antipleuritica; Emmenagoga; Emollientia; Febrifuga; Otica; Rubefacientia. / IV, A 35; G 957.

Kamille siehe Bd. II, Carminativa; Vomitoria. / IV, C 28; E 160, 255, 303; G 957, 1553. / V, Anacyclus; Anthemis; Mesembryanthemum.
Kamillengeist siehe Bd. III, Reg.
Mutterkraut siehe Bd. V, Calamintha; Leonurus; Melissa.

Grot-Hippokrates: M. Chamomilla.
Berendes-Dioskurides: Kap. Kamille, 1. Art: M. Chamomilla; Kap. Parthenion, M. Chamomilla?
Tschirch-Sontheimer-Araber: M. Chamomilla.
Fischer-Mittelalter: **M. chamomilla L.** (camomella, chamaemelon, timbria, mustanella, anthemis, rosseblumen, wulfhunga, camilla, meydeblume, wiseblume, frawenplumen; Diosk.: anthemis, leukanthemum, malium); M. inodora L. [Schreibweise nach Schmeil-Flora: **M. maritima L.**] (amarusca, cotula fetida, hundesblumen).
Beßler-Gart: Kap. Camomilla, M. chamomilla L. „hauptsächlich, jedoch auch andere verwandte Compositen, so Anthemis tinctoria L. und A. rosea Sibth.".
Hoppe-Bock: Kap. Von Chamillen, M. chamomilla L. (Die dritt und gantz gemein Chamill, gemein acker Chamill) und M. inodora L. (die vierd Chamill).
Geiger-Handbuch: M. Chamomilla (Kamillen-Mutterkraut, gemeine ächte Kamille, Feldkamille).
Hager-Handbuch: M. chamomilla L.
Zitat-Empfehlung: **Matricaria chamomilla (S.); Matricaria maritima (S.).**

Dragendorff-Heilpflanzen, S. 677 (Fam. Compositae); Tschirch-Handbuch II, S. 986.

Nach Tschirch-Handbuch haben die Germanen die Kamille seit Urzeiten benutzt, auch die alten Griechen und Römer kannten sie, doch herrscht keine Übereinstimmung, unter welchem Namen. Nach Berendes sind 2 Dioskurides-Kapitel in Betracht zu ziehen, von denen im ersten mit ziemlicher Sicherheit als Stammpflanze M. chamomilla L. zu erkennen ist.
1.) Kap. Kamille (von der Anthemis - sie wird auch Leukanthemon genannt - haben Wurzeln, Blüten und Kraut erwärmende und verdünnende Kraft; Trank und Sitzbad zur Beförderung der Menstruation, zum Austreiben des Embryo und von Steinen und Urin; gegen Blähungen und Darmverschlingung, Gelbsucht, Leberleiden, Blasenentzündung, Soor, periodische Fieber).
2.) Kap. Parthenion (Purgans, für Asthmatiker und Melancholiker; gegen Steinleiden und Asthma; zu Sitzbad bei Gebärmutterleiden; zu Umschlägen bei roseartigen Entzündungen und Geschwülsten).
Bock, um 1550, läßt als „Chamillen" - nach Hoppe - vor allem → Anthemis nobilis L. und M. chamomilla anwenden; er lehnt sich an die beiden genannten Diosk.-Kap. für beide Pflanzen an (als Trank, auch Umschlag, für Leber und Milz; Emmenagogum; gegen Epilepsie, Gebärmutter-, Leib-, Nieren- und Blasenschmer-

zen, Lungenkrankheiten, Atembeschwerden, Steinleiden; Stomachicum; zum Einreiben bei Kopfschmerzen; gegen eiternde Wunden. Das Blütenöl [ein infundiertes Öl] gegen Schwellungen und als Analgeticum). Da in Apotheken in der Regel nebeneinander Drogen und Präparate von römischer (Anthemis nobilis) und gewöhnlicher Kamille gehalten wurden, bedeutet Chamomilla allein die gewöhnliche (M. chamomilla).

In Ap. Lüneburg 1475 waren vorrätig: Flores camomelle (2 lb.), Aqua camomille (4 St.), Oleum camomille (4 lb.). Für dieses steht eine Vorschrift in Ph. Nürnberg 1546 (Oleum Chamaemelinum, aus Kamillenblüte und Olivenöl durch Mazeration), ist Bestandteil des Emplastrum D i a c h y l o n comp., Empl. Diachylon magnum D. Filij Zacchariae.

Die T. Worms 1582 führt: [unter Kräutern] Chamaemelum (C h a m o m i l l a , Anthemis, Leucanthemis, Leucanthemum, Chamillen, G a m i l l e n); Flores Chamaemeli (Chamomillae, Chamillenblumen), Succus C. (Chamomillae, Chamillensafft), Aqua (dest.) C. vulgaris (Gemein Chamillenwasser), Oleum (coct.) C. (Chamillenöle). In T. Frankfurt/M. 1687 als Simplicia: Flores Chamomillae seu Chamaemeli vulgaris (gemein Chamillen-Blumen), Herba Chamaemelum vulgare (Chamomilla, L e u c a n t h e m u m Diosc. Anthemis, gemeine Chamillen). In Ap. Braunschweig 1666 waren vorrätig: Flores chamom. vulg. (3¹/₂ K.), Herba c. vulg. (1 K.), Aqua (dest.) c. vulg. (2¹/₂ St.), Aqua ex succo c. (¹/₂ St.), Conserva c. (¹/₄ lb.), Essentia c. vulg. (21 Lot), Oleum (coct.) c. (14 lb.), Oleum (dest.) c. vulg. (8 Lot), Pulvis c. (¹/₂ lb.), Sal chamaemel. vulg. (20 Lot), Spiritus chamomill. vulg. (¹/₂ lb.).

Schröder, 1685, schreibt im Kap. Chamomilla: „Ist [1.] vulgaris; diese ist am gebräuchlichsten. [2. → Anthemis nobilis] Romana oder nobilis odorata; diese ist auch gebräuchlich. [3. → Anthemis cotula] foetida, diese hat man in Apotheken nicht. [4. siehe unten] inodorata; ist auch nicht gebräuchlich ... In Apotheken hat man die Blumen oder das ganze Gewächs, sowohl der gemeinen als römischen Kamillen. Sie wärmen und trocknen, digerieren, laxieren, lindern, legen die Schmerzen, treiben den Harn und Monatsfluß, deswegen gebraucht man sie in der Kolik; äußerlich dienen sie zu erweichenden zeitigenden Klistieren und Kataplasmen. Ob man zwar dieses Kraut gering schätzt, so weicht es doch an Kräften keinem, die Römische ist stärker und durchdringender, die gemeine gemäßigter und stillt die Schmerzen besser. Man bereitet kein Bad gegen Schmerzen des Bauches, der Nieren, Mutter und Grimmen, worin nicht etliche Hände voll Kamillen kommen. Man kann es auch innerlich bei Grimmen, dem Stein, Scharbock und anderen blästigen Zuständen gebrauchen, wenn mans in Wein kocht oder auch in Bier ...“.

Die Ph. Württemberg 1741 beschreibt: Flores Chamomillae vulgaris (Chamaemeli vulgaris silvestris, Chamillen, gemeine Chamillen; Tonicum, Carminativum, Anodynum, Antifebrile); Aqua (dest.) Chamaemelum sive Chamomilla, Oleum C.

(aus Blüten mit Olivenöl), Oleum (dest.) C., Syrupus Chamomillae. Die Stammpflanze heißt bei Hagen, um 1780: M. Chamomilla (R o m e y , C h a m i l l e , Kamille); das Kraut nebst den Blumen sind sehr gebräuchlich.

Die Blütendroge blieb pharmakopöe-üblich bis zur Gegenwart. Aufgenommen in Ph. Preußen 1799: Flores Chamomillae vulgaris (Gemeine Kamillen, von M. Chamomilla), zur Bereitung von Aqua C., Extractum C. vulg., Oleum coctum C. vulg., Oleum C. aethereum, Species ad Cataplasma, Spec. ad Enema, Spec. ad Fomentum, Spec. resolventes externae. In DAB 1, 1872: Flores Chamomillae vulgaris, zur Bereitung von Aqua C., Aqua C. concentrata, Extractum C., Oleum C. infusum, Species emollientes, Syrupus C.; aufgenommen ist auch Oleum C. aethereum. In DAB 7, 1968: Kamillenblüten (Flores Chamomillae; die getrockneten Blütenköpfchen von M. chamomilla L.). In Erg.-B. 6, 1941, stehen: Oleum Chamomillae, zur Herstellung von Oleum C. citratum, Aqua C.; [aus Kamillen hergestellt:] Oleum C. infusum, Extractum C. fluidum, Sirupus C., Tinctura Chamomillae. In der Homöopathie ist „Chamomilla - Kamille" (Essenz aus frischer, blühender Pflanze; Hahnemann 1817) ein wichtiges Mittel.

Geiger, um 1830, schrieb über Verwendung: „Man gibt die Kamillen in Substanz, in Pulverform, in Pillen und Latwerge, häufiger im Aufguß. Das Kraut wird kaum mehr gebraucht. - Präparate hat man davon: Extrakt, Wasser und ätherisches Öl . . . Ferner hat man noch: gekochtes oder aufgegossenes Öl und Sirup, ehedem auch Essenz. Die Kamillen kommen ferner zu mehreren Species". Nach Jourdan, zur gleichen Zeit, haben die gemeinen und die römischen Kamillen dieselben Eigenschaften: „Beide werden als Nerven- und krampfstillende Mittel betrachtet. Sie wirken reizend, erregend, ein starker Aufguß verursacht sogar Ekel. Früher gebrauchte man sie häufig gegen Wechselfieber".

Nach Hager-Handbuch, um 1930, wendet man Kamillenblüten an: „Innerlich mehrmals täglich in Teemischungen, als Aufguß; äußerlich zu Bähungen, warmen Umschlägen, Gurgelwässern, Kräuterkissen. Für Klistiere benutzt man Kamillentee als Träger wirksamer Arzneistoffe. Die Wirkung ist auf das ätherische Öl zurückzuführen; äußerlich schwach reizend, innerlich gelinde krampfstillend".

Nach Hoppe-Drogenkunde, 1958, werden von M. chamomilla verwendet: 1. die Blütenkörbchen („Entzündungswidrige und granulationsfördernde Droge. Spasmolyticum, Cholagogum, Antisepticum, Carminativum. - Zu Spülungen, Umschlägen, Bädern, Inhalationen. Bei Entzündungen der Schleimhäute und bei Katarrhen. - In der Zahnheilkunde. - Bei Magen- und Darmerkrankungen. Bei Asthma bronchiale, bes. in der Kindertherapie . . . In der Homöopathie bei Katarrhen und rheumatischen Erkrankungen, bei Nervenschmerzen, Gastritis"); 2. das äther. Öl der Blüten (Verwendung wie Flores Chamomillae).

Nach Hoppe sind die Blüten von M. inodora (= M. maritima) „wertlos und können nicht als Droge benutzt werden". Diese Art ist schon in mittelalterlichen Quellen nachweisbar; Bock, um 1550, bildet sie als eine 4. Sorte von Chamillen ab. Bei Geiger, um 1830, heißt die Pflanze P y r e t h r u m inodorum Sm. (= C h r y s a n t h e m u m inodorum L., geruchloser B e r t r a m oder W u - c h e r b l u m e , falsche Kamille); offizinell ist nichts davon, aber die ganze Pflanze wird mit Kamille verwechselt.

Matthiola

Nach Berendes werden einige, von Dioskurides im Kap. L e u k o i o n erwähnte Spielarten für M. incana R. Br., die L e v k o j e , gehalten; Schreibweise nach Zander-Pflanzennamen: **M. incana (L.) R. Br.** (Indikationen → C h e i r a n - t h u s). Nach Fischer kommen im mittelalterlichen Kräuterbuch von Rinio vor: M. annua Sw. und M. incana R. Br. (v y o l a alba, weyse f i o l e n , n e g l e n , m e r g e n b l u m e). Beide sind - nach Hoppe - bei Bock, um 1550, nachzu- weisen. Nach Dragendorff-Heilpflanzen, um 1900 (S. 259; Fam. C r u c i - f e r a e), wurden M. livida D.C. und M. incana R. Br. (= Cheiranthus incanus L.) wie → Cheiranthus Cheiri L. gebraucht.

Maytenus

M a y t e n u s siehe Bd. IV, Reg.

Nach Dragendorff-Heilpflanzen, um 1900 (S. 402; Fam. C e l a s t r a c e a e), wird von M. Boaria Mal. (= M. chilensis D. C.; Schreibweise nach Zander-Pflan- zennamen: **M. boaria Moll.**) das Blatt gegen entzündliche Anschwellungen und besonders nach R hus-Vergiftungen gebraucht; Same gibt fettes Öl.
In Hoppe-Drogenkunde, 1958, ist ein Kap. M. Vitis idaea; das Blatt (P a l t a - b l ä t t e r) in Südamerika gegen Augenleiden.

Medicago

Zitat-Empfehlung: *Medicago lupulina (S.); Medicago sativa (S.)*.
Dragendorff-Heilpflanzen, S. 314 uf. (Fam. L e g u m i n o s a e ; nach Schmeil-Flora: P a p i l i o n a · c e a e ; nach Zander: Leguminosae).

In Berendes-Dioskurides kommen 2 M.-Arten vor. Das Kap. L u z e r n e wird auf **M. sativa L.** bezogen (zu kühlenden Umschlägen; Gewürz, Futterkraut), das Kap. Gebauter L o t o s auf M. messaliensis L. (Gartenpflanze; Saft mit Honig als Augenmittel). In arabischen Quellen ist - nach Tschirch-Sontheimer - M. sativa L. und M. arborea nachzuweisen (letztere Art wird auch in Grot-Hippokrates genannt). Fischer-Mittelalter führt ebenfalls M. sativa L. (herba medica seu humida seu virens) und M. arborea L. (f l a u r a) auf. Nach Hoppe ist bei Bock, um 1550, als ein „Kleiner S t e i n k l e e" (gulden steinklee) **M. lupulina L.** abgebildet (Stomachicum) und als ein „gaeler Klee" M. falcata L. (Schreibweise nach Zander-Pflanzennamen: **M. sativa L. ssp. falcata (L.) Arcang.**).

Geiger, um 1830, erwähnt 3 M.-Arten:

1.) M. sativa (gemeiner S c h n e c k e n k l e e, L u c e r n e, blauer ewiger K l e e); „das Kraut (h e r b a M e d i c a e) war ehedem offizinell". Anwendung nach Dragendorff, um 1900, wie M. arborea (Blatt und Same; Same in Indien als Abortivum). Nach Hoppe-Drogenkunde, 1958, ist für Herba Medicago sativae (Luzerne, A l f a l f a) arzneiliche Verwendung nicht bekannt; stellenweise in der Volksheilkunde; Aromaticum; Futtermittel.

2.) M. arborea; „ist der C y t i s u s der Alten und wurde von ihnen zum Teil als Arzneimittel, vorzüglich aber als eins der besten Futterkräuter benutzt". Verwendung nach Dragendorff: „Die Blätter wirken diuretisch und werden auch auf Wunden äußerlich verwendet".

3.) M. circinata (französische Lucerne, spanischer Schneckenklee); „davon war das Kraut (herba A u r i c u l a e muris Camerarii) offizinell". Bei Dragendorff heißt die Pflanze H y m e n o c a r p u s circinnatus (Kraut auf Geschwüre).

Melaleuca

M e l a l e u c a siehe Bd. IV, G 745.
C a j e p u t siehe Bd. II, Antirheumatica; Rubefacientia. / IV, E 23, 72, 120, 139, 140, 309, 343, 381, 385, 386; G 967, 1016, 1144, 1817.
C a j e p u t ö l siehe Bd. IV, E 4; G 1494.
Zitat-Empfehlung: *Melaleuca leucadendra (S.); Melaleuca hypericifolia (S.).*
Dragendorff-Heilpflanzen, S. 475 (Fam. M r y t a c e a e); Tschirch-Handbuch II, S. 1043.

Nach Tschirch-Handbuch kam Cajeputöl Anfang des 17. Jh. - nach Besitznahme der Molukken durch die Holländer - nach Europa; um 1730 scheinen erstmals größere Mengen nach Amsterdam gekommen zu sein; im 18. Jh. erscheint Oleum Cajeputi in Taxen und Pharmakopöen; die richtige Ableitung des Öls von M. Leucadendra [Schreibweise nach Zander-Pflanzennamen: **M. leucadendra (L.) L.**] gab zuerst Linné 1772, vorher hatte man es von einem C a r d a m o m u m abgeleitet. Hagen, um 1780, beschreibt den „ K a j e p u t b a u m (Melaleuca Leucadendra), wird in Ostindien als Baum und Strauch gefunden . . . Aus den getrockneten Blättern derselben wird das wohlriechende Kajeputöl (Oleum Caieput, Cajepoet, K a i u p u t, Cajaputi) destilliert . . . wird in kupfernen Flaschen über Batavia nach Holland geschickt"; die grüne Färbung des Öls soll von Kupfer herrühren (Destillierapparate, Transportflaschen).

Aufgenommen in preußische Pharmakopöen: (1799) Oleum C a j e p u t (Cajeputöhl- von M. Leucadendron); (1813) Oleum Cajoputi (gleiche Stammpflanze); (1827) Cajeputi Oleum (von M. Leucadendri Linn.) und Oleum C. rectificatum (durch Wasserdampfdestillation gereinigt); (1829-1846) Ol. C. und Ol. C. rect. (von M. Cajeputi Roxb.); (1862) nur Ol. C. rect. (von M. minor Smith). In DAB 1, 1872: Ol. Cajeputi und Ol. C. rect. (von M. Leucadendron Linn. et M. minor Smith), Bestandteil der Pilulae odontalgicae. Dann in die Erg.-Bücher (noch Erg.-B. 6, 1941: Ol. C. rect. „Das rektifizierte ätherische Öl der frischen Blätter und Zweigspitzen verschiedener Arten der zur Familie der Myrtazeen gehörigen Gattung Melaleuca").

Geiger, um 1830, schreibt nichts über die Anwendung des Öles; nach Jourdan, zur gleichen Zeit, ist es „reizend, nervenstärkend, harntreibend"; man gibt es tropfenweise auf Zucker. In Hager-Handbuch, um 1930, ist beim rektifizierten Öl angegeben: „Anwendung. Als schmerzstillendes Mittel bei Zahn- und Ohrenschmerzen, tropfenweise auf Watte ... Früher auch innerlich gegen Magenkrampf, Kolik, Asthma, Schlund- und Blasenlähmung, als Wurmmittel. Äußerlich in Salben bei Rheumatismus". Hoppe-Drogenkunde, 1958, Kap. M. leucadendron, gibt über Verwendung des äther. Öls der Blätter und Zweigspitzen an: „Desinfiziens, Einreibemittel bei rheumatischen Erkrankungen ... In Ostasien ein bekanntes Universalheilmittel. In den USA vielfach angewandt".

In der Homöopathie gibt es 2 wichtige Mittel mit M.-Ölen: „Cajeputum" (Lösung des äther. Öls von M. Cajeputi Roxb.) und „Oleum Cajeputi - Cajeputöl" (Lösung des äther. Öls von M. Leucadendron L.; Clarke 1900). Als weniger wichtiges Mittel wird „Melaleuca hypericifolia" (Essenz aus frischen, blühenden Zweigen von **M. hypericifolia (Salisb.) Sm.**) angegeben.

Melampyrum

Melampyrum siehe Bd. V, Parietaria.
Zitat-Empfehlung: *Melampyrum arvense (S.); Melampyrum nemorosum (S.); Melampyrum pratense (S.).*
Dragendorff-Heilpflanzen, S. 609 (Fam. S c r o p h u l a r i a c e a e).

Geiger, um 1830, erwähnt 3 M.-Arten:
1.) **M. arvense L.** (A c k e r - K u h w a i z e n , W a c h t e l w a i z e n , A c k e r - b r a n d); offizinell waren ehedem: die Samen; „das Mehl hiervon (farina Melampyri) wurde als zerteilend und erweichend gebraucht. Es ist nahrhaft, soll aber häufig unter das Getreidemehl gebracht, dieses blau färben und ihm so wie dem daraus gebackenen Brot einen bitteren Geschmack erteilen. Das Bier, wozu viel von diesem Samen kommt, soll Kopfschmerzen erregen".
Diese Art nennt Fischer-Mittelalter (z a p p f f e n k r a w t). Bock, um 1550, bildet sie im Kap. Von dem Kueweyssen ab, ohne Indikationen anzugeben.
2.) **M. nemorosum L.** (Hain-Kuhwaizen, blauer Kuhwaizen, T a g u n d N a c h t); das Kraut soll öfter anstatt des offizinellen Glaskrautes eingesammelt werden.

Auch Hagen, um 1780, bemerkt in einer Fußnote zum G l a s k r a u t (P a r i e - t a r i a officinalis): „Bei uns wird dafür gewöhnlich das bekannte Tag- und Nachtkraut oder Kuhweizen (Melampyrum nemorosum) gesammelt".

3.) **M. pratense L.** (Wiesen- und Wald-Kuhwaizen, gelber W i e s e n b r a n d); „die Samen (semen Melampyri lutei) waren ehedem offizinell. Sie sind den Weizenkörnern ähnlich ... und wurden als stimulierendes (?) Mittel gebraucht".

Melastoma

Geiger, um 1830, erwähnt M. grossularoides („offizinell nichts davon") und M. theaezans (Blätter in Südamerika wie Tee benutzt). Dragendorff-Heilpflanzen, um 1900 (S. 466; Fam. M e l a s t o m a t a c e a e), nennt 5 M.-Arten, darunter M. Ackermanni Mure (Antineuralgicum). Sie ist in der Homöopathie (Essenz aus frischen Blättern) ein weniger wichtiges Mittel.

Melia

M e l i a siehe Bd. V, Antelaea; Fraxinus; Guarea.
Zitat-Empfehlung: *Melia azedarach (S.).*

Bei Hessler-Susruta kommen M.-Arten vor; nach Tschirch-Sontheimer in arabischen Quellen M. Azedarach; nach Fischer in mittelalterlichen, altitalienischen Quellen dieselbe. Geiger, um 1830, schreibt über M. Azedarach (Z e d r a c h): Rinde wird in Amerika als Wurmmittel gebraucht. Dragendorff-Heilpflanzen, um 1900 (S. 362; Fam. M e l i a c e a e), meint, daß die M. Azedarach Linné's das Azâdiracht des Rhazes und I. el B. zu sein scheint. Schreibweise nach Zander-Pflanzennamen: **M. azedarach L.** (= M. japonica G. Don).

Melilotus

M e l i l o t u s siehe Bd. II, Attrahentia; Digerentia; Emollientia; Maturantia; Peptica. / IV, G 1090. / V, Lotus; Trifolium; Trigonella.
S t e i n k l e e siehe Bd. V, Lotus; Medicago; Trigonella; Trifolium.

D e i n e s-Ägypten: - M. officinalis.
G r o t-Hippokrates: - M. officinalis.
B e r e n d e s-Dioskurides: - Kap. S t e i n k l e e , M. officinalis L. oder M. creticus L. + + + Kap. Gebauter L o t o s , M. messaliensis L.
T s c h i r c h-Sontheimer-Araber: - M. officinalis.
F i s c h e r-Mittelalter: - M. officinalis L. (m e l l i l o t u m , n a r d u s , c o - r o n a r e g i s , f e n u m g r a e c u m agreste, m a r s i l i c u m , p a t e l l u s ,

t r i f o l i u m acutum oder cervinum, romisches c l e e , g o l d k l e e , unser
frawen kle, p i n s a n g , gelber kle, stainklee, wilderclee, langer kle; Diosk.: melilotus, s e r t u l a) - - M. albus Desv. (t r i p u l i , s o l f a n e l l i).
H o p p e-Bock: - M. officinalis Med. (Gemeiner Steinklee, der groß mit den gaelen
geäherten bluemlin) - - M. albus Med. (der ander groß mit den weissen geäherten
bluemlin).
G e i g e r-Handbuch: - M. officinalis Lam. (= Trifolium Melilotus officin. L.,
gelber Steinklee) - - M. vulgaris (Trifolium Melilotus off. β. L.).
H a g e r-Handbuch: - M. officinalis (L.) Desv. und **M. altissimus Thuill.**
Z a n d e r-Pflanzennamen: - **M. officinalis (L.) Pall. - - M. albus Medik.**
Z i t a t-Empfehlung: **Melilotus officinalis (S.); Melilotus albus (S.); Melilotus
altissimus (S.).**

Dragendorff-Heilpflanzen, S. 315 (Fam. L e g u m i n o s a e); Tschirch-Handbuch II, S. 1314.

Vom Melilotos gibt es bei Dioskurides der Herkunft nach mehrere Sorten (Adstringens; erweicht Geschwülste an den Augen, der Gebärmutter, am After, an
den Hoden; gegen Kopfausschlag, Grind, Magen-, Ohren-, Kopfschmerzen). Kräuterbuchautoren des 16. Jh. übernehmen solche Indikationen.
In T. Worms 1582, die mit großer Gelehrsamkeit geschrieben worden ist, befinden sich 3 Klee-Drogen, zu denen teilweise Synonyme angegeben sind, die
keine sichere Zuordnung zu einer bestimmten Pflanze erlauben. Wahrscheinlich
ist M. officinalis: [unter Kräutern] Melilotum (Lotus mellea, Sertula campana,
Corona regia, H o n i g k l e e). Außerdem gibt es Melilotus vulgaris officinarum,
mit dem Verweis auf Lotus Siluestris (Synonyme dort: Melilotum vulgare, Trifolium ursinum, Lotus lybica, Melilotus Auicennae, S a x i f r a g a lutea, Melilotus
saxifraga. Steinklee, B e r e n k l e e). Ferner Melilotus nobilis officinarum
(H e r b a f l a u e a , H e r b a l e p o r i n a . S c h ü c h l e n , unser lieben
Frauwen Schüchle, Edler steinklee). Bezeichnungen der beiden letztgenannten
Kräuter kommen sowohl für M. officinalis wie für M. albus und → L o t u s cor-
niculatus vor. Aufgenommen sind auch Flores Meliloti (Steinkleeblumen) und
Flores Meliloti veri (Honigkleeblumen).
Im 17. Jh. verwendet man Steinklee mit weißen und gelben Blüten. In T. Frank-
furt/M. 1687 sind aufgenommen: Herba Lotus sylvestris communis (Melilotus
Germanica, Saxifraga lutea, Steinklee, Edler Steinklee, Honigklee) und Flores
Meliloti vulgaris. In Ap. Braunschweig 1666 waren vorrätig: Herba meliloti ci-
trini (1 K.), Herba m. albi ($^{3}/_{4}$ K.), Aqua m. albi (2 St.), Emplastrum d.m. ($4^{3}/_{4}$ lb.),
Oleum m. citrini (1 lb.), Oleum m. albi (1 lb.), Sal m. (2 Lot).
Im 18. Jh. sind in Ph. Württemberg 1741 offizinell: Herba Meliloti (Meliloti vul-
garis, Trifolii odorati, Steinklee, Honigklee; Emolliens, schmerzlindernd); Aqua
dest. M., Emplastrum de M. Nach Hagen, um 1780, sind vom Steinklee, Meliloth
(Trifolium Melilotus officinalis) die Blumen entweder gelb oder weiß; „in Apo-

theken wird das Kraut mit den Blumen (Hb. seu Summitates Meliloti) sowohl vom weißen als gelben gesammelt".

Aufgenommen in preußische Pharmakopöen: Ausgabe 1799, Flores Meliloti citrini (Melilotenblumen, von Trifolium Melilotus officinalis var. floribus citrinis), Emplastrum M.; als Bestandteil von Species ad Cataplasma sind Herba Meliloti angegeben. 1827-1846 heißt die Stammpflanze von Melilotus citrina, Herba cum flore bzw. Herba M. citrinac: M. officinalis Willd. In DAB 1, 1872, gibt es: Herba Meliloti (von M. officinalis Persoon), Bestandteil der Species emollientes, Emplastrum M. Stammpflanze der Herba M. in DAB 2 und 3, 1882 u. 1890: M. officinalis und M. altissimus; 1900: M. officinalis; 1910-1926 „Herba Meliloti - Steinklee. Die getrockneten Blätter und blühenden Zweige [bzw. Blütenstände] von M. officinalis (Linné) Desrousseaux und M. altissimus Thuillier". In der Homöopathie ist „Melilotus officinalis - Steinklee" (Essenz aus frischen Blättern und Blüten; Allen 1877) ein wichtiges Mittel.

Anwendung des (gelben) Steinklees nach Geiger, um 1830 („Verwechselt wird er leicht mit anderen M.-Arten, dahin gehören M. altissima Gmelin"): „Der Steinklee wird jetzt nur äußerlich als Arzneimittel gebraucht, in Substanz, in Pulverform, zu trockenen Umschlägen; ferner im Aufguß und Abkochung zu Bähungen, Umschlägen usw. - Präparate hat man ein Pflaster (empl. de Mililoto); ehedem noch Wasser und gekochtes Öl (aqua et ol. coct. Meliloti). Das Kraut kommt als Ingredienz zu Species, spec. resolventes, emollientes. Es wird unter den Schnupftabak gemengt, kommt unter den grünen Schweizer Käse, Kräuterkäse; doch mehr die folgende Art. - Die trockene Pflanze zwischen Kleider gelegt, vertreibt die Motten". [Die „folgende Art" ist M. coerulea → T r i g o n e l l a].

In Hager-Handbuch, um 1930, steht: „In erweichenden Umschlägen, zu Kräuterkissen, zur Herstellung von Emplastrum Meliloti". Hoppe-Drogenkunde, 1958, schreibt ausführlicher: [Kraut von M. officinalis] „Diureticum. Geruchskorrigenz. Aromaticum in Species emollientes. Zu Kräuterkissen als zerteilendes Mittel bei Anschwellungen, Geschwüren, bei Rheuma. - In der Homöopathie bei Kopfschmerzen und Migräne. - In der Volksheilkunde als Antispasmodicum und Carminativum. - Mottenschutzmittel. - Tabakaroma".

Melissa

M e l i s s a siehe Bd. II, Antapoplectica; Antihysterica; Antirheumatica; Antispasmodica; Carminativa; Cephalica; Emmenagoga; Prophylactica; Quatuor Aquae; Resolventia. / IV, A 19; B 4, 36; E 186, 245, 269; G 422, 957, 1267, 1492, 1553, 1620. / V, Calamintha; Dracocephalum; Lamium; Melittis; Nepeta.

G r o t-Hippokrates: M. cretica.
B e r e n d e s-Dioskurides: Kap. Melisse, M. altissima Sibth. und M. officinalis L.
T s c h i r c h-Sontheimer-Araber: M. officinalis.

Fischer-Mittelalter: M. officinalis L. u. M. altissima Sibth. cf. L a m i u m (b a r o c h u s, melissa pilosa, c e d r o n e l l a, c i t r a g o, m e l i s o p h i - l o s, p i g m e n t a r i a, m a r m a c o r a, t u r e g o, h e r b a m u s c a t a, h o n i g k r a w t, w a n z e n k r a u t, m e l i s e, h e r t z k r a u t, h o n i g - b l u e m, m a l l i ß ; Diosk.: m e l i s s o p h y l o n, a p i a s t r u m).

B e ß l e r-Gart: Kap. Melissa, M. officinalis L. (M u t e r k r u t, c i t r a r i a, mellisophilum, b e d a r u n g i e, c i t r i n a).

H o p p e-Bock; G e i g e r-Handbuch; H a g e r-Handbuch: **M. officinalis L.** Z i t a t-Empfehlung: **Melissa officinalis (S.).**

Dragendorff-Heilpflanzen, S. 579 (Fam. L a b i a t a e); Tschirch-Handbuch II, S. 883; G. Glowatzki, Die Melisse, Arzneimittel seit 2000 Jahren, Med. Klin. 65 (1970), S. 800-803.

Das Melissophyllon läßt sich nach Dioskurides vielfältig anwenden (Blätter mit Wein getrunken oder als Kataplasma gegen Skorpion- und Spinnenstiche und Hundebiße; zum Sitzbad für Beförderung der Katamenien; Mundspülwasser bei Zahnschmerzen, Klistier bei Dysenterie; gegen Leibschneiden, Orthopnöe; in Kataplasmen gegen Drüsenschwellungen, Gelenkschmerzen, zum Reinigen von Geschwüren). Kräuterbuchautoren des 16. Jh. lehnen sich an solche Indikationen an; Bock fügt nach Hoppe Anwendungen des gebrannten Wassers (nach Brunschwig: gegen Hautauschläge) und technischen Gebrauch (zur Klärung von trübem Wein, Frischhaltung von Fleisch) hinzu.

In Inventur Lüneburg 1475 waren verzeichnet: Semen mellisse (ohne Mengenangabe) und Aqua mellisse (^{1}/$_2$ St.). Die T. Worms 1582 verzeichnet: [unter Kräutern] Melissa (Melissophyllon, M e l i p h y l l o n, M e l i s t a e u m, M e l i t - t a n a, M e l l i f o l i u m, Apiastrum, Citronella, Citrago, Citraria, Melissenkraut, Honigblum, I m e n b l a t, M u t t e r k r a u t); Sirupus e succo melissae, Extractio m., Aqua m., Florum melissae. In Ap. Braunschweig 1666 waren vorrätig: Herba melissae (2 K.), Aqua m. (3 St.), Aqua (e succo) m. (^{1}/$_2$ St.), Aqua m. cum vino (1 St.), Conserva m. (2 lb.), Essentia m. (16 Lot), Extractum m. (2 Lot), Oleum m. vulg. (6^1/$_2$ Lot), Sal m. (20 Lot), Syrupus m. Ferneli (3 lb.), Spiritus m. (5 Lot).

In Ph. Württemberg 1741 ist aufgenommen: Herba Melissae hortensis (Citratae, C i t r o n e l l a e, Mutterkraut, C i t r o n e n - M e l i s s e n, B i e n e n k r a u t; Stomachicum, Carminativum, Nervinum, Uterinum); Aqua M., Aqua M. cum Vino, Aqua M. spirituosa composita (= Eau des carmes), Oleum M., Spiritus M., Syrupus Melissae. Die Stammpflanze heißt bei Hagen, um 1780: M. officinalis; „das Kraut wird in Apotheken gesammelt. Man wendet es vorzüglich zur Destillation des Wassers oder Weins und zur Erhaltung ätherischen Öls an".

Aufgenommen in die preußischen Pharmakopöen, z. B. Ausgabe 1799: Herba Melissae seu Melissae citratae, und Aqua M. - In den DAB's, z. B. Ausgabe 1872: Folia Melissae (von M. officinalis Linn. α citrata Bischoff), Aqua M., Aqua M. concentrata, Spiritus M. compositus (= K a r m e l i t e r g e i s t). Ausgabe 1926:

Folia Melissae, Spir. M. comp., dieser hergestellt mit Z i t r o n e l l ö l (auch Aqua Melissae = Aqua Citronellae, und Spiritus Melissae = Spir. Citronellae, beide in Erg.-B. 6, 1941, werden mit Zitronellöl hergestellt).

Über die Anwendung schreibt Geiger, um 1830, lediglich: „Man gibt die Melisse im Teeaufguß". Hager kommentiert 1874: „Von einer medizinischen Wirkung kann hier wohl nicht die Rede sein". Hager-Handbuch, um 1930: „Melisse wird nur noch selten im Aufguß als magenstärkendes Bittermittel, äußerlich zu Bädern angewandt. Sie dient hauptsächlich ihres ätherischen Öls wegen zur Herstellung wäßriger und weingeistiger Destillate, unter denen der bekannte Karmelitergeist innerlich als Anregungsmittel, äußerlich zu wohlriechenden Einreibungen, als Riechmittel, besonders aber als angenehmes Parfüm beliebt ist"; das Melissenöl des Handels ist nicht das reine ätherische Öl der Melisse, sondern entweder ein über Melissenkraut destilliertes C i t r o n e n ö l (Oleum Melissae citratum) oder C i t r o n e l l ö l. In Hoppe-Drogenkunde, 1958, ist über Verwendung von Folia Melissae angegeben: Stomachicum, Carminativum, Diaphoreticum, Sedativum und Nervinum, bes. in Teegemischen. Zur Steigerung der Gallensekretion. Gewürz, bes. für Salate und Saucen. Zu Kräuterkissen, Bädern und Umschlägen. Zu Einreibemitteln. Zur Herstellung von Kräuterlikören, wie Karthäuser, Abteilikör etc.

In der Homöopathie ist „Melissa" (Essenz aus frischen Blättern) ein weniger wichtiges Mittel.

Melittis

Geiger, um 1830, erwähnt M. Melissophyllum (melissenblättriges I m m e n - o d e r H o n i g b l a t t); „Offizinell war ehedem: das Kraut (herba M e l i s s o - p h y l l i , M e l i s s a e Tragi)". Nach Dragendorff-Heilpflanzen, um 1900 (S. 573; Fam. L a b i a t a e), wird die Pflanze (Synonym: M. grandiflora L.; Schreibweise nach Schmeil-Flora: **M. melissophyllum L.**) wie B r u n e l l a vulgaris benutzt, auch als Diureticum und Anticatarrhale.

Sie kommt nach Fischer in mittelalterl. Quellen vor (t y m u m, c o r o n a r e g i a , m e l a g o , m e l i s s a , p i n e s u g a , b i n s u g e). Bock, um 1550, bildet sie - nach Hoppe - als eine Melissa ab.

Z i t a t-Empfehlung: **Melittis melissophyllum (S.).**

Menispermum

M e n i s p e r m u m siehe Bd. V, Anamirta; Coscinium; Jateorhiza.

Nach Dragendorff-Heilpflanzen, um 1900 (S. 236; Fam. M e n i s p e r m a - c e a e), wird die Wurzel der nordamerikanischen **M. canadense L.** als Texas-

S a r s a p a r i l l a benutzt. In der Homöopathie ist „Menispermum canadense" (Essenz aus frischer Pflanze) ein weniger wichtiges Mittel.
Bei Hessler-Susruta wird außer einer M. glabrum aufgeführt: M. cordifolum. Diese heißt bei Dragendorff: T i n o s p o r a cordifolia Miers (= C o c c u l u s cord. D.C., M. cord. Willd.); „Ostasien. - Wurzel und Stengel als Tonicum, Stomachicum, Antiperiodicum, Antifebrile, gegen Icterus, Rheuma, Harnbeschwerden, Hautkrankheiten etc. verwendet".

Mentha

M e n t (h) a siehe Bd. II, Antiarthritica; Antihysterica; Antiparalytica; Antispasmodica; Aromatica; Calefacientia; Cephalica; Emmenagoga; Maturantia; Vulneraria. / IV, D 5; E 287; G 1034, 1060, 1061, 1062, 1220, 1620, 1723, 1783. / V, Achillea; Amaracus; Calamintha; Chrysanthemum; Nepeta; Origanum; Salvia; Teucrium.
K r a u s e m i n z e siehe Bd. IV, B 4; C 50; E 141, 272.
M e n t a s t r u m siehe Bd. II, Succedanea. / V, Nepeta.
M i n z e siehe Bd. II, Antigalactia.
N e p i t a siehe Bd. V, Calamintha; Satureja.
P f e f f e r m i n z e siehe Bd. IV, E 14, 91, 92, 145, 167, 184, 210, 245, 247, 269, 270, 271, 281, 306, 316, 339, 343, 385, 388; G 76, 181, 230, 288, 483, 673, 817, 957, 1006, 1267, 1494, 1557, 1609, 1835.
P f e f f e r m i n z ö l siehe Bd. IV, E 6.
P o l e y (a) oder P o l e i siehe Bd. V, Amaracus; Calamintha; Thymus.
P u l e g i u m siehe Bd. II, Antihysterica; Antiparalytica; Attenuantia; Calefacientia; Emmenagoga; Expectorantia; Lithontriptica; Succedanea. / V, Amaracus; Calamintha; Hedeoma; Nepeta; Origanum; Satureja; Thymus.
W a s s e r m i n z e siehe Bd. IV, G 957.

D e i n e s-Ägypten: - - M. aquatica.
G r o t-Hippokrates: „ M i n z e "; M. sativa - „Polei".
B e r e n d e s-Dioskurides: Kap. Gebaute Minze, M. piperita L. - Kap. P o l e i , M. Pulegium L. (= P u l e g i u m vulgare Mill.) - - Kap. S i s y m b r i o n , M. aquatica L. (oder M. silvestris Koch?) -7- Kap. K a l a m i n t h a , M. gentilis L. und M. tomentella Link.; im Kap. Gebaute Minze, wilder H e d y o s m o s , M. gentilis oder M. tomentosa d'Urv. + + + Kap. P o l y k n e m o n , M. vulgaris?
T s c h i r c h-Sontheimer-Araber: - Pulegium bzw. M. Pulegium - - M. aquatica - - - M. sylvestris -6- M. arvensis.
F i s c h e r-Mittelalter: - M. pulegium L. (p o l e y a , g l i g a n u m , g l u t e m u m , c l i t o n i u m , m e d i a n u s , puligium regale s. domesticum; Diosk.: g l e c h o n , poleium) - - M. aquatica L. (m e n t a , sisimbria, b a l s a m i t a , o c u l u s c o n s u l i s , m e n t a s t r u m , menta rubea s. nivea, c a l a m e n t u m , o c i m u m fluviale, o c u l u s C h r i s t i , b a s i l i c o n , munze, bachminza, waterminze, ross minz, fischmüntz; Diosk: sisymbrion) - - - M. silvestris L. cf. C a l a m i n t h a (c o l o c a s i a , mentastrum, s a r m e n t a , e q u i m e n t a , pulegium silvestre, menta florentina, rossemintza, roseminte) -4- M. crispa und -7- M. gentilis (s i s i m b r i u m , b a r s a m e n t a , balsamita, menta romana, römisch mentha, gartenmyntzen, krawß mintzen, svartz mintzen, b a l -

s a m k r u t) -6- M. arvensis L. (u. Calamintha acinos?) (menta minor, n e p i t a , pulegium cervinum, cornmintze, d o n e r s w u r z e , veldmyntzen, stainmintz, weißmintz) -8- M. rotundifolia L. u. M. tomentosa d'Urv. im Süden; Diosk.: hedyosmos, m i n t h a , c a l a m i n t h a , n e p e t a .

B e ß l e r-Gart: Kap. Menta, M.-spec. (auch S a t u r e j a spec.); Kap. Balsamita M.-Arten, z. B. M. piperita L. var. crispula (Wender) Briq., M. aquatica L., M. gentilis L., M. verticillata L. - Kap. Polegium, M. pulegium L. - - Kap. Sisimbrium („domesticum"), M. aquatica L. (steyn minze); Kap. Mentastrum, M. aquatica L. (bach myntz) (oder - - - M. longifolia (L.) Huds.?) - - - Kap. Sisimbrium („silvestre"), M. longifolia (L.) Huds. (= M. sylvestris L.).

H o p p e-Bock: - Kap. Von Poley, M. pulegium L. (f l ö h e k r a u t) - - Kap. Von den Nepten, M. aquatica L. (Die drit N e p t , Wild K a t z e n k r a u t); Kap. Von d e n M ü n t z e n , M. aquatica L. (die erst der wilden Müntzen, Wilden b a s i l g e n); Kap. Von den Basilgen, M. aquatica L. (Die drit Basilg, die drit wild) - - - Kap. Von den Müntzen, M. longifolia Hds. (Die erste Rote zame Müntz, Rote Müntz); Kap. Von den Müntzen, M. longifolia Hds. (= M. silvestris L.) (K a t z e n b a l s a m , die ander wild Müntz, die recht bachmüntz, Roßmüntz, die krauß Mentastrum) -6- Kap. Von den Nepten, M. arvensis L. (Die vierd Nept, Acker Nept); Kap. Von Poley, M. arvensis L. (Klein Bachmüntz, Der wild Poley) -8- Kap. Von den Müntzen, M. rotundifolia Hds. (Krauß Müntz) + + + Kap. Von den Müntzen, ? M. suavis Guss. (var. crispata) (die garten Müntz, krauser Balsam); Kap. Von den Müntzen, M. spicata L. em. Hds. (S p i t z e r b a l s a m , Spitz müntz, gemein Balsamkraut).

G e i g e r-Handbuch: - M. Pulegium (Poleymünze, Poley, Flohkraut) - - M. aquatica - - - M. sylvestris (wilde Münze, Waldmünze, wilder Balsam) -4- M. crispa (krause Münze) -5- M. piperita (P f e f f e r m ü n z e) -6- M. arvensis (Ackermünze) -7- M. gentilis (Edelmünze, Basilienmünze) -8- M. rotundifolia (Pferdemünze) + + + M. viridis; M. auricularia; M. sativa; M. cervina.

H a g e r-Handbuch: - M. pulegium (= Pulegium vulgare Mill.) -4- M. crispa L. (- - M. aquatica L. γ-crispa Benth., am häufigsten - - - M. silvestris L. η-crispa Benth., seltener + + + M. viridis L. γ-crispa Benth. oder -6- M. arvensis L. δ-crispa Benth.) -5- M. piperita L. (wahrscheinlich ein Bastard zwischen - - M. aquatica L. und + + + M. viridis L.) + + + M. gracilis R. BR.; M. saturegioides R. BR.

Z a n d e r-Pflanzennamen: - **M. pulegium L.** (Poleiminze) - - **M. aquatica L.** (Bachminze) - - - **M. longifolia (L.) L.** (Roßminze) -4- Krauseminzen: - - **M. aquatica L. var. crispa (L.) Benth.** - - - **M. longifolia (L.) L. var. crispa (Benth.) Danert** + + + **M. spicata L. emend. L. var. crispa (Benth.) Danert** -5- **M. x piperita L.** (M. aquatica x M. spicata; Pfefferminze) -6- **M. arvensis L.** (Ackerminze).

S c h m e i l-Flora (Ergänzungen zu oben): -7- **M. gentilis L.** (Edelminze) = M. arvensis x M. spicata -8- **M. rotundifolia (L.) Huds.**

Me

Z i t a t-Empfehlung: **Mentha pulegium (S.); Mentha aquatica (S.); Mentha longifolia (S.); Mentha spicata (S.); Mentha piperita (S.); Mentha arvensis (S.); Mentha gentilis (S.); Mentha rotundifolia (S.); Mentha aquatica (S.) var. crispa; Mentha longifolia (S.) var. crispa.**

Dragendorff-Heilpflanzen, S. 583 uf. (Fam. L a b i a t a e); Tschirch-Handbuch II, S. 946—949 (Mentha piperita), II, S. 1108 (M. Pulegium); Peters-Pflanzenwelt: Kap. Die Minze, S. 91-95.

Nach Berendes werden mehrere Dioskurides-Kapitel auf M.-Arten bezogen, wobei nur eins als eindeutig bestimmt gilt:
1.) Kap. Polei [als M. pulegium L.] (das Glechon befördert die Menstruation, treibt die Nachgeburt und Leibesfrucht aus, reinigt die Lunge und hilft bei Krämpfen, stillt Übelkeit und Magenschmerzen; gegen Biß giftiger Tiere; mit Essig unter die Nase gegen Ohnmacht; gebrannt festigt es das Zahnfleisch; zu Umschlägen gegen Entzündungen, Podagra, Milzleiden; als Badezusatz gegen Juckreiz, Verhärtungen der Gebärmutter). Kräuterbuchautoren des 16. Jh. übernahmen solche Indikationen.
2.) Das Kap. Sisymbrion bezieht Berendes auf M. aquatica L. oder eine M. silvestris Koch (Same gegen Harnzwang und Blasenstein, gegen Krämpfe und Schlucken. Blätter als Kataplasma gegen Kopfleiden, Insektenstiche; stellen als Trank das Erbrechen). Nach Fischer ist in mittelalterlichen Quellen „sisimbria" auf M. aquatica L., aber auch auf M. crispa und M. gentilis zu beziehen. Beßler identifiziert im Gart-Kapitel Sisimbrium die beschriebene Art „domesticum" mit M. aquatica L., und die Art „silvestre" mit M. longifolia (L.) Huds. (= M. sylvestris L.). Tschirch hält das Sisymbrium der Antike und des Mittelalters für eine Krauseminze [d. h. eine Variation mehrerer M.-Arten mit krausen Blättern; man kennt sie von M. aquatica L., auch von M. longifolia L. und anderen].
3.) Die Gebaute Minze, den Hedyosmos des Dioskurides (als weitere Synonyme nennt er: Mintha, Kalamintha, Nepeta) hält Berendes für M. piperita L. [besser wäre gesagt: eine kultivierte Minze] (hat erwärmende, adstringierende, austrocknende Kraft; gegen Blutauswurf; tötet Würmer, reizt zum Liebesgenuß, bringt Schlucken, Brechreiz und Cholera zur Ruhe; zu Umschlägen bei Abszessen, Kopfschmerzen, geschwollenen Brüsten; gegen Hundebiß, Ohrenschmerzen, verhindert Empfängnis; Magenmittel und gute Würze). Fischer-Mittelalter identifiziert hauptsächlich mit M. aquatica L., auch Beßler bezieht das Gart-Kap. auf diese Art (und auf M. longifolia). Bock, um 1550, behandelt als Müntzen mehrere M.-Arten (darunter auch M. aquatica und M. longifolia), die Indikationen entnimmt er dem Diosk.-Kap. vom Hedyosmos.
4.) Das Kap. Kalamintha bezieht Berendes auf M. gentilis L. und M. tomentella Link [besser wäre gesagt: wahrscheinlich eine M.-Art] (gegen Schlangenbisse; treibt Harn, hilft bei inneren Rupturen, Orthopnöe, Leibschneiden, Cholera, Frostschauer, Gelbsucht, Würmern, Elephantiasis; tötet Embryo, befördert Menstrua-

tion; zu Umschlägen auf die Augen, gegen Ischias, Ohrenwurm). Bock, um 1550, bezieht diese Indikationen auf die verschiedenen Arten vom Nept, darunter auf M. aquatica L. und M. arvensis L.

(P u l e g i u m)

In Ap. Lüneburg 1475 waren vorrätig: Aqua pulegii (ohne Mengenangabe), Oleum p. [wahrscheinlich ein Oleum coctum, d. h. Ölauszug aus Polei] (2 lb.) Die T. Worms 1582 führt: [unter Kräutern] Pulegium (Glechon, A p o l e i u m , Abuolum. Poley, B o l e y , Hertzpoley); Aqua (dest.) Pulegii (Boleywasser), Oleum (dest.) Pulegii (Boleyöle). In T. Frankfurt/M. 1687, als Simplicium: Herba Pulegium (Poley, Flöhkraut). In Ap. Braunschweig 1666 waren vorrätig: Herba pulegii (1³/₄ K.), Aqua p. (3 St.), Aqua p. cum vino (¹/₂ St.), Conserva p. (1¹/₂ lb.), Oleum p. (28 Lot).

Über die Verwendung schreibt Schröder, 1685: „Der Poley wird gebraucht in Treibung des Monatsflusses, dem weißen Weiberfluß, treibt die Geburt, taugt der Lunge und Leber, vertreibt Ekel und Bauchgrimmen, treibt den Harn und Stein, heilt die Gelb- und Wassersucht. Äußerlich taugt er dem Haupt, vertreibt den Schlaf und Schwindel, taugt bei Zipperleins-Schmerzen, reinigt die Zähne und vertreibt das Jucken der Haut".

Die Ph. Württemberg 1741 hat aufgenommen: Herba Pulegii hortensis (Pulegii cervini angustifolii, Poley; Aperiens, Attenuans, Nervinum, Uterinum, Husten- und Brustmittel); Aqua (dest.) P., Oleum (dest.) Pulegii. Die Stammpflanze heißt bei Hagen, um 1780: M. Pulegium.

Die Krautdroge findet sich noch in mehreren Länderpharmakopöen des 19. Jh. (Ph. Preußen 1799-1813; Ph. Sachsen 1820, Ph. Hessen 1827). In der Homöopathie ist „Mentha Pulegium" (Essenz aus frischer, blühender Pflanze) ein weniger wichtiges Mittel.

Über die Anwendung schrieb Geiger, um 1830: „Der Poley kann wie Pfeffermünze innerlich und äußerlich gebraucht werden, auch der ausgepreßte Saft wird innerlich (gegen Keuchhusten) gebraucht. - Präparate hat man davon: Öl und Wasser, auch ehedem Essenz, und nahm das Kraut zu mehreren Zusammensetzungen. - In manchen Gegenden wird die Pflanze als Würze zu Speisen genommen. - Sie soll, in die Betten gelegt, die Flöhe vertreiben, daher ihr Name Flohkraut; auch den Kornwurm von den Kornböden?"

In Hager-Handbuch, um 1930, wird bei Herba Pulegii nur angegeben, daß sie Gerbstoff und ätherisches Öl enthalten, vom letzteren: „Medizinisch wird es kaum angewandt. Es wirkt abortiv". Nach Hoppe-Drogenkunde, 1958, werden von M. Pulegium verwendet: 1. das Kraut („bei Leber- und Gallenleiden. Carminativum. In der Volksheilkunde wie M. piperita"); 2. das äther. Öl („bei Asthma und Gicht"; in Gewürz- und Parfümindustrie).

(Mentha aquatica)

Nach Fischer und Beßler ist die Menta (Sisimbrium, Mentastrum) des späten Mittelalters vor allem M. aquatica L., Beßler denkt jedoch auch an M. longifolia (L.) Huds.

In Ap. Lüneburg 1475 waren vorrätig: Aqua mente (6 St.), Oleum mente (ohne Mengenangabe; wahrscheinlich ein Oleum coctum), Pulvis dyamente (¹/₂ oz.), Siropus de mente (3¹/₂ lb.).

Im 16. Jh. hat Bock M. aquatica L. als eine Nept und als Wilde Müntze (bzw. Basilge), M. longifolia (L.) Huds. als Rote, zahme Müntze und als andere wilde Müntz (Katzenbalsam, Bachmüntz, Roßmüntz, krauß Mentastrum) beschrieben. Die T. Worms 1582 führt: [unter Kräutern] Mentastrum (Hedyosmos agrios, Minthe agria, Menta Siluestris, Menta equina, Menta caballina, Balsamita felina. Rosszmüntz, Pferdsmüntz, Rosszbalsam, Wilderbalsam, groß Bachmüntz, Katzenbalsam), daneben Menta (Hedyosmus, Spitzmüntz, Spitzer Balsam) und Menta crispa (Sisymbrium, Kraußmüntz, Krauserbalsam, D e y m e n t u m) [Mentastrum kann sowohl M. aquatica als auch M. longifolia gewesen sein, bei Menta, der Spitzmüntz, ist an M. spicata L. zu denken; über Menta crispa siehe unten]. Aus welcher der Drogen die Zubereitungen der T. Worms 1582 gemacht wurden, ist nicht ersichtlich; es gibt: Succus Menthae (Müntzen oder Balsamsafft), Aqua (dest.) Mentha (Müntzen oder Balsamwasser), Sirupus de mentha (Balsam oder Müntzensyrup), Oleum (dest.) Menthae (Balsamkrautöle), Oleum (coct.) Menthae (Balsamkrautöle).

Im 17. Jh. wird zur Regel, daß mit Mentastrum: M. longifolia (L.) Huds. (von Linné als M. sylvestris bezeichnet) gemeint ist. Außer dieser Droge führt die T. Frankfurt/M. 1687 ausdrücklich auf: Herba Mentha aquatica (Sisymbrium, Calamintha aquatica, Wassermüntz, Bachmüntz); unklar bleibt wieder, was unter Mentha vulgaris (gemeine Müntz, Balsamkraut [vielleicht M. gentilis L.?] zu verstehen ist und ob die Mentha-Zubereitungen aus der Wasserminze, der gemeinen oder der krausen Minze - vielleicht auch aus der Katzenbalsam-Minze - hergestellt wurden; es gab: Aqua (dest.) Menthae (Balsamkrautwasser), Extractum M. (Balsamkraut-Extract), Oleum (dest.) M. (Balsamkraut öhl), Oleum (vulgaris) M. (Balsam öhl), Spiritus Menthae (Balsam Geist). In Ap. Braunschweig 1666 waren vorrätig: Aqua menthae cum vino (¹/₄ St.), Balsamum m. (3 Lot), Elaeosaccharum m. (10 Lot), Essentia m. (8 Lot), Extractum m. (4 Lot), Oleum m. (13 lb.), Pulvis m. (¹/₄ lb.), Syrupus m. (3 lb.).

Im Kap. Mentha hat Schröder, 1685, vor allem die Krauseminze im Auge, daneben bezieht er ein: Aquatica und Sylvestris (Mentha caballina, Menthastrum); er meint, daß diese in Apotheken nicht gefunden wird [was jedoch, wie folgender Abschnitt zeigt, nicht zutrifft]. Über die Verwendung schreibt er: „Das Kraut mit den Blumen ... wird meistens gebraucht in Rohigkeit und Schwäche des Magens, Erbrechen, Verstopfung der Leber, Schmerzen der Gedärme, Hauptweh, Schwindel, es verhindert auch die Coagulation der Milch. Äußerlich verbessert es die Schwäche des Magens, stillt die Grimmen-Schmerzen (in Cataplasmaten) und heilt die harte Brust. Die Wassermüntz hat mit der zahmen gleiche Kraft, darum sie auch statt selber kann gebraucht werden. Bereitete Stücke sind: 1. Das destillierte Wasser aus dem Kraut (Unsere Weiber gebrauchen es sehr oft beim Grimmen der Kinder); 2. Syrupus de mintha minor aus Müntz und Granatensaft; 3. Syrupus de mintha major; 4. der Conserv aus den Blättern; 5. das destillierte Öl; 6. das infundierte Öl aus der Krausen Müntz; 7. der Balsam (doch hat man diesen gar selten); 8. das Salz aus der Asche".

Bei Spielmann, 1783, ist M. Aquatica L. als Mentha rubra vel Aquatica beschrieben. Geiger erwähnt M. aquatica; „offizinell war sonst: das Kraut (herba Menthae aquaticae, Balsami palustris)". Hoppe-Drogenkunde, 1958, hat ein Kap. Mentha aquatica; Folia M. aquaticae werden verwendet: „Bei Magenbeschwerden; galletreibendes Mittel, Aromaticum, Carminativum. - In der Volksheilkunde ... Die Heilkraft von M. aquatica soll der von M. piperita kaum nachstehen".

(M e n t h a s t r u m)
Während bis zu Beginn des 17. Jh. die Bez. Menthastrum sowohl für M. aquatica L. als auch für M. longifolia (L.) Huds. (= M. sylvestris L.) infrage kommt, selbst für Mentha Sarracenica [→ C h r y s a n t h e m u m] in der T. Mainz 1618, verdichtet sich im folgenden die Verwendung als Bezeichnung für M. longifolia. Die T. Frankfurt/M. 1687 führt neben anderen M.-Arten die Herba Menthastrum (Mentha felina, equina, Katzenbalsam). In Ap. Braunschweig 1666 waren vorrätig: Herba menthastri (1/2 K.), Aqua m. (11/2 St.).

Hagen, um 1780, hat aufgenommen: M. sylvestris (Wilde Münze, Roßmünze); „das Kraut (Hb. Menthae sylvestris seu longifoliae) ist bitter und wohlriechend". Spielmann, 1783, beschreibt M. sylvestris L.; liefert Menthastrum (Mentha longifolia); wird ganz selten in Apotheken angetroffen. Geiger, um 1830, erwähnt M. sylvestris; „offizinell war sonst: das Kraut (herba Menthae sylvestris longifolii, Menthastri). Es hat ähnliche Eigenschaften und Bestandteile wie die übrigen Münzen". Hoppe-Drogenkunde, 1958, hat ein kurzes Kap. M. longifolia; Verwendung des Krautes in der Volksheilkunde.

(M e n t h a c r i s p a)
Tschirch vermutet, daß die Kulturminze des Altertums eine der Krauseminze ähnliche Form war; der Gebrauch der Minzen kam vom Süden über die Alpen, wohl mit dem Wort erst im Mittelalter durch die Benediktiner; auch die Kulturminze des Mittelalters und des 16. Jh. war - nach Tschirch - in erster Linie eine Krauseminze.

In T. Worms 1582 sind aufgenommen: [unter Kräutern] Menta crispa (Sisymbrium. Kraußmüntz, Krauserbalsam, Deymentum); Aqua (dest.) Menthae crispae

(Sisymbrii, Kraußmüntz oder Krausenbalsamwasser). In T. Frankfurt/M. 1687: Herba Mentha crispa (Balsamitha, krauser Balsam, Kraußmüntz), Balsamum Menthae (Kraußmüntzbalsam), Conserva Menthae (Krausemüntz-Zucker). In Ap. Braunschweig 1666 waren vorrätig: Herba menthae crisp. (2 K.), Aqua m. crisp. (4 St.), Conserva m. crisp. (6 lb.), Oleum m. crisp. (20 Lot).

Schröder, 1685, schreibt im Kap. Mentha: „Obgleich die Spitzige [er nennt sie auch M. sativa acuta] und Krause-Müntz gleiche Tugenden besitzen, so daß man beide in Apotheken hat, so wird doch die krause [er nennt sie M. sativa crispa] der anderen vorgezogen, besonders wenn deren Stengel in etwas rötlich ist, welche auch deswegen die rote Müntz genannt wird" [über Verwendung siehe oben bei Mentha aquatica]. In Ph. Augsburg 1640 war verordnet, daß bei Verschreibung von „Mentha" die „rubra et hortensis vera" zu nehmen ist.

Die Ph. Württemberg 1741 beschreibt als einzige M.-Droge: Herba Menthae crispae (sativae, rotundi foliae crispae, spicatae, cruciatae, Krause-Müntz, Kreutz-Müntz; Stomachicum, Carminativum; löst koagulierte Milch in der Brust auf); Aqua (dest.) Menthae, Conserva (ex herbis) M., Oleum (coct.) M., Oleum (dest.) M., Spiritus M., Syrupus Menthae. Die Stammpflanze heißt bei Hagen, um 1780 (auch bei Spielmann, 1783): M. crispa (Krause Münze, Gartenmünze), liefert Hb. Menthae crispae.

Die Kraut- bzw. Blattdroge blieb pharmakopöe-üblich. Aufgenommen in preußi-sche Pharmakopöen: (1799-1829) Herba Menthae crispae (1799-1813 von M. crispa, 1827/29 von M. crispa L. und M. crispata Schrad.), zur Herstellung von Aqua M. crispae und Oleum Herbae M. crispae benutzt; (1846-1862) Folia Menthae crispae (1846 von M. crispa L., 1862 v. M. crispa L. et crispata Schrad.). So auch in DAB 1, 1872; in DAB 2, 1882 (von M. crispa). Dann Erg.-Bücher (1892 von M. crispa; 1916 von der angepflanzten M. silvestris L. var. crispa Bentham; 1941 von M. spicata Hudson var. crispata Briquet).

Zubereitungen im DAB 1 waren: Aqua Menthae crispae, Oleum M. crispae, Spiritus M. crispae Anglicus, Syrupus M. crispae. In Erg.-B. 6, 1941: Aqua, Oleum, Sirupus und Tinctura M. crispae.

Geiger, um 1830, beschrieb M. crispa: „Ob es eine bloße Varietät von Mentha sylvestris oder rotundifolia ist, wie Dierbach annimmt, will ich dahingestellt sein lassen ... Offizinell ist: das Kraut (herba Menthae crispae) ... Verwechselt wird die Pflanze mit Mentha crispata Schrad., Menth. virid., sylvestris, rotundifolia u. a. ... Man gibt auch die Krausemünze ähnlich wie Pfeffermünze im Aufguß, innerlich und äußerlich. - Präparate hat man davon: Öl, Wasser, Spiritus, Sirup, ehedem noch Essenz, Conserve und Extrakt. - Das Kraut wird auch zu Likör, Krausemünzgeist, ähnlich wie Pfeffermünze verwendet". Die M. crispata Schrad. soll - nach Geiger - eine Varietät von M. viridis sein.

Hager, 1874, erklärt: „Die Botaniker halten die Mentha crispa L. für eine durch die Kultur veränderte Mentha aquatica L., die Mentha crispata Schrader für eine durch Kultur veränderte M. viridis L. Auch andere Arten der Mentha nehmen durch die Kultur die krausblättrige Form und Krauseminzgeruch an und können dann sämtlich als Mentha crispa in Gebrauch genommen werden, die Beschreibung, welche die Pharmakopöe gibt, paßt in allen Fällen darauf. Für den Handverkauf hält man gemeiniglich die Blätter von Mentha crispata Schrader".

In Hager-Handbuch, um 1930, ist über die Stammpflanze der Folia Menthae crispac (M. crispa L.) ausgeführt: „Mehrere Mentha-Arten können in der Kultur, seltener wild, eigentümlich krause Blätter bekommen, womit zugleich in manchen Fällen eine Änderung der Beschaffenheit des ätherischen Öles verbunden ist. So wird zuweilen in Norddeutschland und Skandinavien eine krause Form der Mentha aquatica L. γ-crispa Benth. mit fast kopfigem Blütenstande gebaut, am häufigsten kultiviert man als Krauseminze Mentha silvestris L. η-crispa Benth., seltener Mentha viridis L. γ-crispa Benth. (in Amerika und England) oder Mentha arvensis L. δ-crispa Benth.". Über die Anwendung ist geschrieben: „Wie Pfefferminze, zur Herstellung aromatischer Wässer, zur Fernhaltung des Kornkäfers bei der Lagerung von Getreide". Hoppe-Drogenkunde, 1958, gibt zu M. crispa (krausblättrige Formen von M. silvestris und M. viridis) an: Verwendung „bei Magen- und Gallenleiden. - In der Volksheilkunde ... Die Wirkung ist milder und schwächer als die von M. piperita".

(Mentha piperita)

Nach Tschirch-Handbuch wird die Pfefferminze erstmalig sicher bei Ray (1696) erwähnt, der sie (1704) als „Mentha palustris, Peper-Mint" beschrieb; von Ausläufern des in England entstandenen Bastards stammt alle Pfefferminze in den amerikanischen und europäischen Kulturen ab; die Kultur in Mitcham begann 1750, in Deutschland um 1780.

Hagen, um 1780, beschreibt: „Pfeffermünze (Mentha piperita), wächst in England wild ... Das Kraut (Hb. Menthae piperitae) ist in neueren Zeiten in Gebrauch gekommen". Spielmann, zur gleichen Zeit, beschreibt Mentha Piperitis L. und die Herstellung von Rotulae aus dem ätherischen Öl.

Die Kraut- bzw. Blattdroge wurde pharmakopöe-üblich. Aufgenommen in Ph. Preußen 1799: Herba Menthae piperitae (Pfeffermünze, von M. piperita): Zur Herstellung von Acetum aromaticum, Aqua aromatica, Aqua Menthae piperitae, Aqua vulneraria vinosa, Electuarium aromaticum, Species aromaticae, Species resolventes externae, Oleum Herbae Menthae piperitae (dieses zur Herstellung von Elaeosaccharum M. pip. und Emplastrum aromaticum); ab Ausgabe 1846 heißt die Droge: Folia M. pip. In DAB 1, 1872: Folia Menthae piperitae (von M. piperita L.); zur Herstellung von Aqua aromatica, Aqua foetida antihysterica, Aqua M. pip. (dieses zu Elixir amarum), Aqua M. pip. spirituosa, Aqua vulneraria spirituosa, Species aromaticae, Syrupus M. pip.; mit Oleum M. pip werden hergestellt: Emplastrum aromaticum, Rotulae M. pip., Spiritus M. pip. Anglicus. In

DAB 1910 und 1926 wird als Stammpflanze der Folia Menthae piperitae: der von Linné Mentha piperita genannte Bastard zwischen M. viridis L. und M. aquatica L., angegeben. Im DAB 7, 1968, stehen „Pfefferminzblätter" und „Pfefferminzöl", von M. piperita L. In der Homöopathie ist „Mentha piperita - Pfefferminze" (Essenz aus frischer, blühender Pflanze; Allen 1877) ein wichtiges Mittel.

Geiger, um 1830, schrieb über die Anwendung: „Man gibt die Pfeffermünze in Substanz, in Pulverform; häufiger im Teeaufguß, auch äußerlich mit Wasser oder Wein infundiert zu Umschlägen, Bädern usw. - Präparate hat man davon: das ätherische Öl, ferner Wasser, Zucker, Küchelchen. Sie macht ferner einen Bestandteil mehrerer Zusammensetzungen aus ... Auch erhält man durch Destillation des Krauts mit Weingeist und Zusatz von Zucker einen angenehmen Likör, Pfeffermünzlikör". Hager-Handbuch, um 1930, gibt an: „Die Pfefferminze ist ein vielgebrauchtes krampfstillendes, blähungtreibendes Mittel, das im Aufguß, bei Leibschneiden, Darmkrampf, Brechdurchfall genommen wird. In feiner Speciesform dient sie zu Kräuterkissen. Sie ist von guter Wirkung bei Neuralgie; besonders wird hier das ätherische Öl, teils innerlich in Tropfen oder Ölzucker, teils äußerlich zu Einreibungen oder in Form der Mentholstifte angewandt"; das ätherische Öl wird angewendet: „Innerlich in weingeistiger Lösung oder mit Zucker; es wirkt auch als Cholagogum und wird bei Gallensteinen angewandt. Äußerlich gegen Migräne zum Bestreichen der Stirn und Schläfe, auch gegen Zahnschmerzen. Die Hauptmengen dienen zur Herstellung von Pfefferminzkügelchen und -Pastillen, von Zahnpulvern und Mundwässern und von Likör". Hoppe-Drogenkunde, 1958, macht entsprechende ausführliche Angaben.

(Verschiedene)
Bei Geiger, um 1830, werden weitere M.-Arten erwähnt, so:
1.) M. arvensis; „offizinell war ehedem: das Kraut (herba Menthae equinae seu sylvestris)". Bock, um 1550, hat die Pflanze als vierten Nept abgebildet, Fischer bezieht mittelalterliche Quellen auf sie (menta minor, nepata, weißminz).
Nach Schmeil-Flora ist die folgende Art eine Kreuzung von M. arvensis und M. spicata.
2.) M. gentilis; verwendet wird das Kraut (herba Menthae balsaminae). Beßler führt die Pflanze (mit anderen M.-Arten zusammen) beim Gart-Kap. Balsamita an, auch Fischer zitiert sie für mittelalterliche Quellen, Berendes bringt sie in Zusammenhang mit Diosk.-Kap. Kalamintha. Spielmann, 1783, beschrieb M. Gentilis L. als Mentha Balsamina (Münzbalsam).
3.) M. rotundifolia; „offizinell war ehedem: das Kraut (herba M. sylvestris rotundiore folio)". Nach Fischer kommt diese Art in südlichen mittelalterlichen Quellen vor.
4.) M. auricularia; „davon war das Kraut (herba M. auriculariae, M a j o r a n a e foetidae) offizinell".

318

Mentzelia

Nach Dragendorff-Heilpflanzen, um 1900 (S. 455; Fam. L o a s e a e ; nach
Zander-Pflanzennamen: L o a s a c e a e), hat die mexikanische M. hispida Willd.
eine drastisch wirkende Wurzel, die gegen Syphilis Verwendung findet. In der
Homöopathie ist „Mentzelia hispida" (Tinktur aus getrockneter Wurzel) ein
weniger wichtiges Mittel.

Menyanthes

M e n y a n t h e s siehe Bd. II, Tonica. / V, Trifolium.
B i t t e r k l e e siehe Bd. IV, E 262; G 957, 1498. / V, Coronilla.
S u m p f k l e e siehe Bd. IV, G 957.
T r i f o l i u m f i b r i n u m siehe Bd. II, Antiscorbutica; Hydropica; Splenetica. / IV, C 73; G 957.
Zitat-Empfehlung: *Menyanthes trifoliata (S.).*
Dragendorff-Heilpflanzen, S. 532 (Fam. G e n t i a n a c e a e ; nach Zander-Pflanzennamen: M e n y -
a n t h a c e a e); Tschirch-Handbuch II, S. 1602.

Nach Fischer-Mittelalter ist c o n s o l i d a minor bei W. Agilon (einem span.
oder südfranz. Mediziner des 13. Jh.): **M. trifoliata L.** Nach Hoppe beschreibt
Bock, um 1550, die Pflanze als „Wysen M a n g o l t ", bezieht sich auf eine falsche
Pflanze bei Dioskurides und gibt danach die Indikationen an (Stypticum; Kraut
(und Samen) in Wein gegen Dysenterie und Menorrhöe; äußerlich gegen Geschwüre). Schröder, 1685, beschreibt im Kap. T r i f o l i u m als ein Geschlecht
davon: Trifolium palustre fibrinum, B i b e r k l e e , L u n g e n k l e e ; „wird
gebraucht wider den Scharbock und Wassersucht; daraus kann man auch eine
Essenz" machen.
In Ap. Lüneburg 1718 waren 14 lb. Herba et folia Trifolii fibrini seu aquatici
(W a s s e r k l e e) vorrätig. Die Ph. Württemberg 1741 beschreibt: Herba Tri-
foli fibrini (aquatici, palustris, Bieberklee, B i t t e r k l e e , Wasserklee, S c h a r -
b o c k s k l e e ; Aperiens, Incidans, Roborans; Antiscorbuticum, Antasthmaticum, Anthypochondriacum, Antifebrile; äußerlich als Mundificans bei Geschwüren); Radix Trifolii fibrini (aquatici, antiscorbutici, Bieberklee, Wasser- und
Scharbocksklee-Wurzel; Tugenden wie die Blätter); Aqua dest., Essentia, Extractum und Spiritus Trifolii fibrini.
Bei Hagen, um 1780, heißt der Fieberklee (Z o t e n b l u m e) M. trifoliata. So
die Stammpflanze der Herba Trifolii fibrini (seit Mitte des 19. Jh. als „Folia" T. f.
bezeichnet) in allen preußischen Pharmakopöen und DAB's bis 1926 (zuletzt: Folia
Trifolii fibrini, Bitterklee; „die getrockneten Laubblätter von Menyanthes trifo-
liata Linné"; zur Herstellung von Extractum Trifolii fibrini, der Bestandteil von
Elixir Aurantii comp. ist).
In der Homöopathie ist „Menyanthes - Bitterklee" (Essenz aus frischer Pflanze;
Hahnemann 1818) ein wichtiges Mittel.

Über die Anwendung schrieb Geiger, um 1830: „Man gibt das Kraut im Aufguß oder in Abkochung, in Pulverform; auch der aus dem frischen Kraut ausgepreßte Saft (succus expressus Trifolii fibrini) wird zuweilen verschrieben. - Als Präparate hat man noch vorzüglich das Extrakt (extractum Trifolii fibrini) ... Ehedem mehr als jetzt war auch die Tinktur (tinctura Trifolii fibrini) gebräuchlich. Das Extrakt kommt noch zu mehreren bitteren Zusammensetzungen, wie elixirium Aurantiorum compositum usw.".

Nach Hager, 1874, gehört der Fieberklee zu den bitteren, magenstärkenden Arzneistoffen. Nach Hager-Handbuch, um 1930: „Anwendung. Als magenstärkendes Bittermittel, vom Volk auch gegen Wechselfieber. In Teemischungen oder als Extrakt in Pillen und Elixieren". Verwendung nach Hoppe-Drogenkunde, 1958: [Blatt] Amarum, bei Gallenleiden und rheumatischen Erkrankungen. In der Homöopathie bei Kopfschmerzen, Rheumatismus, bei Magenschwäche und Seekrankheit. In der Volksheilkunde als Antipyreticum und Antineuralgicum, bei Gallen- und Leberleiden. - In der Likörindustrie. [Wurzel] Amarum, Febrifugum.

Mercurialis

Mercurialis siehe Bd. II, Antihysterica; Digerentia; Emollientia; Lenitiva; Purgantia. / IV, G 1620. / V, Chenopodium.

G r o t-Hippokrates: M. annua.
B e r e n d e s-Dioskurides: Kap. B i n g e l k r a u t, M. annua L.; Kap. K a k a -l i a, M. tomentosa L.?; Kap. P h y l l o n, M. annua?, M. perennis L.? u. a.
S o n t h e i m e r-Araber: M. annua (Diosk.: P a r t h e n i o n).
F i s c h e r-Mittelalter: M. annua L. (mercurialis, u n g u e n t a r i a, h e r b a p e c u l a r i s, linochites, v i r g i n a l i s, b u n g i l, h e i m w u r z, h e i m g r a s, s c h e i ß m a l t e n, s p e c k m a l t e n, bingelkraut, k u e -w u r t z, b ü n g e l; Diosk.: l i n o z o s t i s, herba mercurialis mascula).
B e ß l e r-Gart: M. annua L. und M. perennis L.
H o p p e-Bock: M. perennis L. (W a l d - B e n g e l k r a u t, H u n d t s -k r a u t, H u n d s k o e l); M. annua L. (gemeinst Bengelkraut, W i n t e r -g r u e n).
G e i g e r-Handbuch M. annua (Bingel- oder Bengelkraut, M e r k u r i u s -k r a u t, S c h w e i ß k r a u t, K u h k r a u t, Hundskohl, S p e c k m e l d e); M. perennis (Waldbingelkraut, Hundskohl).
H a g e r-Handbuch: **M. annua L.; M. perennis L.**
Z i t a t-Empfehlung: **Mercurialis annua (S.); Mercurialis perennis (S.).**

Nach Berendes wird die Linozostis des Dioskurides mit M. annua L. identifiziert (wäßrige Abkochung führt Galle und Wäßriges ab; Blätter der weiblichen, als

Zäpfchen, bewirken Empfängnis eines Mädchens, die der männlichen Erzeugung eines Knaben). Auch das Phyllon des Diosk. wird auf M. annua L. oder andere M.-Arten bezogen (dieser Pflanze wird ebenfalls, allerdings von Diosk. angezweifelt, eine Geschlechtsbestimmung nachgesagt). Die Geschlechtsbestimmung taucht - nach Hoppe - auch bei Bock, um 1550, im Zusammenhang mit M. annua L. auf; wird genau wie M. perennis L. auch als Purgans verwendet. Außerdem: Grüne Kräuter mit Fett als Kataplasma gegen Schwellungen und Entzündungen.

In T. Worms 1582 sind verzeichnet: Herba Mercurialis (Mercurii, Linozostis, Bingelkraut, Scheißkraut, Mercuriuskraut, Weingartgrün, Kühwurtz); Succus M. (Bingelkrautsafft). In Ap. Braunschweig 1666 waren vorrätig: Herba mercurialis (1 K.), Aqua m. (2 St.), Essentia m. (13 Lot), Oximelli m. (2 lb.), Sal m. (17 Lot).

In Ph. Württemberg 1741 sind aufgenommen: Herba Mercurialis (annuae, glabrae, vulgaris, Bingelkraut, Hundskohl; befördert den Stuhlgang, Emolliens); Mel mercuriale und Syrupus Mercurialis sive prophylacteus (= Syrop de longue vie), beide Präparate aus dem Saft bereitet. Anwendung nach Geiger, um 1830: „Das Kraut wird zweckmäßig nur frisch gebraucht, gewöhnlich der ausgepreßte Saft. Es wirkt abführend (wohl auch brechenerregend). Äußerlich wird es als erweichender Umschlag aufgelegt. - Macht einen Hauptbestandteil des ehedem berühmten syr. longae Vitae (syrop de longue vie) aus. Die alten Ärzte zählten es zu den herbis 5 aperientibus".

Dragendorff-Heilpflanzen, um 1900 (S. 378 uf.; Fam. E u p h o r b i a c e a e), gibt an: „wirkt schwach abführend, wird bei Syphilis, Hydrops, Menostasie, als Emmenagogum und Expectorans gebraucht, frisch auch als Diureticum". In Hager-Handbuch, um 1930, steht bei Herba Mercurialis (annuae) nur: „Anwendung. Früher zu Kräutersäften, als Catharticum".

In der Homöopathie ist „Mercurialis - Bingelkraut" (M. perennis L.; Essenz aus frischer Pflanze; 1844) ein wichtiges, „Mercurialis annua" (Essenz aus frischem, blühenden Kraut) ein weniger wichtiges Mittel. Hoppe-Drogenkunde, 1958, Kap. M. annua (darin auch M. perennis erwähnt), schreibt über Anwendung des Krautes: „Laxans. Diureticum. In der Homöopathie auch bei Rheumatismus".

Als weitere M.-Droge wird im Hager genannt: Herba C y n o c r a m b e s (= Herba Mercurialis montanae) von M. perennis L. Steht unter gleichen Bezeichnungen auch bei Geiger, um 1830 („wirkt heftig purgierend und brechenerregend, kann selbst tödlich werden").

Mesembryanthemum

M e s e m b r i a n t h e m u m siehe Bd. II, Antiphlogistica. / V, Salsola.

Etwas ausführlicher beschäftigt sich Geiger, um 1830, mit Mesembrianthemum crystallinum L. (E i s p f l a n z e , Z u s e r b l u m e , M i t t a g s b l u m e);

„Diese Pflanze wurde im Jahr 1785 durch Lieb als Arzneimittel empfohlen. - Wächst auf dem Vorgebirge der guten Hoffnung und wird bei uns in Gärten, Gewächshäusern und im Freien gezogen . . . Offizinell ist: das Kraut (Stengel und Blätter), Eiskraut (herba Mesembrianthi crystallini) [in Ph. Fulda 1787] . . . Anwendung: Der ausgepreßte Saft der Pflanze wird innerlich verordnet (gegen Wassersucht, Leberkrankheiten usw.); er wirkt diuretisch". Die Pflanze ist in Hoppe-Drogenkunde, 1958, genannt, ohne Angabe medizinischer Verwendung.

Geiger nennt ferner Mesembrianthemum nodiflorum („liefert sehr gute S o d a "), M. copticum („wird ebenso verwendet"), M. edule („ H o t t e n t o t t e n - F e i g e . . . Davon wird der Saft gegen die Ruhr gebraucht, äußerlich zur Heilung von Brandwunden"), M. Tripolium (es „wird die getrocknete zierliche Kapsel unter dem Namen: Blume von Kandien, in den Handel gebracht."). Nach Dragendorff-Heilpflanzen, um 1900 (S. 204; Fam. A i z o a c e a e), dienen diese Blüten, Flores C a n d i a e , abergläubischen Zwecken.

In der Zeit um 1900 wurde ein Menstruationsmittel von Lindekuh in Breslau unter dem Namen „Mesembryanthemum" angepriesen; es war ein Gemenge aus gepulverten römischen und gewöhnlichen K a m i l l e n , vor dessen Verwendung amtlich gewarnt wurde.

Nach Zander-Pflanzennamen hieß M. crystallinum L. früher: C r y o p h y t u m crystallinum (L.) N. E. Br.; M. edule heißt jetzt: Carpobrotus edulis (L.). N. E. Br.

Mespilodaphne

Dragendorff-Heilpflanzen, um 1900 (S. 242; Fam. L a u r a c e a e), nennt 4 Arten, darunter M. Sassafras Meissen. Dafür hat Hoppe-Drogenkunde, 1958, ein Kapitel (verwendet wird das Brasilianische S a s s a f r a s h o l z , das ätherisches Öl enthält).

Mespilus

M e s p i l u s siehe Bd. V, Cotoneaster; Crataegus; Eriobotrya; Sorbus.

B e r e n d e s-Dioskurides: Kap. Die andere M i s p e l , M. germanica L.
F i s c h e r-Mittelalter: M. germanica L. (mespila, e s c u l u s , n e s p i l u s , a s t r o p a s s a , c a r r o b i a , s i l i q u a , v a g i n e l l a ; Diosk.: m e s p i - l o n).
B e ß l e r-Gart: M. germanica L. (z a r e r , t r i o n u m , t r i g o n u m).
H o p p e-Bock: M. germanica L. (N e s p e l b a u m).
G e i g e r-Handbuch: M. germanica (Mispel, Mespeln, W e s p e l n).
Z i t a t-Empfehlung: Mespilus germanica (S.).

Dragendorff-Heilpflanzen, S. 273 (Fam. R o s a c e a e).

Dioskurides nennt die Frucht einer zweiten (die erste → C r a t a e g u s), in Italien wachsenden Mispelart als etwas adstringierend. Bock, um 1550, bildet die Echte Mispel ab und bezieht sich auf Diosk. (Früchte in verschiedenen Zubereitungen gegen Diarrhöe).

In Ap. Braunschweig 1666 waren 1³/₄ lb. Condita mespilorum vorrätig; die T. Frankfurt/M. 1687 führt: Mespila exsiccata (außgetrucknete Mispeln). In Ph. Württemberg 1741 sind aufgenommen: Mespili Fructus (gedörrte Mespeln; Refrigerans, Adstringens; Samenmantel gegen Steinleiden).

Geiger, um 1830, gibt an: „M. germanica . . . Ein seit alten Zeiten bekannter Baum, dessen Frucht als Obst und zum Teil als Arzneimittel benutzt wird . . . Man hat die (unreifen und reifen) Früchte gegen hartnäckige Durchfälle, Ruhr, verordnet. Sie werden getrocknet. - Im morschen Zustande werden sie als angenehmes Obst genossen, auch eingemacht usw. Durch Gärung liefern sie Wein und Branntwein. Die Blätter werden als Hausmittel zum Gurgeln benutzt".

Mesua

Dragendorff-Heilpflanzen, um 1900 (S. 439; Fam. G u t t i f e r a e), beschreibt M. ferrea L.; Wurzel und Rinde adstringierend und aromatisch, schweißtreibend; Samenöl gegen Rheuma; Blumenblätter als Stimulans, Adstringens, Stomachicum. Nach Hoppe-Drogenkunde, 1958, wird von dieser Art der Same zur Gewinnung fetten Öles benutzt, das feste Holz des Baumes als „ E i s e n h o l z " sehr geschätzt. Bei Hessler-Susruta: M. ferrea.

Metroxylon

S a g o siehe Bd. V, Canna; Copernicia; Solanum.

Nach Tschirch fanden die Europäer, als sie Südostasien betraten, bereits das Sagomehl als wichtiges Nahrungsmittel im Gebrauch. Marco Polo, um 1300, beschreibt die sumatranische Sagopalme und die Gewinnung des S a g o , ähnlich wie sie noch heute betrieben wird, und auch Odorico di Porto Maggiore, zur gleichen Zeit, gedenkt der „Bäume, die Mehl tragen".

Im 18./19. Jh. wird Sago als Diäteticum benutzt. Man nimmt zunächst als Stammpflanze einen Palmfarn (eine C y c a d a c e e) an, so z. B. Hahnemann im Kommentar zum Edinburger Dispensatorium, 1797: „Sago, C y c a s circinalis L. Der Sago ist das Produkt eines morgenländischen Baums aus der Palmfamilie. Man knetet den markigen Teil des Baums mit Wasser und bildet ihn in Kugeln, deren man sich bei den Indianern statt des Brotes bedient. Das Pulver davon tun sie auch in einen Trichter und waschen es mit Wasser über einem Haarsiebe, welches nur die feineren Teile durchgehen läßt. Wenn das Wasser steht, so senkt sich der Satz nieder, den man dann durch Kupferbleche mit vielen Löchern versehen, drückt, und so den Sago zu Körnern bildet. Mit Wasser, Milch oder Fleischbrühe wird er zu einer angenehmen Gallerte, von häufigem Gebrauch bei Abzehrungen und für Genesende".

Wiggers, um 1850, schreibt von Cycas circinalis L. und Cycas revoluta L.: „Beide liefern den Japanischen Sago, Sago japanicus. Die aus dem Mark der Stämme ausgeschiedene S t ä r k e wird in derselben Art, wie ostindischer Sago präpariert. Bekanntlich wurde der in Europa seit 1578 bekannte Sago bis zum Anfange dieses Jahrhunderts allein von Cycas-Arten abgeleitet, und dieses mag auch in früheren Zeiten richtig gewesen sein; allein in der gegenwärtigen Zeit hat in Europa wohl Niemand mehr sichere Kenntnis von dem japanischen Sago, der im Auslande nach wie vor eine höchst wichtige Rolle spielt". Den ostindischen Sago, Sago indicus, leitet er von der Sagopalme ab: Sagus Rumphii Willd. (= M. Sagus Koenig); auch andere S a g u s - A r t e n liefern Sago. „Gegenwärtig soll Sagus laevis Jacq. am häufigsten für den in unseren Handel kommenden Sago verwandt werden". Im Handel unterscheidet man:

1. Weißen Sago (Sago albus); 2. Roten Sago (Sago ruber); 3. Braunen Sago (Sago fulvus); 4. Kleinkörnigen Sago (Perlsago, Sago perlatus); 5. Neuen weißen Sago. „Der Sago kommt jetzt häufig aus Kartoffelstärke nachgekünstelt vor, die man auch wohl mit gebranntem Zucker gefärbt hat".

Einige Pharmakopöen zu Anfang des 19. Jh. nahmen Sago auf: Ph. Preußen 1829 (von Sagus Rumphii Willd.), Ph. Hessen 1827 (von M. Sagu Rottb., Sagus genuina La., Sagus Rumphii Willd.). In Hager-Handbuch, um 1930, ist A m y l u m Sagi verzeichnet (Sagostärke, P a l m e n s t ä r k e , Perlsago; aus dem Grundparenchym von Sagus Rumphii Willd. und Sagus laevis Rumph.) [über Sago um 1950 → M a n i h o t].

Hoppe-Drogenkunde, 1958, Kap. M. Rumphii, schreibt über die Stärke aus dem Mark: „Nähr- und Genußmittel"; M. laeve, M. sagus und zahlreiche andere Palmenarten liefern ebenfalls Palmensago. Nach Zander-Pflanzennamen heißt die Sagopalme: **M. sagu Rottb.** (= M. rumphii (Willd.) Mart.).

Z i t a t-Empfehlung: **Metroxylon sagu (S.).**

Dragendorff-Heilpflanzen, S. 95 (Fam. P r i n c i p e s - P a l m a e); Tschirch-Handbuch II, S. 183 uf.

Meum

M e u m oder M e u siehe Bd. II, Antihysterica; Diuretica; Odontica; Splenetica. / V, Foeniculum; Peucedanum.
B ä r w u r z (e l) oder B e r w u r z siehe Bd. V, Foeniculum; Peucedanum; Selinum.
Zitat-Empfehlung: *Meum athamanticum (S.).*
Dragendorff-Heilpflanzen, S. 493 (Fam. U m b e l l i f e r a e).

Nach Berendes-Dioskurides wird im Kap. B ä r w u r z : **M. athamanticum Jacq.** beschrieben (Wurzel bei Blasen- und Nierenleiden, gegen Harnverhaltung, Aufblähen des Magens, Leibschneiden, bei hysterischen Zuständen, Gelenkleiden; mit Honig gegen Brustrheumatismus; Sitzbad zur Regelung der Menstruation). Nachweis dieser Pflanze in arabischen (Tschirch-Sontheimer) und mittelalterlichen Quellen (Fischer:) (b a l d a m o n i a, meu, f a s s o l i u m, b e r w u r t z; Diosk.: m e o n athamanticon). Kräuterbuchautoren des 16. Jh. lehnen sich an die obigen Indikationen von Dioskurides an, so Bock im Kap. Berwurtz, in dem 3 verschiedene Umbelliferen abgehandelt werden, an erster Stelle - nach Hoppe - M. athamanticum Jacq.

In Ap. Lüneburg 1475 waren 1 qr. Radix meu vorrätig. Die T. Worms 1582 führt: Radix Meu (Mei, A n e t h i Siluestris seu tortuosi, Mei Athamantici, Beerwurtz, Beerendillwurtz, M u t t e r w u r t z, Beermutterwurz); auch in T. Frankfurt/M. 1687 Radix Meu (Beerwurtzel, Bärwurtz, Mutterwurtz, H e r t z w u r t z, B ä r n f e n c h e l oder D i l l). In Ap. Braunschweig 1666 waren vorrätig: Radix meu (12 lb.), Oleum (dest.) meu (2 Lot). Nach Ph. Augsburg 1640 kann anstelle von Meu genommen werden: „A n g e l i c a aut O s t r u t i u m".

Die Ph. Württemberg 1741 beschreibt: Radix Mei (Mei athamantici, Anethi ursini, F o e n i c u l i ursini, A t h a m a n t a e, Bärwurtz, Mutterwurtz, Bärenfenchel, Hertzwurtzel; Alexipharmacum, Carminativum, Bestandteil des Theriaks). Bei Hagen, um 1780, heißt die Stammpflanze: Bärenfenchel, A e t h u s a Meum, bei Geiger, um 1830: M. athamanticum Jacq. (= Aethusa Meum Ait. L., Bärwurtz, Bärenfenchel); die Wurzel wird oft verwechselt; ehedem hat man die Wurzel (rad. Mei, Mei athamantici) „als ein vorzügliches antihysterisches Mittel usw. häufig benutzt. Jetzt wird sie nur noch (und dafür meistens die falsche) in der Tierarzneikunde verwendet". Nach Hoppe-Drogenkunde, 1958, wird die Wurzel von M. athamanticum als „Aromaticum u. Tonicum. - In der Homöopathie. - In der Volksheilkunde" verwendet.

In der Homöopathie ist „Meum athamanticum" (Essenz aus frischer Wurzel) ein weniger wichtiges Mittel.

Mikania

Geiger, um 1830, berichtet, daß in Südamerika das Kraut von M i c a n i a opifera Mart. und M. officinalis Mart. gegen Schlangenbiß und wie Chinarinde angewandt wird. Beide Arten werden bei Dragendorff-Heilpflanzen, um 1900 (S. 659; Fam. C o m p o s i t a e), genannt (M. opifera unter der Bezeichnung: M. cordifolia Willd.).

Unter den insgesamt 7 M.-Arten bei Dragendorff befindet sich auch M. Guako H.B.K. (gegen Schlangen- und Skorpionbiß, Hundswut, Ekzem, Cholera, Rheuma, als Antifebrile, Antisyphiliticum, Antarthriticum, Wundmittel); sie hat bei Hoppe-Drogenkunde, 1958, ein Kapitel, weil in der Homöopathie „G u a c o"

(M. Guako H.B.K.; Tinktur aus getrockneten Blättern; Hale 1873) ein (wichtiges) Mittel ist.

Mimosa

M i m o s a siehe Bd. V, Acacia; Enterolobium; Inga; Leucaena; Pithecellobium.

Dragendorff-Heilpflanzen, um 1900 (S. 294; Fam. L e g u m i n o s a e), führt 8 M.-Arten, darunter nicht M. humilis, die bei Hoppe-Drogenkunde, 1958, ein Kapitel hat. In der Homöopathie ist „Mimosa humilis" (M. humilis Willd.; Essenz aus frischen Blättern) ein weniger wichtiges Mittel.

Mimusops

Unter den 9 M.-Arten bei Dragendorff-Heilpflanzen, um 1900 (S. 520; Fam. S a p o t a c e a e), befindet sich M. Elengi L. (Schreibweise nach Zander-Pflanzennamen: **M. elengi L.**); Blatt gegen Kopfschmerz, Blüte zur Bereitung eines arom. Öls und Wassers gegen Leibschneiden; Wurzel und Rinde gegen Angina, Aphthen; Frucht, unreif zur Befestigung des Zahnfleischs, als Obst. Same zur Ölbereitung (das Öl soll Geburt beschleunigen). Aus dem Milchsaft soll eine Art G u t t a - p e r c h a gewonnen werden. Diese Art wird neben anderen bei Hoppe-Drogenkunde, 1958, erwähnt; Blätter liefern Riechstofföl, Früchte und Rinde gerbstoffhaltig - zur Festigung des Zahnfleischs -, liefert B a l a t a . Als Hauptstammpflanze für diesen eingetrockneten Milchsaft wird M. Balata genannt; Verwendung als Ersatz für Guttapercha, zu Zahnkitten, Pflastern; technisch zur Herstellung von Treibriemen, Schuhsohlen. Das Produkt wird in Hager-Handbuch, um 1930, im Kap. Guttapercha beschrieben. Stammpflanze: vor allem M. globosa Gaertn. (= M. balata Crueg.), K u g e l b a u m ; heimisch hauptsächlich auf den Antillen, Bahamasinseln, im nördl. Südamerika; andere Balata liefernde Arten, die aber für Erzeugung der Handelsbalata noch wenig in Betracht kommen, sind: M. speciosa Blume, M. Schimperi Hochst., M. Kummel Bruce, M. Henriquesii Engl. et Warb. in Afrika; M. Elengi L. im westl. Vorderindien, auf Ceylon usw., C h r y - s o p h y l l u m ramiflorum D.C., Brasilien. Verwendung von Balata als billiger Ersatz für Guttapercha.
In Deines-Ägypten wird M. Schimperi genannt. Nach Dragendorff wird diese M. Schimperi Hochst. für die P e r s e a der Ägypter erklärt; wird jetzt von den Arabern L e b b a c h genannt, hat eßbare Früchte und liefert ebenso wie M. Kummel Bruce K a u t s c h u k . In Hessler-Susruta kommt vor: M. elengi und M. kanki.

Mirabilis

Mirabilis siehe Bd. V, Exogonium.
Zitat-Empfehlung: *Mirabilis jalapa (S.); Mirabilis longiflora (S.).*

Geiger, um 1830, erwähnt M. Jalappa [Schreibweise nach Zander-Pflanzennamen: M. jalapa L.], M. dichotoma und M. longiflora (W u n d e r b l u m e n); „in Ostindien und Mexiko zu Hause, werden bei uns in Gärten gezogen . . . Man glaubte früher, die Wurzel sei die wahre J a l a p p a . Sie haben auch purgierende Eigenschaften". Bei Dragendorff-Heilpflanzen, um 1900 (S. 203; Fam. N y c t a - g i n e a e ; nach Zander: N y c t a g i n a c e a e), heißt M. Jalapa L. auch N y c - t a g o hortensis Juss.
Für M. longiflora L. gibt Dragendorff die Bezeichnung: M a t a l i s t a , an (Drasticum; ihre Varietät: M. suaveolens L. et B. - Mittelamerika - wird als Stomachicum, Adstringens, Antirheumaticum gebraucht). Kurzzeitig offizinell war (Ph. Württemberg 1741; Spielmann 1783) Radix M e t a l i s t a e (Matalistae; scheint eine Art M e c h o a c a n n a zu sein; Abführmittel).

Mitchella

In der Homöopathie ist die nordamerikanische R u b i a c e e M. repens L. als „Mitchella repens" (Essenz aus frischer Pflanze; Hale 1875) ein wichtiges Mittel. Sie wird - nach Hager-Handbuch, um 1930, und nach Hoppe-Drogenkunde, 1958 - als Tonicum, Diureticum, Adstringens verwandt.

Moluccella

Nach Geiger, um 1830, war von der kleinasiatischen M o l u c e l l a laevis L. in früheren Zeiten das sehr wohlriechende und bitterschmeckende Kraut (herba Molucellae) offizinell. Nach Dragendorff-Heilpflanzen, um 1900 (S. 573; Fam. L a b i a t a e), ist das Kraut ein Tonico-Amarum. Schreibweise nach Zander-Pflanzennamen: M. laevis L.
Z i t a t-Empfehlung: Moluccella laevis (S.).

Momordica

Momordica siehe Bd. IV, G 540. / V, Apodanthera; Citrullus.
Zitat-Empfehlung: *Momordica balsamina (S.).*

In Hessler-Susruta wird M. charantia, M. monadelpha und M. myxa genannt. Fischer-Mittelalter zitiert altital. Quellen mit M. Balsamina (c a r a n n e , pomo di gerusalem). Bock, um 1550, bildet - nach Hoppe - im Kap. B a l s a m ö p f f e l oder M a m o r t i c a , **M. balsamina L.** ab (er rühmt ihre wundenheilende Eigenschaft).

Schröder, 1685, beschreibt Momordica (Balsam Aepffel): „Sie werden bei uns in Gärten gepflanzt. In Apotheken hat man die Blätter und Früchte. Sie dienen den Wunden, lindern die Schmerzen der goldenen Ader; äußerlich taugen sie für die verletzten Nerven, Brüche und Verbrennungen. Bereitete Stücke sind: Das Öl. Man infundiert und kocht die Früchte (doch nimmt man zuvor den Samen heraus) in süßem Mandelöl. Dieses taugt für die Entzündung der Wunden und heilt sie auch alsbald, dient gleichfalls den Schrunden der Brustwarzen und den verletzten Nerven".

In T. Frankfurt/M. 1687 ist aufgenommen: Oleum Momordicae (Balsamäpffel öhl). Dieses steht in Ph. Württemberg 1741 (aus reifen Momordica-Früchten und Leinöl). Die Stammpflanze der Frucht heißt bei Hagen, um 1780: M. Balsamina (Balsamapfel); der Gebrauch der Frucht beschränkt sich bloß auf die Verfertigung des Öles (Ol. Momordicae), das bei uns nicht gebräuchlich ist und meistenteils aus Holland geschickt wird.

Geiger, um 1830, erwähnt M. Balsamina (Balsamapfel, W u n d e r a p f e l); „offizinell waren ehedem die Früchte (fruct. Momordicae). Sie wurden mit Öl übergossen und dieses gegen Schrunden, Verbrennungen usw. gebraucht. - Die unreifen Früchte werden mit Salz eingemacht und genossen. Aus den Blättern bereiten die Indianer ein Getränk".

Dragendorff-Heilpflanzen, um 1900 (S. 647 uf.; Fam. C u c u r b i t a c e a e), nennt mehrere M.-Arten, darunter die asiatische M. Balsamina L.; Frucht reif „gegen Kolik, als Brechmittel, Hydragogum, Drasticum, Same mit Öl gegen Hämorrhoiden, Frostbeulen, Brandwunden etc. Wurzel gegen Icterus und Leberleiden".

Nach Hoppe-Drogenkunde, 1958, ist die Frucht von M. balsamina „Drasticum, Emeticum"; wird in der Homöopathie verwendet. Dort ist „Momordica Balsamina" (Essenz aus reifen Früchten; Allen 1877) ein wichtiges Mittel.

Monarda

M o n a r d a siehe Bd. IV, D 7.
Zitat-Empfehlung: *Monarda didyma (S.); Monarda fistulosa (S.); Monarda punctata (S.).*

Geiger, um 1830, beschreibt **M. didyma L.;** „die Pflanze wurde im 17. Jh. nach Europa gebracht. - Wächst in Nordamerika wild und wird als Zierpflanze häufig bei uns im Freien in Gärten gebaut . . .Offizineller Teil: Das Kraut (herba Monardae) . . . In Amerika und England werden die Blätter als Tee benutzt. Auch fängt man jetzt in Deutschland an, sie in Teeaufguß und aromatischen Umschlägen

zu geben . . . Anstatt dieser Pflanze wird auch wohl die **M. fistulosa L.** . . . eingesammelt. - Das Kraut hat ähnliche Eigenschaften wie das vorhergehende. **M.
punctata L.** . . . wird in Nordamerika ebenso angewendet". Dragendorff-Heilpflanzen, um 1900 (S. 578; Fam. L a b i a t a e), nennt diese Arten und 6 weitere
dazu. Hoppe-Drogenkunde, 1958, hat ein Kap. M. didyma; das Monardenkraut
(P f e r d e m i n z e) wird als Aromaticum verwendet; M. punctata, M. fistulosa,
M. mollis in gleicher Weise.
In der Homöopathie ist „Monarda didyma" (Essenz aus frischer, blühender Pflanze) ein weniger wichtiges Mittel.

Monotropa

Geiger, um 1830, erwähnt von M. Hypopitys (Schreibweise nach Schmeil-Flora:
M. hypopitys L.), daß die getrocknete Pflanze in Schweden den Schafen und Rindvieh gegen Husten gegeben wird. Auch nach Dragendorff-Heilpflanzen, um 1900
(S. 506; Fam. P i r o l a c e a e ; nach Schmeil-Flora: P y r o l a c e a e), wird M.
Hypopitys L. (= H y p o p i t y s multiflora Sch.) in der Veterinärpraxis als Hustenmittel verwendet.
Hoppe-Drogenkunde, 1958, hat ein Kap. M. uniflora, denn in der Homöopathie
wird „Monotropa uniflora" (M. uniflora L.; Essenz aus frischer Pflanze) als
weniger wichtiges Mittel gebraucht.

Monsonia

M o n s o n i a siehe Bd. IV, Reg.

Nach Dragendorff-Heilpflanzen, um 1900 (S. 339; Fam. G e r a n i a c e a e), hat
die capländische M. ovata Cav. adstringierende Wurzelstöcke. Nach Hoppe-Drogenkunde, 1958, dienen davon die Herba Monsoniae als Adstringens.

Morinda

Dragendorff-Heilpflanzen, um 1900 (S. 638; Fam. R u b i a c e a e), nennt 9
M.-Arten, darunter die ostindische **M. citrifolia L.** (Blatt bei Diarrhöe, Men-
struationsstörungen, gegen Kolik, Nachwehen, Frucht bei Harn-, Gallen-, Milzleiden, Ruhr), die bei Hoppe-Drogenkunde, 1958, ein Kapitel hat; die Morinda-
wurzel wird als Diureticum und Laxans, zur Behandlung arterieller Hypertensio-

nen benutzt, technisch als Färbemittel für Gewebe. Erwähnt werden weitere 5 M.-Arten.

Z i t a t-Empfehlung: **Morinda citrifolia (S.).**

Moringa

B a l a n u s siehe Bd. II, Abstergentia; Adstringentia; Antipsorica; Calefacientia; Melanagoga.
B a l a n e n siehe Bd. V, Terminalia.
B e h e n siehe Bd. V, Centaurea; Limonium; Silene.

H e s s l e r-Susruta: H y p e r a n t h e r a moringa.
D e i n e s-Ägypten: M. aptera.
B e r e n d e s-Dioskurides: Kap. B e h e n ö l, M. oleifera Lam. oder M. ptery-gosperma Gaertn.
T s c h i r c h-Araber: M. aptera Gärtn.; Sontheimer: Hyperanthera Moringa.
F i s c h e r-Mittelalter: M. pterygosperma Gaertn. (b e n).
B e ß l e r-Gart: M. oleifera Lam. (= M. pterygosperma Gaertn.).
G e i g e r-Handbuch: Hyperanthera Moringa Vahl. (= G u i l a n d i n a Morin-ga L., M. zeylanica Lam.).
H a g e r-Handbuch: M. pterygosperma Gärtner (= M. oleifera Lam.); M. aptera Gärtner (= M. arabica Pers.).
Z a n d e r-Pflanzennamen: Außer **M. oleifera Lam.** (P f e r d e r e t t i c h-b a u m) ist als Bennußbaum angegeben: **M. peregrina (Forsk.)** **Fiori** (= M. ara-bica (Lam.) Pers.).
Z i t a t-Empfehlung: **Moringa oleifera (S.); Moringa peregrina (S.).**

Dragendorff-Heilpflanzen, S. 263 uf. (Fam. M o r i n g a c e a e).

(B e e n)
Das Behenöl wird nach Dioskurides aus Behennüssen unter Zusatz von Wasser ausgepreßt (vertreibt Male, Leberflecken, Finnen, reinigt den Bauch; mit Gänse-fett eingeträufelt als Ohrenmittel).
In T. Worms 1582 ist verzeichnet [unter Früchten:] Ben (M y r o b a l a n u s, G l a n s A e g y p t i a, B a l a n u s Aegyptia seu Myrepsica, G l a n s u n-g u e n t a r i a); Oleum Balaninum (Oleum de Been); in T. Frankfurt/M. 1687: Balanus Myrepsica (Beennüßlein), Oleum Balaninum (de Been express., Been-öhl). In Ap. Braunschweig 1666 waren 4 Lot Oleum de been vorrätig. Schröder, 1685, schreibt über Balanus myrepsica: „Ben ist eine Frucht eines Baumes, der der Myricae gleicht, in der Größe wie eine Haselnuß, hat inwendig einen fetten, öligen Kern, wie eine Mandel ... Der Kern wärmt im 3. und trocknet im 2. Grad, reinigt oben und unten, führt die Gallen und den Schleim aus. Er heilt auch die Rauden und Geflechter ...

Bereitete Stück: Das Öl wird aus den Körnern gepreßt und zu uns gebracht, unter dem Titel olei balanini oder de Been. Es erweicht, zerteilt, ist nahrhaft, heilt die Rauhigkeit und Flecken der Haut und taugt in den Ohrensausen, wenn mans ins Ohr tut".

Die Ph. Württemberg 1741 führt unter Früchten: Been (Balanus myrepsica, Glans unguentaria; man bereitet ein Öl daraus; die Frucht wird selten in Apotheken angetroffen). Bei Hagen, um 1780, heißt der Ölnußbaum: Guilandina Moringa. Die Ph. Preußen 1799 hat aufgenommen: Nuces Been seu Behen, von Guilandina Moringa seu Hyperanthera Moringa Vahlii. Geiger, um 1830, schreibt über „Anwendung. Die Behennüsse wurden ehedem als Brech- und Purgiermittel gebraucht. - Das ausgepreßte Öl wird in südlichen Ländern häufig zu Einreibungen, zum Aufguß auf wohlriechende Blumen, Verfertigung des Jasminöls und anderen wohlriechenden Ölen, zu Salben usw. benutzt. Ehedem hatte man davon, mit Wachs zusammengeschmolzen, einen Körper zu Balsamen (c o r p u s   p r o   b a l s a m .). Es hält sich sehr lange unverändert".

Bei Wiggers, um 1850, heißt die Stammpflanze: M. pterygosperma Gaertn.; die Behennüsse oder Ö l n ü s s e sollen auch von M. aptera und M. polygona gesammelt werden. Nach Hager-Handbuch, um 1930, kommen die Semen Moringae (Behennuß) und das daraus gewonnene fette Oleum Moringae (Behenöl) hauptsächlich von M. pterygosperma Gärtner. Anwendung des Öls: „Als Speiseöl und als Schmieröl". Nach Hoppe-Drogenkunde, 1958, Kap. M. pterygosperma (= M. oleifera; Fam. R e s e d a c e a e), wird verwendet: das fette Öl der Samen (Moringaöl, Behenöl) als Speiseöl, zum Ölen feiner Instrumente, in der Kosmetik; die Wurzel (Rad. Moringae, Behenwurzel) wird ähnlich wie Meerrettich gebraucht; Diureticum, Stimulans. Erwähnt wird M. arabica (= M. aptera); die Samen (Semen Moringae, Behennüsse) dienen als Emeticum und Purgans.

(L i g n u m   n e p h r i t i c u m)
In Ap. Braunschweig 1666 waren 1¹/₂ lb. davon vorrätig. Schröder, 1685, schreibt über das Holz: „Es wird aus Neu-Hispanien gebracht . . . Es wärmt und trocknet im 1. Grad, wird gebraucht zu Nierenfehlern, üblen Harnen, Verstopfung der Leber und der Milz. Von des Holzes Beschaffenheit schreiben die Gelehrten unterschiedlich"; er zitiert einen Bericht des „berühmten Libavius" [um 1600] über die vorzügliche purgierende Wirkung, in Wein genommen. Aufgeführt in Ph. Württemberg 1741: Lignum Nephriticum (G r i e ß - H o l t z ; wird von wegen der blauen Farbe, die es Wasser verleiht, S a n d a l u m coeruleum genannt; bei Nieren- und Steinleiden, treibt Harn; als Infus und Dekokt).
Hagen, um 1780, beschreibt die Droge beim Ölnußbaum [siehe oben]: „Wächst in Syrien, Ägypten, Malabar und Zeilon . . . Linne glaubt, daß das blaue Santelholz oder Griesholz (Lignum Nephriticum) von demselben Baum abstamme. Es ist diese Meinung aber unwahrscheinlich, da der Ölnußbaum in Asien wächst, dieses

Holz aber aus Peru kommt". Auch Geiger bemerkt beim Moringabaum: „Von diesem Baum leitet Linné auch das Griesholz, blaue Sandelholz, ab; was von anderen widersprochen wird . . .das Griesholz wurde ehedem im Aufguß bei Nierensteinbeschwerden verordnet". Angabe bei Wiggers, um 1850: „M. pterygosperma Gaertn. . . . liefert wahrscheinlich das Lignum nephriticum . . . gibt mit Wasser ein braunes, beim auffallenden Lichte bläulich schillerndes Infusum".

Morrenia

Nach Dragendorff-Heilpflanzen, um 1900 (S. 547; Fam. A s c l e p i a d a c e a e), wirken von M. brachystephana Griseb. die Wurzel, Blatt und Frucht auf die Milchabsonderung. Diese Wirkung nennt auch Hoppe-Drogenkunde, 1958, bei Radix Morreniae (Kap. M. brachystephana).

Morus

M o r u s siehe Bd. II, Acidulae; Adstringentia; Antidysenterica; Stomatica. / V, Chlorophora; Toddalia.

H e s s l e r-Susruta: M. indica.
G r o t-Hippokrates: M. nigra.
B e r e n d e s-Dioskurides: M. nigra u. M. alba.
S o n t h e i m e r-Araber: Morus.
F i s c h e r-Mittelalter: M. alba u. nigra L. (morus, c e l s u s, m u l b e e r-b a u m ; Diosk.: m o r e a, s y k a m i n e a).
B e ß l e r-Gart: M. nigra L. u. M. alba L. (m o r a c e l s i).
H o p p e-Bock: M. nigra L. (M a u l b e e r b a u m).
G e i g e r-Handbuch: M. nigra; M. alba; M. indica.
H a g e r-Handbuch: **M. alba L., M. nigra L.**; *M. indica L.*, **M. rubra L.**
Z i t a t-Empfehlung: **Morus alba (S.); Morus nigra (S.); Morus rubra (S.); Morus indica (S.).**

Dragendorff-Heilpflanzen, S. 171 uf. (Fam. M o r a c e a e); Tschirch-Handbuch II, S. 76; Peters-Pflanzenwelt: Kap. Der Maulbeerbaum, S. 149-154.

Nach Grot findet man Maulbeeren bei Hippokrates als Diätmittel und Laxans, die Blätter von M. nigra als Wundmittel. Nach Dioskurides wurden vom Maulbeerbaum verwendet: Saft der Früchte (mit Honig gegen Flüsse, Geschwüre, Mandelentzündungen), unreife getrocknete Früchte (für Magenkranke), Wurzelrinde (Dekokt löst den Bauch, treibt Bandwurm, gegen Vergiftungen mit Sturmhut), Blätter (gepulvert, mit Öl, zu Umschlägen bei Verbrennungen), Saft der Blätter (gegen Spinnenbiß), Rinde u. Blätter (Abkochung als Mundwasser bei

Zahnschmerzen), erstarrter Saft der Wurzel (gegen Zahnschmerzen, Geschwüre). Kräuterbücher des 16. Jh. geben entsprechende Indikationen an.

In Ap. Lüneburg 1475 waren vorrätig: Rob mori Celsi (¹/₂ lb.), Dyamoron (8 lb.). Für letzteres hat Ph. Nürnberg 1546 zwei Vorschriften: Diamoron D. Nicolai (enthält Succus Mororum celsi - Maulbeersaft - und Succus Mororum rubi - B r o m b e e r s a f t -, ferner Honig) und Diamoron D. Val. Cordi (außerdem mit Succus Mororum rubei Idaei - H i m b e e r s a f t -). Die T. Worms 1582 führt: Radix Mori (Moreae, S y c a m i n i, A r b o r i s s a p i e n t i s, Maulbeerbaum-wurzel), Aqua (dest. simpl.) Mororum celsi (Maulbeernwasser), Rob mororum (Diamoron, Maulbeersaft), Rob mororum compositum Galeni. In Ap. Braun-schweig 1666 waren vorrätig: Roob diamoron cum saccharo (3 lb.), Syrup. dia-moron c. melli (33 lb.), Syrup. diamoron c. sacch. (12 lb.), Spiritus mororum (3 lb.).

Die Ph. Württemberg 1741 führt: Cortex Mori radicis (Maulbeerbaum-Rinden; Abstergens, Calefaciens, Laxans, Specificum gegen Eingeweidewürmer), Roob Mororum, Succus M., Syrupus M. (aus dem Saft reifer Maulbeeren). Hagen, um 1780, führt auf: „Weißer Maulbeerbaum (Morus alba), stammt aus China her und wird nebst dem folgenden bei uns gebaut . . . Die Blätter (Fol. Mori albae) . . . werden manchmal verordnet. - Schwarzer Maulbeerbaum (Morus nigra) ist in Persien ursprünglich zu Hause . . . Maulbeeren (Mora, Baccae Mori) enthalten einen häufigen, weinhaften, süßen und blutroten Saft, der zum Zuckersafte oder Mues (Roob Mororum) verwendet wird. Die Rinde und Wurzel dieses Baumes ist gar nicht mehr gebräuchlich".

In preußischen Pharmakopöen finden sich 1799-1829: Fructus Mororum (Schwar-ze Maulbeeren, von M. nigra) und Syrupus Mororum (aus dem Saft der schwar-zen M. bereitet). - Der Sirup wurde wieder in die Erg.-Bücher aufgenommen.

Über die Verwendung der schwarzen Maulbeeren schreibt Geiger, um 1830: „Die Früchte verordnet man als diätetisches kühlendes Mittel. - Präparate hat man da-von: Syrup und Mus (Syr. u. roob Mororum) . . . Die Wurzelrinde hat man ehedem gegen den Bandwurm gebraucht, jetzt ist sie obsolet". Bei M. alba erwähnt er die früher gebräuchlichen Blätter (Folia Mori albae); „ihr wichtigster Nutzen ist, daß sie das fast alleinige Nahrungsmittel der S e i d e n r a u p e ausmachen". Als 3. Art führt er M. indica auf, von ihr „leiten einige die L o p e z w u r z e l (rad. Lopez, Lopeciana) ab, die im 17. Jh. zuerst von Lopez nach Europa gebracht wurde . . . War als eins der vorzüglichsten Mittel gegen chronische Diarrhöe sehr berühmt, jetzt ist sie fast obsolet". Auch Wiggers, um 1850, schreibt noch von M. indica Willd., daß sie vielleicht die Stammpflanze der Lopezwurzel sei (→ T o d d a l i a).

Nach Hoppe-Drogenkunde, 1958, Kap. M. nigra, wird die Frucht verwendet („aus frischen Früchten wird Sirupus Mororum hergestellt. - Aus den Maulbeeren wird eine Schminke (natürliches Lippenrot) hergestellt"). Unter ferner verwendeten Arten nennt Hoppe: M. alba (Frucht in China bei Wassersucht verwendet), M. indica (Rinde als Diureticum benutzt, junge Blätter als Galactagogum). Für M. nigra wird noch angeführt, daß die Blätter die Hauptnahrung der Seidenraupen bilden.

Mucuna

Hagen, um 1780, schreibt über die Juckende F a s e l (D o l i c h o s pruriens), daß ihre lederartigen Hülsen außen ganz dicht mit rotbraunen stechenden Haaren oder Borsten bedeckt sind, „die sich leicht abwischen lassen, und wenn sie vom Winde mitgenommen werden, den Menschen und Tieren, auf welche sie fallen, das heftigste Jucken erregen. Diese Haare, die man K u h k r ä t z e (S e t a e seu L a n u g o S i l i q u a e hirsutae) und in Amerika C o u h a g e oder C o - w i t c h nennt, werden als eines der vorzüglichsten Wurmmittel empfohlen". Diese Droge war aufgenommen in Ph. Preußen 1799: Siliqua hirsuta. Juckende Fasel, Kuhkrätze. Dolichos pruriens. Bei Geiger, um 1830, heißt die Stammpflanze: S t i z i l o b i u m pruriens Pers. (= Dolichos pruriens L.); liefert offizinelle Haare oder Borsten (Stizilobium, setae seu lanugo Siliquae hirsutae); „man gebraucht diese Haare, mit Honig zu Latwerge angemacht, gegen Würmer"; auch von Stizilobium urens Pers. (= Dolichos urens L.) werden die steifen Haare entsprechend verwendet.
Dragendorff-Heilpflanzen, um 1900 (S. 334 uf.; Fam. L e g u m i n o s a e), nennt 10 M.-Arten, darunter M. pruriens D. C. (= M. prurita Hook., Dolichos pruriens L., Stizolobium pr. Pers.; ähnlich gebraucht wie die folgende, Hülsen als Diureticum, Wurzel gegen Gicht, Cholera, Hydrops) und M. urens D. C. (= Stizilobium ur. Pers., Dolich. ur. L.; Brennhare äußerlich zur Erregung von Hautreiz, innerlich gegen Würmer, Same gegen Dysurie, Hämorrhoiden, Asthma und als Antidot). Angaben bei Hoppe-Drogenkunde, 1958: M. pruriens [Schreibweise nach Zander-Pflanzennamen: **M. pruriens (L.). DC.**]: verwendet werden die Brennhare der Fruchthülsen; hautreizendes Mittel, in Homöopathie gegen Eingeweidewürmer; ebenso werden die Haare von M. urens gebraucht.
In der Homöopathie ist „Dolichos pruriens - J u c k b o h n e " (Tinktur aus Haaren der Fruchthülse; Jeanes 1852) ein wichtiges Mittel.
Z i t a t-Empfehlung: **Mucuna pruriens (S.).**

Musa

M u s a siehe Bd. V, Cotoneaster.
Zitat-Empfehlung: *Musa paradisica (S.).*
Dragendorff-Heilpflanzen, S. 140 uf. (Fam. M u s a c e a e).

Die B a n a n e, die nach Hessler bei Susruta vorkommt, nach Sontheimer bei Ibn Baithar, nach Fischer bei den Arabern (p a r y s a p p h i l, musa) und bei

Albertus Magnus (a r b o r p a r a d i s i), wird von Tabernaemontanus, 1731, im Kap. Von dem Indianischen Gewächs Musa, beschrieben. Er zitiert die Meldung von Matthiolus (um 1550), „daß seine Frucht aus Ägypten und Syrien gen Venedig gebracht werde, daselbst werde es Musa genannt" (Clusius nennt es P a l a). „Es schreibt Serapio von dem Kraut, wie Matthiolus meldet, daß es warm und feucht sei im 1. Grad. Innerlicher Gebrauch. Es schreiben die Medici, daß, so man der Frucht zuviel esse, beschädige sie den Magen und verstopfe die Leber: dagegen aber erweiche sie den Leib, treibe den Harn und reize zur Unkeuschheit: Lindere auch die Gebresten der Brust, der Lungen und der Nieren. Sie wird aber in Deutschland gar nicht oder selten gebraucht, dieweil sie nicht zu überkommen ist".

Während Geiger in seinem Handbuch, 1830, die Pflanze nicht aufführt, ist sie in der Neuauflage von 1839 aufgenommen: Musa paradisiaca Linn. u. M. sapientum Linn., P i s a n g oder Banane. „Die Banane ist für die Bewohner der heißen Zone eine der wichtigsten Nahrungspflanzen ... Man findet den Geschmack der rohen Frucht erst nach einiger Gewöhnung sehr angenehm ... Die starken Fasern des Stammes werden zu sehr dauerhaftem Tauwerk und auch zu feinen Zeugen verarbeitet ... Die unreifen Früchte werden als Arzneimittel in verschiedenen Krankheiten angewendet". Nach Hoppe-Drogenkunde, 1958, benutzt man die Stärke der unreifen Früchte, Amylum Musae, von M. paradisiaca, auch von M. sapientum und deren Kulturformen (Nährmittel für Kinder u. Kranke, zu Pudern, Pillen usw.). In der Homöopathie ist „Musa sapientum" (Tinktur aus getrockneten Blüten) ein weniger wichtiges Mittel. Zander-Pflanzennamen verweist von M. sapientum und M. sapientum var. paradisica auf **M. x paradisica L.**

Muscari

Nach Berendes-Dioskurides wird die S p e i s e z w i e b e l als **M. comosum (L.) Mill.** gedeutet (als Kataplasma bei Krämpfen, Quetschungen, Splittern, Gelenkschmerzen, Krebs, Podagra, Ödem der Wassersüchtigen, bei Hundebissen; als Umschlag gegen Magenschmerzen; gegen Schorf, Leberflecken, Ohrenleiden; mit Essig gekocht gegen innere Rupturen). Nach Hoppe beschreibt Bock, um 1550, diese Pflanze (M. comosum Mill.; Zwibel von Nürmberg, S e w z w i b e l n) als eine Art von H y a c i n c t e n und gibt Indikationen in Anlehnung an das Kap. H y a k i n t h o s bei Dioskurides (Wurzel als Diureticum, gegen Spinnengift; Samen gegen Gelbsucht; Wurzel in Kataplasma gegen Frühreife). Geiger, um 1830, schreibt über M. comosum W. (= H y a c i n t h u s comosus L., Schopf-Hyacinthe): Offizinell ist jetzt nichts davon. Das B o l b o s der Alten ist vielleicht diese Pflanze".

In Hoppe-Drogenkunde, 1958, ist M. comosum als saponinhaltige Pflanze geführt, ebenso M. racemosum. Auch diese ist bei Bock beschrieben *(M. racemosum Lam. et DC.;* H u n d s z w i b e l, K n o b l a u c h).

Mu/y

Fischer-Mittelalter zitiert nach altital. Quellen M. botryoides Mill. (p i g n e t t e)
[Schreibweise nach Zander-Pflanzennamen: **M. botryoides (L.) Mill. emend. DC.**].
Z i t a t-Empfehlung: **Muscari comosum (S.); Muscari botryoides (S.).**

Dragendorff-Heilpflanzen, S. 124 (Fam. L i l i a c e a e).

Mutisia

Nach Dragendorff-Heilpflanzen, um 1900 (S. 690; Fam. C o m p o s i t a e), wird
von den südamerikanischen M. campanulata Less. und M. viciaefolia Cav. die
Blüte gegen Herzklopfen, Hysterie, Epilepsie benutzt. Hoppe-Drogenkunde, 1958,
hat ein kurzes Kap. M. viciaefolia, weil in der Homöopathie „Mutisia viciaefolia"
(Essenz aus frischen Blättern) ein (weniger wichtiges) Mittel ist.

Myosotis

M y o s o t i s siehe Bd. V, Asperugo; Euphrasia; Lappula; Taraxacum.
V e r g i ß m e i n n i c h t siehe Bd. V, Omphalodes; Teucrium; Veronica.
Zitat-Empfehlung: *Myosotis palustris (S.); Myosotis arvensis (S.).*
Dragendorff-Heilpflanzen, S. 563 (Fam. B o r r a g i n a c e a e ; nach Schmeil-Flora: B o r a g i n a c e a e).

Nach Berendes (Kap. M a u s e o h r) wird das Myosotis des Dioskurides unter
anderem als M. palustris L. identifiziert (Wurzel zum Umschlag bei Aegilopie).
Nach Tschirch-Sontheimer kommen in arabischen Quellen M. arvensis und
M. palustris vor, nach Fischer in mittelalterlichen Quellen M. palustris L.
und verwandte Arten (g e m m a , g a m a d r e o s , o c u l u s c o n s u l i s ,
flos campi seu agrestis, o c u l u s p o r c i , v e r g i s s m e i n n i t t , p a c k -
m i n t z e n , g a m a n d e r ; Diosk.: myosota, m u r i s a u r i c u l a). Nach
Hoppe beschreibt Bock, um 1550, als 3. und 4. Art vom „ A u g e n t r o s t ":
M. scorpioides L. em. Hill. subsp. palustris Herm. [Schreibweise nach Zander-
Pflanzennamen: **M. palustris (L.) L.**] und M. arvensis Hill. [Schreibweise nach
Zander: **M. arvensis (L.) Hill.**]; er identifiziert diese Pflanzen nicht mit solchen
antiker Autoren (Saft, Kraut oder Destillat gegen Augenleiden).
In der Homöopathie ist „Myosotis arvensis" (Essenz aus frischem, blühenden
Kraut) ein weniger wichtiges Mittel. Hoppe-Drogenkunde, 1958, erwähnt M. ar-
vensis (Herba Myosotis arvensis - Acker-Vergißmeinnicht) - für Homöopathie -
und M. palustris - für Volksheilkunde.

336

Myosurus

Geiger, um 1830, erwähnt **M. minimus L.** (kleinster M ä u s e s c h w a n z); „offizinell war sonst das Pflänzchen (herba C a u d a e m u r i n a e). Es soll etwas
scharf und adstringierend sein". In der Homöopathie ist „Myosurus minimus" (Essenz aus frischer, blühender Pflanze) ein weniger wichtiges Mittel.
Z i t a t-Empfehlung: **Myosurus minimus (S.).**

Dragendorff-Heilpflanzen, S. 231 (Fam. R a n u n c u l a c e a e).

Myrica

M y r i c a siehe Bd. IV, E 55. / V, Eugenia; Humulus; Myricaria; Myrtus.
M i r i c a siehe Bd. V, Calluna; Myricaria; Spartium; Tamarix.
Zitat-Empfehlung: *Myrica gale (S.).*
Dragendorff-Heilpflanzen, S. 161 uf. (Fam. M y r i c a c e a e); Tschirch-Handbuch III, S. 830.

Fischer gibt mehrere mittelalterliche Bezeichnungen an, die für M. Gale L. und
M y r t u s communis L. gemeinsam gelten sollen (→ Myrtus). Der G a g e l
(M. gale L., früher auch G a l e palustris (Lam.) Chev.) hat in der offiziellen
Therapie keine größere Rolle gespielt. Geiger, um 1830, schreibt über M. Gale
(gemeiner Gagel, Myrtengagel, brabantische Myrte, Torfmyrte), daß Zweige und
Blätter (herba Myrti brabanticae, Gales, C h a m a e l e u g n i) offizinell waren;
„man trinkt sie als Tee wie den chinesischen, setzt sie auch dem Biere zu, welches
sie so wie der Porst, sehr berauschend machen soll. Die Blätter und Zweige sollen
auch die Motten und anderes Ungeziefer vertreiben. Aus den Beeren läßt sich
W a c h s erhalten". Dragendorff, um 1900, gibt an: Kraut bei Brustkrankheiten,
Rinde adstringierend. Nach Hager, um 1930, wurden früher von M. gale L. (Ga-
gel, P i m e n t r o y a l) die Folia Myrti brabantici gegen Hautkrankheiten be-
nutzt; auch wie chinesischer Tee und als Hopfensurrogat in Brauerei. Hoppe-
Drogenkunde, 1958, gibt an: „Früher gegen Dysenterie; Antiparasiticum, gegen
Motten. In der Volksheilkunde bei Hautleiden"; die berauschende Wirkung im
Bier wird erwähnt.
Als weitere Art nennt Geiger M. cerifera (wachsbringende Gagel, virginischer
W a c h s b a u m). Nordamerikanischer Strauch, dessen Wurzelrinde dort als
Brechmittel gebraucht wird. - „Sehr nützlich machen diesen Strauch die Früchte,
welche auf Wachs benutzt werden. Man kocht die reifen mit Wasser, das Wachs
schmilzt und sammelt sich auf der Oberfläche". Nach Hager, um 1930, werden
Wurzel und Rinde als Laxans und Brechmittel benutzt, auch gegen Diarrhöe; die
Früchte dieser u. a. Arten liefern Myrica-Wachs (Myrthenwachs). Weitere Arten
bei Hager sind M. asplenifolia (Banks) Baill. (Adstringens, blutstillend), M. Nagi
Thunb. (Rinde als Tonicum u. Adstringens), M. sapida Wall. (Rinde gegen Blu-

tungen, Brustbeschwerden). In der Homöopathie ist „Myrica cerifera" (Essenz aus frischer Wurzelrinde; Hale 1875) ein wichtiges Mittel.

Nach Zander-Pflanzennamen heißt M. cerifera Bigel. non L. jetzt: M. pensylvanica Loisel.; die M. asplenifolia L. heißt jetzt: **Comptonia peregrina (L.) J. M. Coult. var. aspleniifolia (L.) Fern.**

Myricaria

Myricaria siehe Bd. V, Tamarix.

F i s c h e r-Mittelalter: M. germanica Des. u. T a m a r i x Thuja L. (t a m a-r i s c u s, m i r i c a, b r u c a, mer weyden, wilder s e w e n b o u m).

B e ß l e r-Gart: **M. germanica (L.) Desv.** (= Tamarix Germanica L.), als eine, für den Norden geltende Deutung von Tamariscus (→ Tamarix).

H o p p e-Bock: M. germanica Des. (Tamariscenholtz, P o r t z, B i r t z e n-b e r t z, M y r i c a).

G e i g e r-Handbuch: Tamarix Germanica.

Z i t a t-Empfehlung: **Myricaria germanica (S.).**

Dragendorff-Heilpflanzen, S. 445 uf. (Fam. T a m a r i s c a c e a e ; nach Schmeil-Flora: Tamaricaceae).

Bock, um 1550, schreibt im Kap. Tamariscenholtz: „Wir haben in unserem Land nur ein Tamariscengeschlecht, nämlich das wild unfruchtbar . . . Den zahmen Tamariscenbaum mit seinem Samen oder Frucht, gleicht den Galläpfeln, lassen wir den Ägyptern und Syriern, wollen uns mit dem wilden behelfen". Als Indikationen führt er auf, was Dioskurides über die Tamariske (→ Tamarix) geschrieben hatte. Die in Deutschland bis zum 18. Jh. meist gebrauchten Tamariskendrogen kamen von M. germanica; es ist allerdings nicht auszuschliessen, daß auch Drogen von Tamarix gallica L. darunter waren.

In Ap. Lüneburg 1475 waren vorrätig: Cortex tamaristi (1 lb., 2 oz.), Flores tamarisci (1 lb. 1 qr.). Die T. Worms 1582 führt: [unter Kräutern und Blättern] Tamariscus (Tamarix, Myrica, B r y a r i a, Tamariscken, P o r s t, Portz, Birt-zenbertz, die Blätter davon); Radix Tamarisci (Tamarisckenwurtzel), Cortex Radicis Tamaricis (Tamarisckenwurtzelrinden); T. Frankfurt/M 1687, außer Cortex Tamarisci eine Conserva Tamarisci (Tamariscenzucker). Die Ap. Braunschweig 1666 hatte: Cortex tamarisci (4 lb.), Lignum t. (5 lb.). In Ph. Württemberg 1741 sind verzeichnet: [unter Herbae et Foliis] Tamarisci (Germanicae, silvestris, fruti-cosae, Tamariskenkraut, Porst; Adstringens, Refrigerans; selten im Gebrauch, häufiger die Rinde), Cortex Tamarisci Fruticosae (Germanicae; gegen Gelbsucht, weißen Fluß, Krätze, Melancholie; in Dekokten und medizinischen Weinen). Geiger, um 1830, schreibt von der deutschen Tamariske, daß ihre Rinde wie die der französischen (Tamarix gallica) angewendet wird; „ehedem erhielt man durch

Auslaugen der Asche aus dem verbrannten Holz ein Salz (sal Tamarisci), welches unreines, kohlensaures Kali ist". Zur gleichen Zeit schreibt Jourdan über die Wirkung: „Tonisch, aber jetzt wenig im Gebrauch, ehedem zu den eröffnenden Mitteln gezählt".

In der Homöopathie ist „Tamarix" (M. germanica Desv.; Essenz aus frischer Rinde) ein weniger wichtiges Mittel.

Myriophyllum

Nach Berendes wird das Myriophyllon des Dioskurides mit M. spicatum L. identifiziert (grün oder getrocknet mit Essig zu Umschlägen, schützt frische Wunden vor Entzündung). Kommt nach Tschirch-Sontheimer in arabischen Quellen vor. Das Kraut war nach Geiger, um 1830, als „herba Millefolii aquatici pennati" gebräuchlich. Nach Dragendorff-Heilpflanzen, um 1900 (S. 483; Fam. Haloragidaceae; nach Zander-Pflanzennamen: Haloragaceae), dienen **M. spicatum L.** und **M. verticillatum L.** als Antiphlogistica.

Z i t a t-Empfehlung: **Myriophyllum spicatum (S.)**; **Myriophyllum verticillatum (S.).**

Myristica

M y r i s t i c a siehe Bd. II, Analeptica. / V, Cocos.
M a c i s siehe Bd. II, Adstringentia; Analeptica; Antidysenterica; Aromatica; Exsiccantia. / IV, A 51; C 34; E 365; G 1546. / V, Syzygium.
M u s k a t siehe Bd. II, Carminativa. / IV, B 4; C 34; G 1496. / V, Cocos; Syzygium; Torreya.
M u s k a t b l ü t e siehe Bd. IV, C 34; E 53. / V, Myristica.
M u s k a t n u ß siehe Bd. III, Spiritus Salis ammoniaci aromaticus. / V, Acrodiclidium; Laurelia; Ravensara.
N u x m o s c h a t a siehe Bd. II, Aromatica; Peptica; Succedanea. / IV, E 365.

H e s s l e r-Susruta: M. moschata.
D e i n e s-Ägypten: Myristica.
T s c h i r c h-Sontheimer-Araber: M. moschata.
F i s c h e r-Mittelalter: M. moschata Thunberg (m a c i s, m u s c a t u m, a l -
b e u s, c a r d u s miristicus, m i r i s t i c a, m u s t a t a, m u s c h g a t).
B e ß l e r-Gart: Kap. Nux muscata, (Samenkern von) **M. fragrans Houtt.**; Kap. Macis (g a l i f e r, t a l i f a r, m a c h i l, s i s t o s e, b i s b e s e), (Arillus von) M. fragrans Houtt.
G e i g e r-Handbuch: M. moschata.
H a g e r-Handbuch: M. fragrans Houttyn (= M. moschata Thunbg., M. aromatica Lam.); M. argentea Warburg, M. malabarica Lam., M. speciosa Warb.
Z i t a t-Empfehlung: **Myristica fragrans (S.).**

Dragendorff-Heilpflanzen, S. 218-220 (Fam. M y r i s t i c a c e a e); Tschirch-Handbuch II, S. 686-689.

M u s k a t n u ß und Macis sind Drogen, die durch die Araber bekannt geworden sind. Nach Tschirch-Handbuch werden sie erstmalig, aber unsicher (als N u c e s i n d i c a e) bei Aetius (6. Jh.) erwähnt, deutlicher seit dem 7. Jh. (nux muscata); ausführlicher, auch über die Heilkraft, spricht sich Ishac ben Amran (um 900) aus, der schon gut zwischen Macis (cortex nucis muscatae), der harten Samenschale und dem Samenkern (Muskatnuß) unterscheidet; in vielen europäischen Quellen seit dem 12. Jh.

In Ap. Lüneburg 1475 waren vorrätig: Nucistae (2 lb., wahrscheinlich N. moschata), Macis (2¹/₂ lb.). Die T. Worms 1582 führt: [unter Gewürzen] Nuces muschatae (M o s c h o c a r i a , M o s c h o c a r y d i a , Nuces myristicae seu m y r e p s i c a e seu u n g u e n t a r i a e seu aromaticae, Muschaten- oder M u - s c h a t n u ß); Nuces muschatae exuccae et torridae (Außgetrucknete verdorrte Muschatnüß/Rümpff); Maces (M a c e r , M a c h i r , Involucrum nucis muschatae, Muschatenblüte); Nuces muschatae conditae (Eingemacht Muschatnüß), Nuces muschatae conditae cum suis corticibus et involucris (Gantz eingemachte Muschatnüß), Oleum stillatitium Nucis muschatae und Macis, Oleum (expressum) Nucum muschatarum (Muschatenöle, Muschatenschmalz).

In Ap. Braunschweig 1666 waren vorrätig: [1.] Nux moschat. rotund. (20 lb.), Nux moschat. oblong. (¹/₂ lb.), Pulvis n. m. (¹/₂ lb.), Aqua n. m. cum vino (¹/₂ St.), Balsamum n. m. (2 Lot), Candisat. n. m. (16 lb.), Condita n. m. (3¹/₂ lb.), Elaeosaccharum n. m. (10 Lot), Oleum n. m. expr. (2¹/₂ lb.), Oleum (dest.) n. m. (7 Lot), Oleum (dest.) n. m. express. (2 lb.); [2.] Macis (15 lb.), Pulvis m. (2¹/₄ lb.), Aqua m. (1 St.), Elaeosaccharum m. (10 Lot), Oleum m. express. (1³/₄ lb.), Oleum (dest.) m. perdestillat. (4 Lot), Oleum (dest.) m. per express. (20 Lot), Pulvis confect. m. cum camph. (13 Lot).

Nach Schröder, 1685, hat man in den Apotheken die Muscaten und Muscatblüth. „Die Nuß wärmt und trocknet, adstringiert in etwas, dient dem Magen, Haupt und der Mutter, zerteilt die Wind, hilft Kochen, verbessert den stinckenden Atem, ist gut in Ohnmachten und Herzklopfen, vermindert das Milz, stillt die Bauchflüß und das Erbrechen. Sie erquickt auch die Frucht im Mutterleib, stärkt das Gesicht, treibt den Harn, taugt für kalte Mutterbeschwerden . . . Die Muscatblüth hat gleiche Kräfte, weil sie aber dünnere Teile hat, wirkt sie auch kräftiger und ist durchdringender. Sie stärkt den Magen wunderbar, zertreibt die Winde und taugt für den Stein.

Die bereiteten Stück:

1. Die eingemachten Muscaten werden ganz, wie die Wellschen Nüß, doch sonder ihre Schalen, eingemacht zu uns gebracht.
2. Muscatblüth Confect. Sie wird eingemacht wie die Muscaten, aber gar selten.
3. Muscaten-Wasser.
4. das destillierte Muscatenöl. Dieses geht mit dem Wasser herüber und taugt in Herzweh.

5. Das ausgepreßte Muscatenöl. Dieses wird aus den frischen, zerstoßenen und in einer Pfanne gerösteten Muscaten ausgepreßt. Es taugt im Bauchgrimmen, Nierenschmerzen. Äußerlich bringt es den Schlaf (wenn mans an die Schläfe streicht), stillt die Grimmen der Kinder, wenn man den Nabel damit schmiert.

6. Muscatensalz. Dieses wird aus der zurückgebliebenen Asche gelaugt. Es ist ein hohes Geheimnis der Kolik, wenn zugleich ein Bauchfluß vorhanden ist, der roten Ruhr, Bauchgrimmen, dem allzugroßen Monatsfluß und allen anderen Leibesflüssen.

7. Das destillierte Muscatenblüthöl.

8. Das ausgedrückte Muscatenblüthöl.

9. Der Extrakt.

10. Der Muscatenblüthbalsam. Er wird aus dem ausgepreßten Öl bereitet, wenn man etliche Tropfen des destillierten Öls dazutut.

11. Muscatenbalsam."

In Ph. Württemberg 1741 sind aufgenommen: [unter Aromatibus] Nuces Moschatae (Myristicae, Nucistae, Muscaten-Nüsse; es gibt runde und lange, die runden werden bevorzugt; Calefaciens, Subadstringens, Stomachicum, Cephalicum, Uterinum, Anodynum); Macis (Muscaten-Blüthe; Stomachicum, Uterinum, Carminativum); Präparate sind: Oleum Nucis Moschatae expressum, Oleum (dest.) Nucis Moschatae, Syrupus Nucistae, Elaeosaccharum Macis, Oleum (dest.) Macis.

Hagen, um 1780, berichtet: „Moschatennußbaum (M. officinalis), gehört zwar auf den Moluckischen Inseln zu Hause, wächst aber von diesen nur allein auf der Insel Banda, weil er von den anderen durch die Holländer mit Fleiß ist ausgerottet worden. Doch ist es vor einigen Jahren den Franzosen gelungen, sowohl von diesem als dem Gewürznelkenbaume Früchte und Pflanzen heimlich zu erhalten, die jetzt auf den Inseln Isle de France, Bourbon und Seichelles gebaut werden . . . Die Früchte sind mit einer dicken und bitteren Schale gleich den Walnüssen umgeben. Unter derselben sieht man ein dunkelrotes, netzartiges Gewebe, welches einen sehr gewürzhaften Geschmack und Geruch hat, und im Trocknen gelb wird. Es ist unter dem Namen Moschatenblumen oder Muskatblüthe (Macis) bekannt. Damit es sich besser halte, so wird es vor dem Verschicken mit Seewasser besprengt. Sechzehn Unzen davon geben ein halbes Lot ätherisches gewürzhaftes Öl (Oleum Macis). Auf diese Muskatblüthe folgt eine Nuß, die eine braune, dünne und harte Schale hat, und deren Kern eigentlich die Moschatennuß (Nux Moschata, Myristica) ist. Die Nüsse nebst den Schalen werden einige Tage durch getrocknet, darauf ungefähr einen Monat lang in den Rauch gehangen, dann mit den Fäusten geklopft, damit die Schalen abspringen, die Kerne nachher einige Stunden lang, um sie für die Fäulnis zu sichern, mit Kalk gebeizt, und endlich völlig getrocknet. Sechzehn Unzen davon geben ein bis zwei Lot ätherisches Öl (Oleum Nuc. Moschat. destillatum) und den dritten bis vierten Teil eines wohlriechenden ausgepreßten Öles, welches Moschatenbalsam oder Muskatbutter (Balsamus, Oleum

Nucistae seu Nucis Moschatae expressum) genannt wird, die Konsistenz des Unschlitts hat, und nebst dem ausgepreßten auch ätherisches Öl enthält. Gemeiniglich läßt man sich beiderlei Öl aus Holland kommen".

Hiervon blieb manches bis um 1950 gebräuchlich.

1.) Muskatnuß. Ph. Preußen 1799, Nuces moschatae, von M. moschata. DAB 1, 1872, Semen Myristicae, von M. fragrans Houttuyn, so bis DAB 5, 1910, dann Erg.-Bücher.

2.) Macis. Ph. Preußen 1799 bis DAB 1, 1872, dann Erg.-Bücher.

3.) Ph. Preußen 1799, Oleum Nucistae [expressum]; DAB 1, 1872 bis DAB 6, 1926, Oleum Myristicae (Butyrum Nucistae).

4.) Ph. Preußen 1799, Oleum Macidis [mit Wasser destilliert] bis DAB 6, 1926, Oleum Myristicae aethereum (= Oleum Macidis), „das ätherische Öl des Samens oder des Samenmantels von M. fragrans Houttuyn".

Offizinelle Zubereitungen der Drogen in Ph. Preußen 1799: Nux moschata in Acetum aromaticum; Ol. Nucistae in Emplastrum aromaticum; Ol. Macid. in Mixtura oleosa-balsamica. In DAB 1, 1872; Semen M. in Spiritus Melissae comp.; Macis in Tinctura Macidis; Oleum Myristicae in Ceratum Myristicae, Emplastrum aromaticum, Unguentum Rosmarini comp.

Nach Geiger, um 1830, gibt man die Muskatnüsse und Blüte in Substanz, in Pulverform selten; Präparate hat man zahlreiche [siehe oben]; Nüsse und Blüte werden in Haushaltungen häufig als Gewürz gebraucht, auch werden die unreifen Früchte in Ostindien mit Zucker oder Salz eingemacht. Nach Hager, 1874, sind die Muskatnüsse selten Bestandteil der Medikamente. Sie gelten als aromatisches Stimulans. In der Küche der Hauswirtschaft werden sie als Gewürz gebraucht. Entsprechende Angaben um 1930.

Die übliche Muskatnuß bezeichnet Geiger als „weibliche oder zahme". Die „männlichen oder wilden", die weniger aromatisch sind, sollen von M. tomentosa kommen. Hagen, 1874, gibt dafür als Stammpflanze an: M. fatua Houttuyn (ist nach Dragendorff, um 1900, identisch mit M. tomentosa Thbg.). Im Hager, um 1930, ist als Stammpflanze von wilder, langer Mußkatnuß M. argentea Warburg angegeben.

In der Homöopathie ist „Nux moschata - Muskatnuß" (Tinktur aus getrockneten Samen; Buchner 1840) ein wichtiges Mittel. Außerdem - weniger wichtig - wird „Myristica sebifera" (Tinktur aus frischem, roten Rindensaft) gebraucht. Nach Dragendorff wird der rote Saft gegen Karies, Aphthen verwendet.

Hoppe-Drogenkunde, 1958, Kap. M. fragrans, gibt über Verwendung an: 1. der Arillus („Aromaticum. - Gewürz"); 2. der Samenkern („Aromaticum, Gewürz. - In der Homöopathie bei geschwächtem vegetativen Nervensystem, bei Darmkatarrh, Muskelrheumatismus"); 3. das äther. Öl aus dem Samenmantel und dem Kern („Stomachicum, Stimulans, Carminativum. - Äußerlich zu Einreibungen bei Rheumatismus. Zu Salben und Pflastern. - In der Parfümerieindustrie. In

der Seifenindustrie"); 4. das fette Öl der Samenkerne („Zu Salben und Pflastern").
Unter „ferner werden verwendet" läuft M. argentea („liefert Papua-Macis und
Papua-Muskatnüsse, auch Lange Muskatnüsse, M a k a s s a r n ü s s e oder
P f e r d e m u s k a t genannt. Geringe Qualitäten mit schwachem Geruch und
unangenehmen Geschmack") und 15 weitere Arten.

Myrocarpus

Nach Dragendorff-Heilpflanzen, um 1900 (S. 307 uf.; Fam. L e g u m i n o s a e),
liefert M. fastigiatus Fr. All. - Brasilien - balsamisches Harz (C a b u r e i b a oder
Oleo Pardo), M. frondosus All. den heilkräftigen Cabureiba-Balsam. Beide Pflanzen sind in Hoppe-Drogenkunde, 1958, erwähnt; Verwendung in der Parfümerie
(C a b r e u v a ö l).

Myroxylon

M y r o x y l o n siehe Bd. V, Copaifera.
B a l s a m u m p e r u v i a n u m siehe Bd. II, Analeptica; Antiparalytica. / IV, D 6.
B a l s a m u m t o l u t a n u m siehe Bd. IV, D 6.
P e r u b a l s a m siehe Bd. II, Expectorantia; Stimulantia. / IV, E 74, 95, 129, 170, 174, 178, 280, 348;
G 162, 489, 801, 1301, 1823. / V, Copaifera.
P e r u b a l s a m e s s e n z siehe Bd. III, Reg.
T o l u b a l s a m siehe Bd. II, Expectorantia; Stimulantia. / IV, E 297; G 55, 132, 1554, 1746.
Zitat-Empfehlung: *Myroxylon balsamum (S.) var. pereirae; Myroxylon balsamum (S.) var. balsamum.*
Dragendorff-Heilpflanzen, S. 308 (Fam. L e g u m i n o s a e); Tschirch-Handbuch III, S. 1044 uf. (Peru-
balsam), S. 1033 (Tolubalsam).

(P e r u b a l s a m e)
Über die Frühgeschichte des Perubalsams berichtet Tschirch-Handbuch: „Die
ersten Nachrichten über B a l s a m u m , d. h. den Perubalsam, der sicher eine
Erfindung der Ureinwohner der Balsamküste ist und dessen Stammpflanze in
ältester Zeit in Mexiko kultiviert wurde, erhalten wir 1569 durch Monardes. Er
nennt den Baum X i l o (Z i l o) und erwähnt zwei Arten Balsam: hellen, angeblich durch Einschnitte in den Baum zu erhaltenden, der nicht exportiert werde,
und dunkelroten, der durch Auskochen der Rinde dargestellt werde . . . Er sagt:
„Und wirklich, hätten die indischen Länder nichts anderes geliefert, als diesen
Wunder wirkenden Balsam, so darf man die Mühe der Spanier bei deren Entdeckung nicht für unnütz halten"; besonders da der echte O p o b a l s a m u m
aus Ägypten (d. h. der M e k k a b a l s a m) nicht mehr zu haben sei. So erlaubte
denn bereits eine Bulle des Papstes Pius V. vom 2. August 1571, daß bei der Herstellung des heiligen S a l b ö l s (c h r i s m a p r i n c i p a l e) der Perubalsam
an Stelle des Mekkabalsam treten dürfe".

In T. Worms 1582 ist aufgenommen: M y r r h a stillatitia (Balsamum peruvianum, Peruvianischer Balsam, Balsam von Peru), in T. Mainz 1618: B a l s a m u m I n d i c u m - Roter Indianischer Balsam; in T. Frankfurt/Main 1687: Balsamus Indicus niger seu Peruvianus - schwartzer Indianischer Balsam (neben Bals. Indicus albus, Mexikanus, weißer Indianischer Balsam). In Ap. Braunschweig 1666 waren vorrätig: Gummi peruviani (4^1/$_2$ Lot), Balsamum peruvianum siccum (1 lb., 6 Lot). Schröder, 1685, beschreibt beide Sorten im Kap. Balsamum Indicum. „Ist ein wohlriechender Saft eines Baumes in Indien, B a l s a m b a u m genannt, von weiß oder schwarz-roter Farbe ... Wenn man dieses Baumes Rinde verwundet, so tropft dieser durch die ganze Welt so sehr berühmte Liquor heraus, den man Balsam nennt. Ist

[1.] Limpidum subalbidum hell weißlich, tropft aus der verletzten Baumrinde, man nennt ihn opobalsamum, in unsern Apotheken wird er Balsamum Indicum genannt, der weiße Indianische Balsam.

[2.] Crassius. Aus den Stücken des Rumpfes und den Ästen, wenn man selbe mit Wasser kocht, da er dann oben zu schwimmen pflegt, gesammelt. Man nennt ihn X y l o b a l s a m u m , unsrige nennen ihn Balsamum Indicum vulgare nigrum, schwarzen gemeinen Indianischen Balsam.

Der erste helle ist der beste, unter dem andern aber ist derjenige zu erwählen, der purpurfarben ist ... Er wärmt und trocknet im 2. Grad, zerteilt, erweicht, adstringiert etwas, wird gebraucht im Keuchen, der Lungensucht, Grießschmerzen, verstopftem Monatsfluß, Schwachheit und Schmerzen des Magens, verstopfter Leber, Mutterunreinigkeit und wo sie nicht empfangen will etc. Äußerlich lindert er die Schmerzen, die von kalter Feuchtigkeit herrühren, zerteilt die wäßrigen Feuchtigkeiten, stärkt das Haupt und die nervigen Teile, heilt die Kontrakturen, zerteilt die Magenbläst, nimmt die Rohigkeiten hinweg, erweicht die harte Milz, lindert die Nierenschmerzen, befördert den hinterhaltenen Harn und taugt für Zipperleins Schmerzen; in der Wundarznei taugt er für frische Wunden (indem er solche heilt und alles schädliche abwendet) und für alte, wie ingleichen für zerstoßene Nerven". Bereitete Stücke sind: Der Spiritus und das destillierte Öl.

Als „weißer Perubalsam" wurde sicherlich zu dieser Zeit meist Copaivabalsam [→ C o p a i f e r a] gehandelt.

In Ph. Württemberg 1741 sind die Drogen klar unterschieden. Es gibt:

1.) Balsamum Indicum Album (Peruvianum album, weißer Indianischer, Peruvianischer Balsam; fließt aus dem Baum aus, der auch den schwarzen Perubalsam liefert; man schreibt ihm höhere Kräfte zu als dem schwarzen, besonders bei Brustleiden, Diarrhöe, Gonorrhöe, inneren Geschwüren; äußerlich ausgezeichnetes Vulnerarium) [in der zugehörigen Arzneitaxe ist diese Sorte nicht aufgeführt].

2.) Balsamum Indicum (Peruvianum Nigrum, schwartzer Indianischer, Peruvianischer Balsam; wird durch Auskochung gewonnen; Dissolvens, Digerans, Roborans, vor allem Vulnerarium, innerlich und äußerlich anzuwenden). Außerdem gibt es

3.) Balsamum Indicum siccum (trockener Indianischer Balsam; von den gleichen Pflanzen; Tugenden wie zuvor, besonders für Pillen) [in der Pharmakopöe steht außerdem der Copaivabalsam, der auch oft als weißer Indianischer Balsam bezeichnet wurde]. Präparate der Pharmakopöe sind: Essentia Balsami Peruviani und Spiritus Bals. Peruviani.

Hagen, um 1780, schreibt vom „Balsambaum (Myroxylon peruiferum), ist ein sehr schöner ansehnlicher Baum, der in den heißesten Gegenden von Terra firma im südlichen Amerika wächst ... Von diesem Baume, der nur ganz neuerlichst den Kräuterkundigen bekannt geworden ist, erhält man den sog. Peruvianischen oder Indianischen Balsam (Balsamus Peruvianus, de Peru, Indicus niger). Erstere Benennung hat er blos daher erhalten, weil er vor Zeiten aus Terra firma nach Peru und von hier erst nach Europa gebracht wurde, und man daher glaubte, daß Peru sein Vaterland wäre. Dieser Balsam ist dicklicher als der Kopaivbalsam, hat eine schwarze Farbe, die etwas ins rötliche schielt ... Man soll diesen erhalten, indem man die Rinde, Zweige und andere Teile des genannten Baumes klein schneidet und mit Wasser auskocht, da denn der Balsam oben aufschwimmt und mit einem Löffel abgeschöpft wird. Der Balsam aber, der aus diesem Baume durch Einritzen der Rinde in Stamm und Ästen von selbst abfließen soll, ist weiß, flüssiger und vorzüglicher und wird weißer peruvianischer Balsam (Bals. Peruvianius albus) genannt. Seiner Seltenheit wegen ist er nicht im Gebrauch. Der trockene Balsam (Opobalsamum siccum, Balsam. Peruvianus seu Indicus siccus) ist der eben jetzt genannte weiße Balsam, der in kleinen Kürbisschalen oder Kalebassen aufgefangen, getrocknet, und in diesen Schalen gemeiniglich uns zugeschickt wird".

Angaben der preußischen Pharmakopöen: Ausgabe 1799-1829, [1.] „Balsamum Indicum seu Peruvianum nigrum", von M. peruiferum [Linn. fil.], [2.] „Balsamum Peruvianum album", ist äußerst selten; der schwarze ist Bestandteil von Emplastrum opiatum, Mixtura oleosa-balsamica, Tinctura Benzoes comp.; 1846, „Balsamum Peruvianum" [von jetzt an nur noch der schwarze], von M y r o s p e r - m u m peruiferum Dec. u. M. punctatum Klotsch; 1862, Verschiedene M.-Arten. Angaben der DAB's: Ausgabe 1872, von M. Sonsonatense Klotsch; Bestandteil von Emplastrum opiatum, Mixtura oleosa-balsamica, Syrupus Balsami Peruviani, Unguentum narcotico-balsamicum Hellmundi; 1882-1890, T o l u i f e r a Pereirae (= M. Pereirae); 1900, M. Pereirae; 1910-1926, „Der durch Klopfen und darauf folgendes Anschwelen der Rinde von Myroxylon balsamum (Linné) Harms, var. Pereirae (Royle) Baillon gewonnene Balsam". Schreibweise der Stammpflanze nach DAB 7, 1968, und Zander-Pflanzennamen: **M. balsamum (L.) Harms, var. Pereirae (Royle) Harms** (= M. pereirae (Royle) Klotzsch, Toluifera pereirae (Royle) Baill.).

Über die Anwendung schrieb Geiger, um 1830: „Man gibt den peruvianischen Balsam in Tropfen, auf Zucker oder mit arabischem Gummi und Eigelb abgerieben, als Emulsion, ferner in Pillen ... Äußerlich wird er als Wundmittel, teils für sich, teils in Salben angewendet. - Präparate hat man davon eine Tinktur, Saft. Er macht ferner einen Bestandteil des Hoffmann'schen Lebensbalsams aus und kommt zu dem electuarium gingivale, bals. Commendatoris, tinct. gingivalis, bals. cephalicum, Locatelli, zur Schokolade usw.". Die Stammpflanze heißt bei ihm Myrospermum pedicellatum Lam. (= M. peruiferum L.). Man erhält von diesem Baum

1.) den weißen peruvianischen oder indischen Balsam, „welcher von selbst oder durch gemachte Einschnitte aus diesem Baum ausfließen soll. Dieser Balsam, der jetzt selten echt im Handel vorkommt (denn was dafür verkauft wird, ist öfter nichts als Copaivabalsam oder Tolubalsam), ist in frischem Zustand weißlich-gelb ... Durch Eintrocknen erhärtet er zu einem rötlich-gelben, durchsichtigen, zerbrechlichen Harz, welches in kleinen Kürbisschalen unter dem Namen weißer, trockener, peruvianischer Balsam (balsam. peruvian. seu indicum siccum, Opo-balsamum siccum) vorkommt ... (häufig wird der echte für Mekkabalsam ver-kauft).

2.) Der schwarze peruvianische Balsam, der jetzt fast allein gebräuchlich ist, soll durch Auskochen aus den jungen Zweigen, der Rinde (wohl auch den Blättern) mit Wasser erhalten werden. Nach Th. Martius ist es jedoch wahrscheinlicher, daß dieser Balsam durch eine Art Ausbraten, Schwelen erhalten werde".

Zur Zeit Hagers, 1874, ist dieser Vorgang genauer bekannt: „Der Perubalsam, zuerst von Monardes 1580 erwähnt, kommt von der Westküste Guatemalas in Zentralamerika, der Balsamküste. Hier sammeln ihn die eingeborenen Indianer, indem sie die Rinde in der heißen Jahreszeit zuvor an einzelnen Stellen des Stam-mes durch Klopfen mit einem Hammer etwas lösen, dann nach mehreren Tagen anzünden und die ausgebrannten Rindenstellen bloslegen. Auf diese Stellen, wo die Ausschwitzung des Balsams aus dem Stamme stattfindet, legt man nun baum-wollene oder wollene Lappen. Wenn diese sich vollgesogen haben, werden sie durch neue ersetzt. Die vollgesogenen Lappen kocht man aus und füllt den sich am Grunde des Wassers ansammelnden Balsam in Kalebassen, Tonkrüge, Blasen. So bringen ihn die Indianer nach Sonsonate. Die Kaufleute, welche hier den Balsam aufkaufen, lassen denselben einige Zeit absetzen und gießen ihn durch ein Sieb. Auch in anderen Gegenden Amerikas, wie in Neu-Granada, Peru, Columbien, Mexiko, wird Perubalsam gewonnen. Es wird vermutet, daß der Perubalsam auch das Produkt aus dem Holz und anderen Teilen der Myroxylon-Arten in Folge einer sogenannten Schwelung (Ausbratens, trockner herabsteigender Destillation) sei, die Gewinnungsart also mit der unseres Teers viel Ähnlichkeit habe ... Die Wirkung des Perubalsams gleicht der im Ganzen des Kopaivabalsams, ist aber weit milder. Man gibt ihn innerlich rein oder in Emulsionen bei chronischen Schleim-flüssen der Respirations- und Urogenitalorgane. Äußerlich dient er gegen chronische schuppige Ausschläge, Skabies, Hautfinnen, Frostbeulen, eiternde

Brustwarzen, torpide Geschwüre, Gangräna. Der Benzoe ähnlich wirkt er einigermaßen fäulniswidrig und desinfizierend. Der Perubalsam ist ein beliebtes Räuchermittel".

Anwendungen nach Hager-Handbuch, um 1930: „Perubalsam wirkt antiseptisch und antiparasitär. Äußerlich zu Einreibungen gegen Krätze und Ungeziefer (größere Mengen reizen die Nieren!), bei wunden Brustwarzen und Frostbeulen, zu Pinselungen bei Kehlkopftuberkulose. Zur Beförderung der Wundgranulationen. Bei Ozaena zu Pinselungen der Nasenschleimhaut oder Einführung mit Balsam getränkter Wattetampons in die Nase. Bei Erkrankungen der Haarwurzel. Innerlich bei chronischen Katarrhen des Urogenitalapparates und der Respirationsorgane mit profuser Sekretion, in Pillen, Emulsion. Als Zusatz zu Räuchermitteln, Pomaden u. a.". Entsprechendes in Hoppe-Drogenkunde, 1958 (die Früchte von M. balsamum var. Pereirae liefern sog. „Weißen Perubalsam". Im Handel unterscheidet man naturelle, geklärte und künstliche Perubalsame. P e r u g e n ist ein künstlicher Perubalsam auf der Basis von gereinigtem S t y r a x).

In der Homöopathie ist „Balsamum Peruvianum - Perubalsam" (weingeistige Lösung; Hale 1897) ein wichtiges Mittel.

(T o l u b a l s a m)

Nach Tschirch war der Tolubalsam (Tolu liegt zwischen Cartagena und Nomendei) im 16. Jh. in Europa noch eine Rarität; er wird von Clusius, 1605, als Balsam de Tolu beschrieben. In T. Frankfurt/M. 1687 steht Balsamus Tolutanus. Schröder, 1685, beschreibt seine Kräfte: „Er wärmt und trocknet, macht dünn, resolviert, dient für Wunden, reinigt die Brust, wird gebraucht im Keuchen, der Lungensucht, Rohigkeit und Schmerzen des Magens. Äußerlich dient er in kalten Schmerzen des Hauptes, Zipperleins und des Griesses, in Augenflüssen, der Gicht, in Schwachheit und Schmerzen des Magens, Aufblähung (wenn mans mit Nardenöl vermischt und sich damit schmiert), in der Wassersucht, in Schwachheit der Milz, in allehand Geschwülsten, Kontrakturen, Ohrengeschwüren etc., besonders aber dient es sehr wohl zu Wunden, besonders wenn auch ein Bein dabei gebrochen worden (denn er zieht derer Stücke heraus), in Wunden der Gelenke, Nervenschnitt, Stöße und Stiche".

Aufgenommen in Ph. Württemberg 1741 ist Balsamum Tolutanum (de Tolu, Balsam von Tolu; kommt mit Opobalsamum in vielem überein, Vulnerarium). Bei Hagen, um 1780, heißt der Tolutanische Balsambaum Toluifera Balsamum. Aufgenommen in einige Länderpharmakopöen des 19. Jh. (Ph. Sachsen 1820, von Toluifera balsami L., Ph. Hamburg 1852, „Balsamum Tolutanum seu Opobalsamum" von Myrospermum toluiferum De Cand.).

Geiger, um 1830, schreibt über Myrospermum toluiferum: „Nach A. Richard ist dieses der Baum, welcher uns den besonders durch Monardes bekannt gewordenen Tolubalsam liefert, und die Linné'sche Toluifera Balsamum existiert nicht".

Aufgenommen in DAB's: Ausgabe 1890, „Das erhärtete Harz der Toluifera Balsamum"; im Kommentar heißt es dazu: „Der Tolubalsam erscheint nach einer Pause wieder unter den offiziellen Arzneimitteln. Seine medizinische Verwendung ist eine unbedeutende. Er genießt einigen Ruf als auswurfbeförderndes Mittel und ist in neuester Zeit vielfach mit K r e o s o t zusammen in den S o m m e r - b r o d t ' s c h e n K a p s e l n verwendet. Außerdem wird er gegen Krätze empfohlen. Dagegen ist seine Verwendung in der Parfümerie des feinen Wohlgeruchs wegen eine sehr ausgedehnte"; Ausgabe 1900, von Myroxylon Toluifera; 1910, „Der an der Luft erhärtete Balsam von Myroxylon balsamum (Linné) Harms, var. genuinum Baillon; 1926, „Der aus den Einschnitten in die Rinde von [Pflanze wie 1910] ausfließende Balsam". Schreibweise nach Zander: **M. balsamum (L.) Harms var. balsamum** (= M. toluifera H. B. K.).

Anwendung nach Hager-Handbuch, um 1930: „Wie Perubalsam, innerlich in Pulvern oder Pillen, häufiger in Kapseln mit Kreosot oder Guajakol bei Erkrankungen der Atmungsorgane. Sonst zu Parfümerie- und Räucherzwecken. Zum Überziehen von Pillen". Nach Hoppe-Drogenkunde auch Wundmittel usw.

Myrrhis

M y r r h i s siehe Bd. V, Anthriscus; Athamanta; Chaerophyllum; Scandix.
Zitat-Empfehlung: *Myrrhis odorata (S.).*

Die S ü ß d o l d e , **M. odorata (L.) Scop.**, wird in Berendes-Dioskurides an zwei Stellen zu Erklärungen herangezogen: Zum Kap. K ö r b e l (die „Myrrhis" gleicht dem Schierling; mit Wein getrunken gegen Spinnenbisse, befördert Menstruation; für Phthisiker, gegen Pestansteckung) und - mit Fragezeichen - zum Kap. Peleponesisches S e s e l i . Sontheimer zitiert die Pflanze als bei Ibn-Baithar vorkommend und Fischer-Mittelalter bringt ein Zitat aus dem 15. Jh. (chalberchern; unter S c a n d i x odorata L.). Als Droge nicht verbreitet, aber in Ap. Braunschweig 1666 waren vorrätig: Herba myrrhid. ($^1/_4$ K.), Radix m. ($^1/_2$ lb.), Aqua m. ($2^1/_2$ St.), Condita rad. m. ($2^1/_2$ lb.).

Geiger, um 1830, beschreibt die Pflanze: M. odorata Scopoli (= Scandix odorata L., wohlriechende Süßdolde, spanischer Kerbel). „Eine schon lange als Gemüse und Arzneimittel benutzte Pflanze ... Offizinell ist: Das Kraut (herba Myrrhidis, C i c u t a r i a e odoratae, C e r e f o l i i hispanici) ... Das Kraut wird frisch in Frühlingskuren verordnet; der ausgepreßte Saft als Brustmittel usw., die getrockneten Blätter werden bei Engbrüstigkeit wie Tabak geraucht. - Ehedem hatte man als Präparat das Extrakt (extr. Myrrhidis). Das Kraut wird ferner als Zugemüse und Gewürz an Speisen wie Kerbel gebraucht. Ähnlich wird auch die Wurzel und der Same verwendet".

Nach Dragendorff-Heilpflanzen (S. 486; Fam. U m b e l l i f e r a e) dient von M. odorata Scop. (= C h a e r o p h y l l u m odoratum Lam.) Kraut als Gemüse und Gewürz, als Expectorans, Blutreinigungsmittel, geraucht gegen Asthma; Wurzel und Frucht als Expectorans und Diureticum. Die Pflanze wird in Hoppe-Drogenkunde, 1958, erwähnt (für die Volksheilkunde; Herba Cerefolii hispanica, Spanisches K e r b e l k r a u t).

Myrtus

M y r t u s siehe Bd. II, Adstringentia; Antidysenterica; Exsiccantia. / V, Dicypellium; Eugenia; Myrica; Pimenta; Ruscus; Syzygium; Vaccinium.
M y r t e siehe Bd. IV, G 1156.

G r o t-Hippokrates: M y r t e .
B e r e n d e s-Dioskurides: **M. communis L.**
S o n t h e i m e r-Araber: M. communis; M. sylvestris.
F i s c h e r-Mittelalter: M. communis L. u. M y r i c a Gale L. (m i r t u s , m i r t i l l u s , myrica frutex genus, p o r s ; Diosk.: m y r s i n e = myrtus).
B e ß l e r-Gart: M. communis L.
G e i g e r-Handbuch: M. communis (gemeine Myrte, Gerbermyrte).
H a g e r-Handbuch: M. communis L.
Z i t a t-Empfehlung: **Myrtus communis (S.).**

Dragendorff-Heilpflanzen, S. 468 uf. (Fam. M y r t a c e a e).

Nach Dioskurides werden Früchte und Blätter der Myrte vielartig verwandt (1. Frucht: Adstringens; gegen Blutspeien und Blasenreiz; so auch der Saft aus frischen Beeren, der gut für den Magen ist und harntreibend; mit Wein gegen giftige Stiche; Abkochung zum Haarfärben; mit Wein als Umschlag gegen Geschwüre, mit Mehl gegen Augenleiden, zu Sitzbädern bei Mutter- und Mastdarmvorfall, bei Gicht, gegen Grind, Schorf, Ausschlag, Ausfallen der Haare. 2. Blätter: Abkochung oder Blättersaft zu Sitzbädern und Bähungen, entfernt weiße Hautflecken, bei Ohrenleiden, zum Schwarzfärben der Haare; zerstoßene Blätter zu Umschlägen auf Geschwüre, Flüsse, Magen; mit Olivenöl bei Entzündungen; trocken gegen Schweiß; gebrannt oder ungebrannt mit Wachssalbe gegen Verbrennungen). Bei (Pseudo) Mesue (12. Jh.) gibt es mehrere Präparate mit Myrtenbeeren, z. B. Sirup (→ V a c c i n i u m).
In Ap. Lüneburg 1475 waren vorrätig: Semen mirti (1 qr.), Oleum mirti (1 lb.), Siropus mirtinus (2 lb.). In T. Worms 1582 sind verzeichnet: [unter Kräutern und Blättern] Myrtus (Myrsine, Myrrhinae, Mirten); Semen Myrti (M y r t i l l i , Mirtensamen), Oleum Myrtinum (Myrthenöle), Sirupus Myrthinus (Myrthensyrup). Die Ap. Braunschweig 1666 hatte ¼ K. Herba myrti. Die Ph. Württem-

berg 1741 verzeichnet: Herba s. Folia Myrti (B a e t i c a e silvestris et sativae, communis Italicae, Myrthenblätter; Adstringens zum Gurgeln bei Skorbut), Myrti Baccae (Myrten-Beer; Refrigerans, Adstringens, innerlich u. äußerlich; selten in Gebrauch, meist substituiert durch Baccae Myrtilli).

Die Stammpflanze heißt bei Hagen, um 1780, „Myrtus communis, ist bei uns des Wohlgeruchs ihrer Blätter halben bekannt genug. Blätter und Beeren (Fol. Bacc. Myrti) wurden vor Zeiten gesammelt. Da letztere bei uns nicht reif werden, so ließ man sie sich aus Frankreich, Spanien und Italien kommen". Geiger, um 1830, schreibt über die Anwendung: „Man brauchte sie [die Blätter] ehedem gegen Durchfälle, als Gurgelwasser bei Mundfäule usw. Durch Destillation mit Wasser erhält man ein wohlriechendes Wasser (e a u d ' a n g e), das als Schönheitsmittel gebraucht wird, und ein grünliches, wohlriechendes, ätherisches Öl. Die Beeren . . . werden wie jene benutzt. Mit Wein übergossen werden sie als magenstärkendes Mittel gebraucht, und dienten in älteren Zeiten als Ragoutgewürz. Der Auswuchs an älteren Zweigen, durch ein Gallinsekt veranlaßt (M y r t i d a n u m), wurde ehedem als Adstringens gebraucht. - Das Anwenden der Zweige zu Kränzen bei Feierlichkeiten ist bekannt".

In Hagers Handbuch, um 1930, ist ein Oleum Myrti (durch Wasserdampfdestillation der Myrtenblätter erhalten) als Handelsprodukt erwähnt. Hoppe-Drogenkunde, 1958, Kap. M. communis, schreibt über Verwendung der Blätter: „Adstringens. Bei Bronchitis. - In der Homöopathie [wo „Myrtus communis - Myrte" (Essenz aus frischen, blühenden Zweigen; Hale 1875) ein wichtiges Mittel ist] bei Katarrhen. - Zur Darstellung des Oleum Myrti . . . welches ebenfalls als Adstringens und bei Bronchitis Verwendung findet".

Nandina

Nach Dragendorff-Heilpflanzen, um 1900 (S. 233; Fam. B e r b e r i d e a e , jetzt B e r b e r i d a c e a e), wird die japanische **N. domestica Thunb.** gegen viele Krankheiten benutzt. In Hoppe-Drogenkunde, 1958, ist die Wurzelrinde, Cortex Nandinae, aufgeführt.

Narcissus

N a r c i s s u s siehe Bd. V, Leucojum.

G r o t-Hippokrates: Narzissenöl.
B e r e n d e s-Dioskurides: Kap. N a r z i s s e , **N. poeticus L.** und N. Tazetta L.

(Schreibweise nach Zander-Pflanzennamen: **N. tazetta L.**).

S o n t h e i m e r-Araber: N. poeticus; N. Jonquilla.

F i s c h e r-Mittelalter: N. poeticus L. (narcissus, h u n d s z u n g e n); N. orientalis, N. Jonquilla L. [Arab.].

H o p p e-Bock: N. poeticus L. (Narzißenrößlin); **N. pseudonarcissus L.** (gael H o r n u n g s b l u o m e n).

G e i g e r-Handbuch: N. poeticus (weiße Narzisse oder weiße S t e r n b l u m e); N. Tacetta, N. Jonquilla; N. pseudonarcissus (gemeine [unächte] Narcisse, gelbe Sternblume).

Z i t a t-Empfehlung: **Narcissus poeticus (S.); Narcissus tazetta (S.); Narcissus pseudonarcissus (S.).**

Dragendorff-Heilpflanzen, S. 132 (Fam. A m a r y l l i d e a e ; nach Zander: A m a r y l l i d a c e a e); Peters-Pflanzenwelt, S. 34—38.

Narzissenzwiebeln wurden in der antiken und arabischen Medizin, vor allem äußerlich, verwandt (nach Dioskurides wirkt die Wurzel des N a r k i s s o s brechenerregend. Man stößt sie mit Honig an, zu Umschlägen für Verbrennungen, bei durchgeschnittenen Sehnen, Verrenkungen, Gliederschmerzen; gegen Sommersprossen; zur Behandlung von Geschwüren; als Kataplasma zum Ausziehen von Splittern). Wichtig war das Narzissensalböl, zu dem - außer A s p a l a t h o s u. M y r r h e - Narzissenblüten verwandt wurden (gegen Gebärmutterleiden). Die Indikationen, die Bock, um 1550, für die „recht Narcisse" (N. poeticus L.) angibt, sind die gleichen wie bei Dioskurides. Die gelbe Narzisse bildet Bock ohne Verwendungsangaben an, sie ist eine Zierpflanze.

Als „bekannte Zierblumen" bezeichnet Geiger, um 1830, die weiße Narzisse, die T a c e t t e und die J o n q u i l l e. Sie besitzen ähnliche medizinische Kräfte wie N. pseudonarcissus, über die er schreibt: „Diese schon früher als Arzneimittel benutzte Pflanze wurde besonders 1802 von Du Fresne angerühmt ... Offizinell ist: Die Wurzel (Zwiebel) und die Blumen (rad. et flores Narcissi sylvestris) ... Die Wurzel kann nur frisch gebraucht werden. Innerlich wirkt sie brechenerregend. Äußerlich wurde sie als Wundmittel gebraucht. Die Blumen werden in Substanz angewendet. Sie wirken brechenerregend und können z. T. wohl die Ipecacuanha ersetzen". Meissner, zur gleichen Zeit, berichtet über verschiedene Autoren, die die Blüten für narkotisch und betäubend, beruhigend und antispastisch halten (gegen Keuchhusten, Diarrhöe, Wechselfieber).

In Hoppe-Drogenkunde, 1958, Kap. N. pseudonarcissus, wird über Verwendung der Zwiebel berichtet: „Früher als Emeticum. - In der Homöopathie [wo „Narcissus pseudonarcissus" (Essenz aus frischer, blühender Pflanze) ein weniger wichtiges Mittel ist] bei Rhinitis, Bronchitis, Pertussis"; erwähnt wird N. Tazetta, deren Variatio chinensis Zwiebeln hat, die als Einreibemittel bei Geschwülsten gebraucht werden.

Nardostachys

Nardostachys siehe Bd. V, Cymbopogon; Lavandula; Patrinia.
Narde oder Nardus siehe Bd. V, Aralia; Asarum; Cymbopogon; Hypericum; Lavandula; Melilotus; Patrinia; Valeriana.

Hessler-Susruta: Valeriana jatamansi.
Berendes-Dioskurides: Kap. Narde (indische), Valeriana oder Patrinia Jatamansi Jones.
Tschirch-Sontheimer-Araber: Valeriana Jatamansi.
Fischer-Mittelalter: N. Jatamansi D. C. (spica nardi seu indica; Diosk.: nardos indike, Plin.: spica nardi) [→ Lavandula].
Beßler-Gart.: *N. jatamansi (Jones) DC.* (= Valeriana spica Vahl.; simbel, solob).
Geiger-Handbuch: Valeriana Jatamansi Jones.
Zitat-Empfehlung: **Nardostachys jatamansi (S.).**

Dragendorff-Heilpflanzen, S. 645 (Fam. Valerianeae;
nach Schmeil-Flora: Valerianaceae).

Nach Dioskurides gibt es von der sehr wohlriechenden Narde 2 Arten, die indische und die syrische [→ Patrinia]; die indische hat wieder mehrere Unterarten. Die Wirkungen der verschiedenen Narden sind teils schwächer, teils stärker, im ganzen aber übereinstimmend (sie haben erwärmende, austrocknende, urintreibende Kraft, bringen die Säfte in Ordnung; mit kaltem Wasser gegen Übelkeit, Magenschmerzen, Blähungen, Leberleiden, Gelbsucht, Nierenleiden; zum Dampfsitzbad gegen Gebärmutterentzündungen; zu Augenmitteln und Gegengiften); ein Nardensalböl wird beschrieben, dem die Narde Wohlgeruch verleiht.
In Ap. Lüneburg 1475 waren $9^1/_2$ oz. Spicenardi vorrätig. In T. Worms 1582 steht [unter Spezereien] Spica indica (Nardus indica, Spicanardi, Indianisch Spicanarden), und ein Oleum Nardinum (Nardenöl); in T. Frankfurt/M. 1687: Spica indica vera (Indianische Spick), Oleum Nardinum compos. Aug. (Nardenöhl). In Ap. Braunschweig 1666 gab es: Herba spicae Indicae (10 lb.), Pulvis spic. Ind. (5 Lot), Oleum nardini ($6^1/_4$ lb.).
Schröder, 1685, schreibt über „Spica indica ... Ist eine Wurzel, die aus Indien, nachher Alexandrien und dann nachher Venedig und Deutschland kommt"; Beschreibung und Wirkung ist an Dioskurides angelehnt; bereitete Stücke sind: 1. das einfache Nardenöl (man kocht die Wurzel in Wein, Wasser, und gemeinem Öl); 2. das zusammengesetzte Nardenöl (wird wie obiges bereitet, nur daß man noch etliche Gewürze dazutut). Nach Ph. Augsburg 1640 ist, wenn nur Spica verordnet wird, Indica zu nehmen.
In Ph. Württemberg 1741 steht: Radix Spicae Indicae (Nardi Indicae, Graminis Cyperoidis aromatici Indici, Indianische Spicanard; Carminativum, Stomachicum,

Nephriticum, treibt den Monatsfluß, tötet Würmer; kommt zum Theriak). Wie hier, neigt man in der 2. Hälfte des 18. Jh. dazu, der eingeführten Droge eine Grasart als Stammpflanze zu geben. Hagen, um 1780, vermutet A n d r o p o g o n Nardus, so auch Spielmann (außer für Geruchszwecke ist der Gebrauch sehr selten). Geiger, um 1830, beschreibt die Stammpflanze als eine Valeriana-Art: „Ehedem wurde die indische Narde auch bei uns als Arzneimittel hochgeschätzt und wird noch in Indien häufig angewendet. Die Menge anderer gewürzhafter Mittel hat sie in Europa fast ganz verdrängt. Früher leitete man die indische Narde von Andropogon Nardus ab; Sprengel zeigte aber, daß nach den Beobachtungen von Jones, die wahre Narde der Alten von obiger Pflanze [Valeriana Jatamansi] komme. Indessen macht Dr. Wallig diese Angabe wieder zweifelhaft, indem derselbe einige indische Andropogonarten, A. Ivarancusa und A. Martini, als sehr wohlriechende Grasarten beschreibt und in dieser Gattung die Narde der Alten vermutet". Bei Wiggers, um 1850, heißt die Stammpflanze N. Jatamansi Decand. (= Valeriana Jatamansi Jones).

Naregamia

Nach Dragendorff-Heilpflanzen, um 1900 (S. 361; Fam. M e l i a c e a e), sind von der ost- und westindischen N. alata W. et A. Wurzel Brechmittel und Expectorans, auch gegen Ruhr gebraucht; Blatt, Blüte, Frucht gegen Hautkrankheiten. Nach Hoppe-Drogenkunde, 1958, ist die Wurzel (Radix Naregamiae, Goanesische I p e c a c u a n h a) Expectorans.

Narthecium

Geiger, um 1830, erwähnt N. ossifragum Huds. (= A n t h e r i c u m ossifragum L., B e i n b r e c h-Ährenlilie [Schreibweise nach Zander-Pflanzennamen: **N. ossifragum (L.) Huds.**]); „offizinell war sonst das Kraut (herba graminis O s s i - f r a g i). Es war sonst als Wundmittel im Gebrauch. Man glaubte, es erweiche die Knochen beim Rindvieh". Dragendorff-Heilpflanzen, um 1900 (S. 115; Fam. L i l i a c e a e), schreibt über die Verwendung von N. ossifragum L. (= A b a m a anthericoides D. C., Anthericum ossifr. L.): „Diureticum, bei Blasenleiden, Dys-urie, Hydrops, Metrorrhagie, Diarrhöe etc.".
Z i t a t-Empfehlung: **Narthecium ossifragum (S.).**

Nasturtium

Nasturtium siehe Bd. II, Anthelmintica; Antiscorbutica; Rubefacientia. / V, Armoracia; Cakile; Cardamine; Chrysosplenium; Coronopus; Lepidium; Sisymbrium; Tropaeolum.
Brunnenkresse siehe Bd. IV, E 262; G 957. / V, Barbarea.
Rorippa siehe Bd. V, Lepidium.

Berendes-Dioskurides: Kap. Das andere Sisymbrion, N. officinale L.
Sontheimer-Araber: Sisymbrium Nasturtium.
Fischer-Mittelalter: N. officinale R. Br. cf. Lepidium (cardomum, strucium, nasturcium, senacion, senecomium, apium aquae, nasturtium aquaticum, cardamus agrestis, sisymbrion, cresso, bruncresse, wasserkreß; Diosk.: sisymbrion, cardamine, sion).
Beßler-Gart: Kap. Senacion, Rorippa nasturtium-aquaticum (L.) Hayek. (= Sisymbrium nasturtium-aquaticum L., N. officinale R. Br.).
Hoppe-Bock: Kap. Cressen, N. officinale R. Br. (Brunn Creß).
Geiger-Handbuch: N. officinale R. Br. (= Sisymbrium Nasturtium L., Brunnenkresse, Wasserkresse).
Hager-Handbuch: N. officinale R. Brown.
Zitat-Empfehlung: **Nasturtium officinale (S.).**

Dragendorff-Heilpflanzen, S. 258 (Fam. Cruciferae).

Die eine Art des Sisymbrion bei Dioskurides wird nach Berendes als Brunnenkresse angesprochen (erwärmt, treibt Harn; äußerlich gegen Leber- und Sonnenbrandflecken; wird roh gegessen). Bock, um 1550, bildet die Pflanze als Brunn Creß ab, er bezieht sie auf Dioskurides (siehe oben).
In T. Worms 1582 sind verzeichnet: [unter Kräutern] Nasturtium aquaticum (Sisymbrium aquaticum, Cardamine, Brunnenkreß, Wasserkreß). In Ap. Braunschweig 1666 waren vorrätig: Herba nasturtii aquatici (1/4 K.), Aqua n. a. (1 St.), Conserva n. a. (3 1/2 lb.), Essentia n. a. (8 Lot).
Die Ph. Württemberg 1741 hat: Herba Nasturtii aquatici (supini, Sisymbrii aquatici, Sisymbrii cardaminis, Brunnen-Kresse, weiße Kresse; Incidans, Aperiens, Resolvens; frisch in medizinische Brühen; der ausgepreßte Saft gilt als Specificum bei Scorbut). Bei Hagen, um 1780, heißt die Stammpflanze der Herba Nasturtii aquatici: Sisymbrium Nasturtium aquaticum; bei Geiger, um 1830: Nasturtium officinale R. Br. - „Anwendung. Die Brunnenkresse wird nur frisch in ähnlicher Form wie Löffelkraut und wie die übrigen Kressenarten, als Salat usw. gebraucht; ferner der ausgepreßte Saft. - Präparate hat man: die Conserve, ehedem noch Wasser, Spiritus, Syrup. - Der häufige Gebrauch der Brunnenkresse als Salat und Gemüse usw. ist bekannt. Den Samen kann man wie schwarzen Senf benutzen". Hager-Handbuch, um 1930, gibt über die Anwendung an: „Zuweilen zu den sog. Frühlingskuren, hauptsächlich als Salat". In Erg.-B. 6, 1941, sind aufgenommen:

354

Herba Nasturtii (Brunnenkressenkraut). Hoppe-Drogenkunde, 1958, schreibt im Kap. Rorippa Nasturtium aquaticum (= Nasturtium officinale) über Verwendung: „Antiscorbuticum. ‚Blutreinigungsmittel'. - Bei Nierenleiden und Hautausschlägen. - In der Homöopathie [dort ist „Nasturtium aquaticum - Brunnenkresse" (Essenz aus frischem, blühenden Kraut) ein wichtiges Mittel]. - Zur Herstellung von Kräutersäften, zu Frühlingskuren. Kneipp-Heilmittel".

Nectandra

Nectandra siehe Bd. V, Baticurea; Ocotea.
Cotorinde siehe Bd. IV, G 1741.

In Hoppe-Drogenkunde, 1958, gibt es 3 Kapitel:
1.) N. Coto; liefert Cortex Coto verus (Coto - oder Kotorinde); Mittel gegen Diarrhöen; Abstammung gilt als nicht ganz sicher, als Stammpflanze werden auch Cryptocarya-Arten angegeben. In Hager-Handbuch, um 1930, heißt die Stammpflanze N. Coto Rusby. Dragendorff-Heilpflanzen, um 1900 (S. 245; Fam. Lauraceae), schreibt, ohne Angabe einer Stammpflanze: „Es ist hier endlich noch die vor etwa 25 Jahren in Europa eingeführte Cotorinde zu nennen [nach Tschirch-Handbuch III, S. 899, war die Rinde 1873 in London als China Coto aufgetaucht, 1874 in Hamburg], von der man annimmt, daß sie einer Lauracea entstamme und die als Stomachicum, Tonicum etc. angewendet wird".

In der Homöopathie ist „Coto" (Tinktur aus Cotorinde des Handels, von N. coto Rasby) ein weniger wichtiges Mittel. Die Rinde steht in den Erg.-Büchern zu den DAB's (1897 ohne Stammpflanzenangabe; 1916, Rinde „eines zu den Lauraceen gehörigen Baumes"; 1941: von N. Coto Rusby); Zubereitungen (1941): Tinktur und Fluidextrakt.

2.) N. puchury, liefert Fabae Pichurim (Pichurimbohnen, Große Sassafrasnüsse); Aromaticum.
Nach Dragendorff-Heilpflanzen (S. 242) gibt es N. Pichury major Nees et Mart. und N. Pichury minor Nees et Mart. (= Ocotea Puchury major und minor Mart.); ihre Cotyledonen werden als große und kleine Pichurimbohnen als Stomachicum, bei Diarrhöe, Dysenterie, Fluor albus verwendet.

Bei Geiger, um 1830, heißt die Pflanze Persea Pichurim Spr. (= Ocothea Pichurim Kunth.). „Die Früchte dieses Baumes sind seit der Mitte des vorigen Jahrhunderts in Europa bekannt und durch schwedische Ärzte als Arzneimittel eingeführt worden ... Die Pichurimbohnen werden in Substanz, in Pulverform und in Pillen gegeben. Auch, jedoch nicht so zweckmäßig, als Aufguß. - Präparate hat man keine ... Auch werden sie als Gewürze wie Muskatnüsse gebraucht".

In der Homöopathie ist „Pichurim" (Tinktur aus den Keimblättern von N. Puchury major Nees et Mart.) ein weniger wichtiges Mittel.

3.) N. Rodioei; liefert Cortex Nectandrae rodioei, G r ü n h o l z r i n d e ; Antipyreticum, Tonicum. Nach Hager, um 1930, liefert N. Rodiaei Schomb. die B e - b i r u r i n d e , die zum Färben verwendet wird; man gewinnt daraus das Alkaloid B e b i r i n , das als Antipyreticum und Tonicum wirkt. Die Pflanze kommt bei Dragendorff (S. 242) vor; Rinde gegen Intermittens, äußerlich bei Augenentzündungen.

Nelumbo

H e s s l e r-Susruta: N e l u m b i u m speciosum, Nymphaea nelumbo.

G r o t-Hippokrates: Nymphaea Nelumbo.

B e r e n d e s-Dioskurides: Kap. Ägyptische Bohne, Nelumbium speciosum Willd. (= Nelumbo nucifera Gaertn., N y m p h a e a Nelumbo L.).

T s c h i r c h-Sontheimer-Araber: Nelumbium speciosum.

F i s c h e r-Mittelalter: Nelumbium speciosum Willd. (f a b a e g y p t i c a).

G e i g e r-Handbuch: Nelumbium speciosum (prächtige Nelumbo, indische S e e r o s e , ägyptische Bohne).

Z i t a t-Empfehlung: **Nelumbo nucifera (S.).**

Nach Berendes wird bei Dioskurides die Wirkung des Samens von Nelumbium speciosum Willd. [heutige Bezeichnung nach Zander: **N. nucifera Gaertn.**], der ägyptischen Bohne, beschrieben (adstringierend; das Mehl daraus gegen Dysenterie und Magenleiden; mit Rosenöl gegen Ohrenleiden). Nach Geiger, um 1830, werden Wurzel und noch grüne Nüsse als Gemüse und Obst genossen, sind diätetische Mittel. Dragendorff-Heilpflanzen, um 1900 (S. 210; Fam. N y m p h a e - a c e a e), gibt an: Wurzel und Same bei Diarrhöe, Ruhr, Hämorrhoiden; Saft der Stengel gegen Erbrechen; Blüte als Adstringens. Nach Hoppe-Drogenkunde, 1958, wird N. nucifera in China gegen Blutungen benutzt.

Neottia

N e o t t i a siehe Bd. V, Listera; Orchis; Spiranthes.

Die N e s t w u r z , **N. nidus-avis (L.) L. C. Rich.**, wird nach Hoppe von Bock, um 1550, als „das neundt Geschlecht M a r g e n d r e h e n " abgebildet und beschrieben. Geiger, um 1830, erwähnt von der Pflanze, daß sie ehedem offizinell

war. Nach Dragendorff-Heilpflanzen (S. 151; Fam. O r c h i d a c e a e ; auch
E p i p a c t i s Nidus avis Spr., L i s t e r a Nidus avis Hook, O p h r y s N. a. L.
genannt) ist die Wurzel Wurm- und Wundmittel.
Z i t a t-Empfehlung: **Neottia nidus-avis (S.).**

Nepenthes

N e p e n t h e s siehe Bd. II, Antispasmodica. / V, Borago; Papaver.
Zitat-Empfehlung: *Nepenthes distillatoria (S.); Nepenthes mirabilis (S.).*

Nach Dragendorff-Heilpflanzen, um 1900 (S. 264; Fam. N e p e n t h e a e ;
nach Zander-Pflanzennamen N e p e n t h a c e a e), haben die N.-Arten „adstringierende Blätter und Wurzeln. Auch das in dem krugartig erweiterten Ende
der Blattspreite vorhandene Wasser wird arzneilich angewendet". Geiger, um
1830, nennt N. destillatoria (nach Zander **N. distillatoria** L.); von N. Phyll-
amphora Willd. (nach Zander = **N. mirabilis (Lour.) Druce**) „werden die Blätter
und Wurzeln in Ostindien auch als Arzneimittel gebraucht".

Nepeta

N e p e t a siehe Bd. II, Emmenagoga. / V, Calamintha; Gentiana; Glechoma; Mentha.
Zitat-Empfehlung: *Nepeta cataria (S.).*

Fischer-Mittelalter zitiert **N. cataria** L. (n e b e t t a , c a l a m e n t u m ,
m e n t h a alba s. non odorifera, n e p i t e l l a , p u l e g i u m agreste, m e n -
t a s t r u m agreste, wizminza, k a t z e n c h r a u t , s t i n c m i n t e , f u t -
l o c h , nebt, s t e i n m i n t z); kann im Süden auch M e l i s s a Calamintha L.
sein.
Bock, um 1550, bildet - nach Hoppe - im Kap. Von den N e p t e n , als „Nept,
Zam Katzenkraut": N. cataria L. ab; für die Indikationen lehnt er sich, wie bei
den anderen 3 seiner Nept-Arten, an ein Dioskurides-Kapitel an, das man auf eine
Mentha-Art bezieht (→ Mentha aquatica).
Die T. Mainz 1618 führt [unter Kräutern] Nepeta (C a t t a r i a , Katzenkraut);
die T. Frankfurt/M. 1687 Herba Nepeta (Cattariae, Mentha cattaria, felina, non
odorifera, Katzenkraut, Katzen-Nept), auch Aqua N. (Katzenkrautwasser). In
Ap. Braunschweig 1666 waren vorrätig: Herba nepethae ($^3/_4$ K.), Aqua (dest.) n.
(2 St.).
Schröder, 1685, schreibt im Kap. Nepeta: „In Apotheken hat man das Kraut ...
Man gebraucht es meistens bei Mutterkrankheiten, Verstopfungen, Unfruchtbarkeit, Austreibung der Frucht, es verzehrt den Tartarus der Lungen; äußerlich

taugt es zu Bädern für die Mutter ... Die Wurzel von der Katzen-Münz macht die sanftmütigen Leute zornig und grausam, wenn man sie kaut".

Hagen, um 1780, erwähnt N. Cataria (Katzenkraut, Katzenmünze); „wird selten mehr gebraucht". Geiger, um 1830, schreibt über die Droge: „Das Kraut wird im Aufguß gegeben; äußerlich zu Bädern usw. (die Wurzel soll, innerlich genommen, zornig machen?)".

Nach Dragendorff-Heilpflanzen, um 1900 (S. 572 uf.; Fam. L a b i a t a e), ist von N. Cataria L. (Katzen- und Steinminze) „Blatt Stimulans, Antispasmodicum, Diaphoreticum, gegen Chlorosis, Flatulenz, Darm- und Lungenkatarrh, Amenorrhöe".

In Hoppe-Drogenkunde, 1958, Kap. Nepeta Cataria, wird vom Kraut angegeben: „Volksheilmittel bei chron. Bronchitis. Antidiarrhoicum".

Nerium

N e r i u m siehe Bd. V, Wrightia.
O l e a n d e r siehe Bd. IV, Reg. / V, Epilobium; Olea; Wrightia.
Zitat-Empfehlung: *Nerium indicum (S.); Nerium oleander (S.).*
Dragendorff-Heilpflanzen, S. 544 uf. (Fam. A p o c y n e a e ; Schreibweise nach Zander: A p o c y n a - c e a e).

Nach Hessler sind in der indischen Medizin (Susruta) mehrere N.-Arten gebräuchlich (N. odorum [Schreibweise nach Zander-Pflanzennamen: **N. indicum Mill.**], N. antidysentericum [→ W r i g h t i a], N. coronarium).

Der O l e a n d e r , **N. oleander L.,** hat bei Dioskurides ein Kapitel (Blüte und Blätter des Nerion sind für viele Tiere tödlich, für Menschen dienen sie, mit Wein getrunken, gegen Bisse giftiger Tiere). Die Pflanze findet sich bei arab. Autoren (nach Tschirch-Sontheimer) und vereinzelt - nach Fischer - in mittelalterlichen Quellen (oleander, n e r e o n). Bock, um 1550, bildet im Kap. U n h o l d e n - k r a u t / Oleander, die Pflanze ab und beschreibt ihre Wirkung wie Dioskurides. Bei Geiger, um 1830, ist N. Oleander erwähnt; „lieferte ehedem die Blätter (folia O l e a n d r i , Nerii, R o s a g i n i s) . . . wirken narkotisch giftig". Jourdan, zur gleichen Zeit, gibt an: „Man hält sie [die Blätter] für narkotisch; getrocknet sind sie ein heftiges Niesmittel. - Den Aufguß hat man bei Flechten, das Pulver, mit Fett gemischt, gegen Krätze angewendet".

Hager-Handbuch, um 1930, beschreibt unter Nerium: N. odorum Sol. (Wurzel enthält herzwirksame Stoffe), N. tinctorium Roxb. [→ Wrightia] (liefert Indigo) und hauptsächlich N. oleander L. (die Blätter werden als Ersatz für Digitalis angewandt; in Bulgarien als Menstruation beförderndes Mittel, auch Abortivum).

Nach Hoppe-Drogenkunde, 1958, sind Folia Nerii Oleandri: „Herzwirksame Droge, bes. bei Herzinsuffizienz. Schnellwirkendes Mittel mit stark diuretischer Wirkung"; in der Homöopathie [dort ist „Oleander" (Essenz aus frischen Blättern; Hahnemann 1822) ein wichtiges Mittel] als Herzmittel.

Nicandra

Geiger, um 1830, erwähnt N. Physalodes Gärtner (= A t r o p a Physalodes L.);
„in Peru gebraucht man sie als harntreibendes Mittel. Sie wirkt nicht narkotisch".
Nach Dragendorff-Heilpflanzen, um 1900 (S. 588; Fam. S o l a n a c e a e), wirkt
von dieser Pflanze, die auch Atropa physaloides L. und P h y s a l i s daturae-
folia Lam. genannt war, die Frucht diuretisch; gegen Harngries. Hoppe-Drogenkunde, 1958, gibt im Kap. N. physaloides an: Verwendung des Krautes (Herba
Nicandrae) als Diureticum, bei Nieren- und Blasenleiden. Bezeichnung nach
Zander-Pflanzennamen: **N. physalodes (L.) Gaertn.**
Z i t a t-Empfehlung: **Nicandra physalodes (S.).**

Nicotiana

N i c o t i a n a siehe Bd. II, Errhina; Opomphalica; Putrefacientia. / IV, G 258.
T a b a k siehe Bd. II, Carminativa; Catalotica; Caustica; Masticatoria; Narcotica, Sialagoga. / IV,
C 56. / V, Cannabis; Vanilla.
Zitat-Empfehlung: *Nicotiana rustica (S.); Nicotiana tabacum (S.).*
Dragendorff-Heilpflanzen, S. 599 uf. (Fam. S o l a n a c e a e); Tschirch-Handbuch III, S. 244—247; K.
Bühler-Oppenheim, Zur Geschichte des Tabaks, in: Der Tabak, Ciba-Zeitschr. Nr. 44, Bd. 4 (1950); H.
Schadewaldt, Kultur- und Medizingeschichtliches über den Tabak, Med. Welt 18 (N. F.) (1967),
S. 2140—2148, 2189—2202.

Nach Tschirch-Handbuch erhielt man in Europa schon durch die ersten Ent-
deckungsreisen des Kolumbus Kunde von dem, in Amerika sicher schon Jahr-
hunderte früher in Benutzung genommenen T a b a k ; die ersten Samen bzw.
Pflanzen, die im 16. Jh. nach Europa kamen (nach Spanien aus Mexiko, nach
Frankreich aus Brasilien) waren **N. rustica L.;** dann lernte man **N. tabacum L.**
(als Zierpflanze) kennen. Hernandez (2. Hälfte 16. Jh.) beschreibt 3 Arten der
Pflanze (N. rustica und 2 Var. von N. tabacum, var. fruticosa und var. brasiliensis); der französische Gesandte in Portugal, J. Nicot, schickte 1560 Samen von
N. rustica aus Portugal nach Paris, er kultivierte die Pflanze in seinem Garten zu
Lissabon und machte von ihr Gebrauch zur Heilung von Geschwüren und Wunden; durch ihn gelangte das „Kraut der Ambassadoren", die „ H e r b a l e g a -
t i ", an Katharina v. Medici; diese führte das Schnupfen des Tabaks zunächst
gegen Kopfweh, dann als Sitte bei Hofe ein; der Schnupftabaksdosenluxus kam auf,
und das Kraut hieß nun „ H e r b a R e g i n a e, H e r b a M e d i c e a oder
Cathérinaire", oder (nach dem Großvikar von Frankreich) auch „ H e r b a
p r i o r i s " und nach Nicot „Nicotiane"; die Namen Herbe sainte, herbe divine,
herbe sacrée, Sana sancta Indorum und P a n a c e a deuten darauf hin, welch hohen

Heilwert man dem Tabak beimaß; langsamer als die medizinische Anwendung des Tabaks bürgerte sich das Rauchen seit dem 17. Jh. ein.

Die T. Worms 1582 hat aufgenommen: [unter Kräutern] Nicotiana maior (T a - b a c u m maius, S y m p h y t u m Indicum, H e r b a s a n c t a, S a n a s a n c - t a. Indianisch w u n d k r a u t, Nicotianskraut), Nicotiana media (H y o s - c y a m u s peruuianus, Indianisch B i l s e n k r a u t) [dies die billigste Sorte], Nicotiana minor (Tabacum minus, Sancta sana minor. Herba sancta minor. (klein Nicotianskraut). In T. Frankfurt/M. 1687: Herba Nicotiana major et minor (Tabacum, T o b a c u m, Tabacca, T u b a c, P e t u m, Herba St. Crucis, Nicotian, Tabackkraut, heilig Wundkraut), Semen Nicotianae (Tabak-saamen); Aqua N. (Tabackwasser), Emplastrum N. (Taback-Pflaster), Extractum N. (Taback-Extract), Oleum N. (Taback-öhl), Syrupus N. (de Peto simplex Querce-tani, Nicotian- oder Taback-Syrup), Unguentum N. (e succo Nicotianae seu de Peto Laurentii Jouberti, A. Nicotian- oder Tabacksalb). In Ap. Braunschweig 1666 waren vorrätig: Herba nicotianae (^{1}/4 K.), Aqua n. (1^{1}/2 St.), Cinis tabacae (6 Lot), Oleum n. (14 lb.), Pulvis tabacae (2 lb.), Syrupus n. (2^{1}/2 lb.), Unguentum n. (3 lb.).

Ausführlich berichtet Schröder, 1685, über Nicotiana: „In Apotheken hat man die Blätter oder das Kraut und den Samen. Das frische Kraut ... incidiert, zerlöst, ad-stringiert in etwas, widersteht der Fäulung, macht Niesen, zieht den Schleim herunter in den Mund, stillt die Schmerzen, dient zu Wunden, macht Erbrechen. Er wird meistens äußerlich gebraucht in Katarrhen, um selbe aufzutrocknen, zum Schlafbringen, in Müdigkeit der Glieder vom Arbeiten, in der Mutterkrankheit; präserviert vor der Pest (wenn man damit räuchert), stillt die Zahnschmerzen, zerteilt die Geschwulste des Zäpfleins (im Gurgelwasser), vertreibt die Geflecht, Leussucht, Kopfschuppen, Erbgrind, reinigt und heilt die Wunden und alte Schä-den, wie im gleichen die verbrannten Glieder, man mags gebrauchen wie man will (in Bädern, oder man legt auch die bloßen Blätter über, und zwar nur von un-serem Toback), doch gebraucht man ihn auch zuweilen innerlich als ein Erbrech-mittel (welches ziemlich stark wirkt), ist deswegen in Fiebern und anderen Krank-heiten gut, doch soll man vorsichtig damit umgehen ... Wenn man dessen Rauch durch eine Pfeifen trinkt, so befördert er das Auswerfen wunderbar, taugt für Keuchen und lindert die daher rührende Engigkeit. Dieser eingeblasene Rauch taugt gleichfalls für Mutterkrankheiten. Er stärkt das Haupt, bringt einen Schlaf, stillt die Schmerzen, heilt die Schnuppen und lindert alle Müdigkeit von dem Arbeiten. Wenn man die noch grünen Blätter in mit Öl bestrichenen Händen ... über den Magenmund und hinten gegenüber auf den Rücken legt, so hilft er Kochen und vermehrt den Appetit. Eben diese Blätter zerteilen auch die Milz-Geschwulst, wenn mans überlegt, so stillen sie die Schmerzen, die von der Kälte herrühren, taugen für die Wunden, wenn man den Saft reintropft und dann bald darauf das Pulver von dürren Blättern hineinstreut ... Sie stillen auch die Zahn-schmerzen und dienen für den Scharbock ... Aus den Blättern bereitet man ein

Pflaster wider das 4tägige Fieber und alle Aufblähungen des Bauches. Etliche sagen auch, man solle alle Morgen nüchtern ein Blatt dieses edlen Krautes kauen, so sei man von dem Podagra befreit ... Allein ist nichts so nützlich, daß es durch den Mißbrauch nicht auch schädlich wäre. Denn der allzuviele Gebrauch zerstreut die Wärme, vertreibt die fermenta der Lebensglieder, erhitzt das Gehirn, macht die Feuchtigkeiten flüssig, so daß daher oft die Schlafsucht und der Schlag entsteht, und wegen dessen narkotischer Kraft die Stärke der animalischen Glieder zugrundegeht.

Bereitete Stück sind: 1. Das Wasser aus den Blättern. 2. Der Syrup vom Taback. 3. Das destillierte Tabacköl. 4. Das infundierte Öl. 5. Das Salz aus der Asche des Krauts. 6. Die Salbe vom Taback. 7. Der Balsam".

Die Ph. Württemberg 1741 beschreibt: Herba Nicotianae (majoris Peti, Tabaci, Hyoscyami Peruviani, Toback; Abstergens, Incidans, Resolvens, Anodynum, Vulnerarium, Vomitorium, Sternutatorium; zum med. Gebrauch soll man getrocknete, gelbe Blätter nehmen, keine schon präparierten und gedrehten); Extractum Nicotianae, Oleum (coct.) N., Species Tabaci pro Fumo, Syrupus de N., Unguentum de Nicotiana. Die Stammpflanze der Herba Tabaci seu Nicotianae heißt bei Hagen, um 1780: N. Tabacum; das Kraut, welches durch eine besondere Art der Trocknung eine braune Farbe bekommt, wird noch wenig in Apotheken gebraucht.

Die Tabakblätter bzw. Kräuter blieben offizinell bis DAB 4, 1900 (Folia Nicotianae; „an der Luft, ohne weitere Behandlung getrocknete Laubblätter von Nicotiana Tabacum"). In der Homöopathie ist „Tabacum - Tabak" (N. tabacum L.; Tinktur aus nicht fermentierten Blättern des echten Havanna-Tabaks; Hartlaub u. Trinks 1831) ein wichtiges, „Tabacum e seminibus" (Tinktur aus reifen Samen) ein weniger wichtiges Mittel.

Über N. Tabacum (gemeiner oder virginischer Tabak) schrieb Geiger, um 1830: „Die Pflanze wurde von Roman Pane 1496 auf St. Domingo entdeckt und durch Nicot 1560 nach Europa gebracht. - Ist im mittleren Amerika einheimisch und wird bei uns, sowie durch fast das ganze gemäßigte Europa häufig gebaut ... Offizinell: Die Blätter (herba Nicotianae). Sie werden im August und September bis Oktober eingesammelt, wenn die Pflanze ihre höchste Ausbildung erreicht hat ... Der Tabak wird selten als Arzneimittel benutzt, im Aufguß innerlich (Fowler'scher Tabaksaufguß), als Klystier; besonders werden die Tabaksrauchklystiere, jedoch mit großer Vorsicht angewendet. Dient auch äußerlich gegen Hautausschläge und das Ungeziefer (ist öfter gefährlich). - Präparate hatte man sonst mehr als jetzt davon: Das Extrakt, eine Tinktur, Syrup, Öl und Pflaster. Sein allgemeiner Gebrauch und Mißbrauch als Rauch- und Schnupftabak ist bekannt. Zu diesem Zweck wird der Tabak meistens besonders vorbereitet, mit Salzen, gewürzhaften Substanzen vermengt und einer Art Gärung (Beize) ausgesetzt, dann weiter zu Carotten usw. verarbeitet oder gesponnen und geschnitten.

Außer der angezeigten Art werden zum Teil noch folgende Tabaksarten kultiviert:

Nicotiana fruticosa (strauchartiger K a n a s t e r-Tabak). - Besonders in China und auf dem Vorgebirge der guten Hoffnung zu Hause . . .

Nicotiana glutinosa (klebriger oder Soldaten-Tabak). - In Nordamerika einheimisch . . .

Nicotiana rustica (Bauern-Tabak). - Im südlichen Europa, nördlichen Afrika und Amerika zu Hause . . .

Nicotiana paniculata (rispenförmiger Tabak, Jungfern-Tabak). - In Südamerika zu Hause . . . Die mildeste Art".

Hager schrieb 1874 im Kommentar zum DAB 1 bei Folia Nicotianae: „Als die Spanier nach Cuba kamen (1492), fanden sie den Gebrauch des Tabaks zum Rauchen, Schnupfen und Kauen daselbst vor. Die Zigarren nannte man damals Tabaco. In Brasilien war der Tabak 1555, wie Thevet berichtet, unter dem Namen Petum bekannt. Der franz. Gesandte Jean Nicot bracht ihn zuerst von Lissabon nach Frankreich, von wo er nach Deutschland kam. 1681 wurde er bereits in der Mark Brandenburg angebaut.

Die Tabaksblätter, in denen das Nicotin der hauptsächlichste Arzneibestandteil ist, werden innerlich in Pillen und im Aufguß als krampfstillendes Mittel bei Kolik, eingeklemmten Brüchen, Darmverschlingung, krampfhafter Harnverhaltung, asphyktischen Zuständen, Starrkrampf gegeben. Am schnellsten erfolgt die Wirkung im Klistier als Aufguß. Den Aufguß benutzte man früher auch äußerlich gegen Krätze und Parasiten bei Menschen und Tieren, jetzt wohl nicht mehr, da man bessere und sicherere Mittel hat.

Auffallend ist, daß die Pharmakopöe diese Droge nicht unter die Separanda setzte, obgleich sie nicht im geringsten in ihrer Wirkung anderen narkotischen Mitteln nachsteht, und umsomehr, als ihre Nachbarn im Alphabet die unschuldigsten Mittel sind. Man glaubte dem Spotte Raum zu geben, wenn man eine Droge, welche im Handel jedermann zu Gebote steht und von Millionen geraucht, gekaut und geschnupft wird, unter die Separanda versetzt hätte. Man wußte wohl nicht, daß jene Tabakpräparate Veränderungen erfahren haben, durch welche der Nicotingehalt auf ca. $1/3$ seiner Menge reduziert ist."

In Hager-Handbuch, um 1930, wird kurz auf frühere Verwendung eingegangen; jetzt werden Folia Nicotianae nur noch in der Tierheilkunde angewandt; der Kautabak des Handels wird gegen Zahnweh, der Rauch- und Schnupftabak gegen Asthma und Katarrhe benutzt. Tabakaufgüsse verwendet man mit Erfolg zur Vertilgung von Ungeziefer, bei Haustieren, bei Zimmer- und Gartengewächsen. Nach Hoppe-Drogenkunde, 1958, werden die Blätter von N. Tabacum verwendet: „Arzneilich in der Homöopathie, bei Epilepsie, Seekrankheit, Neuralgien. - In China Wurmmittel. - In der Veterinärmedizin bei Räude".

Nigella

N i g e l l a siehe Bd. II, Cephalica. / V, Agrostemma; Delphinium; Lolium; Rhinanthus.

H e s s l e r-Susruta; G r o t-Hippokrates: N. sativa.

B e r e n d e s-Dioskurides: Kap. S c h w a r z k ü m m e l, N. sativa L.; Kap. Wilder M u t t e r k ü m m e l, N. arvensis oder N. aristata L.?

S o n t h e i m e r-Araber: N. sativa.

F i s c h e r-Mittelalter: N. arvensis L., N. sativa L. (g i t h, i a c e a nigra, swarzkumel; Diosk.: m e l a n t h i o n, p a p a v e r niger); N. damascena L. (m e l a n t i u m, git, ciminum ethiopicum, nigella, l o l i u m, z i z a n i a, h y s o p i r o, p r o t w ü r z e, r a t a n, schwarzer c o l i a n d e r).

B e ß l e r-Gart: Nigella (r a d e n, melanchion, c a r v o n, s t a n i x).

H o p p e-Bock: Kap. Nigella, **N. sativa L.** (zam schwartzer Coriander), **N. arvensis L.** (das wilde geschlecht), **N. damascena L.** (das dritt und schönst Nigella).

G e i g e r -Handbuch: N. sativa (gemeiner, zahmer, offizineller Schwarzkümmel, Garten-Nigelle, N a r d e n s a m e n); N. damascena; N. arvensis.

H a g e r-Handbuch: N. sativa L.; N. damascena L. (J u n g f e r i m G r ü n e n).

Z i t a t-Empfehlung: **Nigella sativa (S.); Nigella arvensis (S.); Nigella damascena (S.).**

Dragendorff-Heilpflanzen, S. 222 uf. (Fam. R a n u n c u l a c e a e).

Vom Schwarzkümmel wird nach Dioskurides der Same gebraucht (1. innerlich: befördert Menstruation, Harn- und Milchabsonderung; mit Wein beruhigt er Atmungsbeschwerden; gegen Spinnenbisse; 2. äußerlich: als Umschlag auf die Stirn bei Kopfschmerzen; gegen beginnenden Star; mit Essig gegen Leberflecken, Aussatz, Ödeme, Verhärtungen; mit Harn gegen eingeschnittene Nägel; zur Mundspülung, mit Essig und Kienholz gekocht, bei Zahnschmerzen; als Umschlag auf den Nabel treibt er Würmer; als Riechmittel gegen Schnupfen; zur Räucherung gegen Schlangen). Nach Hoppe übernimmt Bock, um 1550, diese Indikationen und schreibt sie seinen 3 Nigella-Arten zu, wobei N. arvensis L. stärker wirken soll als die andern.

In Ap. Lüneburg 1475 waren 1/2 qr. Semen nigelle vorrätig. Die T. Worms 1582 führt Semen Nigellae (Melanthii, Gith, Nigellae Romanae, Nardensamen, schwartzer oder Römischer Coriander, schwartzer K ü m m e l, S c h a b a b); in T. Frankfurt/M. 1687 heißen die Samen auch Semen C u m i n i nigri, Mela s p e r m i. In Ap. Braunschweig 1666 waren vorhanden: Semen nig. (76 lb.), Aqua n. (1/2 St.), Oleum n. (1 Lot), Oleum n. expr. (1/4 lb.).

Die Ph. Württemberg 1741 beschreibt Semen Nigellae (Melanthii, Cumini nigri, schwartzer Kümmich oder Coriander; Incidans, Aperiens, Errhinum; harntreibend; gegen Wasserscheu, Biß wütender Tiere, 4tägiges Fieber). Bei Hagen, um 1780, heißt die Stammpflanze N. sativa. Geiger, um 1830, schreibt dazu: „Man gibt den Schwarzkümmel in Substanz und im Aufguß. - Präparate hatte man ehedem ätherisches Öl und Tinctur (ol. äthereum et tinctura Nigellae). Jetzo wird dieser kräftige und angenehm gewürzhafte Samen kaum mehr als Arzneimittel gebraucht. Das Landvolk gebraucht ihn aber auch gegen Krankheiten der Tiere, vermeintliche Zaubereien usw. Ferner wird er in mehreren Ländern als Gewürz benutzt. Durch Auspressen erhält man daraus fettes Öl". N. damascena wird von Geiger als Zierpflanze genannt, N. arvensis nur beschrieben; „Die Samen beider Arten sind ebenfalls gewürzhaft, doch minder stark und minder angenehm als von Nigella sativa".

In Hagers Handbuch, um 1930, sind Semen Nigellae („Anwendung. Als Gewürz, in Frankreich als P o i v r e t t e wie Pfeffer, zuweilen in der Tierheilkunde in Pulvermischungen") und Semen Nigellae damascenae (E r d b e e r k ü m m e l) aufgeführt. Die ersten sind ins Erg.-B. 6, 1941, aufgenommen.

In der Homöopathie ist „Nigella sativa - Schwarzkümmel" (Tinktur aus reifen Samen) ein wichtiges, „Nigella damascena" (Tinktur aus reifen Samen) ein weniger wichtiges Mittel.

Nach Hoppe-Drogenkunde, 1958, Kap. N. sativa, wird der Same verwendet; „Diureticum, Carminativum. - In der Homöopathie bei Magenerkrankungen, Gelbsucht, Leberleiden. - In der Veterinärmedizin. - In der marokkanischen Heilkunde bes. bei Lungenleiden. - Gewürz, in manchen Ländern speziell für Backwaren".

Nitraria

Nach Dragendorff-Heilpflanzen, um 1900 (S. 345; Fam. Z y g o p h y l l a c e a e), wirken die Beeren von N. tridentata Desf. angeblich berauschend; „nach Einigen L o t u s der Alten". - N. Schoberi (= N. sibirica Lam.); Kraut zu Bereitung von Soda; desgleichen N. Billardieri D. C. Nach Hoppe-Drogenkunde, 1958, wird die Frucht von N. retusa von den Arabern als Rauschmittel benutzt. - N. Scholari und N. retusa zur S o d a g e w i n n u n g .

Nostoc

Nach Fischer wird von Brunschwig, um 1500, **N. commune Vauch.** [Zitat-Empfehlung: **Nostoc commune (S.)**] mit dem „sterngschütz einer grünen farben" gemeint. Geiger, um 1830, erwähnte N. commune Vauch. (= T r e m e l l a Nostoc L., Nostok, G a l l e r t e, gemeine G l a s g a l l e r t e, E r d b l u m e, H i m -

melsblume, Sternschnuppe); „die Pflanze war ehedem unter dem Namen Nostok offizinell. Man hat sie gegen Gicht, Krebs, Fisteln usw. gerühmt. Bei den Alchemisten stand sie in großem Ansehen". Jourdan, zur gleichen Zeit, schreibt über die Wirkung von Nostoc: „Erwärmend. Verleidet, in den Branntwein getan, das Branntweintrinken". Dragendorff-Heilpflanzen, um 1900 (S. 15; Fam. S c h i z o p h y c a c e a e ; jetzt: C y a n o p h y c e a e), gibt über Verwendung von N. commune Vauch. (Glasgallerte, Sternschnuppe, K u k u k s - s p e i c h e l) an: „äußerlich bei Wunden und Geschwüren, innerlich gegen Trunksucht".

Nuphar

N u p h a r siehe Bd. V, Nymphaea.

B e r e n d e s-Dioskurides: Kap. Andere S e e r o s e , N y m p h a e a lutea L.
S o n t h e i m e r-Araber: Nymphaea Lutea.
F i s c h e r-Mittelalter: N. luteum S. Sm. (a m e l l o ; Diosk.: nuphar). Andere Synonyme wie bei → Nymphaea alba.
H o p p e-Bock: N. luteum Sibth. et Sm. (gael S e e b l u o m e n) [Schreibweise nach Zander-Pflanzennamen: **N. lutea (L.) Sm.**].
G e i g e r-Handbuch: N. luteum Sm. (= N e n u p h a r luteum, Nymphaea lutea L., gelber M u m m e l).
Z i t a t-Empfehlung: **Nuphar lutea (S.).**

Dragendorff-Heilpflanzen, S. 210 (Fam. N y m p h a e a c e a e).

Nach Dioskurides haben Wurzel und Same der gelben Seerose, in dunklem Wein getrunken, bei Fluß der Frauen gute Wirkung. Entsprechendes in Kräuterbüchern des 16. Jh. In Ap. Lüneburg 1475 waren mehrere Drogen bzw. Präparate von „Nenuphar" vorrätig, bei denen unklärbar ist, ob sie aus gelber oder weißer Seerose (→ Nymphaea) hergestellt waren. Die T. Worms 1582 führt speziell Flores Nympheae luteae (Nymphi, B l e p h a r o n sive Blephara, Geelseeblumen), Aqua (dest. simpl.) Florum Nympheae luteae, Conserva Florum n. luteae. In Ap. Braunschweig 1666 waren 1/2 K. Flores nympheae citrin. vorrätig. Überwiegende Verwendung fand jedoch die weiße Seerose. Geiger, um 1830, schreibt von der gelben: „Davon waren ehedem die Wurzel und Blumen (rad. et flores Nymphaeae luteae) offizinell. Sie haben ähnliche Eigenschaften wie die der weißen Seerose". In der Homöopathie ist „Nuphar luteum - Gelbe T e i c h r o s e , Mummel" (Essenz aus frischem Wurzelstock; Hale 1867) ein wichtiges Mittel.

Nyctanthes

Nyctanthes siehe Bd. V, Jasminum.
Zitat-Empfehlung: *Nyctanthes arbor-tristis (S.).*

Nach Hessler kommt bei Susruta mehrfach N. tristis vor. Dragendorff-Heilpflan-zen (S. 527; Fam. O l e a c e a e) beschreibt N. Arbor tristis L. (= P a r i l i u m Arb. tr. Gärtn.; Blüte, Blatt, Frucht als Cordiale, Blüten auch gegen Augenkrank-heiten und als Aromaticum). In der Homöopathie ist „Nyctanthes Arbor tristis" (Essenz aus frischen Blüten) ein weniger wichtiges Mittel. Nach Zander-Pflanzen-namen wird der T r a u e r b a u m , **N. arbor-tristis L.,** zu den V e r b e n a c e a e gerechnet.

Nymphaea

Nymphaea siehe Bd. II, Antidysenterica; Aphrodisiaca; Exsiccantia; Refrigerantia. / V, Nelumbo; Nuphar.
Nymphäa siehe Bd. IV, C 34.
Seerose siehe Bd. V, Nelumbo; Nuphar.

H e s s l e r-Susruta: N. alba; N. lotus; N. caerulea; N. esculenta; N. rubra.
D e i n e s-Ägypten: **N. lotus L.**
B e r e n d e s-Dioskurides: **N. alba L.;** N. Lotus L.
T s c h i r c h-Sontheimer-Araber: N. alba; N. Lotus.
F i s c h e r-Mittelalter: N. alba L. u. N u p h a r luteum Smith. (nimphea, s o l -s e q u i a, u n g u l a c a b a l l i n a, n e n u f a album, c r o c e u m, p a p a -v e r palustre, c a c a b u s veneris, g r e n s i n c, wazerblume, w a s s e r w u r t z, s e m a g e n, kollwurz, k o l r o s, g r u n t w u r t z; Diosk.: n y m p h a i a = N. alba).
H o p p e-Bock: N. alba L. (weiß Seebluome, Hoerwurtz, K o l l e r w u r t z).
G e i g e r-Handbuch: N. alba (weiße S e e r o s e, W a s s e r n y m p h e, S e e -m u m m e l).
Z i t a t-Empfehlung: **Nymphaea lotus (S.); Nymphaea alba (S.).**

Dragendorff-Heilpflanzen, S. 210 (Fam. N y m p h a e a c e a e).

(W e i ß e S e e r o s e)
Ist von Dioskurides beschrieben (Wurzel, mit Wein, gegen Magenschmerz, Dysen-terie, Milzvergrößerung; als Umschlag bei Magen- und Blasenleiden, gegen weiße Flecken, Fuchskrankheit; Wurzel oder Samen gegen Pollutionen, Antaphrodisia-cum). Entsprechendes in Kräuterbüchern des 16. Jh., wobei Bock im Hinblick auf die zuletzt genannte Wirkung von einer „Kloster Artzney" spricht. Er nennt außerdem - nach Hoppe, ähnlich Brunschwig - Destillate bei Pest, Typhus, zeh-renden Krankheiten, Brustfellentzündung, Husten, Durst, Dyspnöe.

In Ap. Lüneburg 1475 waren vorhanden: Flores nenupharis ($^1/_2$ qr.), Oleum n. ($1^1/_2$ lb.), Aqua n. (4 St.), Conserva n. ($3^1/_2$ lb.) [es kommt hierbei auch die gelbe Seerose (→ Nuphar) infrage]. Die T. Worms 1582 hat (neben gelben Seeblumen) Flores Nimphaeae (N e n u p h a r i s , L o t o m e t r a e , Madonais, C l a v i v e n e r i s , D i g i t i V e n e r i s , L i l i i palustris, Papaveris palustris, Matris Herculaneae, Clavae Herculis, Proteae, R o s a e palustris, Seeblumen, W a s s e r - l i l g e n , Wassermöhnblumen, H a a r w u r t z b l u m e n , See- oder Wasser- rosen, Keulwurtzblumen); Radix Nenupharis; Aqua (dest.) nenupharis, Nympheae; Conserva Florum Nenupharis seu Nimpheae albae; Sirupus Nenupharinus; Oleum Nenupharinum. In Ph. Nürnberg 1546 befinden sich Vorschriften für Sirupus de Nympheae D. Francisci de pedemontium und für Oleum Nenupharis albi [und Oleum N. Citrini]. Die Ph. Augsburg 1640 schreibt vor, daß bei Verord- nung von „Nymphaea" die weiße zu nehmen ist. In Ap. Braunschweig 1666 waren vorrätig: Flores nympheae alb. ($^1/_2$ K.), Radix n. (2 lb.), Aqua n. ($2^1/_2$ St.), Con- serva n. (4 lb.), Oleum n. (22 lb.), Pulvis n. ($2^1/_4$ lb.), Syrupus n. (11 lb.). Die Ph. Württemberg 1741 verzeichnet: Flores Nymphaeae albae (Weisse See- blumen; Refrigerans, Humectans; gegen Manie und unnatürliche Geilheit), Radix Nymphaeae albae majoris (C. B. Nenupharis, Nenufaris, weisse Seeblumen, Wasser- Lilienwurtzel; Adstringens); Aqua dest. simpl. aus frischen Blüten. Über die An- wendung schreibt Geiger, um 1830: „Die Wurzel wurde ehedem als adstringieren- des Mittel gebraucht, die Blumen als kühlendes usw. Jetzt sind beide außer Ge- brauch". In Hoppe-Drogenkunde, 1958, noch aufgeführt: Radix Nympheae al- bae (gegen sexuelle Übererregung), Flores N. albae (in der Volksheilkunde bei Blutungen).

(V e r s c h i e d e n e)
1.) Der ägyptische L o t o s , N. lotus L., der im Kultleben eine Rolle spielte, wird von Dioskurides beschrieben, ohne Angabe medizinischer Verwendung. Dragen- dorff-Heilpflanzen berichtet bei N. Lotus L. (= C a s t a l i a mystica Salisb.) über die Verwendung des Rhizoms gegen Icterus, Harn- und Hämorrhoidal- leiden.
2.) In der Homöopathie ist die nordamerikanische „Nymphaea odorata - Wohl- riechende Seerose" (**N. odorata Ait.**; Essenz aus frischem Wurzelstock; Hale 1867) ein wichtiges Mittel.

Nyssa

Nach Dragendorff-Heilpflanzen, um 1900 (S. 505; Fam. C o r n a c e a e ; nach Zander-Pflanzennamen: N y s s a c e a e), wird von den nordamerikanischen N. multiflora Wangenh. (= N. aquatica L.), N. biflora Michx. und N. tomentosa

Oc

A. Michx. das Wurzelholz zu Quellstiften gebraucht. Nach Hager-Handbuch, um 1930, kommt das T u p e l o h o l z (Lignum Tupelo) von N. aquatica L. bzw. N. biflora, N. candicans, N. grandidentata; „aus dem außerordentlich weichen Wurzelholz werden Quellstifte nach Art der Laminariastifte gemacht, indem man Zylinder daraus schneidet und diese zusammenpreßt. In Wunden gebracht, quellen sie dann auf. Sie sollen sich vor den L a m i n a r i a s t i f t e n durch ihre Festigkeit und Glätte auszeichnen, weshalb sie leichter in die Wundkanäle eingeführt werden können". Diese Angaben decken sich mit denen im Kap. N. silvatica (= N. multiflora) bei Hoppe-Drogenkunde, 1958.
Z i t a t-Empfehlung: **Nyssa sylvatica (S.).**

Ocimum

O c i m u m siehe Bd. V, Mentha; Orthosiphon; Perilla; Satureja; Sium.
B a s i l g e n siehe Bd. V, Majorana; Mentha; Satureja.

H e s s l e r-Susruta: O. basilicum; O. gratissimum; O. sanctum.
G r o t-Hippokrates: O c y m u m basilicum; Ocymum Monachorum.
B e r e n d e s-Dioskurides: Kap. B a s i l i c u m, O. basilicum L.
T s c h i r c h -Sontheimer-Araber: O. basilicum; O. minimum; O. pilosum; O. filamentosum; O. gratissimum.
F i s c h e r-Mittelalter: O. basilicum L., O. monachorum u. O. minimum (b a -s i l i a, o z i m u m, g a r i o f i l a t u m, basilicon, a m a r a t u s, wilder s e -n i f ; Diosk.: o k i m o n, basilikon).
H o p p e-Bock: Kap. von den Basilgen, **O. basilicum L.** (groß, zam, garten B a s i l -g e n) und *O. minimum L.* (klein, zam, edelst und schönst, krauß Teutsch Basilgen).
G e i g e r-Handbuch: O. Basilicum (gemeines Basilicum oder Basilienkraut); O. minimum.
H a g e r-Handbuch: O. basilicum L.; O. canum Sims.
Z i t a t-Empfehlung: **Ocimum basilicum (S.); Ocimum minimum (S.).**

Dragendorff-Heilpflanzen, S. 586 uf. (Fam. L a b i a t a e).

Das Basilikon ist nach Dioskurides allgemein bekannt (erweicht den Bauch, treibt die Winde und den Harn, befördert die Milchabsonderung; zu Kataplasma bei Lungenentzündung, Skorpionbiß; erregt Niesen; gegen Augenleiden. Samen gegen Melancholie, Harnverhaltung, Blähungen). Bock, um 1550, ist - nach Hoppe -unsicher, ob die ihm bekannten Basilgen in dem genannten Diosk.-Kap. zu erkennen sind; die Indikationen lehnt er an einem anderen Diosk.-Kap. an, dessen Pflanze unbestimmt ist (Hustenmittel, Diureticum, fördert Menses; Schleim aus Samen gegen Entzündungen in Mund und an Brüsten; gebranntes Wasser aus

Samen gegen Herzleiden und Ohnmacht; zu Einreibungen gegen Kopfschmerz, Entzündungen; Kraut als Badezusatz; Gewürz für Speisen und Wein).

In Ap. Lüneburg 1475 waren vorrätig: Basiliconii seminis (2 oz.). Die T. Worms führt: [unter Kräutern] Basilicon (Ocymum, Ozimum, Herba basilica, H e r b a r e g i a , Basilg, Basilien, Basilgram); Flores Basiliconis (Ocymi, Basilienblumen), Semen Basiliconis (Ocymi, Basiliensamen), Aqua (dest.) Ocymi (Basiliconis, Basilgenwasser), Oleum (dest.) Ocymi (Basiliconis, Basilienöle). In T. Frankfurt/M. 1687, als Simplicia: Flores Basilici (ocymi vulgaris, Basilienblumen), Herba Basilicum (Basilica, Ocymum, Basilien), Semen B. (Ocymi, Basilien saamen). In Ap. Braunschweig 1666 waren vorrätig: Herba basilicon. (1 K.), Semen b. (1³/₄ lb.), Aqua b. (1¹/₂ St.), Emplastrum b. (5 lb.).

Die Ph. Württemberg 1741 beschreibt: Herba Basilici (Ocymi vulgatioris, medii, magni, Basilgen, Basilgenkraut; Cephalicum, Uterinum), Flores Basilici (Ocymi, Basilgenblumen; Balsamicum, Nervinum, Uterinum), Semen Basilici (Ocymi vulgatioris, Basilgen-, Basilien-Saamen; Uterinum, Mucilaginosum gegen Aphthen, für gesprungene Lippen und Brustwarzen). Bei Hagen, um 1780, heißt die Stammpflanze O. Basilicum (Basilienkraut, H i r n k r a u t); offizinell sind Kraut und Samen.

Die Krautdroge war noch in einige Länderpharmakopöen des 19. Jh. aufgenommen. Ph. Preußen 1799-1827 (Herba Basilici, von Ocymum Basilicum). Geiger, um 1830, schreibt über diese Pflanze: „Offizinell ist: das Kraut, ehedem auch der Same (herba et semen Basilici, Ocimi citrati) . . . Man gibt das Kraut im Aufguß. Jetzt wird es mehr äußerlich zu aromatischen Bädern usw. gebraucht. Auch kommt es als Ingredienz zum Kräuterschnupftabak nach einigen Vorschriften. Der Same wird nicht mehr gebraucht. Ehedem kamen beide zu mehreren Zusammensetzungen. In Haushaltungen dient die Pflanze als Würze zu Speisen, besonders in südlichen Ländern"; von O. minimum berichtet er: „Davon wird das noch feiner und stärker gewürzhafte Kraut (herba Basilici minimi) zuweilen wie das vorhergehende gebraucht".

In Hager-Handbuch, um 1930, ist zu Herba Basilici angegeben: „Anwendung. Früher als Antipyreticum, Anthelminticum und Nervinum. Als Gewürz". Hoppe-Drogenkunde, 1958, schreibt ausführlicher zu Ocimum Basilicum: Verwendet werden: 1. das Kraut („Stomachicum, Carminativum, Galactagogum. Bei Erkältungskrankheiten und Schleimhautentzündungen des Urogenitaltraktes. - In der Homöopathie [wo „Basilicum" (Essenz aus frischen Blättern) ein weniger wichtiges Mittel ist]. - In der indischen Heilkunde. Gewürzkraut"); 2. das äther. Öl („Beruhigungsmittel").

In Hager-Handbuch, um 1930, wird auch O. canum Sims. erwähnt; „heimisch in Ostasien. Ein mit Kakaobutter aus der Pflanze bereitetes Fett wird gegen Hautkrankheiten verwendet". In der Homöopathie ist „Ocimum canum" (Essenz aus frischen Blättern) ein weniger wichtiges Mittel.

Ocotea

O c o t e a siehe Bd. V, Nectandra.

Dragendorff-Heilpflanzen, um 1900 (S. 241 uf.; Fam. L a u r a c e a e), nennt 4 Arten, dabei nicht O. caudata, für die Hoppe-Drogenkunde, 1958, ein Kapitel hat (ätherisches Öl des Holzes heißt Oleum L i n a l o e cayennense, R o s e n - h o l z ö l ; für Parfümerie- und Seifenindustrie).
Ferner werden nach Hoppe u. a. verwendet:
O. sassafras (F e n c h e l - Z i m t b a u m ; die Rinde wird als Canella S a s s a - f r a z in Brasilien medizinisch benutzt); O. cymbarum (heißt bei Dragendorff N e c t a n d r a cymbarum N. ab. E.; liefert Brasilianisches Sassafrasöl).

Odontites

Geiger, um 1830, erwähnt B a r t s i a Otontites Huds. (= E u p h r a s i a Oton- tites L., Z a h n t r o s t, roter A u g e n t r o s t); „davon war das Kraut (herba Euphrasiae rubrae) offizinell. Es schmeckt bitter und wurde gegen Zahnschmerzen usw. gebraucht". Die Pflanze heißt bei Dragendorff-Heilpflanzen, um 1900 (S. 608; Fam. S c r o p h u l a r i a c e a e), B a r t s c h i a odontites Huds. (= B. verna Reichb., Odontites serotina Reichb., O. rubra Pers., Euphrasia Odont. L.); Kraut gegen Zahnschmerz und bei zu starker Menstruation. Bezeichnung nach Schmeil- Flora: **O. rubra (Baumg.) Pers.,** mit einigen Subspecies, so ist ssp. rubra = O. sero- tina (Lam.) Rchb.

Oenanthe

O e n a n t h e siehe Bd. V, Filipendula.
P h e l l a n d r i u m siehe Bd. II, Antiphthisica. / V, Cinnamomum.
W a s s e r f e n c h e l siehe Bd. IV, E 235.
Zitat-Empfehlung: *Oenanthe fistulosa (S.); Oenanthe aquatica (S.); Oenanthe pimpinelloides (S.).*
Dragendorff-Heilpflanzen, S. 491 (Fam. U m b e l l i f e r a e); Tschirch-Handbuch II, S. 904.

Nach Fischer ist das mittelalterliche (altital.) „ f a s o l a r i o " : O. fistulosa L. u. O. Phellandrium Lam. [Schreibweise nach Zander-Pflanzennamen: **O. aquatica (L.) Poir.** (= O. phellandrum Lam., Phellandrium aquaticum L.)], O. *pimpinel- loides* L. Hoppe findet bei Bock, um 1550, 2 Dioskurides-Anlehnungen: So nennt Bock nach einem Dioskurideskapitel, das unter anderem mit Oenanthe-species identifiziert wird, die Indikationen für O. aquatica P. (wild L y b s t o c k, wilder F e n c h e l, R o ß F e n c h e l, weiher Fenchel); außerdem nennt Bock nach einem Diosk.-Kap., das u. a. mit O. prolifera L. identifiziert wird, die Indikatio- nen für „ P h i l i p p e n d e l " [→ F i l i p e n d u l a (Oinanthe)].

370

(P h e l l a n d r i u m)

Der W a s s e r f e n c h e l wird nach Bock hauptsächlich innerlich angewandt (gegen Gift, bei Steinleiden, als Emmenagogum, Diureticum, Analgeticum, gegen Gelbsucht), aber auch als Badezusatz (zum Fördern der Lochien). Hagen, um 1780, schreibt über den „Wasserfenchel (Phellandrium aquaticum) ... [Der Same] ist unter dem Namen Roßfenchel, P f e r d e - o d e r P e e r s a m e n (Sem. Phellandri seu F o e n i c u l i aquatici) aufs neue in Apotheken bekanntgeworden".

Aufgenommen in preußische Pharmakopöen, Ausgaben 1799-1846: Semen Phellandri s. Foeniculi aquatici (von Phellandrium aquaticum L.); Ausgabe 1862: Fructus Phellandri (von O. Phellandrium Lamarck). So auch DAB 1, 1872, bis DAB 2, 1882; dann Erg.-Bücher (noch Erg.-B. 6, 1941: Fructus Phellandri, Wasserfenchelfrüchte, „die getrockneten reifen Spaltfrüchte von O. aquatica (L.) Poiret").

In der Homöopathie ist „Phellandrium - Wasserfenchel" (Tinktur aus reifen Samen; Hartlaub und Trinks 1829) ein wichtiges Mittel.

Über die Anwendung schrieb Spielmann, um 1780: gegen innere und äußere Geschwüre; gegen Intermittens. Geiger, um 1830, führt aus: „Man gibt den Wasserfenchel in Substanz, in Pulver-, Pillen- und Latwergenform, ferner im Aufguß. - Präparate hat man davon die Tinktur (tinct. semin. Phellandri). Das Kraut ist jetzt ganz außer Gebrauch ... Das frische Kraut soll, in das Bettstroh gesteckt, ein sehr gutes Mittel gegen Wanzen sein". Nach Hager-Handbuch, um 1930, werden Fructus Phellandri im Aufguß bei Husten, Katarrh, Lungenschwindsucht angewendet, nach Hoppe-Drogenkunde, 1958, sind sie „Expectorans, Diaphoreticum, Carminativum, Diureticum. - Bei Bronchialleiden und eitriger Lungenentzündung angewandt. - In der Homöopathie als Expectorans, bei Verdauungsstörungen und Blasenbeschwerden. - In der Veterinärmedizin, bes. bei Pferden"; das ätherische Öl ist Expectorans, Carminativum, Diureticum.

(V e r s c h i e d e n e)

Geiger erwähnt noch folgende Arten:

1.) O. fistulosa; „offizinell war sonst das Kraut (herba Oenanthes aquaticae, Filipendulae aquaticae)". Wird nach Dragendorff, um 1900, als Diureticum verwendet.

2.) O. crocata L.; „offizinell ist an einigen Orten das Kraut und die Wurzel (herba et rad. Oenanthes succo croceo). Der Gebrauch erfordert die größte Vorsicht, da es eine der giftigsten Pflanzen aus der Familie der Doldengewächse ist". Nach Dragendorff soll die Wurzel epispastisch wirken. In der Homöopathie ist „Oenanthe crocata - R e b e n d o l d e " (Essenz aus frischem Wurzelstock; Hale 1875) ein wichtiges Mittel.

3.) O. pimpinelloides; „offizinell waren sonst die Wurzeln (rad. Oenanthes, Filipendulae tenuifoliae). Sie sollen ... harntreibend und eröffnend wirken". Nach Dragendorff soll diese Art bei I. el B. vorkommen.

Oenothera

Oenothera siehe Bd. V, Epilobium.
Zitat-Empfehlung: *Oenothera biennis (S.).*

Nach Geiger, um 1830, stammt O. biennis (zweijährige N a c h t k e r z e , gelbe französische R a p u n z e l) „ursprünglich aus Nordamerika, von wo sie 1614 nach Europa kam und jetzt allerwärts . . . wild wächst. Wird auch in Gärten kultiviert . . . Offizinell ist: Die Wurzel (rad. O n a g r a e , Oenotherae, R a p u n - c u l i) . . . Man hat die Wurzel ehedem als eröffnendes Mittel verordnet. - Sie ist eßbar und wird wie die übrigen Rapunzelarten als Salat zubereitet. Wenn sie in dünne Scheiben geschnitten ist, so ähnelt sie ziemlich gekochtem Schinken (Schinkensalat). Auch wird sie als Gemüse verspeist". Dragendorff-Heilpflanzen, um 1900 (S. 482; Fam. O n a g r a c e a e), nennt 6 Arten, darunter auch O. biennis L. [vorübergehende Bezeichnung: Onagra biennis (L.) Scop.]; „Blatt und Wurzel sollen auflösend und blutreinigend wirken, auch als Gemüse verwendbar sein". Nach Hoppe-Drogenkunde, 1958, werden benutzt: 1. das Kraut (in der Homöopathie als Antidiarrhoicum, in der Volksheilkunde als „Blutreinigungsmittel"), 2. das fette Öl der Samen (für Küchenzwecke). Die Pflanze wird auch als Gemüsepflanze angebaut = R h a p o n t i k a , Gelbe Rapunzel, S c h i n k e n w u r z e l . In der Homöopathie ist „Oenothera biennis - Nachtkerze" (Essenz aus frischer, blühender Pflanze; Millspaugh 1887) ein wichtiges Mittel.

Oldenlandia

Unter den 9 O.-Arten, die Dragendorff-Heilpflanzen, um 1900 (S. 620 uf.; Fam. R u b i a c e a e), aufführt, befindet sich O. umbellata L. (Wurzel bei Hautkrankheiten, Blatt Expectorans). Diese Art bei Hoppe-Drogenkunde, 1958: Die Wurzel (Indischer K r a p p , C h a y w u r z e l) wird in Türkischrotfärberei verwendet.

Olea

B a u m ö l siehe Bd. III, Reg. / IV, E 189, 276, 324.
O l e u m O l i v a r u m siehe Bd. II, Acraepala. / III, Reg. / IV, G 957, 1237, 1737.
O l i v e n ö l siehe Bd. I, Rana. / III, Reg. / IV, E 90, 127, 130, 230; G 1026, 1489, 1494, 1553, 1838. / V, Arachis; Brassica.
Zitat-Empfehlung: *Olea europaea (S.).*
Dragendorff-Heilpflanzen, S. 525 uf. (Fam. O l e a c e a e); Tschirch-Handbuch II, S. 623 uf.; J. Hoops, Geschichte des Oelbaums, Forschung u. Fortschr. *21/23* (1947), 35—38; Peters-Pflanzenwelt, Kap. Der Ölbaum, S. 129—134.

Der Ö l b a u m , O. europaea L., gehört zu den ganz alten, und durch alle Zeiten hindurch wichtigen Kulturpflanzen. In Tschirch-Handbuch werden Zitate erwähnt aus dem alten Ägypten (Papyrus Ebers), Syrien, Palästina („die Juden fanden den

Ölbaum vor, als sie nach dem gelobten Land zurückkehrten"), Griechenland (die O l i v e war der heilige Baum der Athene; zu Zeiten Homers spielte sie schon eine große Rolle), Italien (von Griechenland aus vom 7. Jh. v. Chr. an eingeführt, besonders in Apulien, von dort sich nach Mittelitalien ausbreitend (5. Jh.); im 1. Jh. v. Chr. war das italienische Olivenöl den Handel beherrschend; große Mengen kamen von der Nordküste Afrikas nach Rom, Mitteltunesien war zur Kaiserzeit ein einziger großer Olivenhain).

Ölbaumblätter benutzte Hippokrates - nach Grot - als Wund- und Kühlmittel, Stypticum. Bei Dioskurides sind mehrere Kapitel zu finden, die sich mit dem Ölbaum und seinen medizinisch verwendbaren Teilen bzw. Produkten beschäftigen. Berendes macht danach folgende Angaben:

1.) Kap. Wilder Ölbaum: Die Blätter adstringieren; zu Umschlägen bei roseartigen Hautentzündungen, Geschwüren, Karbunkeln; mit Honig zum Reinigen schmutziger Wunden, zerteilt Drüsen und Geschwülste; zum Kauen gegen Mundgeschwüre und Soor; zu Umschlägen bei Magenleiden; zur Herstellung von Augenmitteln (durch Brennen usw.). Mit Wein oder Wasser macht man aus den gestoßenen Blättern Saft, den man eintrocknet und formt (als Zäpfchen hält er den Blutfluß und Fluß der Frauen zurück; zu Augen- und Ohrenmitteln; Vulnerarium).

2.) Kap. Ölbaum: Die Blätter des kultivierten Ölbaums leisten dasselbe wie die vom wilden, nur etwas schwächer, deshalb besonders geeignet für die Augenmittel. Aus brennendem grünen Holz scheidet sich Flüssigkeit aus, die gegen Grind, Krätze, Flechten hilft. Die Frucht zu Umschlägen bei Grind und Geschwüren.

3.) Kap. In Salzlake eingemachte Oliven: Fein gestoßen zu Umschlägen bei Verbrennungen, zum Reinigen von Wunden. Saft aus der Salzbrühe dient als Mundwasser. Geröstete Oliven zu Umschlägen gegen Geschwüre und zum Öffnen von Karbunkeln.

4.) Kap. Öl des wilden Ölbaums: Zur Mundspülung bei fauligem Zahnfleisch und zur Befestigung loser Zähne, auch für Bähungen zur Behandlung des Zahnfleisches [Angaben eines weiteren Kapitels dazu:] Gegen Kopfschmerzen, hält Schweiß zurück, gegen Haarausfall; vertreibt Schorf, Grind und Aussatz, verzögert das Ergrauen der Haare.

5.) Kap. Gewöhnliches Öl: Erwärmt, macht offenen Leib, erweicht. Gegen tödliche Gifte in größeren Mengen getrunken; gegen Krämpfe, treibt Würmer ab; gegen Darmverschlingung. Als Salbe, um die Sehkraft zu schärfen.

6.) Kap. Öl aus unreifen Oliven (O m p h a k i o n): Zur Bereitung von Salben, heilt Wunden, befestigt Zähne, hält Schweiß zurück; dem Magen wegen seiner adstringierenden Kraft bekömmlich.

7.) Kap. Ö l s a t z (Bodensatz des ausgepreßten Olivenöls): Gegen Zahnschmerzen und Wunden, zu Augenmitteln; für Klistiere gegen Geschwüre im After, der Scheide und Gebärmutter; zu Krätzemitteln; zu Bähungen bei Podagra und Gicht; vertreibt Geschwulste Wassersüchtiger.

8.) Kap. Weißes Öl: Die beschriebene Operation läuft nach Berendes darauf hinaus, das Öl von Schleimteilen zu befreien; Zusatz wohlriechender Sträucher dabei verleiht dem Öl Wohlgeruch.

Dioskurides beschreibt zahlreiche Öle, die unter Verwendung von Olivenöl hergestellt werden (Mazeration von Drogen; bei der Herstellung von Salzölen, Bockshornöl, Basilicumöl, Narzissensalböl, Schwertlilienöl und vielen anderen).

Tschirch-Sontheimer-Araber führen den Ölbaum und seine Produkte auf, auch Fischer-Mittelalter (olea, oliva, a m u r c a, o l e a n d e r, oleboum, oelboum; Diosk.: e l a i a). Bock, um 1550, bildet im Kap. Oelbaum - nach Hoppe - Olea europaea L. ab und entnimmt Dioskurides einige Indikationen für Oliven, Olivenextrakt und Saft aus verbrennendem grünen Holz.

In Ap. Lüneburg 1475 waren vorrätig: Folia olivarum (1½ qr.). Die T. Worms 1582 führt: [unter Früchten] Oliuae colymbades (Oliuae muria conditae, H a l - m a d e s, C o l y m b a d e s, H a l i p a s t i, Halinectivae, Phtinopores, N e c - t r e s, Oliuae conditaneae. Eingemacht Oliuen in Saltzwasser); Oleum Commune (Oliuum, Baumöle), Oleum Omphacinum (Oleum viride, Oliuum immaturum, O. morribes, Unzeitig B a u m ö l e). In T. Frankfurt/M. 1687: Oleum Olivarum (Baumöhl), Oleum Omphacinum (unzeitig Baumöhl). In Ap. Braunschweig 1666 waren vorrätig: Oleum olivarum (ohne Mengenangabe, dem Wert nach große Menge), Olivari in muria (136 lb.). Die Ph. Augsburg 1640 verordnet, daß bei Verschreibung von „Oleum" immer „Olivarum" zu nehmen ist.

Schröder, 1685, berichtet über Olea, den Ölbaum: „In Apotheken hat man die Blätter und eingemachte Früchte.

Die Blätter kühlen und trocknen, adstringieren etc., werden meistens äußerlich im Hauptweh, Bauchfluß, Monatsfluß, um sich fressenden Eisen etc. gebraucht. Die unzeitigen Früchte trocknen und adstringieren, besonders die wilden.

Die Früchte, die man sonst Oliven nennt, sind entweder sehr groß, kommen aus Hispanien, werden auch Superbae genannt. Oder sind mittelmäßig, nähmlich Narbonenses. Oder sind die kleinsten, die nähmlich aus Italien kommen ...

Beide Ölbäume [Olea sativa, der kultivierte, und Olea sylvestris, o l e a s t e r, der wilde] geben auch einen Gummi von sich, der dem Elemi nicht gar ungleich ist, wird aber nicht gebraucht.

Bereitete Stücke sind:

1. Die eingemachten Oliven. Man macht sie, ehe sie reif geworden, in Meersalz, in Spanien und Frankreich, ganz ein. Jezuweilen werden auch die reifen, schwarzen, eingemacht. Wenn man sie bei Anfang des Essens gebraucht, so erwecken sie eine Lust zum Essen, bewegen den Bauch, trocknen den feuchten Magen und stärken ihn.

2. Das Öl (schlechthin so genannt); dieses wird aus den reifen Oliven gepreßt und heißt Oleum commune, Oleum olivarum, Baumöl. Es wärmt und feuchtet gemäßigt (das alte Öl ist hitziger denn das neue), erweicht, digeriert, dient den

Wunden, laxiert, wenn man es in warmem Bier einnimmt, verbessert die Dürre der Brust, lindert das Bauchgrimmen, macht die Harngänge weit und heilt sie, wenn sie verletzt sind; äußerlich gebraucht man es sehr oft in Klistieren und hitzigen Geschwulsten.

3. Oleum omphacinum, das Öl, das aus den unreifen Oliven gepreßt worden. Es kühlt, trocknet, adstringiert und kommt zu vielen Medikamenten.

Des Baumöles sind dreierlei Arten: das erste ist das beste, wird πρότϱοπον genannt, das am ersten aus der Presse hervorkommt, und ist gleichsam die Blume des Öls; unsere nennen es C a r c e r ö l . Das andere wird genannt I t e r a t i - v u m , das zum zweiten mal kommt. Das dritte nennt man T e r t i a t u m , das das dritte und letztemal herauskommt und dieses ist das schlimmste. Das aus den unreifen Oliven und aus den unreifen Trauben gepreßte Öl und Saft werden insgemein O m p h a c i n u m genannt, daher man wohl acht haben soll, daß man nicht eins für das andere gebraucht.

4. O l e u m p h i l o s o p h o r u m . Dieses wird bereitet, wenn man das Baumöl mit glühenden Ziegelsteinen vermischt und aus einer Retorte destilliert. Es zerteilt, zeitigt, erweicht, taugt zu den harten, kalten Geschwulsten".

Olivenöl wird in Ph. Württemberg 1741 nicht beschrieben, ist auch nicht in der zugehörigen Taxe aufgeführt, wird jedoch bei sehr vielen Zubereitungen, deren Rezepte aufgenommen sind, benutzt.

Hagen, um 1780, berichtet vom Oelbaum, Olea europaea: „Die reifen Früchte davon geben durchs Auspressen das sog. Baum- oder Olivenöl (Oleum Oliuarum), welches in dem fleischigen Teile derselben enthalten ist". [Fußnote Hagens dazu: „Die Früchte, welche noch unreif und grün abgenommen werden, werden mit Aschlauge oder reinem Wasser, welches oft frisch übergegossen wird, eingeweicht, damit sie ihre Bitterkeit verlieren, und nachher mit Salz und Gewürzen eingemacht, unter dem Namen der Oliven verschickt".] Das feinste und schönste Öl, das P r o v e n z e r ö l genannt wird, kommt von den Bäumen, die in der Provenze, Languedok und in Genua (am letzteren Orte vorzüglich bei der Stadt St. Remo) wachsen. „Um das Öl zu pressen, werden die Oliven vollkommen reif eingesammelt, in einem runden Troge durch einen wagerecht sich bewegenden Mühlstein zu einem Teig zerquetscht, dann in kleine aus Binsen geflochtene Säcke geschüttet und das Öl ausgepreßt. Dieses zuerst erhaltene Öl wird Jungfernöl genannt und ist weißer, heller und besser als das übrige. Das abgepreßte Rückbleibsel wird hierauf mit heißem Wasser übergossen, und das hierdurch flüssiger gemachte, oben auf schwimmende Öl mit einem großen Löffel von verzinntem Eisenblech abgeschöpft. Aus dem jetzt zurückbleibenden Rückstand wird das schlechteste Öl gezogen, welches trübe, von unangenehmen Geruch und widrigem Geschmack ist . . . Das ganz weiße Baumöl hat oft seine weiße Farbe und Süßigkeit einem aufgelösten Blei zu danken, und da dieser Zusatz beim innerlichen Gebrauch das Öl schädlich macht, so muß es, ehe man es dazu anwendet, geprüft werden".

Olivenöl ist seit dem 19. Jh. pharmakopöe-üblich, aufgenommen in alle preußischen Pharmakopöen und DAB's (1968: Olivenöl; „Das aus frischen Früchten von Olea europaea Linné bei der ersten Pressung ohne Wärmezufuhr gewonnene, klar filtrierte Öl").

Geiger, um 1830, berichtet über O. europaea: „Offizinelle Teile sind die Früchte: Oliven (Olivae), von welchen es eine Menge Varietäten gibt ... Die noch grünen, etwas unreifen Früchte werden, mit Salz und Gewürzen eingemacht, als eingemachte Oliven (Olivae conditae) in den Handel gebracht. Aus den reifen Früchten erhält man durch Auspressen und Auskochen das Baumöl (oleum Olivarum), von dem es verschiedene Sorten gibt ... Das Olivenöl wird in der Medizin innerlich (wozu das reinste geruchlose genommen werden muß) und äußerlich verwendet. Dient in der Pharmazie häufig zu Aufgußölen, Pflastern, Salben und Seife etc. ... Von alten Olivenbäumen wird in Neapel ein Harz gesammelt, Gomma d'Oliva, welches als ein beliebtes Räucherwerk in Italien gebraucht wird".

Hager (1874) erklärt im Kommentar zum DAB 1 bei Oleum Olivarum:
„Im Handel gibt es hauptsächlich 2 Sorten Olivenöl, nämlich Provenceröl und Baumöl. Ersteres wird durch kalte Pressung zuerst gewonnen, letzteres durch heiße Pressung und durch Auskochen der Oliven, weshalb es auch viel Chlorophyll enthält und eine grünliche Farbe hat ... Das weiße Baumöl des Handels ist ein an der Sonne gebleichtes ranziges Baumöl, oft Rüböl-haltig."

In Hager-Handbuch, um 1930, werden Olivenblätter (Folia Olivae) erwähnt; Extractum fluidum Oleae europaeae, aus frischen Olivenblättern mit verd. Weingeist bereitet, soll sich als Tonicum, Febrifugum und Antiperiodicum bewährt haben, auch die Tinktur. Über die Anwendung von Oleum Olivarum (Provenceröl) ist geschrieben: „Innerlich dient es, gewöhnlich in Form der Emulsion, als mildes Abführmittel; rein und in Gaben von 100-200 g zum Abtreiben von Gallensteinen (Wirkung zweifelhaft). Olivenöl, mit Eigelb und Zucker verrührt, ist ein altes, bewährtes Hausmittel bei Rachenentzündungen, Heiserkeit udgl. Äußerlich wendet man es bei Verletzungen und Schwellungen an, ferner zu Klysmen, Linimenten, Salben, Haarölen". Gemeines (grünes) Olivenöl dient „hauptsächlich zur Herstellung von Seife und von Türkischrotöl in der Färberei, zum Gerben", weißes Olivenöl (Weißes Baumöl, L i l i e n ö l) ist Olivenöl, das chemisch oder durch Tierkohle oder durch Sonnenlicht gebleicht ist; es ist meist mehr oder weniger ranzig; „Anwendung. Als Volksmittel mit Sirup gemischt bei Brustleiden"; Olivenkernöl „wird als Speiseöl verwendet, die minderwertigen Sorten wie technisches Baumöl".

Nach Hoppe-Drogenkunde, 1958, werden von Olea europaea verwendet: 1. die Frucht („zur Bereitung der Salz- oder Tafeloliven. - Zur Herstellung des fetten Öls"); 2. das fette Öl der Früchte („bei Koliken, Gallenleiden, Verstopfung. Zu Klistieren. Zur Bereitung zahlreicher galenischer Präparate, wie Linimente, Salben, Pflaster. - Feinstes Speiseöl. - Zur Herstellung von Seifen. - In der Textilindustrie"); 3. das Blatt („Droge mit blutdrucksenkender Wirkung").

Omphalea

Nach Dragendorff-Heilpflanzen, um 1900 (S. 384; Fam. E u p h o r b i a c e a e),
enthalten O.-Arten fettes Samenöl von purgierenden Eigenschaften. Nach Hoppe-
Drogenkunde, 1958, liefert O. megacarpa ein Oleum Omphaleae (C a y e t é ö l);
„Purgans in der Eingeborenenmedizin. - Zur Herstellung von Firnis".

Omphalodes

O m p h a l o d e s siehe Bd. V, Cynoglossum.
Zitat-Empfehlung: *Omphalodes verna (S.)*.

Geiger, um 1830, erwähnt C y n o g l o s s u m omphalodes L. (= O. verna
Mönch., Garten-V e r g i ß m e i n n i c h t); lieferte ehedem seine Blätter (folia
[herba] Omphalodeos seu U m b i l i c a r i a e). Nach Dragendorff-Heilpflanzen,
um 1900 (S. 561; Fam. B o r r a g i n a c e a e ; nach Schmeil-Flora: B o r a g i n a -
c e a e), ist **O. verna Moench.** (V e n u s n a b e l , Umbilicaria) Emolliens, Refrigerans.

Onobrychis

O n o b r y c h i s siehe Bd. II, Digerentia.
Zitat-Empfehlung: *Onobrychis viciifolia (S.)*.

Die Onobrychis bei Dioskurides (gestoßene Wurzel zum Umschlag auf Geschwülste, mit Wein getrunken gegen Harnzwang, mit Öl gegen Schweiß ein-
gesalbt) wird nach Berendes als O. caput galli L. oder O. sativa Lam. gedeutet.
Nach Sontheimer bei I. el Baithar vorkommend. Geiger, um 1830, erwähnt
O. sativa Lam. (= H e d i s a r u m Onobrychis L., E s p a r s e t t e , S ü ß -
k l e e); „das Kraut (herba Onobrychis) war ehedem offizinell. Die Pflanze ist
ein vorzügliches Futterkraut. Die Samen dienen zum Füttern für Hühner". Nach
Dragendorff-Heilpflanzen, um 1900 (S. 324; Fam. L e g u m i n o s a e), wird
von O. viciaefolia Scop. (= O. sativa Lam.; Schreibweise nach Zander-Pflanzennamen: **O. viciifolia Scop.**) „Kraut und Same als Diureticum, in Indien als Aphrodisiacum verwendet". Hoppe-Drogenkunde, 1958, erwähnt O. sativa lediglich als
Futtermittel.

Ononis

O n o n i s siehe Bd. II, Antirheumatica; Antisyphilitica; Aperientia; Diuretica; Hydropica; Sanguinem
depurantia. / IV, C 34; G 873.

B e r e n d e s-Dioskurides: Kap. H a u h e c h e l , O. antiquorum L.
S o n t h e i m e r-Araber: O. antiquorum.

F i s c h e r-Mittelalter: **O. spinosa L.** (b u l m a g o , r e s t a b o v i s , o c u l u s p o r c i n u s , d u m u s , v i b e r c k , frawen cric, d e r b k r a u t , w i b i s - z u n g ; Diosk.: a n o n i s , ononis); O. arvensis L. (f a s s a r a ; Diosk.: anonis, ononis).

H o p p e-Bock: O. spinosa L. (O c h s e n b r e c h e n , H e w h e c k e l , H e k - k e l k r a u t , S t a l k r a u t).

G e i g e r-Handbuch: O. spinosa (dornige Hauhechel, Ochsenbrech); O. pinguis (= O. Natrix L.).

H a g e r-Handbuch: O. spinosa L.

Z i t a t-Empfehlung: **Ononis spinosa (S.).**

Dragendorff-Heilpflanzen, S. 314 (Fam. L e g u m i n o s a e ; nach Schmeil-Flora: P a p i l i o n a c e a e ; nach Zander-Pflanzennamen: Leguminosae).

Nach Dioskurides wird von der Hauhechel - er meinte eine mediterrane Art - die Wurzel gebraucht (ihre Rinde treibt Harn, zertrümmert den Stein, reißt Wundschorf auf; zu Mundspülwasser bei Zahnschmerzen; gegen Hämorrhoiden). Kräuterbuchautoren des 16. Jh. übernehmen diese Indikationen für O. spinosa L. In T. Worms 1582 steht: Radix Restaebouis (R e m o r a e a r a t r i , A c u t e l - l a e , U r i n a l i s vel U r i n a r i a e , Anonidis vel Ononidis, Hawheckel oder Ochsenbrechwurzel, Heckelkraut und Stallkrautwurtzel); Aqua dest. Restae bouis. In T. Frankfurt/M. 1687: Radix Ononidis (Anonidis, Restae bovis, Heuhechelwurtzel); Herba Ononis (Heuhechel, Stallkraut, Ochsenkraut). In Ap. Braunschweig 1666 waren vorrätig: Radix ononidis (7 lb.), Herba o. (¹/₄ K.), Aqua o. (2 St.), Aqua o. cum vino (¹/₂ St.), Essentia o. (9 Lot), Sal o. (3 Lot). Die Ph. Württemberg 1741 führt: Radix Ononidis (Restae bovis, Remorae aratri, Hauhechel, Stallkraut, Ochsenbrech-Wurtzel, Urinaria; Diureticum, Abstergens, Attenuans; Spezifikum bei Hodenbruch).

Hagen, um 1780, gibt als Stammpflanze O. arvensis an, Geiger, um 1800, O. spinosa; liefert Wurzel und Kraut (rad. et herba Ononidis, Restae Bovis); „man gibt die Wurzel in Substanz, in Pulverform, selten; meistens in Abkochung. Sie gehört zu den rad. 5 aperient. minor. Wirkt diuretisch und eröffnend. Das Kraut wird kaum mehr gebraucht. - Als Präparate hatte man davon: Wasser und Salz (aq. et sal. Ononidis). Die Pflanze gibt beim Verbrennen viel Kali".

Aufgenommen in preußische Pharmakopöen 1813-1862 (Radix Ononidis, von O. spinosa L.), dann DAB's bis 1926 (Bestandteil der Species Lignorum = Holztee). In der Homöopathie ist „Ononis spinosa" (Essenz aus frischer, blühender Pflanze) ein weniger wichtiges Mittel.

Anwendung der Wurzel nach Hager-Handbuch, um 1930: blutreinigend, harntreibend, hat vor ähnlich wirkenden Mitteln den Vorzug der Unschädlichkeit; in Teemischungen oder als Abkochung. Hoppe-Drogenkunde, 1958, schreibt: „Diureticum. - In der Volksheilkunde auch bei Hautleiden, Rheuma und Gicht"; außer der Wurzel wird auch das Kraut medizinisch verwendet.

Geiger erwähnt ferner eine O. pinguis; „davon wird die Wurzel (rad. Natricis Plinii) im südlichen Europa wie bei uns die vorhergehende Art gebraucht". Dragendorff, um 1900, nennt ebenfalls O. Natrix L. [Schreibweise nach Zander-Pflanzennamen: **O. natrix L.**]; „ N a t r i x des Plinius".

Onopordum

O n o p o r d o n siehe Bd. V, Cnicus.

B e r e n d e s-Dioskurides: Kap. E s e l s d i s t e l (A k a n t h i o n), O. Acanthium L. (oder O. illyricum L. ?).
T s c h i r c h-Araber: **O. acanthium L.**
F i s c h e r-Mittelalter: O. Acanthium L. (c a r l i n a bianca).
H o p p e-Bock: O. acanthium L. (Weiß W e g e D i s t e l , das dritt S p i n a a l b a).
G e i g e r-Handbuch: O. Acanthium (gemeine K r e b s d i s t e l , F r a u e n - d i s t e l , Eselsdistel, K r a m p f d i s t e l).
Z i t a t-Empfehlung: **Onopordum acanthium (S.).**

Dragendorff-Heilpflanzen, S. 688 (Fam. C o m p o s i t a e).

Nach Dioskurides sind Wurzel und Blätter der Eselsdistel im Trank bei Tetanus wirksam. Bock, der die Pflanze abbildet, gibt - nach Hoppe - andere Indikationen (Abkochung der Wurzel in Wein bei Blut und Eiter im Sputum, gegen Brechreiz; in Essig als Spülung gegen Zahnschmerzen; Samen gegen Gift und gegen krampf-artige Schmerzanfälle der Kinder). Die Droge fehlt in den üblichen offiziellen Quellen. Nach Hagen, um 1780, wird das Kraut, Hb. C a r d u i tomentosi seu Acanthii, frisch zum äußerlichen Gebrauch verwandt. Geiger, um 1830, schreibt: „Eine schon längere Zeit zum Teil als Arzneimittel benutzte Pflanze; wurde be-sonders von Borellus, Stahl, Moehring u. a. angerühmt ... Man gab ehedem die Wurzel als magenstärkendes, diuretisches Mittel, gegen anfangende Gonorrhöe usw. Vorzüglich aber wurde der ausgepreßte Saft des Krauts von oben angeführten Ärzten als ein treffliches Mittel gegen Gesichtskrebs angerühmt. Mit Unrecht ist diese gewiß kräftige Pflanze jetzo fast außer Gebrauch".
In der Homöopathie ist „Onopordon Acanthium" (Essenz aus frischer Pflanze) ein weniger wichtiges Mittel.

Onosma

O n o s m a siehe Bd. V, Anchusa; Lithospermum.
Zitat-Empfehlung: *Onosma echioides (S.).*

Nach Berendes wird das Onosma des Dioskurides unter anderem als O. echinoides L. gedeutet (Blätter in Wein treiben Embryo aus). Geiger, um 1830, erwähnt die

Pflanze; „lieferte sonst ihre Wurzel (rad. A n c h u s a e luteae). Sie wird wie die Alkanne zum Rotfärben benutzt und soll auch anstatt A l k a n n e in den Handel kommen". Dragendorff-Heilpflanzen, um 1900 (S. 562; Fam. B o r r a g i n a - c e a e ; nach Schmeil-Flora: B o r a g i n a c e a e), nennt 4 O.-Arten. Bei **O. echioides L.** gibt er an: Wurzel (O r s a n e t t e) enthält roten Farbstoff. Onosma Galen's, O n u m a I. el B. In Indien als Ersatz der Borago gebraucht. Nach Hoppe-Drogenkunde, 1958, dient die Pflanze zum Färben von Ölen, Fetten, Wolle; Wurzel, Blätter und Blüten in Asien als Tonicum.

Ophioglossum

F i s c h e r-Mittelalter: **O. vulgatum L.** (altital.: a r g e n t a l e , t o s t o n a).
H o p p e-Bock: O. vulgatum L. (Natterzünglein).
G e i g e r-Handbuch: O. vulgatum (gemeine S c h l a n g e n z u n g e , N a t - t e r z ü n g l e i n , O t t e r z u n g e).
Z i t a t-Empfehlung: **Ophioglossum vulgatum (S.).**

Dragendorff-Heilpflanzen, S. 60 (Fam. O p h i o g l o s s e a e ; nach Schmeil-Flora: O p h i o g l o s s a - c e a e).

Nach Hoppe bildet Bock, um 1550, O. vulgatum L. ab; er bezieht sich unzutreffend auf Plinius; Kraut mit Schmalz als Salbe gegen Geschwüre; Wundheilmittel. Aufgenommen in T. Worms 1582: [unter Kräutern] Ophioglossum (E c h i o - g l o s s u m , Lingua et L i n g u l a c a Plinii, Lingua viperina seu serpentina, Lingula et Ligula vulneraria, Naterzünglein, Schlangenzünglein); in T. Frankfurt/ M. 1687 auch E n e a p h y l l u m , L a n c e a C h r i s t i genannt.
Die Ph. Württemberg 1741 führt: Herba Ophioglossi (Echioglossi, Linguae serpentariae, Natterzünglein; ausgezeichnetes Vulnerarium für innerlichen und äußerlichen Gebrauch). Geiger, um 1830, erwähnt die Pflanze; „davon war das Kraut (herba Ophioglossi) offizinell. Man ißt die Pflanze in Ostindien als Gemüse".

Ophiorrhiza

Dragendorff-Heilpflanzen, um 1900 (S. 621; Fam. R u b i a c e a e), nennt O. Mungos L. und gibt malayische und indische Namen an. Die Wurzel war kurzzeitig offizinell. So hat Ph. Württemberg 1741 aufgenommen: Radix M u n g o s (bittere Indianische G i f f t w u r t z ; gegen Gifte, Fieber, Tollwut). Auch Geiger, um 1830, beschreibt O. Mungos (indianische S c h l a n g e n w u r z e l); „diese in Indien als ein vorzügliches Gegengift gegen den Schlangenbiß gerühmte Pflanze beschrieb zuerst Garcias im 16. Jahrhundert ... Offizinell ist: Die Wurzel (rad. Mungos, S e r p e n t u m) ... Die Indianer gebrauchen die Wurzel gegen den Biß giftiger Schlangen und gegen die Folgen des Saftes vom makassarischen Giftbaum. Sie wurde auch in Europa gegen die Wasserscheu und gegen Fieber angewendet. Sonst war sie sehr teuer (die Unze kostete 15 Gulden). Jetzt gebraucht man sie bei uns nicht mehr".

Z i t a t-Empfehlung: **Ophiorrhiza mungos (S.).**

Ophrys

O p h r y s siehe Bd. V, Neottia; Orchis; Spiranthes.
O p h r y o s siehe Bd. V, Listera.
Zitat-Empfehlung: *Ophrys apifera (S.).*

Die Bienen-R a g w u r z , **O. apifera Huds.**, ist wahrscheinlich in den Kräuterbüchern des 16. Jh. abgebildet (bei Bock als eine Art M a r g e n d r e h e n bzw. K n a b e n k r a u t , bei Fuchs als eine Art Ragwurtz); Hoppe hält bei Bock außerdem die Deutung als O. muscifera Huds. für möglich. Es ist anzunehmen, daß auch diese Pflanze bzw. ihre Knollen seit altersher wie → O r c h i s gesammelt und benutzt wurden. Dragendorff-Heilpflanzen (S. 150; Fam. O r c h i d a - c e a e) meint, daß man sie und andere Ophrys-Arten als S a l e p verwendet hat.

Opopanax

O p o p a n a x siehe Bd. IV, G 1814.
O p o p o n a x siehe Bd. II, Antihysterica; Antiparalytica; Antispasmodica; Attrahentia; Emmenagoga; Phlegmagoga; Stimulantia. / V, Commiphora.
P a n a k e s siehe Bd. V, Echinophora; Helianthemum; Hypericum; Levisticum; Origanum.

B e r e n d e s-Dioskurides: Kap. P a n a k e s , F e r u l a Opoponax Spr. oder O. Chironium Koch.
T s c h i r c h-Sontheimer-Araber: Ferula Opoponax Sprengel.
F i s c h e r-Mittelalter: O. Pastinaca L., O. Chironium Koch. (opopanacum, p s e u d o c o s t a).
B e ß l e r-Gart: O. chironium (L.) Koch und verwandte Arten (Opopanacum, p a n a x eracklia, g e n s i s , h e n s i r).
G e i g e r-Handbuch: Ferula Opopanax Spr. (= P a s t i n a c a Opopanax L., O. Chironium Koch).
H a g e r-Handbuch: O. Chironium Koch u. O. persicum Boiss.

Z a n d e r-Pflanzennamen: **O. chironium (L.) W. D. J. Koch.**
Z i t a t-Empfehlung: **Opopanax chironium (S.).**

Dragendorff-Heilpflanzen, S. 495 (Fam. U m b e l l i f e r a e); Tschirch-Handbuch III, S. 1107.

Nach Dioskurides wird das Opopanax von der herakleischen Panakes [heißt soviel wie Allheilmittel] gesammelt; man schneidet Wurzel, auch Stengel ab, fängt den Saft in Blättern auf und trocknet ihn (hat erwärmende, erweichende, verdünnende Kraft; bei Wechselfiebern und Frostschauern, Krämpfen, inneren Rupturen, Seitenschmerzen, Husten, Leibschneiden, Harnzwang, Blasengeschwüren; befördert Menstruation und tötet den Embryo; äußerlich gegen Ischias, Podagra, Karbunkel, Zahnschmerzen; Cephalicum; schützt die Augen; mit P e c h gegen Biß toller Hunde; auch der Same wird verwandt).
In Ap. Lüneburg 1475 waren vorrätig: Oppoponax (7 qr.), Pilulae de Oppoponaco (1 oz.). In T. Worms 1582 heißt die Droge O p a p a n a x (Lacrymae panacis, Opapanacum officinarum, Gummi, so von der Wurtzeln Panacis gesamlet wirdt). Ist Bestandteil vieler Composita (in Ph. Nürnberg 1546 von Diacosterium Nicolai, Electuarium de Baccis Lauri Rasis, Theriaca Andromachi, Mithridatium Damocratis u. a. Autoren, Hieralogodium Nicolai, Pilulae foetida Mesuae u. Rasis, Pilulae de Serapino Mesuae, Emplastrum Diachylon compositum, Emplastrum Apostolicon Nicolai, Unguentum Apostolicum Avicennae. Paracelsus verwendet es in seinem Wundpflaster, dem er danach, in Kombination mit Bdellium, den Namen O p o d e l d o k gab). In Ph. Augsburg 1640 ist angegeben, daß anstelle von Opopanax: A m m o n i a c u m oder G a l b a n u m genommen werden kann. In Ap. Braunschweig 1666 waren vorrätig: Opopanax (15 lb.), Oleum o. (2 Lot), Pilulae de o. (1 lb.).
Schröder beschreibt 1685 Opopanax: „ist ein gummiger Saft, der aus der verwundeten Wurzel panacis heraclei fließt und zusammengesteht ... Er wärmt im 3. und trocknet im 2. Grad, erweicht, digeriert, zerteilt, purgiert die zähe schleimige Feuchtigkeit aus dem Gehirn, Nerven, Gelenken, der Brust ... Bereitete Stück: Die Pillen von Opopanace. Sie werden aber selten gebraucht. Der O. gibt zwar ein Öl, aber sehr wenig".
Die Ph. Württemberg 1741 führt Opopanax (Gummi Panacis, Panax Gummi; von S p h o n d y l i u m majus oder Panax Heracleum; Emolliens, Digerans, Purgans, zerteilt Blähungen; äußerlich statt Galbanum im Pflaster). Bei Hagen, um 1780, heißt die Stammpflanze Pastinaca Opopanax. Aufgenommen in preußische Pharmakopöen 1799-1813 (mit dieser Angabe). Geiger, um 1830, schildert die Droge bei Ferula Opopanax Spr.; „Offizinell ist das durch Verwunden der Wurzel auf ähnliche Weise wie Stinkasant [→ Ferula] zu erhaltende Gummiharz, Panax oder Opopanax (gummi Opopanax) ... Anwendung: In Substanz, in Pulver- und Pillenform oder als Emulsion. Wird jetzt selten mehr gebraucht". Bei Wiggers, um 1850, heißt die Stammpflanze O. Chironium Koch. König schreibt in seinem

Waren-Lexikon, 1886: „Ausfluß der Wurzel von O p o p o n a x Chironium ...
Wird selten mehr zu Pflastern angewendet, ist überhaupt so ziemlich aus dem
Handel verschwunden". Später gelangte ein Burseraceen-Opopanax [→ C o m -
m i p h o r a] in den Handel. In der Homöopathie ist „Opoponax" (von O. Chi-
ronium Koch; weingeistige Lösung) ein weniger wichtiges Mittel. Nach Hoppe-
Drogenkunde, 1958, wird die Droge kaum noch gehandelt.

Opuntia

O p u n t i a siehe Bd. V, Cereus.
Zitat-Empfehlung: *Opuntia cochenillifera (S.); Opuntia vulgaris (S.); Opuntia ficus-indica (S.).*
Dragendorff-Heilpflanzen, S. 456 uf. (Fam. C a c t e a e ; nach Zander: C a c t a c e a e).

Zur Zeit Geigers, um 1830, war die botanische Kenntnis von den K a k t e e n
noch beschränkt. Er beschreibt nur eine Gattung C a c t u s (F a c k e l d i s t e l),
von der nicht viel von pharmazeutischem Interesse zu berichten ist. Die drei zuerst erwähnten Arten sind (weitere Cactus-Arten Geigers siehe Cereus):
1.) Cactus coccionellifera L. (Coschenille-Fackeldistel, N o p a l p f l a n z e); auf
ihr lebt die Lackschildlaus.
Die Pflanze heißt bei Dragendorff, um 1900: N o p a l e a coccinellifera Salm D.
(= O. cocc. Mill., Cact. cocc. L.); die Sprossen werden gegessen und gegen Entzündungen verwendet. Schreibweise nach Zander-Pflanzennamen: **O. cochenillifera (L.) Mill.**
2.) Cactus Opuntia (gemeine Fackeldistel, Opuntie, indianische F e i g e); „offizinell waren sonst: die Blätter (vielmehr Glieder) (folia Opuntiae) ... bei Entzündungen, Wunden, gichtischen Beschwerden aufgelegt. Die Früchte sind eßbar,
sehr saftig, schmecken süßlich ... der häufige Genuß soll den Harn rot färben,
auch behauptet man, daß Leute, welche viel Opuntienfrüchte essen, rote Haare
bekommen!?".
Die Pflanze heißt bei Dragendorff: O. vulgaris Mill. (= Cactus Op. L.); „Stengel-
glieder äußerlich nützlich gegen Gicht und Rheuma, auch zur Erweichung von
Hornhautwucherungen. Der Saft wirkt anthelmintisch und purgierend, die Frucht
ist eßbar". In der Homöopathie ist „Opuntia vulgaris - F e i g e n k a k t u s "
(Essenz aus frischen Stengeln und Blüten; Hale 1875) ein wichtiges Mittel. Schreibweise nach Zander: **O. vulgaris Mill. non auct. mult.** (= O. monocantha (Willd.)
Haw.).
3.) Cactus Tuna (breite Fackeldistel); hat ein dem Tragant ähnliches Gummi.
Dragendorff schreibt zu O. Tuna Mill. (= O. Ficus indica Mill., Cact. F. ind. L.,
Cact. Bonplandii Humb.): „liefert bassorinreiches Gummi und eßbare Früchte,
aus denen berauschendes Getränk (C o t o n c h e) gemacht wird. Dient als
Expectorans und der Schildlaus zum Aufenthalt. Wird gegen Erysipel und Diarrhöe verordnet". Schreibweise nach Zander: **O. ficus-indica (L.) Mill.**

Orchis

O r c h i s siehe Bd. V, Anacamptis; Gymnadenia; Himantoglossum; Listera; Ophrys; Platanthera; Serapias; Spiranthes.
K n a b e n k r a u t siehe Bd. V, Ophrys; Platanthera; Sedum.
S a t y r i u m siehe Bd. IV, A 53 / V, Gymnadenia; Himantoglossum; Platanthera.
S a t y r i o n siehe Bd. V, Fritillaria; Listera; Spiranthes; Tulipa.
S a l e p siehe Bd. V, Anacamptis; Ophrys; Platanthera.

B e r e n d e s-Dioskurides: Kap. K n a b e n k r a u t (Orchis), O. papilionacea L. u. O. Morio L.; Kap. Anderes Knabenkraut (S e r a p i a s), O. undulatifolia Biv.?; Kap. S a t y r i o n , Orchis-Art?
S o n t h e i m e r-Araber: O. papilionacea, O. Morio; S a t y r i u m .
F i s c h e r-Mittelalter: Orchis spec. (orchis, satyrion, t e n t a t i c o n , f o l u , l e p o r i n a , s a t i r a , p r i a p i s c u s , h e r b a m i l i t a r i s , t e s t i c u - l u s v u l p i s , s t i n c a , s t e n d e l w u r z , s t i n k e l , knabenkraut, s t e n - d e l k r a u t ; Diosk.: orchis, satyrion). Orchideen mit rundlichen Knollen, z. B. O. mascula, O. morio (orchis, a f r o d i s i a , testiculus vulpis, stendelwurz das mänlin, crützblumen, r a g w u r z); Orchideen mit handförmigen Knollen, z. B. O. latifolia, O. maculata (palma Christi, stendelwurz das weiblin, h e n d e l - wurtz). O. incarnata L. (p a l m a C h r i s t i , d i g i t i c i t r i n i); O. latifolia L. (p r i m u l a veris fusca, h y m e l s c h l ü s s e l ; s t a n d e l w u r z); O. mascula L. u. O. latifolia L. cf. R i c i n u s (satiria, herba quinque digitorum, p r i a p u s , palma Christi, satirion minus, cruz bowm, h e n d e k y n , k u - k u d y s); O. militaris L. (primula veris alba, testiculus canis); O. Morio L. (b u - c e i d e n).
B e ß l e r-Gart: Orchis spec. (satirion, knabenkrut, stendelkrut, p r i a p e s - m u m , c h a s i a l k e l).
H o p p e-Bock: O. militaris L. (Knabenkraut); O. masculus L. (Erste Stendel- wurtz, M a r g e n d r e h e n oder Knabenkraut); O. latifolius L.? (zweites Ge- schlecht); O. ustulatus L. (dritte Art); O. militaris L. (vierte Stendelwurtz, Menn- lin); **O. purpurea Huds.?** (fünftes wohlriechend Margendrehen).
G e i g e r-Handbuch: a) mit ungeteilter knolliger Wurzel: O. Morio (kleines weibliches Knabenkraut oder Stendelkraut); O. mascula; O. militaris; O. ustulata. b) mit handförmig gespaltenen knolligen Wurzeln: O. latifolia; O. maculata.
H a g e r-Handbuch: (in Deutschland) O. mascula L., O. militaris Huds., O. morio L., **O. ustulata L.,** O. palleus L., O. globosa L., O. fusca L. u. a.; (im Ausland) O. saccifera Brogn., O. coriophora L., O. longicruris Luck, O. laxiflora Lam.
Z a n d e r-Pflanzennamen: (Offizinell:) **O. mascula L.; O. militaris L.; O. mo- rio L.**
Z i t a t-Empfehlung: **Orchis mascula (S.); Orchis militaris (S.); Orchis morio (S.); Orchis purpurea (S.); Orchis ustulata (S.).**

Dragendorff-Heilpflanzen, S. 148—150 (Fam. O r c h i d a c e a e); Tschirch-Handbuch II, S. 384.

Dioskurides beschreibt mehrere Pflanzen, die als Orchis-Arten identifiziert werden können.

1.) Orchis, mit doppelten, olivenähnlichen Wurzeln (die große Wurzel, von Männern gegessen, bewirkt die Geburt von Knaben, die kleinere, von Frauen genossen, die Geburt von Mädchen. Die zartere, mit Ziegenmilch getrunken, regt Frauen zur Liebeslust an, die zweite bewirkt das Gegenteil; beide Wurzeln heben gegenseitig ihre Wirkungen auf).

2.) Serapias, mit hodenähnlicher Wurzel (als Umschlag zum Vertreiben von Ödemen, zur Behandlung von Geschwüren, Fisteln, Entzündungen; gegen Munderkrankungen; mit Wein getrunken gegen Durchfall. Sonst erzählt man von ihr dasselbe wie von der Orchis).

3.) Satyrion (in Wein getrunken gegen Orthopnöe; Aphrodisiacum).

[4.) Das Satyrion erythronion wird für eine Liliacee gehalten, → F r i t i l - l a r i a].

In der arabischen Medizin setzte sich die Tradition fort. Wichtig wurde das Electuarium „ D i a s a t y r i u m ", von dem 2 Vorschriften in Ph. Nürnberg 1546 aufgenommen wurden (nach Nicolai und nach Mesue). Wichtigster Bestandteil des Diasatyrium Nicolai ist (neben 15 anderen) frische, feste Orchideenknolle; sie heißt hier Testiculum Satyrii (im Kommentar erklärt Cordus, daß Satyrion 2 Wurzeln hat, eine feste und eine schlaffe, nur die erstere ist zu nehmen). Im Diasatyrium Mesuae heißt die Droge Testiculum v u l p i s (im Kommentar heißt es, daß man hier nicht etwa tierische Fuchshoden nehmen soll, sondern daß die „radices Satyrii sive Orchios" gemeint sind, die den Fuchshoden ähneln). Dieses Electuarium, ein ausgesprochenes Aphrodisiacum, blieb bis Ende des 18. Jh. offizinell (Ph. Württemberg 1798) und steht noch in T. Württemberg 1822.

Im Nördlinger Register (1480) ist ein Satyrion verzeichnet. Die T. Worms 1582 gibt als Synonyme für Radix Satyri an: Satyrii Triphylli seu Trifolii, Testicula vulpis, Testiculi leporini, Panii Apuleii, Stendelwurtz, Knabenkrautwurtz, S t a n d t h a r t w u r t z . Den Kräuterbüchern des 16. Jh. ist zu entnehmen, daß es sich dabei um Orchideenknollen handelt, darunter von mehreren Orchis-Arten. Die Bezeichnungen und Identifizierungen sind allerdings unterschiedlich. So kann man über die Stammpflanzen der Knollendroge für das 16. Jh. keine eindeutigen Aussagen machen, weil die Abbildungen und Beschreibungen in den Kräuterbüchern, sowie die zugeordneten Namen weder bei den verschiedenen Autoren immer übereinstimmen, noch sind sie mit späteren Angaben, bis zur Gegenwart hin, stets in Einklang zu bringen.

Bock, um 1550, faßt in seinem Orchideenkapitel 15 Pflanzen zu 10 „Geschlechtern" zusammen, darunter nach der Deutung Hoppes 5 Orchisarten (siehe ferner bei A n a c a m p t i s , C e p h a l a n t h e r a , E p i p a c t i s , G y m n a d e - n i a , L i s t e r a , N e o t t i a , O p h r y s , S p i r a n t h e s), von denen O. masculus L., O. ustulatus L. und O. militaris L. als einigermaßen sicher identifi-

ziert werden, während O. latifolius L. und O. purpurea Huds. fraglich bleiben.
Über die Namen schreibt Bock: „Obgenannte Gewächse nennt man bei uns allesamt Märgendrehen . . . Stendelwurtz, Knabenkraut und C r e u t z b l u m e n ,
und sind solche Blumen und Wurzeln allesamt im Theophrast mit dem Namen
Orchis, das ist Testiculus, bezeichnet. Dioskurides aber unterscheidet sie fleißiger
und spricht:
1.) Der erst Testiculus heißt Orchis, C y n o s O r c h i s , Testiculus canis. Das
halten wir für das 4. Stendelwurtz oben angezeigt [das 4. Stendelwurtz Mennlin
= O. militaris L.; das 4. Stendelwurtz Weiblin → Gymnadenia].
2.) Das ander Orchin nennt er Sarapiaden. Paulus Aegineta: T r i o r c h i n und
B u t e o n e m . Solches achten wir für das 5. und wohlriechend Orchis [= O. purpurea Huds.? und → Anacamptis?].
3.) Das dritt Geschlecht in Diosk. heißt Satyrion, T r i p h y l l o n , T r i f o -
l i u m , halten wir für unser 1. Stendelwurtz [= O. masculus L.].
4.) Das vierdt Hodengeschlecht oder das zweit Satyrion nennt er E r y t h r o n ,
Satyrion Erythrococcum, A q u a t i c u m melinum, E n t a t i c u m , A r e c -
t o r i u m , P r i a p i s c u m , S a t y r i s c u m , Satyri Testiculum, M o l o r -
t i c u l u m Veneris. Das halten wir für unser sechst angezeigt Geschlecht mit den
Vögelein Blumen [→ Ophrys].
5.) Die andern aber, so auch von uns angezeigt und sonderlich die mit den Händen oder gefingerten Wurzeln [= O. latifolius L.?; → Gymnadenia] sind die
Weiblin obgedachter Wurzeln und heißen bei Etlichen Manus Christi, Palma
Christi, Testiculus Vulpis, Fuchshoden. Apul. nennt Satyrion auch P a n i o n .
Serapio: M e n e n , U r a m , T o r m i n a l e m und Testiculum Leporinum.
Von der Kraft und Wirkung. Alle Stendelwurzeln sind von Natur feucht und
warm, sollen zur Notdurft im Leib gebraucht und äußerlich pflasterweise aufgelegt
werden.
Innerlich. Die runde und vollkommliche süße Wurzel aller Satyrion mögen die
schwachen Männer in der Speis brauchen oder Latwergen daraus machen lassen.
Gemeldete Arznei ist (wo sie recht gebraucht wird) nützlich, die Menschen zu
erhalten und zu mehren. Dagegen sind die anderen Wurzeln aller Gewächs, so an-
fangen abzunehmen und welk zu werden, nicht nützlich, denn sie hinterschlagen
und legen zu Boden die ehelichen Werke, gehören für die, so Keuschheit gelobt
und ein Klosterleben führen. Wenige sind, die solche Arznei begehren. Obgemel-
dete Wurzeln mag man mit Geißmilch nützen oder mit weißem Pfeffer und Honig
zu einer Latwerge bereiten. Stendelwurzel, zu Pulver gestoßen und mit rotem
Wein getrunken, stillet Flüsse.
Äußerlich. Die Wurzel in Wein gesotten und Honig dareingetan, gibt eine heil-
same Arznei zu dem Mundweh . . ., fürnehmlich die Wurzel der wohlriechenden
Stendelwurz. Pflaster gemacht mit der zerknütschten Wurzel und aufgelegt, zerteilen alle hitzigen Geschwülste, reinigen und heilen die fließenden Geschwüre,

gleich dem Aron und Drachenwurtz".

Fuchs, zur gleichen Zeit, hat die Orchideen in mehreren Kapiteln untergebracht.

I.) Von Knabenkraut (Orchis, Cynosorchis, Testiculus canis). Er unterscheidet 5 Geschlechter:

1.) Orchis mas latifolia, breit Knabenkraut Männle [als O. militaris L. zu erkennen].

2.) Orchis mas angustifolia, schmal Knabenkraut Männle [O. masculus L.? oder O. latifolia L.? oder ?].

3.) Orchis foemina major, Knabenkraut Weible das größere [Orchis-Art? → Anacamptis].

4.) Orchis foemina media, Knabenkraut Weible das mittel [Orchis-Art (ustulatus?)].

5.) Orchis foemina minor, Knabenkraut Weible das kleine [Orchis-Art?].

II.) Von Ragwurtz (Orchis serapias, Triorchis, Testiculus Serapias). Er unterscheidet 2 Geschlechter:

1.) Ragwurtz Männle [O. morio L.].

2.) Ragwurtz Weible [→ Ophrys].

III.) Von Zweiblatt [→ Listera].

IV). Von Stendelwurtz (Satyrion, Triphyllon, Satyrium trifolium, Testiculum vulpis oder sacerdotis [→ Platanthera].

V.) Von Creutzblumen (Satyria basilica oder regia, Palmas Christi, Bucheiden, Digitos citrinis). Er unterscheidet 2 Geschlechter:

1.) Creutzblumen Männle [→ Gymnadenia].

2.) Creutzblumen Weible [Orchis-Art (mascula?)].

Auch im 18. Jh. sind die Verhältnisse noch unklar. Verwendet wurden frische Orchideenknollen, dabei von Orchis-Arten, und seit der zweiten Hälfte dieses Jh. in zunehmendem Maße die S a l e p d r o g e . Die Ph. Württemberg 1741 führt zweierlei:

1.) Radix Palmae Christi (Orchis palmata, Satyrium Basilici, Creutzblumenwurtzel; wächst auf feuchten Wiesen; stimmt mit Satyrium bzw. Orchis rotunda überein; gegen viertägiges Fieber u. Manie). Diese Droge steht auch schon in T. Worms 1582 mit den Synonymen Radix Satyrii Regii, Manus Christi, Satyri Basilici, P a l m a e D i g i t i s. Veneris, Bucheiden s. B u z e i d e n Avicennae, K r e u t z - b l u m e n oder M a r i e n t r e h e r w u r t z e l. In Ap. Braunschweig 1666 waren ³/₄ lb. Rad. palmi Christi vorrätig. Im Laufe des 18. Jh. kommt die Droge außer Gebrauch. Eine O. palmata ist bei Dragendorff nicht verzeichnet (s. o. die Orchideen im Kräuterbuch Fuchs unter V).

2.) Radix Satyrii (Cynosorchis latifolia C. B., Stendelwurtz, Knabenkrautwurtz; unterscheidet sich von Palma Christi; wächst auf feuchten Wiesen; Aphrodisiacum, für das Electuarium Diasatyrium). Die Synonyme der T. Worms 1582 wurden bereits oben angeführt. In Ap. Braunschweig 1666 waren 5^1/$_2$ lb. Radix satyrionis vorrätig.

Wurden anfänglich die verschiedensten Orchideen zur Gewinnung der Droge gesammelt, so wird allmählich die bevorzugte Stammpflanze eine → Platanthera. Auch diese Droge kommt, Anfang 19. Jh., aus dem offiziellen Gebrauch.

In Ph. Württemberg 1785 wird daraufhingewiesen, daß die Orchis- und Satyrium-Wurzeln durcheinander geworfen werden; ihre Tugenden stimmen im wesentlichen mit der persischen Wurzel, die Salap heißt, überein. Unter dem Stichwort Salab schreibt Haller, 1755: „Salabwurtz; ist von einer Persischen Knabenwurz, die Orchis unifolia, bulbosa heißt, sie sieht wie durchsichtig, hornig aus; die Chineser und Persianer machen sehr viel daraus und schreiben ihr eine große Kraft zu, wie der Indianischen Kraftwurz, s. Gensing; wenn man sie in Wasser einbeizt, wird sie ganz zu einem Schleim, der die gallichte Schärfe in den Gedärmen mit den Schmerzen mildert; man rät sie wider die Ruhr, Koliken und Gicht der Kinder; Hr. Geofroi glaubt, man könne auch unsere Knabenwurz also zubereiten, daß sie grade so aussehe, wenn man ihr die äußere Rinde abzieht, dann in kalt Wasser einbeizt, ein wenig kocht und wieder trocknet; man gibt sie oft für die Indianische Kraftwurz aus".

Hagen, um 1780, äußert sich genauer über die Droge im Kap. Knabenkraut (O. Morio et mascula): „wächst häufig auf feuchten Wiesen... Beim gefleckten Knabenkraut sind die Blumen purpurfarbig, beim ungefleckten fleischfarbig und bunt. Die Wurzeln bestehen bei beiden aus zwei runden Kugeln, wovon eine weiß, markig und schleimig, die andere aber braun und welk ist. Diese letztere ist die Wurzel des vorigen Jahres und wird beim arzneilichen Gebrauch verworfen. Die frischen Wurzeln geben die sog. Salep oder Salap (Rad. Salep, Salap), die aus China und Persien zu uns gebracht wird. Sie sind meistens rundlich, von verschiedener Größe, zäh, haben ein durchsichtiges hornartiges Ansehen und weder Geschmack noch Geruch... Man kann diese ebenso gut bei uns aus beiden beschriebenen Gattungen und auch aus allen Orchis-Arten, die runde Wurzeln haben, auf folgende Art bereiten. Man sammelt nämlich die Wurzeln zu der Zeit ein, wenn die Samen reif und die Stengel verwelkt sind, und nimmt blos die frischen oder neuen Knollen. Diese werden mit Wasser abgewaschen, und die feinere weiße Haut wird davon abgesondert, indem man sie in warmes Wasser taucht und mit einem leinenen Tuch abwischt. Hierauf zieht man sie auf Fäden und kocht sie eine kurze Zeit in Wasser, oder läßt sie in Brotteig backen, oder setzt sie auch nur 6 bis 10 Minuten trocken in einen auf gewöhnliche Art geheizten Ofen, da sie denn ihre milchweiße

Farbe verlieren und wie Horn durchscheinend werden, ohne an ihrer Größe abzunehmen. Zuletzt läßt man sie völlig an der freien Luft trocknen".

Nach Ph. Preußen 1799 stammt Radix Salep (Salepwurzel) von verschiedenen Orchideen, besonders von O. Morio u. O. mascula; die Droge kommt aus China, Syrien und Persien. In Ausgabe 1813 ist außerdem O. militaris genannt. Ausgabe 1827 u. 1829 sprechen von verschiedenen Orchis-Arten. Ausgabe 1862 (die Droge heißt von jetzt an Tubera Salep) von verschiedenen Orchideen-Arten, wie Orchis, Ophrys, Platanthera. Das DAB 1, 1872, engt ein auf O. Morio L. u. a. Arten der Gattung Orchis. Hager berichtet 1874 in seinem Kommentar, daß es eine (größere bräunliche) Persische (Levantische oder Orientalische) und eine (kleinere weißere) Deutsche Sorte gäbe; man sammelt die ungeteilten Knollen vor allem von O. mascula, O. Morio, O. militaris, aber auch handförmige von O. maculata, O. latifolia u. O. sambucina. Präparat des DAB 1 ist Mucilago Salep (Salepschleim, Decoctum Salep).

Als Stammpflanzen sind im DAB 2, 1882, angegeben: Orientalische und einheimische Ophrydeae wie Orchis mascula, militaris, Morio, ustulata, Anacamptis pyramidalis, Platantera bifolia. Seit DAB 4, 1900, werden die Angaben wieder allgemeiner, so wie sie auch im DAB 6, 1926, stehen: „Tubera Salep - Salep. Die zur Blütezeit gesammelten, in siedendem Wasser gebrühten, getrockneten Tochterknollen verschiedener Arten der Orchidaceae aus der Gruppe der Ophrydinae"; auch Mucilago Salep blieb offizinell. Über die Anwendung schreibt Hager, um 1930: „Seines Schleim- und Stärkegehaltes wegen dient Salep in Form des Schleimes gegen Durchfall der Kinder, sowohl innerlich wie in Klystier, ferner zum Einhüllen scharfer Arzneimittel". Entsprechendes in Hoppe-Drogenkunde, 1958.

Origanum

O r i g a n u m siehe Bd. II, Antihysterica; Antiparalytica; Cephalica; Emmenagoga; Odontica. / IV, G 355. / V, Amaracus; Dictamnus; Eupatorium; Hyssopus; Majorana.
D o s t (e n) siehe Bd. V, Adenostyles; Eupatorium; Satureja.

G r o t-Hippokrates: „ D o s t "; O. heracleoticum.

B e r e n d e s-Dioskurides: - Kap. Wilder Dosten, O. vulgare var. album L. - - Kap. O n e t i s , O. creticum L. + + + Kap. Dosten, O. heracleoticum L.; Kap. H y s s o p o s , O. smyrnaeum vel syriacum L.?; Kap. T r a g i o n , O. Maru? T s c h i r c h-Sontheimer-Araber: + + + O. aegyptiacum L., O. Maru.

F i s c h e r-Mittelalter: - O. vulgare L. (origanum, o r i g e r o n , g e l e n a , p u l e g i a maior, g a l l i c u m , m e n t a grossa seu pelosa, m a j o r a n a grossa, dosten, w o l g e m u t , b e y m ü n t z , t o s t , r o t k o s t ; Diosk.: agrio origanon, p a n a k e s herakleion, c o n i l a).

H o p p e-Bock: - Kap. Von Dosten, O. vulgare L. (Wolgemuot); Kap. Von M a i e r o n , O. vulgare L. subsp. prismaticum G. (der ander, wilde Maieron).

G e i g e r-Handbuch: - O. vulgare (brauner Dosten, Wohlgemuth, wilder M a -
j o r a n) - - O. creticum (kretischer Dosten, spanischer H o p f e n) + + + O.
heracleoticum (griechischer Dosten, Wintermajoran); O. Maru (P f e f f e r -
k r a u t).

H a g e r-Handbuch: - **O. vulgare L.** - - *O. vulgare L. var. creticum Briqu.* (= O.
creticum L.).

Z i t a t-Empfehlung: **Origanum vulgare (S.)**; **Origanum creticum (S.)**.

Dragendorff-Heilpflanzen, S. 581 uf. (Fam. L a b i a t a e).

Nach Berendes werden mehrere Dioskurides-Kapitel auf O.-Arten bezogen, so
besonders 3 einander folgende:

1.) Dosten, auf eine südeuropäische Art, O. heracleoticum L. (das herakleotische
Origanon ist erwärmend; Abkochung mit Wein gegen Biß giftiger Tiere; mit
Feigen gegen Krämpfe, innere Rupturen, Wassersucht; befördert Katamenien, heilt
Husten; zu Bädern gegen Jucken, Krätze und Gelbsucht; Saft der grünen Pflanze
gegen Mandel- und Zäpfchenentzündung, Soor; gegen Ohrenschmerzen).

2.) Onetis, auf O. creticum L. bezogen (Wirkung wie die vorige Pflanze, nur
drastischer).

3.) Wilder Dosten, auf O. vulgare L. bezogen (Blätter und Blüten des Agririga-
non, mit Wein, gegen Biß giftiger Tiere).

Bock, um 1550, bildet O. vulgare L. ab; er kann die Pflanze bei Dioskurides nicht
sicher identifizieren: „Dosten und Hysop haben fast einerlei Wirkung und Tugend
bei Dioskurides. Sind beide warmer Natur. Ich laß aber unseren Dosten des Dioskurides Hysopus und wiederum unseren Hysopus des Dioskurides Origanon bleiben. Mögen beide in Leib und außerhalb genutzt werden" (gegen Atembeschwerden, Husten, Lungenleiden, Eingeweidewürmer; Laxans; Gurgelmittel bei Angina,
zu Spülungen bei Zahnschmerzen, Pflaster gegen Wassersucht, zu Umschlägen bei
Entzündungen, Dampfbad gegen Ohrensausen).

(O r i g a n u m v u l g a r e)

Die T. Worms 1582 führt: [unter Kräutern] Origanum vulgare (Origanum pana-
ceum seu Siluestre. Dost, Wolgemut, gemeiner Dost), Origanum heracleoticum
(Origanum persicum mesues, Origanum Hispanicum. Edler dost, Spanischer dost
oder Wolgemut). In T. Frankfurt/M. 1687: Flores Origani (Wolgemuth-Blumen
oder Dosten), Herba Origanum vulgare (Dosten, Wohlgemuth), Aqua (dest.)
Origani, Extractum O. (Wohlgemuth-Extract), Oleum O. (Wolgemuthöhl). In
Ap. Braunschweig 1666 waren vorrätig: Herba origani vulgar. (4 K.), Aqua o.
(2¹/₂ St.), Essentia o. (7 Lot), Oleum o. commun. (7 Lot), Tinctura o. (³/₄ lb.).

Die Ph. Württemberg 1741 beschreibt: Herba Origani vulgaris (Sylvestris, Cunilae
bubulae Plinii, gemeiner Wohlgemuth, Dosten, Frauendosten; Abstergens, Aperiens; gegen Lungen-, Leber- und Uterusleiden; soll die Milch vermehren); von

Flores Origani (sunt summitates) wird auf die Herba verwiesen; Oleum (dest.) Origani. Die Stammpflanze heißt bei Hagen, um 1780: O. vulgare.

Die Krautdroge blieb im 19. Jh. erst noch pharmakopöe-üblich. Herba Origani vulgaris in preußischen Pharmakopöen (1799-1829), zur Herstellung von Species resolventes externae; auch in Ph. Hannover 1861; in den Erg.-Büchern zu den DAB's (Herba Origani; noch Erg.-B. 6, 1941). In der Homöopathie ist „Origanum vulgare - Dost" (Essenz aus frischem, blühenden Kraut; Hale 1875) ein wichtiges Mittel.

Geiger, um 1830, schrieb über die Anwendung: „Der Dosten wird selten innerlich, meistens nur äußerlich in ähnlichen Fällen wie Quendel, Lavendel, u. a. wohlriechende Kräuter, gewöhnlich mit denselben im Aufguß, zu Bähungen, aromatischen Bädern usw. gebraucht. - Präparate hat man davon: das ätherische Öl . . . gehört zu den angenehmen Teesurrogaten. Man setzt ihn auch dem Bier anstatt Hopfen zu. Er kann anstatt Majoran als Würze an Speisen benutzt werden. Die Wolle läßt sich damit braunrot färben".

In Hager-Handbuch, um 1930, ist kein Verwendungszweck angegeben; in Hoppe-Drogenkunde, 1958, heißt es zu Origanum vulgare: „Dem äther. Öl wird eine spasmolytische Wirkung bei Keuch- und Krampfhusten zugeschrieben. - Stomachicum, Carminativum, Diureticum, Diaphoreticum. - Zu Gurgelwässern und Bädern. - In der Homöopathie bei hysterischen Zuständen".

(O r i g a n u m   c r e t i c u m)

Neben der Krautdroge von O. vulgare wurde in der Regel bis ins 19. Jh. hinein Herba Origani cretici benutzt. In T. Worms 1582 stehen [unter Kräutern] Origanum creticum (Origanum Asininum, O n o r i g a n u m, O n i t i s, Origanus onitis. Cretischer dost oder Wolgemut); in T. Frankfurt/M. 1687 [unter köstlicheren Kräutern] Herba Origanum Creticum (H e r a c l e o t i c u m, Cretische Dosten, Cretisch Wohlgemuth). In Ap. Braunschweig 1666 waren vorrätig: Herba origani Cretici ($^{1}/_{4}$ K.), Oleum o. Cretici (3 Lot).

Die Ph. Württemberg 1741 beschreibt: Herba Origano Cretici (Cretische Dosten, Cretischer Wohlgemuth; Aperiens, Resolvens, treibt Harn und Menstruation). Die Stammpflanze heißt bei Hagen, um 1780: O. Creticum (Kretische Dosten); „in Apotheken sind davon die Ähren, die Spanischer Hopfen (Spicae seu Hb. Origani Cretici) genannt werden, gebräuchlich".

Aufgenommen in Preußische Pharmakopöen: (1799-1829) Oleum Origani cretici, (1812-1829) Herba O. cretici; beides auch in einigen anderen Länderpharmakopöen (z. B. Sachsen). Das ätherische Öl (Oleum Origani cretici, Spanischhopfenöl) in den Erg.-Büchern zu den DAB's (noch Erg.-B. 6, 1941). In der Homöopathie ist „Origanum creticum" (Essenz aus frischem, blühenden Kraut) ein weniger wichtiges Mittel.

Geiger, um 1830, schreibt über O. creticum: „Offizinell ist: das Kraut, vielmehr die Blumenähren (herba seu spicae Origani cretici) . . . Man gibt die Pflanze in

Substanz oder im Aufguß. Sie wird jetzt selten angewendet. - Präparate hat man davon: das ätherische Öl. - Man benutzt dieselbe als Würze an Speisen wie Majoran. Auch wendet man sie anstatt Hopfen an".

Nach Hager-Handbuch, um 1930, ist die Stammpflanze eine Varietät von O. vulgare L. (var. creticum Briqu.); Anwendung des Krautes „als Gewürz, besonders zum Einlegen von Fischen (Anchovis)". Hoppe-Drogenkunde, 1958, gibt entsprechendes an; das ätherische Öl kommt zu Einreibemitteln und wird in der Dentalmedizin, Gewürz-, Kosmetik-, Parfürmerie-, Seifen- und Likörindustrie verwendet.

Ornithogalum

Ornithogalum siehe Bd. IV, E 119. / V, Gagea; Scilla; Urginea.

B e r e n d e s-Dioskurides: Kap. V o g e l m i l c h, O. umbellatum L.
S o n t h e i m e r-Araber: O. umbellatum; O. stachioides.
F i s c h e r-Mittelalter: **O. umbellatum L.; O. narbonense L.** (c e p a bovina).
G e i g e r-Handbuch: O. umbellatum; O. luteum L., O. pratense Pers., O. arvense Pers., O. pyrenaicum, O. nutans.
Z i t a t-Empfehlung: **Ornithogalum umbellatum (S.); Ornithogalum narbonense (S.).**

Dragendorff-Heilpflanzen, S. 123 (Fam. L i l i a c e a e).

Vom Ornithogalon berichtet Dioskurides lediglich, daß die zwiebelartige Wurzel roh und gekocht gegessen wird. Die Pflanze, die als O. umbellatum L. identifiziert wird, kommt auch bei I. el B. (nach Sontheimer) und in altitalienischen Quellen (nach Fischer) vor. Tabernaemontanus, 1731, verweist im Kap. F e l d z w i e b e l (A c k e r z w i e b e l, E r d n ü s s e, Ornithogalum, H ü h n e r m i l c h) auf mehrere Botaniker. „Die Bauern und Kinder essen die Wurzel". Geiger, um 1830, meint, die Zwiebel von O. umbellatum (Radix Ornithogali vulgaris) sei sonst offizinell gewesen, von O. luteum L. (Radix Ornithogali) ebenfalls: „wurde ehedem innerlich bei Zuckungen der Kinder angewendet und äußerlich auf Geschwüre gelegt. Sie wird auch als Salat verspeist". In der Homöopathie sind „Ornithogalum umbellatum" (Essenz aus frischer Zwiebel) und „Ornithogalum umbellatum e foliis" (Essenz aus frischen Blättern) weniger wichtige Mittel.

Ornithopus

Ornithopus siehe Bd. V, Coronilla.
Zitat-Empfehlung: *Ornithopus compressus (S.); Ornithopus perpusillus (S.).*
Dragendorff-Heilpflanzen, S. 324 (Fam. L e g u m i n o s a e; nach Schmeil-Flora: Fam. P a p i l i o n a c e a e; nach Zander: Leguminosae).

Die K a t a n a n k a wird nach Berendes-Dioskurides als O. compressus L. gedeutet (soll sich zu Liebesmitteln eignen); auch Sontheimer-Araber führt diese Art.

Bei Geiger, um 1830, wird **O. perpusillus L.** (kleiner V o g e l f u ß) als Lieferant offizineller Samen und Kraut (semen et herba Ornithopodii, P e d i s a v i s) erwähnt.

Orobanche

O r o b a n c h e siehe Bd. V, Cytinus; Epiphegus; Lathyrus.
Zitat-Empfehlung: *Orobanche major (S.); Orobanche ramosa (S.); Orobanche rapum-genistae (S.); Orobanche alba (S.).*

Nach Berendes ist im Kap. Orobanche bei Dioskurides O. grandiflora Bory gemeint (roh und gekocht als Gemüse). Bei Sontheimer-Araber wird O. cariophyllea genannt, bei Fischer-Mittelalter O. procera (c a u d a l e o n i s , s a n d e l a r i a , m a i a l e g a) und **O. major L.** (t o r i n a , n e g a , f i a m m i n a). Geiger, um 1830, erwähnt nur kurz **O. ramosa L.** (H a n f t o d). Dragendorff-Heilpflanzen, um 1900 (S. 613 uf.; Fam. O r o b a n c h a c e a e), nennt 14 O.-Arten, darunter 1.) O. Rapum genistae Thuill. (= O. major D.C.; Schreibweise nach Schmeil-Flora: **O. rapum-genistae Thuill.**); Adstringens und bei Hautkrankheiten. Diese Art ist kurz erwähnt in Hoppe-Drogenkunde, 1958. 2.) O. alba Steph. (= O. Epithymum D.C.; Schreibweise nach Zander-Pflanzennamen: **O. alba Steph. ex Willd.**); Wurzel bei Kolik, als Nervinum, Antispasmodicum, Wundmittel. 3.) O. caryophyllacea Sm (= O. Galii Duby); soll bei I. el B. vorkommen.

Orthosiphon

Dragendorff-Heilpflanzen, um 1900 (S. 588; Fam. L a b i a t a e), nennt die indische O. stamineus Benth. (= O c i m u m grandiflorum Bl.) - wird gegen Gicht, Blasen- und Nierenleiden empfohlen. Anwendung der Blätter nach Hager-Handbuch, um 1930, gegen diese Leiden im Aufguß oder als Extrakt; nach Hoppe-Drogenkunde, 1958: als Diureticum, speziell gegen Schrumpfniere, gegen Harnsäure- und Phosphorsäure-Diurese, bei Hypertonien. Aufgenommen in Erg.-B. 6, 1941: Folia Orthosiphonis staminei (K o e m i s K o e t j i n g , Indischer N i e r e n t e e , J a v a t e e). Bezeichnung nach Zander-Pflanzennamen: **O. spicatus (Thunb.) Bak.** (= O. stamineus Benth.).
Z i t a t-Empfehlung: **Orthosiphon spicatus (S.).**

Oryza

O r y z a siehe Bd. III, Amylum Oryzae.
O r i z a siehe Bd. II, Succedanea. / V, Triticum.
R e i s siehe Bd. IV, C 37; G 551, 934. / V, Hordeum; Panicum.

H e s s l e r-Susruta: O. sativa; O. alba.
B e r e n d e s-Dioskurides (Kap. Reis); Sontheimer-Araber; F i s c h e r-Mittelalter, **O. sativa L.** (r i s i , o z o r a , r i z u m).

H o p p e-Bock: O. sativa L. (R e i ß , so die Kaufleut zu uns bringen; fremd Reis).

G e i g e r-Handbuch: O. sativa.

H a g e r-Handbuch: O. sativa L. u. Varietäten und Kulturformen.

Z i t a t-Empfehlung: **Oryza sativa (S.).**

Dragendorff-Heilpflanzen, S. 82 uf. (Fam. G r a m i n e a e); Tschirch-Handbuch II, S. 193.

Tschirch bemerkt über Reis, daß er im antiken Kulturbereich nicht gebaut, aber aus Indien bezogen wurde; man lernte ihn durch den Alexanderzug kennen. Nach Ägypten und Spanien brachten die Araber die Reiskultur, ins Mailändische und Venezianische kam sie Anfang des 16. Jh.

Dioskurides schreibt vom Reis: „Er nährt mäßig und stellt den Durchfall". Bock, um 1550, übernimmt die Indikation als Antidiarrhoicum. In Ap. Lüneburg 1475 waren 1 lb. R y s vorrätig. Als Mehlsorte ist in Taxen Farina Oryzae zu finden (T. Worms 1582; T. Frankfurt/M. 1687); die Ap. Braunschweig 1666 hatte Fructus Orizae (200 lb.), Semen Orizae (300 lb.), Pulvis Orizae (7 lb.). Hagen, um 1780, schreibt, daß die Samen (Semen s. Grana Oryzae) mehr in der Küche als in der Apotheke gebraucht werden. Ähnlich Geiger, um 1830: „Der Reis [von der Spelze befreite Samen] wird als Arzneimittel selten gebraucht. Man verordnet ihn als diätetische, nahrhafte, leicht verdauliche Speise in Abkochung, auch als Klistier. - Präparate hat man davon den Reis-Content (pulvis C o n t e n t): Ein Gemenge von gestoßenem, etwas geröstetem Reis, Zucker und Kakaobohnen mit oder ohne Gewürz. - Der Reis macht für sehr viele südliche Völker das vorzüglichste Nahrungsmittel aus, auch bei uns wird er häufig, auf mancherlei Weise zubereitet, genossen. - Durch Gärung erhält man daraus eine Art Bier, S a k k i oder S a m s u genannt, und in Verbindung mit Palmwein, z. T. auch mit Zuckersirup, A r a k . Eine Sorte, die ziemlich stark und weiß ist, heißt K n e i p ". Im 20. Jh. wurde das Stärkemehl der Früchte, Amylum Oryzae, Reisstärke, offizinell (seit DAB 5, 1910; nach Kommentar: Anwendung ausschließlich in Puderform äußerlich, besonders für Kinder).

Osmunda

O s m u n d a siehe Bd. V, Actaea; Blechnum; Botrychium.
O s m u n d i siehe Bd. V, Vicia.
Zitat-Empfehlung: *Osmunda regalis (S.).*
Dragendorff-Heilpflanzen, S. 60 (Fam. O s m u n d a c e a e).

Fischer-Mittelalter und Beßler-Gart deuten Os mundi (sant c r i s t o f f e r u s - k r a u t , p i r g i t i s (Diosk.), p e p i u m , e p i o) als **O. regalis L.** Nach Hoppe-Bock ist dieser Farn im Kap. Groß F a r n k r a u t , nach P t e r i d i u m aquilinum, als „Der ander groß Farn" abgebildet; beide Farne werden weder durch Identifizierung noch durch Anwendung unterschieden. Pharmazeutische Bedeutung hat der Farn nicht erlangt. Geiger, um 1830, schreibt: Davon war die Fruchttraube (Juli Osmundae regalis), sowie das innere weiße Mark der Wurzel (Medulla Osmundi radicis) offizinell. Man gebrauchte die Pflanze als Wundkraut, gegen Rachitis, die Wurzel gegen den Bandwurm".

Ostrya

Nach Dragendorff-Heilpflanzen, um 1900 (S. 168; Fam. B e t u l a c e a e), haben **O. carpinifolia Scop.** (= O. vulgaris W., C a r p i n u s Ostr. L., H o p f e n - b u c h e) und O. virginica Willd. [Schreibweise nach Zander-Pflanzennamen: **O. virginiana (Mill.) K. Koch**] gerbstoffreiche Rinden; „erstere soll die Ostrya oder Ostrye des Theophr. sein, doch mag der Name nach Koch auch F a g u s silvatica bedeuten". Nach Hoppe-Drogenkunde, 1958, Kap. O. virginica, wird das Holz verwendet: In der Homöopathie [dort ist „Ostrya virginica" (Tinktur aus Holz des Stammes und der Zweige; Allen 1876) ein wichtiges Mittel]. Nach Hoppe werden von O. carpinifolia die Blätter arzneilich verwendet.
Z i t a t-Empfehlung: **Ostrya virginiana (S.); Ostrya carpinifolia (S.).**

Osyris

O s y r i s siehe Bd. V, Linaria.
Dragendorff-Heilpflanzen, S. 184 (Fam. S a n t a l a c e a e).

Im Kap. Osyris schreibt Dioskurides, daß eine Abkochung von Zweigen und Blättchen [von O. alba L.] gegen Gelbsucht hilft. Die Droge kommt nach Sontheimer bei I. el B. vor, und nach Fischer in zwei mittelalterlichen Quellen. In Europa sonst nicht beachtet.
Hoppe-Drogenkunde, 1958, nennt die afrikanische O. tenuifolia als Lieferantin eines ätherischen Holzöles.

Oxalis

O x a l i s siehe Bd. V, Rumex; Trifolium.
A c e t o s e l l a siehe Bd. II, Abstergentia. / V, Trifolium.

H e s s l e r-Susruta: O. corniculata; O. monadelpha.
S o n t h e i m e r-Araber: O. corniculata.
F i s c h e r-Mittelalter: **O. corniculata L.** (a l l e l u i a , n o l i m e t a n g e r e);
O. acetosella L. (alleluia, trifolia, c u c u l i p a n i s , t r i o f o l i u m acetosum,

kukucklauch, ampfere, puchampfer).
H o p p e-Bock: O. acetosella L. (B u o c h a m p f f e r, S a u r k l e e, Guckes-
l a u c h, E s s i g b l a t).
G e i g e r-Handbuch: O. Acetosella (gemeiner S a u e r k l e e, B u c h a m p f e r,
Alleluja); O. corniculata; O. stricta; O. cernua.
H a g e r-Handbuch (Erg.): O. acetosella L.
Z i t a t-Empfehlung: **Oxalis corniculata (S.); Oxalis acetosella (S.).**

Dragendorff-Heilpflanzen, S. 340 uf. (Fam. O x a l i d a c e a e).

Nach Hoppe kann Bock (um 1550) den Sauerklee nicht sicher bestimmen; er vergleicht mit O x y p h y l l u s des Dioskurides und empfiehlt Verwendung wie
Sauerampfer (→ R u m e x): Kraut oder Destillat bei Leber- und Herzleiden,
durststillend, gegen fieberhafte Krankheiten; Saft für kühlende Salben; Spülungen gegen Mundgeschwüre. In T. Mainz 1618 steht die Krautdroge A c e t o s e l -
l a (Alleluja, Klein Waldtsawer Ampfer, Sauerklee) und Aqua (dest.) Acetosellae.
Die T. Frankfurt/M. 1687 gibt noch als Synonyme an: L u j u l a, T r i f o l i u m
acidum s. acetosum, O x y s, O x y t r i p h y l l o n. In Ap. Braunschweig 1666
waren vorrätig: Herba acetosellae (1 K.), Aqua a. (4 St.), Conserva a. (4 lb.),
Syrupus a. (4½ lb.). Die Ph. Württemberg 1741 führt: Herba Acetosellae (Alle-
lujae, Trifolii acetosi, Sauerklee, Buchampfer, H e r z k l e e; aus dem Saft der
Pflanze wird Sirup und Sal essentiale bereitet); Aqua A., Conserva A., Sal essentiale A., Succus A., Syrupus Acetosellae. Wie beim Sauerampfer bricht um 1800
die vielartige Verwendung ab. Geiger, um 1830, schreibt über die Anwendung:
„Das frische Kraut wird teils im Aufguß oder der Saft desselben bei Frühlingskuren usw. als kühlendes Mittel verordnet. Man bereitet daraus mit Zucker eine
angenehme Conserve. Ehedem hatte man auch einen Syrup und Wasser. Trocken
ist das Kraut unbrauchbar. Der wichtigste Nutzen des frischen ist aber seine
Anwendung zur Bereitung von S a u e r k l e e s a l z. Ob es giftig wirkt, darüber fehlen genaue Beobachtungen, doch läßt sich annehmen, daß es in beträchtlichen Gaben leicht Vergiftungszufälle erzeugt wie die Kleesäure. Jedoch wird es
zum Teil häufig, selbst von Kindern, ohne Nachteil genossen".
In der Homöopathie ist „Oxalis Acetosella - Sauerklee" (Essenz aus frischer,
blühender Pflanze) ein wichtiges Mittel. Verwendung nach Hoppe-Drogenkunde,
1958, „bei Leber- und Verdauungsstörungen".

Oxydendrum

O x y d e n d r u m siehe Bd. V, Andromeda.

Nach Dragendorff-Heilpflanzen, um 1900 (S. 508; Fam. E r i c a c e a e), dienen
von der amerikanischen O. arboreum D. C. (= A n d r o m e d a arborea L.;

Schreibweise nach Zander-Pflanzennamen: **O. arboreum (L.) DC.**), die sauren Blätter zu kühlendem Getränk; Tonicum, Diureticum. Nach Hoppe-Drogenkunde, 1958, ist die Droge, Folia Andromedae (die Stammpflanze wird als Andromeda arborea bezeichnet) herzwirksam. In der Homöopathie ist „Oxydendron arboreum" (Essenz aus frischen Blättern) ein weniger wichtiges Mittel.

Z i t a t-Empfehlung: **Oxydendrum arboreum (S.).**